H. Haltenhof, G. Schmid-Ott, U. Schneider (Hrsg.)

Persönlichkeitsstörungen im therapeutischen Alltag

Horst Haltenhof, Gerhard Schmid-Ott,
Udo Schneider (Hrsg.)

Persönlichkeitsstörungen im therapeutischen Alltag

PABST SCIENCE PUBLISHERS
Lengerich, Berlin, Bremen, Miami,
Riga, Viernheim, Wien, Zagreb

Bibliografische Information der Deutschen Nationalbibliothek
Die Deutsche Nationalbibliothek verzeichnet diese Publikation in der Deutschen Nationalbibliografie; detaillierte bibliografische Daten sind im Internet über <http://dnb.ddb.de> abrufbar.

Konvertierung: Claudia Döring
Druck: KM Druck, D-64823 Groß-Umstadt

ISBN 978-3-89967-517-7

Inhaltsverzeichnis

Vorwort

Dieses Buch beschäftigt sich mit unterschiedlichen Facetten von Persönlichkeitsstörungen. Wenn von Persönlichkeit gesprochen wird, so verstehen wir darunter ein Muster von charakteristischen Gedanken, Gefühlen und Verhaltensweisen, die eine Person von anderen Personen unterscheidet. Diese Merkmale überdauern Zeit und Situationen.
Die so genannten Persönlichkeitsstörungen umfassen tief verwurzelte und anhaltende Verhaltensmuster, die sich in starren Reaktionen auf unterschiedliche persönliche und soziale Lebenslagen zeigen. Die Diagnose einer Persönlichkeitsstörung spielt seit den 80er Jahren des 20. Jahrhunderts in Psychiatrie, Psychotherapie, Psychosomatik und klinischer Psychologie wieder eine zunehmende Rolle. Gleichwohl gehört die Diagnostik von Persönlichkeitsstörungen zu den schwierigsten Aufgaben in den genannten Disziplinen, da wir uns immer wieder im Grenzbereich zum Normalpsychologischen bewegen. Das vergangene Jahrzehnt war dennoch durch große Fortschritte im neurobiologischen Verständnis und den evidenzbasierten Therapieoptionen von Persönlichkeitsstörungen gekennzeichnet.

Ziel des Buches ist es, an einigen relevanten Beispielen die unterschiedlichen Aspekte von Diagnostik und Therapie von Persönlichkeitsstörungen unter klinischen Gesichtspunkten darzustellen. Hierfür haben wir ausgewiesene Autorinnen und Autoren gewinnen können, denen wir sehr herzlich für ihre Beiträge und ihre Geduld bis zum Erscheinen dieses Bandes danken möchten. Die Idee für dieses Buch entstand an der Medizinischen Hochschule Hannover, an der die drei Herausgeber viele Jahre in freundschaftlicher Kooperation tätig waren.

Die Leserinnen und Leser des Buches mögen nun entscheiden, ob es gelungen ist, das komplexe Thema möglichst praxisnah zu vermitteln.

Im Frühjahr 2009

Horst Haltenhof, Gerhard Schmid-Ott, Udo Schneider

Zum Geleit

Kaum ein Bereich psychischer Störungen ist in den letzten 100 Jahren einem so grundlegenden Paradigmenwechsel unterzogen worden wie der der Persönlichkeitsstörungen. Das lange dominierende Psychopathiekonzept des frühen 20. Jahrhunderts wurde grundlegend erst durch die Arbeiten Kohuts zum pathologischen Narzissmus und Kernbergs zur Borderline-Persönlichkeitsstruktur in Frage gestellt. Die mit der Veröffentlichung der ICD-10 und des DSM-III verbundene klassifikatorische Aufgabe des Neurosenmodells hat dazu beigetragen, über Clusterlösungen Persönlichkeitsstörungsmodelle auch auf den Bereich habitueller affektiver sowie passiver, abhängiger und vermeidender Verhaltensmuster zu übertragen und das komplexe traditionelle Hysteriekonzept aufzulösen. In der derzeitigen Diskussion um die Revision der großen Klassifikationssysteme in Richtung ICD-11 und DSM-V spielt vor allem die Frage eine Rolle, wie kategoriale und dimensionale diagnostische Ansätze zu verbinden sind, um das gesamte Spektrum zwischen Persönlichkeitsstruktur und Persönlichkeitsstörung abzubilden und besser als bisher verlaufsmodifizierende strukturelle Merkmale zu erfassen. Eine zentrale Schwäche der in ICD-10 und DSM-IV realisierten Typologie besteht dabei zweifelsohne darin, dass die diagnostischen Kriterien der Persönlichkeitsstörungskategorien einen so großen Überschneidungsbereich aufweisen, dass Sensitivität und Spezifität in Frage gestellt sind.

Aber auch die Behandlung der lange als weitgehend therapieresistent betrachteten Persönlichkeitsstörungen hat in den letzten Jahren insbesondere durch das Konzept der dialektisch-behavioralen Therapie der Borderline-Persönlichkeitsstörung von Marsha Linehan und durch das psychodynamische Gegenstück der Kernberg-Gruppe, der übertragungsfokussierten Therapie, eine deutliche Stimulation erhalten. Nicht zuletzt durch die manualisierte Form dieser Therapieansätze sind mit Fragen der Adherence und der Differenzierung zwischen therapeutischen „Taktiken“ und „Strategien“ auch bedeutsame Impulse für die Psychotherapieforschung gesetzt worden.

Der von Horst Haltenhof, Gerhard Schmid-Ott und Udo Schneider herausgegebene Band greift nicht nur diese Entwicklungsprozesse auf, sondern fokussiert insbesondere die klinische Dimension im therapeutischen Alltag. Neben Abschnitten zur Begriffsbestimmung und Diagnostik sowie psychodynamischen und verhaltenstherapeutischen Konzepten besteht ihr innovativer Ansatz darin, auch Problemfelder aufzugreifen, die in der Forschung noch umstritten oder eher vernachlässigt sind. So beschäftigen sich zum Beispiel zentrale Beiträge mit dem klinisch bedeutsamen Bereich der Suizidalität, mit der Frage von Persönlichkeitsänderungen nach schweren Traumatisierungen und mit dem sonst eher vernachlässigten Thema von Persönlichkeitsstörungen im Migrationsprozess. Der Band bildet in umfassender Weise den „state of the art" der gegenwärtigen Persönlichkeitsstörungsforschung ab und ist ausgesprochen praxisnah geschrieben, so dass er mit Sicherheit breit rezipiert werden wird.

Prof. Dr. Harald J. Freyberger (Stralsund/Greifswald)

1. Begriffsbestimmung und Klassifikation von Persönlichkeitsstörungen[1]

Jörg Frommer

1.1 Einleitung

Persönlichkeitsstörungen sind langjährig persistierende unflexible Charakterzüge und Verhaltensmuster eines Individuums, die sich in zahlreichen Situationen manifestieren und zu subjektivem Leiden des Betroffenen und seiner sozialen Umgebung führen. Sowohl die historische Entwicklung als auch die aktuelle Diskussion sind von Kontroversen zu drei grundlegenden Fragen geprägt (Widiger 2003):
- die Abgrenzung vom Normalen,
- die Abgrenzung von anderen psychischen Störungen und
- die Untergliederung in einzelne Formen von Persönlichkeitsstörungen.

1.2 Historische Aspekte des Begriffs der Persönlichkeitsstörungen

Bereits vor der Einführung der operationalen Diagnostik kam es im Zuge der Aufsplitterung klassischer psychoanalytischer Theorieansätze zu einem „Zerfall der Nosologie der Neurosen" (Hoffmann 1986) und zeitgleich zu einer Ablösung der traditionellen psychiatrischen Psychopathielehre durch moderne Persönlichkeitsstörungskonzepte, die bisher noch kein einheitliches und abschließendes Bild ergeben. Ausgangspunkt dieser Entwicklung war ein Aufeinandertreffen der eher an forensischen und damit an klassifikatorischen Fragen orientierten Sichtweise der deutschsprachigen Psychiatrie mit der eher psychotherapeutisch geprägten angloamerikanischen Orientierung. Dort, insbesondere in Nordamerika, hatte sich über Jahrzehnte eine skeptische Haltung gegenüber diagnostischen Fragen behauptet. Auch nach Freud, der den Wert diagnostischer Bemühungen im Hinblick auf die

---

[1] Für die Lektüre einer früheren Fassung dieser Arbeit und für wertvolle Kritik und Hinweise bedanke ich mich bei Dr. Gerhard Dammann, Münsterlingen und Dr. Marc Walter, Basel.

Beurteilung der Eignung zur psychoanalytischen Behandlung nicht besonders hoch veranschlagte (Freud 1933), ist immer wieder (z. B. Menninger 1968) betont worden, nosologische Einteilungen würden dem eigentlichen Gegenstand psychotherapeutischer Behandlungen nicht gerecht. Das Hauptargument war dabei die Annahme eines Kontinuums zwischen psychischer Störung und Normalität, wodurch eine kategoriale Grenzziehung unmöglich sei. Bei aller sonstigen Differenz treffen sich psychoanalytische Autoren hier mit dem Diktum Kurt Schneiders (1942), dass es sich bei Neurosen und Persönlichkeitsstörungen nicht um eigentliche Krankheiten handele, sondern lediglich um abnorme Persönlichkeitsvarianten. Auch in aktuellen empirischen Studien erweist es sich als unmöglich, normalpsychologische Persönlichkeitsmerkmale von Merkmalen zu unterscheiden, die spezifisch sind für Persönlichkeitsstörungen (First et al. 2002; Livesley u. Jang 2000; Widiger 1993).

In den siebziger Jahren ist dieses Argument von sozialwissenschaftlichen Autoren auf den psychiatrischen Krankheitsbegriff insgesamt dahingehend generalisiert worden, dass psychische Störungen in den meisten Fällen keine durch biologische Marker definierten Krankheiten darstellten, sondern sozialen Konventionen entsprächen, mit denen bestimmte sozial auffällige Individuen gesellschaftlich etikettiert werden (Keupp 1972). Janzarik hatte bereits zuvor in einer Längsschnittstudie (1968) sogar für den Kernbereich psychiatrischer Erkrankungen, nämlich die schizophrenen Psychosen, nachgewiesen, dass es sich bei den Untergruppen (z. B. Hebephrenie, Katatonie etc.) nicht um verlaufsstabile Einheiten handelt, sondern um ineinander übergehende Bilder. In nachfolgenden Arbeiten zeigte derselbe Autor in subtilen Studien zur Historie des Schizophreniebegriffs, dass dieser Begriff ein historischem Wandel unterliegendes Konzept ist, das schulenspezifisch jeweils ganz unterschiedlich definiert wird (Janzarik 1978, 1986). Auch der schizoaffektive Zwischenbereich ist ganz unterschiedlich zu verstehen, je nachdem wie weit oder wie eng die Nachbarregionen Schizophrenie und manisch-depressive Erkrankung gefasst sind (Janzarik 1980). Auf noch basalere Weise sind, wie von Payk und Langenbach (1986) für die Erhebung des psychiatrischen Befundes und in einer eigenen Arbeit für die Psychopathologie der Sprachstörungen (Frommer 1991) gezeigt werden konnte, selbst die deskriptiven Begriffe der Psychopathologie in ihrer jeweiligen Bedeutung variabel und kontextabhängig, zumeist ohne dass dies von den Anwendern systematisch reflektiert wird. Vor diesem Hintergrund verwundert es nicht, dass mit der inzwischen aus dem klinischen Alltag nicht mehr wegzudenkenden Kategorie Borderline-Persönlichkeitsstörung (Frommer u. Reißner 1997) vor Augen geführt wird, dass nicht nur die Grenzziehung zwischen Persönlichkeitsstörung und Normalität, sondern auch die Grenzziehung zwischen Persönlichkeitsstörung und Psychose Schwierigkeiten bereitet (Dammann u. Walter 2003).

1.3 Dimensionale und faktorenanalytische Ansätze, systematische und unsystematische Typologien, holistisch-systemtheoretische Ansätze, operationale Klassifikation

Diese grundlagenwissenschaftliche Kritik macht deutlich, warum keiner der im 20. Jahrhundert vorgelegten nosologischen Entwürfe für eine Psychopathologie der Persönlichkeitsstörungen unrevidiert blieb. Dies gilt nicht nur für die vorgelegten dimensionalen und faktorenanalytischen Ansätze, sondern auch für die systematischen und unsystematischen Typologien, für holistisch-systemtheoretische Ansätze und für die gegenwärtig dominierende operationale Diagnostik.

1.3.1 Dimensionale und faktorenanalytische Ansätze

Dimensionale Ansätze zeichnen sich dadurch aus, dass die Vielzahl empirisch vorfindbarer Charaktereigenschaften zurückgeführt wird auf die Kombination von Ausprägungsgraden auf einigen wenigen Grunddimensionen der Persönlichkeit. Derartige Ansätze sind bis in die Antike zurück verfolgbar und fanden vor allem durch Kretschmer Eingang in die Psychopathielehre der modernen Psychiatrie. Die hippokratische Einteilung der Menschen in den optimistisch-extrovertierten Sanguiniker, den pessimistischen Melancholiker, den reizbar-feindseligen Choleriker und den apathischen Phlegmatiker wurde durch Kretschmer (1940, 1947) konstitutionsbiologisch umgearbeitet in die Unterscheidung von schizothymer und zyklothymer Persönlichkeit.
Weniger unter historischer als unter systematischer Perspektive ist diesem Ansatz der Versuch verwandt, Persönlichkeit als Konstrukt zu konzeptualisieren, das aus bestimmten Grundeinheiten *(traits)* aufgebaut ist, die sich nicht deduktiv aus biologischen Merkmalen (z. B. Körpersäfte, Physiognomie, Konstitution, genetische Merkmale), sondern induktiv aus empirischen Messergebnissen von Verhaltenstests ableiten lassen (Allport 1937; Cattell 1966; Guilford 1959). Die Anzahl solcher als robust verstandener *Persönlichkeitsfaktoren* schwankt je nach Autor: H. J. Eysencks (1967) Annahme von drei persönlichkeitsprägenden Dimensionen (Introversion vs. Extraversion, Neurotizismus und Psychotizismus) gilt inzwischen als korrekturbedürftig bzw. überholt. Stattdessen richten sich in der gegenwärtigen Diskussion viele Hoffnungen auf den Fünf-Faktoren-Ansatz *(Big Five)*, der die Dimensionen Extraversion, Verträglichkeit, Gewissenhaftigkeit, Neurotizismus und Offenheit für neue Erfahrung unterscheidet. In ersten Studien an Patienten mit Persönlichkeitsstörungen zeigten sich deutlich erhöhte Werte in der Dimension Neurotizismus und gering erhöhte Werte in den Dimensionen Extraversion und Offenheit für Erfahrung, wohingegen in der Dimension Verträglichkeit deutlich erniedrigte und in der Dimension Gewissenhaftigkeit mäßig erniedrigte Werte vorlagen (Wiggins u. Pincus 1993). Ein Teil der faktorenanalytischen Ansätze berücksichtigt auch neurobiologische Ansätze. So unterscheidet Cloninger (1987,

2000), ausgehend von unterschiedlichen Neurotransmitterarten die drei Faktoren Verhaltensaktivierung im Sinne einer dopaminerg vermittelten Offenheit für neue Erfahrung *(novelty seeking)*, Verletzungsvermeidung im Sinne einer serotonerg vermittelten Schutzhaltung *(harm avoidance)* und Belohnungsabhängigkeit im Sinne einer noradrenerg vermittelten Suche nach Bestätigung *(reward dependence)*. Die empirischen Forschungsergebnisse bezüglich der konkurrierenden Faktorenmodelle zeigen insgesamt noch kein einheitliches Bild (Fiedler 2001; Livesley 2000; Oldham u. Skodol 2000; Widiger 2000).

1.3.2 Systematische und unsystematische Typologien

Eng verknüpft mit der dimensionalen Konzeptualisierung von Persönlichkeit und Persönlichkeitsstörung ist das Denken in *systematischen Typologien* vor allem deshalb, weil sich typologische Darstellungen zur Charakterisierung von unterschiedlichen Ausprägungsgraden entlang des Kontinuums einer Dimension ebenso eignen wie zur anschaulichen Charakterisierung von spezifischen Merkmalskombinationen unterschiedlicher Dimensionen. Der bereits erwähnte Kretschmer gilt neben Gruhle (1956) als Hauptvertreter des systematisch-typologischen Ansatzes in der Psychopathologie. Typologien sind allerdings auch konzeptualisierbar ohne die Anlehnung an ein quasi dahinterliegendes theoretisches Gerüst im Sinne einer Ordnung von Dimensionen, Eigenschaften, Faktoren oder Kategorien. Es handelt sich dann um zumeist aus der klinischen Erfahrung gewonnene *unsystematische Typologien*. Überwiegend von forensischen Fragestellungen ausgehend hatten sich in dieser Tradition im deutschsprachigen Raum seit Kraepelin (1915) Einteilungen der Persönlichkeitsstörungen etabliert, die dem Aspekt der Dissozialität breiten Raum gaben. Am einflussreichsten wurde in dieser Tradition die später von Petrilowitsch (1972) vertiefte Typenlehre Kurt Schneiders (1942), die den hyperthymischen, den depressiven, den selbstunsicheren, den fanatischen, den geltungsbedürftigen, den stimmungslabilen, den explosiblen, den gemütlosen, den willenlosen und den asthenischen Psychopathen unterscheidet.

1.3.3 Holistisch-systemtheoretische Ansätze

Eine weitere Herangehensweise, die es in historischer und systematischer Perspektive zu berücksichtigen gilt, ist schließlich der einheitstheoretische oder *holistische Ansatz*: Eine Reihe von Autoren versuchte bereits in den zwanziger Jahren des vergangenen Jahrhunderts, die mit der modernen Neurologie aufgekommene Schichtenlehre für die Psychopathologie fruchtbar zu machen. Diese systemtheoretische Auffassung geht von der Entdeckung aus, dass im Zentralnervensystem höherer Organismen phylo- und ontogenetisch später entstandenen kortikalen Großhirnstrukturen, in denen bewusstes Erkennen und Handeln repräsentiert ist, eine hemmende Funktion zukommt gegenüber älteren Zwischenhirn- und Stammhirnstrukturen, die unbewusste Empfindungen, Emotionen und Antriebe steuern. Kompatibel mit diesem Konzept nervaler Funktionen erwiesen sich später psychoanalytische Konzepte, denen zufolge nicht nur in der biologischen Reifung, sondern auch in der psychosozial geprägten biographischen Entwicklung primitivere affekt- und antriebsgeprägte Frühstadien stufenweise abgelöst werden durch rational strukturierte, durch Normen und Wertbezug charakterisierte spätere Stadien. Arieti (1959) deutete in diesem Kontext das Auftreten psychopathologischer Symptomatik als dem natürlichen Reifungs- und Entwicklungsgang *entgegengesetzte progressive teleologische Regression*, d. h. als Versuch, in psychosozialen Anforderungssituationen durch Regression auf eine phylogenetisch ältere Funktionsebene Angst zu mindern, um das auf der höheren Ebene verlorengegangene psychische Gleichgewicht wiederzuerlangen. Menningers (1968) unitärem Krankheitsbegriff zufolge ist es die Leistung der Ich-Funktionen, in äußeren und inneren Konfliktsituationen die *„vital balance"* aufrechtzuerhalten. Nervosität, neurotische Symptome, durch Gewalttätigkeit und Kontrollverlust gekennzeichnetes Verhalten, psychotische Krankheitsbilder und schließlich Selbstmord sind für ihn Stufen zunehmender Funktionsstörungen des Organismus, die auf immer tieferen Regulationsniveaus das Gleichgewicht zu halten versuchen. In der aktuellen Diskussion wird die Tradition einer holistischen Konzeptualisierung von Persönlichkeit und Persönlichkeitsstörung vor allem von Kernberg (2000; vgl. Dammann u. Buchheim 2003) und im deutschsprachigen Raum von der Arbeitsgruppe um Rudolf (Rudolf et al. 2002) verfolgt. Obwohl auch den Erklärungsansprüchen holistischer Systemtheorien prinzipielle erkenntnis- und wissenschaftstheoretische Grenzen gesetzt sind (Frommer 1989), erscheint dieser Ansatz für das Verständnis der Neurosen (Tyrer 1989) und Persönlichkeitsstörungen noch nicht ausgeschöpft.

1.3.4 Operationale Diagnostik

Angesichts der nicht nur inhaltlichen, sondern darüber hinaus auch formalen und methodischen Vielzahl unterschiedlicher schulengebundener Ansätze und Herangehensweisen verwundert es nicht, dass bereits in den sechziger Jahren des vergangenen Jahrhunderts vor allem in der nordamerikanischen Psychiatrie das Bedürfnis nach einer reliablen, schulenunabhängigen, international kommunizierbaren rein deskriptiven Diagnostik psychischer Störungen wuchs. In direkter Kooperation mit dem Philosophen Carl Hempel, einem der Hauptvertreter des Logischen Empirismus (Hempel 1965), entstand so die *operationale Diagnostik*, der zufolge die Zuordnung von Individuen zu logischen Klassen (Diagnosen) anhand festgelegter beschreibbarer Verhaltensmerkmale gemäß polythetischer Algorithmen zu erfolgen hat mit dem Ziel einer atheoretischen und auf beobachtbare Merkmale beschränkten Kategorisierung. Für die Persönlichkeitsstörungen entstanden auf diese Weise unterschiedliche Einteilungsvorschläge, die zum einen mit der Frage zusammen-

hingen, welche der 128 (Fiedler 1994) in der Literatur beschriebenen Typen als logische Klassen in der jeweiligen Taxonomie repräsentiert sein sollten, und zum anderen mit der Frage, ob Persönlichkeitsdevianzen überhaupt als Krankheiten aufgenommen werden sollten, oder ob ihre Einteilung unabhängig von den Krankheiten in einer separaten zweiten Achse des Systems nicht angemessener sei. Über die fortbestehenden konzeptuellen Unterschiede zwischen der ICD-10 (WHO 1993) und dem DSM-IV (APA 1994) informiert Tabelle 1-1.
Die Probleme der Klassifikation von Persönlichkeitsstörungen sind durch die Einführung der operationalen Diagnostik allerdings in keiner Weise gelöst. Kritikpunkte betreffen die Eignung des methodischen Ansatzes an sich, die Auswahlkriterien bezüglich der Einbeziehung bzw. dem Ausschluss der berücksichtigten Konzepte, die Relevanz für Therapieentscheidungen und nicht zuletzt auch die Reliabilität der diagnostischen Operationen (Freyberger u. Schneider 2001; Frommer 1996a; Sadler et al. 1994; Sartorius et al. 1993; Saß 2000). Damit bleibt die operationale Diagnostik ergänzungs- und revisionsbedürftig nicht nur im Sinne des Versuchs einer Verbindung mit dimensionalen Ansätzen oder pragmatisch angelehnter standardisierter psychodynamischer Beurteilungsalgorithmen, wie sie die Operationale Psychodynamische Diagnostik (Arbeitskreis OPD 1997) vorschlägt, sondern darüber hinaus im Sinne tiefergelegter Alternativen, die vor allem den An-

Tab. 1-1: Die wichtigsten Persönlichkeitsstörungen nach ICD-10 (WHO 1991) und DSM-IV (APA 1996)

ICD-10	DSM-IV
Gruppe A: "sonderbar und exzentrisch" Paranoide Schizoide Schizotypische[1]	 Paranoide Schizoide Schizotypische
Gruppe B: "dramatisch, emotional, launisch" Dissoziale Emotional unstabile, Bordeline-Typus Emotional unstabile, impulsiver Typus Histrionische	 Antisoziale Borderline Histrionische Narzisstische
Gruppe C: "ängstlich und furchtsam" Ängstliche Abhängige Anankastische	 Vermeidende Dependente Zwanghafte Passiv-aggressive[2]

[1] ist in der ICD-10 dem Kapitel F2, Schizophrenie, schizotype und wahnhafte Störungen zugeordnet
[2] s. Anhang des DSM-IV

sprüchen gerecht werden, die die Psychotherapie an eine störungsspezifische, personenspezifische und kulturspezifische Diagnostik stellt.

1.4 Diagnostik als therapierelevante Krankenbeurteilung

In der aktuellen Diskussion über Konzepte der Diagnostik psychischer Störungen wird unter grundlagentheoretischer Perspektive nämlich zunehmend deutlich, dass Diagnostik mehr bedeutet als die Identifikation einer Erkrankung (nosologische Diagnose) bzw. die Unterscheidung einer Erkrankung von einer anderen (Differenzialdiagnose). Diagnostik bedeutet darüber hinaus, die Prozesse zu verstehen, die tatsächlich das psychische, körperliche und soziale Leben des zu behandelnden Patienten bestimmen. Vor dem Hintergrund des Diktums von Richard Siebeck (1949), dass die Krankheitsdiagnose klinisch nur wertvoll ist, wenn sie zu einer umfassenden individuellen Krankenbeurteilung ausgebaut wird, logisch gesprochen zu einer *singulären Positivaussage* (Wieland 1975), erfüllen die gegenwärtig maßgeblichen operationalen Diagnostiksysteme nur einen geringen Teil der diagnostischen Aufgaben. Der Diagnostikforscher Juan Mezzich hat daher ein verstehendes Diagnoseschema (comprehensive diagnostic schema) gefordert, das „eine standardisierte multiaxiale Konzeptualisierung, die Skalen und allgemein verwendete, für die professionelle Kommunikation über Städte und die ganze Welt hinweg nützliche Typologien verbindet mit einer ideographischen, personenbezogenen, narrativ formulierten Konzeptualisierung, die das fokussiert, was einzigartig ist und für den Patienten und seine Angehörigen zentrale Bedeutung hat" (Mezzich 2002, S. 164, Übers. J. F.).

Nur durch die Kombination nomologisch-klassifikatorischer und ideographisch-hermeneutischer Zugangsweisen können kulturelle (Mezzich 1995) und biographische (Tasman 1999) Bestimmungsfaktoren ausreichend Berücksichtigung finden, und nur so wird eine Diagnostik möglich, der hinsichtlich Indikationsstellung, Therapieprozess und Therapieergebnis ausreichende Relevanz zukommt.

Aus methodischer Sicht können biologische Daten und quantitativ erhobene psychosoziale Daten (z. B. Fragebogendaten) im Sinne der Forderung nach einer Kombination von nomologischem und ideographischem Zugang als *sozialempirische Marker* (Tress et al. 1997) verstanden werden, d. h. als an sich sinnlose Skalenwerte, die ihre Bedeutung erst durch Interpretation erfahren. Die sachgerechte Interpretation der Marker erfordert zusätzliches Wissen über die zu untersuchenden Gegenstände, das von der quantitativen Forschung nicht geliefert, sondern vorausgesetzt wird. Das Paradigma der die quantitative Messung ergänzenden *qualitativen Diagnostikforschung* (Frommer 1996a) stellt in diesem Zusammenhang die Forderung auf, dass der Hintergrund, der die Interpretation quantitativer Daten bestimmt, selbst auf empirischen Quellen fußt. Beobachtungsprotokolle, Interviewdaten, Videoaufnahmen und andere Formen von *Primärdaten* diagnostischer

und therapeutischer Interaktion sind in diesem Forschungsparadigma das Material, das unter Erhalt der subjektiven Bedeutungsdimension mit den Methoden der qualitativen Sozialforschung ausgewertet und zu Hypothesen und Theorien verdichtet werden kann (Frommer u. Rennie 2001). In nachfolgenden Arbeitsschritten können die Ergebnisse qualitativer und quantitativer Untersuchungen sich dann wechselseitig befruchten (Mundt u. Spitzer 1999).
Zusammenfassend ergibt sich, dass erst die systematische Verbindung von quantitativer und qualitativer Herangehensweise eine umfassende Konzeptualisierung von psychischen Störungen erlaubt, die folgende Dimensionen in ihrer Interaktion berücksichtigt:
- psychische und somatische klinische Symptomatologie,
- Persönlichkeit im Sinne persönlicher Identität und
- Biographie.

1.5 Der Begriff der *persönlichen Identität* als Grundlage einer therapierelevanten diagnostischen Beurteilung von Persönlichkeitsstörungen

Inhaltlich setzt der Anspruch einer therapierelevanten individuellen Krankenbeurteilung darüber hinaus eine nähere begriffliche Bestimmung des Gegenstandsbereichs voraus und verweist damit auf Konzeptualisierungsprobleme, die in der schillernden Vielgestaltigkeit des allen Konzepten von Persönlichkeitsstörungen zugrundeliegenden Begriffs „Persönlichkeit“ liegen. Damit wird eine grundsätzliche theorieübergreifende Bestimmung dessen unabweisbar, was unter „Person“ zu verstehen ist. In der Abstoßung von rein biologischen Konzepten, denen zufolge Personalität auf die Zugehörigkeit zur Gattung „Mensch“ reduziert werden kann, schließt der Personbegriff stärker die Subjektperspektive ein und verweist somit auf das spannungsreiche Grundverhältnis in der Selbstdefinition menschlicher Individuen, die sich unabweisbar zum einen als vergänglicher Teil der physikalischen Welt vorfinden, zum anderen aber zugleich auch unabweisbar auf eine Perspektive verwiesen sind, der zufolge sie sich radikal von allem anderen unterscheiden. Eingedenk dieser sowohl die narrative Dimension der Kontinuität und Kohärenz von Identität als auch den Aspekt aktiver Selbstkonstituierung in den Mittelpunkt rückenden Definition wird nachfolgend im Anschluss an Erikson (1982) personale Identität verstanden als ein die gesamte Lebensspanne begleitender psychosozialer Entwicklungsprozess, der die krisengeprägte Bewältigung lebensabschnittstypischer Schwellensituationen beinhaltet. Der individuellen *Identitätsarbeit* (Keupp 1989; Keupp u. Höfer 1997), die auf die fein abgestimmten interaktiven Regulationen zwischen Mutter und Kind im Sinne primärer Bindungserfahrung aufbaut (Bowlby 1969; Stern 1992), fällt in diesem Kontext die Aufgabe zu, lebenslang oder doch zumindest über Lebensperioden hinweg stabile Deutungsmuster zu entwickeln und praktisch in narrativen Selbstverständigungsprozessen zu imple-

mentieren, die einerseits in ausreichendem Maße die Befriedigung triebhafter Bedürfnisse ermöglichen und andererseits sich als anschlussfähig und kompatibel erweisen müssen mit den innerhalb einer historischen Epoche dominierenden kulturellen Werten und sozialen Normen.
Im Gegensatz zu reifen Persönlichkeiten mit ausreichend integrierter Identitätsbildung in der Kindheit sind bei Personen mit schweren Persönlichkeitsstörungen Lernprozesse, die dazu führen, dass kulturell und gesellschaftlich vorgegebene Werte und Normen eine einheitliche intrapsychische Repräsentanz bilden, erheblich behindert oder sogar weitgehend verunmöglicht. Dies hat zur Folge, dass Erleben und Handlungssteuerung von heterogenen Identitätsfragmenten und nur mangelhaft kontrollierten dynamischen Beständen beherrscht werden. Identität und Kompetenzgefühl bezüglich der eigenen Identitätsentwicklung sind labil. Selbstwertgefühl und narzisstische Regulation müssen durch Ausblendung und Abschottung gegenüber inkompatiblen Aspekten äußerer Realität und gegenüber unintegrierbaren innerseelischen Repräsentanzen stabilisiert werden (Kernberg 1983, 1991, 2000). Ist dies aber der Fall, so droht die Bewältigung der durch biographische Schwellensituationen und gesellschaftliche Veränderungsdynamiken bedingten späteren Krisen zu scheitern. Diese führen dann nicht oder nur ungenügend zu einer Weiterentwicklung der Identität auf ein schließlich höheres, zunächst widersprüchlich erscheinende Orientierungen und Handlungsdispositionen integrierendes Niveau. Vielmehr bleiben bisherige Identitätsbestände und neu zu integrierende Erfahrungen disparat. Die Auseinandersetzung mit neu aufgetretenen Inhalten beschränkt sich dann häufig darauf, dass diese entweder hyperkritisch abgewehrt, auf andere Personen, Personengruppen und soziale Welten projiziert und dort bekämpft werden; oder aber darauf, dass die neuen Inhalte unkritisch übernommen werden, ohne dass eine wirkliche Integration stattfindet und somit *übernommene Identität* einerseits und *erarbeitete Identität* andererseits (Marcia 1993) in ein die Identität destabilisierendes Spannungsverhältnis geraten.

1.6 Grundlinien einer theorieübergreifenden Konzeptualisierung von Persönlichkeitsstörungen

Das hier vorgeschlagene identitätstheoretische Verständnis bedarf allerdings insofern einer Ergänzung, als es sich um eine primär sozialwissenschaftliche Theorie handelt, die die biologische Fundierung von Selbstgefühl, Selbstbewusstsein und Persönlichkeit nur unzureichend reflektiert. Neben den sozialen Aspekten psychosozialer Identität sind aus dieser Perspektive daher auch konstitutionelle Aspekte zu berücksichtigen. In diesem Sinne kann in Anlehnung an den aus struktur- und gestaltpsychologischen Quellen gespeisten strukturdynamischen Ansatz (Janzarik 1988; Saß 2000) vorgeschlagen werden, drei Grundbereiche der persönlichen Identität zu unterscheiden, die im Zusammenhang mit Einflüssen aus Biografie und bestimmten Situationen die Ausformung des Persönlichkeitsgefüges, Befindlichkeit, Erleben und Verhalten, entscheidend bestimmen:

- die konstitutionelle Temperamentsausstattung mit Emotionalität, Antrieb und Wille als *dynamischer Bereich der persönlichen Identität*;
- das im Charakter verankerte Wertgefüge mit Vorstellungen, Intentionen, Haltungen und Einstellungen zu Normen als *struktureller Bereich der persönlichen Identität* und
- verinnerlichte Beziehungserfahrungen und Bindungsmuster als psychosoziale Kompetenzen, die gleichermaßen aus strukturellen wie aus dynamischen Elementen bestimmt werden, als *psychosozialer Bereich der persönlichen Identität.*

In eigenen inhaltsanalytischen Untersuchungen an Interviews mit Patienten, die an Persönlichkeitsstörungen, Neurosen und psychosomatischen Störungen litten, konnte die diagnostische Potenz dieser erweiterten Perspektive empirisch belegt werden: Symptome wie gerichtete und ungerichtete Angst oder nicht-endothyme Depressivität traten ubiquitär auf und sagten hinsichtlich spezifischer diagnostischer Aspekte für sich genommen wenig aus. Erst die Auswertungen der Aussagen der Patienten über strukturelle Aspekte ihrer eigenen Persönlichkeit, über ihre zwischenmenschlichen Beziehungen und ihre Biografie gaben dem Narrativ ein syndromtypisches Gepräge (Frommer 1996a; Frommer et al. 1996, 1997).

1.7 Der dynamische Aspekt: Depressivität und Angst

In Anlehnung an diesen Gliederungsvorschlag werden daher nachfolgend dynamische, strukturelle und psychosoziale Aspekte einer Grundlagentheorie der Persönlichkeitsstörungen diskutiert. Dabei dient der Begriff *Dynamik* zur Beschreibung von seelischen Phänomenen, die Emotion und Antrieb gleichermaßen betreffen. Im Anschluss an strukturdynamische Konzepte kann zum einen hinsichtlich des energetisch-dynamischen Aspekts die Polarität zwischen sthenisch-expansiver und asthenisch-passiver Wesensart beschrieben werden und zum anderen hinsichtlich des emotionalen Aspekts die Polarität zwischen hyperthymer Gestimmtheit und depressiver Verstimmung (Berner 1982; Janzarik 1988). Unter psychopathologischer Perspektive ist darüber hinaus von Belang, dass eine durch Antriebs- und Erregungssteigerung unterlegte Auslenkung der Emotionalität nicht nur als freudige Hochgestimmtheit in Erscheinung treten kann, sondern auch als Getriebenheit, innere Unruhe und Angst (Frommer 2003).
Aus der Sicht einer Struktur und Dynamik zueinander in Beziehung setzenden Psychopathologie lässt sich somit eine Grunddimension postulieren, die durch ein Kontinuum mit den Polen Angst und Depressivität charakterisiert ist. Psychopathologisch bedeutet dies, dass der psychotisch-depressiven dynamischen Restriktion entsprechende, aber insgesamt schwächer ausgeprägte Auslenkungen phänomenologisch als nicht-psychotisches depressives Erleben erscheinen. Eng damit ver-

bunden sind vermeidende, abhängige und negativistische Persönlichkeitszüge. Verbindet sich am anderen Pol des Kontinuums eine Aktivierung der Dynamik mit strukturellen Bedingungen, unter denen die aktualisierten Bestände inkompatibel sind und damit Gefahr signalisieren, so resultiert Angst im Sinne einer strukturell nicht mehr zu bewältigenden „Überforderung und Bedrohung durch hohe und exzessive dynamische Stimulierung" (Janzarik 1988, S. 102). Dies kann seinen Ausdruck finden in Angstanfällen, phobischen Symptomen, generalisierter Ängstlichkeit, ferner in antisozialen Tendenzen, in den meisten für Borderline-Persönlichkeitsstörungen typischen Symptomen, in histrionischen Zügen und in einem Teil der Charakteristika narzisstischer Persönlichkeitsstörungen.
Damit entsprechen Angst als Steigerung und Depression als Herabsetzung psychischer und psychobiologischer Dynamik einer polar entgegengesetzten Relation. Diese Annahme lässt sich nicht nur psychopathologisch, sondern auch aus anderen Quellen begründen: Aus *neurobiologischer Sicht* werden seit den sechziger Jahren zahlreiche Argumente dafür geltend gemacht, dass antagonistische synaptische Transmitterausschüttungen vor allem im Bereich der Katecholamine in Teilen der Basalganglien, des limbischen Systems und hypothalamischer Strukturen eng mit dem Erleben von Angst (bei Katecholaminüberschuss) und Depressivität (bei Katecholaminmangel) gekoppelt sind. Zu dem bereits erwähnten Modell von Cloninger (1987, 2000) ergeben sich insofern Konvergenzen, als der Angstpol unseres Modells mit einer Überstimulierung im Bereich der dopaminergen Verhaltensaktivierung zusammenfällt, während der Depressionspol eher mit Verletzungsvermeidung und Belohnungsabhängigkeit korreliert.
Aus *epidemiologischer Sicht* zählen Angst und Depressivität zu den quantitativ am häufigsten auftretenden Symptomen bei Neurosen und Persönlichkeitsstörungen (Wittchen u. Jacobi 2001), wobei die Tatsache, dass beide Symptomgruppen sowohl isoliert als auch kombiniert auftreten können, für eine dimensionale Konzeptualisierung mit den Polen Angst und Depressivität spricht (Roth 1992).
Aus *psychodynamischer Sicht* schließlich kann Angst verstanden werden als Ausdruck ungenügend abgewehrter durchbrechender Triebgewalt, wobei im pathologischen Fall eine Ich- und Über-Ich-Schwäche zugrunde liegt. Depressivität erscheint auch in dieser Sichtweise als ein der Angst entgegengesetzter Pol insofern, als hier eine rigide Über-Ich-Struktur als Verursacher überzogener Unterdrückung von Triebäußerungen postuliert wird (Frommer 1996b).
Angst und Depressivität erscheinen somit als Ausdruck eines Missverhältnisses zwischen Aktualisierungsdruck einerseits und Art und Ausmaß der Strukturierung der Persönlichkeit auf der anderen Seite. In subtilen inhaltsanalytischen Auswertungen von Patienteninterviews lässt sich zeigen, dass bei der depressiven Pathologie hierbei eine überstarke Gebundenheit der Struktur im Sinne rigider Wertorientierungen entscheidend ist, die die Aktualisierung von Dynamik weitgehend erfolgreich supprimiert. Die Angstpathologie zeichnet sich hingegen durch eine unhinterfragte Anpassung an klischeehafte soziale Normen aus, was dazu führt, dass die seelische Struktur nicht ausreichend in die Lage versetzt ist, die andrängen-

den dynamischen Bestände zu tilgen. Auch andere nicht-psychotische Pathologien lassen sich in das Kontinuum zwischen restringierter und durchbrechender Emotionalität mit den Polen Depressivität und Angst einordnen: Psychosomatische Erkrankungen mit den ihnen assoziierten alexithymen Persönlichkeitsmerkmalen sind eher dem Pol der Restriktion zuzuordnen, während Phobien, konversionsneurotische Phänomene und Störungen mit Impulskontrollverlusten (z. B. Bulimie) eher dem Pol des Durchbruchs ungebundener psychischer Dynamik zuzurechnen sind (Frommer 1996a; Frommer et al. 1997).

1.8 Der strukturelle Aspekt: Symbolisierungsstörung

Psychische Struktur hebt sich vom dynamischen Aspekt mit seinen durch unmittelbar-sinnliche konturlose Übergänge gestalteten Bezeichnungen als der repräsentative, reflexive und mentale Aspekt des Seelischen ab. Impressive, präreflexive und vorrationale Bedeutungsvorläufer werden durch die seelische Struktur zu einer Welt der Symbole. Unter Bezugnahme auf Cassirer, Lévi-Strauss und Lacan hat Lang als einer der ersten den Bezug seelischer Struktur zur Sprachfähigkeit hervorgehoben: „Wo es erstmals gelingt, einen sinnlichen Eindruck, statt in seiner einfachen unmittelbaren Präsenz aufgehen zu lassen, ihn als Darstellung, als Repräsentation, als Symbol eines anderen zu nehmen, da zeichnet sich erstmals die menschliche Sprachfähigkeit ab" (Lang 2000a, S. 297).

Die hier relevante Frage, wie die Verschränkung konstitutioneller und prägender Aspekte der frühen Biografie und späterer Lebensereignisse in ihrem Einfluss auf die Ausformung der seelischen Struktur konzeptuell zu fassen ist, erfordert eine vertiefte Auseinandersetzung mit den sozialen und sprachlichen Konstitutionsbedingungen seelischer Struktur. Dabei machen sowohl die Einbeziehung linguistischer Ansätze (z. B. Lang 2000b) als auch die Einbeziehung soziologischer Identitätskonzepte deutlich, dass soziale Aspekte nicht nur die Inhalte seelischer Struktur mitgestalten, sondern auch an der Formalgenese beteiligt sind. Wie bereits gezeigt wurde, ist das die zeitüberdauernde Kohärenz seelischer Struktur im Sinne personaler Identität konstituierende reflexive Sich-zu-sich-selbst-Verhalten maßgeblich sprachlich kodiert und lässt sich genetisch als Internalisierung der Kommunikation mit anderen, insbesondere mit den Bezugspersonen der frühen Biografie, verstehen. Diese Reflexivität generiert personale Identität als stets aufs Neue zu erbringende Leistung, indem Selbst- und Welterfahrung in ein symbolisch verfasstes Ganzes so einzutragen sind, dass subjektiv-egozentrische und objektiv-allozentrische Aspekte ausbalanciert sind.

Möglichkeiten des Scheiterns mit konsekutiver Entwicklung psychopathologischer Verwerfungen sind unter diesen Bedingungen vorgezeichnet. Dabei können sowohl Defizienzen der biologischen Grundlagen von Sprachstrukturen als auch aberrierende familiäre Kommunikationsstile eine Symbolisierungsstörung erzeugen: Diese Symbolisierungsstörung bewirkt ihrerseits Schwächen in der Herausbil-

dung und Vergegenwärtigung eines kommunikativen Konsenses mit anderen Personen und in der Entwicklung konsistenter Lebensdeutungen. Die hieraus resultierende pathologische Identitätsarbeit ist charakterisiert durch:
- eine Dominanz des impressiven gegenüber dem repräsentativen Wahrnehmungsmodus,
- einen konkretistischen Weltbezug,
- eine radikale Angewiesenheit auf äußere Ordnung und realpräsente personale Objekte,
- die Perpetuierung eines primären narzisstisch-egozentrischen Beziehungsmusters und
- eine erschwerte Herausbildung von Freiräumen, in die hinein sich die eigene Identität entfaltet.

Die kommunikativen Voraussetzungen der Entwicklung von Symbolisierungsfähigkeit und die Bedeutung von Reflexivität für die Genese psychischer Erkrankungen sind mittlerweile auch empirisch erhärtet. Von der psychoanalytischen Strukturtheorie, der *Bindungstheorie* (Bowlby 1969) und der entwicklungspsychologischen *Theory of Mind* (Dammann 2003; Resch 2002) ausgehende Studien belegen, dass die Entwicklung von Bindungssicherheit einerseits und die Entwicklung von Symbolisierungsfähigkeit, Reflexivität und Mentalisierung andererseits in einem engen Zusammenhang stehen. Insbesondere erlaubt die Mentalisierungsfähigkeit junger Mütter und Väter eindrucksvoll, die Wahrscheinlichkeit eines sicheren Bindungsverhaltens ihrer Kinder vorherzusagen. Unsicher gebundene und desorganisierte Kinder zeichnen sich hingegen durch Hypomentalisierung aus und entwickeln bereits früh Symptome psychischer Störungen (Fonagy 2001).
Die grundlegende Bedeutung des repräsentativen Aspekts für die Genese seelischer Struktur und für das Verständnis ihrer psychopathologischen Defizienzformen lässt es sinnvoll erscheinen, innerhalb des Bereichs seelischer Struktur eine Dimension aufzuspannen zwischen den Polen einer *in ihrer Symbolisierungskompetenz gut entwickelten seelischen Struktur* einerseits und einer *durch gravierende Mängel der Symbolisierungsfähigkeit gekennzeichneten Struktur* andererseits. Die Annahme solcher Störungen hat nicht nur Relevanz für die Affektpsychosen und für die schizophrenen Denk- und Sprachstörungen, die als konkretistischer Fehlgriff im Umgang mit sprachlichen und nichtsprachlichen Symbolen verstehbar werden. Vielmehr erlangen sie auch Bedeutung für den Bereich der Persönlichkeitsstörungen.

1.9 Der psychosoziale Aspekt: Strukturentwicklung und Verinnerlichung traumatischer Beziehungserfahrung

Dies ist deshalb der Fall, weil der qualitative Unterschied zwischen gestörter und normaler Persönlichkeit nicht zuletzt darin besteht, dass bei Persönlichkeitsstörungen die heikle Balance von gleichzeitigem Streben nach Bindung und Differenzierung nicht erreicht wird. Während aus der Sicht einer interpersonellen Psychopathologie (Benjamin 1993) normales zwischenmenschliches Verhalten als gebunden-bezogen, maßvoll, flexibel, stabil, eindeutig und kongruent beschrieben werden kann, zeichnen sich gestörte interpersonelle Muster durch unterbrochene Bindung und Bezogenheit, Extreme von Interdependenz (Unterwürfigkeit vs. völlige Loslösung), Rigidität, Instabilität und komplexe Widersprüchlichkeit aus (Tress et al. 1997).

Bei den höheren Schweregraden von Persönlichkeitsstörungen können kulturell und gesellschaftlich vorgegebene Werte und Normen aufgrund pathologischer Identifikationsprozesse mit den primären Bezugspersonen nicht internalisiert und zu einem kohärenten System von Introjekten aufgebaut werden, so dass Erleben und Handlungssteuerung von heterogenen Identitätsfragmenten und nur mangelhaft kontrollierten dynamischen Beständen beherrscht werden. Neben einer multiplen und wechselnden Symptomatik resultiert bei schweren Persönlichkeitsstörungen eine pathologische Identitätsarbeit im Sinne mangelnder Autonomieentwicklung, die entweder in einer starken Abhängigkeit von der Realpräsenz stützender Personen verhaftet bleibt oder aber relative Unabhängigkeit um den Preis überstarker Abgrenzung und sozialer Isolierung erreicht.

Die Strukturdimension in ihrer sozialen Einbettung hat den Grad der Identitätsintegration im Sinne einer einheitlichen und den Anforderungen der Bewältigung von innerer und äußerer Realität gewachsenen reifen Identität zum Thema. Entsprechend den von Kernberg (1983, 1991, 2000) vorgeschlagenen Ebenen der Identitätsintegration lassen sich dabei stabile, durch verlässliche Repräsentanzen der sozialen Welt und gut integrierte bzw. sicher verdrängte Affekte gekennzeichnete Selbstkonzepte abgrenzen von Selbstkonzepten mit Ich-Funktionsdefiziten in Teilbereichen, die eine Mittelstellung einnehmen; davon sind schließlich am anderen Ende des Kontinuums gering integrierte Selbstkonzepte zu unterscheiden, in denen sich Affekt- und Triebansprüche einerseits sowie Lebensdeutungen und Rollenerwartungen andererseits mehr oder weniger unvermittelt gegenüberstehen, mit entsprechenden konsekutiven Defizienzen in der Realitätsbewältigung.

Welches Integrationsniveau von einer bestimmten Persönlichkeit mit einer definierten genetischen Ausstattung (einschließlich Vulnerabilität für bestimmte Erkrankungen) erreicht wird, hängt von den jeweiligen soziokulturellen und biografischen Konstellationen ab. Unter ihnen kommt der Primärsozialisation eine weichenstellende Funktion zu. Diesbezüglich hat sich empirisch gezeigt, dass insbesondere Borderline-Patienten, aber auch Menschen mit anderen Formen von Persönlichkeitsstörungen, in hohem Maße Kindheitstraumata, vor allem im Sinne von sexuellem Missbrauch und körperlicher Misshandlung, aufweisen (Byrne et al. 1990; Egle et al. 2002; Herman et al. 1989; Laporte u. Guttman 1996; Ludolph et al. 1990; Ogata et al. 1990; Shearer et al. 1990; Zanarini et al. 1989).

Die Berücksichtigung der jeweiligen Vorschädigungen macht plausibel, dass ähnliche psychosoziale Traumatisierungen im Erwachsenenleben in Abhängigkeit von den in der Kindheit vorausgegangenen Traumata und den durch das jeweilige Integrationsniveau determinierten Bewältigungsmöglichkeiten unterschiedlich schwere Symptome bewirken. Das heißt mit anderen Worten, dass bei einem höheren Integrationsniveau eine Adäquanz von Traumaschwere und Ausprägungsgrad der Symptomatik besteht, während die Auslösung gravierender Symptome durch nur geringe psychosoziale Traumata eher für ein niedriges Integrationsniveau spricht.

1.10 Die „Schwere" der psychischen Symptomatik

Mit „Schwere" der Symptomatik ist im Rahmen der Diagnostik von Neurosen und Persönlichkeitsstörungen zweierlei gemeint: Erstens ist eine Symptomatologie unter quantitativem Aspekt dann als „schwer" zu bezeichnen, wenn es sich um eine Mischung aus einer Vielzahl heterogener Einzelsymptome handelt, wie sie z. B. für Borderline-Persönlichkeitsstörungen als typisch gilt. Wir nehmen an, dass es tendenziell eher für ein reiferes Integrationsniveau spricht, wenn die Krankheitserscheinungen innerhalb der Symptomdimension entweder dem Angstpol oder dem Depressionspol zugeordnet werden können. Wo eine multiple Symptomatik vorherrscht, die z. T. dem Angstpol, z. T. dem Depressionspol und z. T. Misch- und Kombinationsformen entspricht, ist hingegen anzunehmen, dass eine stabile integrierende Vermittlung von Triebbefriedigung und Normorientierung nicht möglich ist. Stattdessen konkurrieren unterschiedliche Formen der Integration instabil miteinander, was insgesamt eher für ein niedrigeres Strukturniveau spricht.

1.11 Ein zweidimensionales Modell zur Klassifikation der Persönlichkeitsstörungen

Der dynamische und der Strukturaspekt sind eng miteinander verknüpft und bezeichnen zwei orthogonal zueinander positionierte Dimensionen. Diese Dimensionen sind definiert durch polar entgegengesetzte Eigenschaften, wobei zwischen den Polen Übergangsreihen bestehen. Die erste (horizontale) der beiden Dimensionen bezeichnet den dynamischen Aspekt und ist ausgespannt zwischen den Polen depressive Symptomatik einerseits und Angst- und Impulshandlungen andererseits. Die zweite (vertikale) Dimension bezeichnet den durch Entwicklung gekennzeichneten Strukturaspekt und erlaubt eine Einordnung zwischen den Polen reife integrierte Persönlichkeit einerseits und schwere Persönlichkeitsstörung andererseits (Abbildung 1-1).
Die erste Dimension beschreibt partielle *dynamische* Entgleisungen und differenziert in Symptome, die als Ausdruck dynamischer Expansion verstanden werden können, d. h. Angstsymptome und Analoga, einerseits, und in Symptome, die auf dynamischer Restriktion beruhen, d. h. depressive Symptome und Analoga, andererseits. Die *strukturelle* Dimension differenziert hingegen innerhalb der biografisch

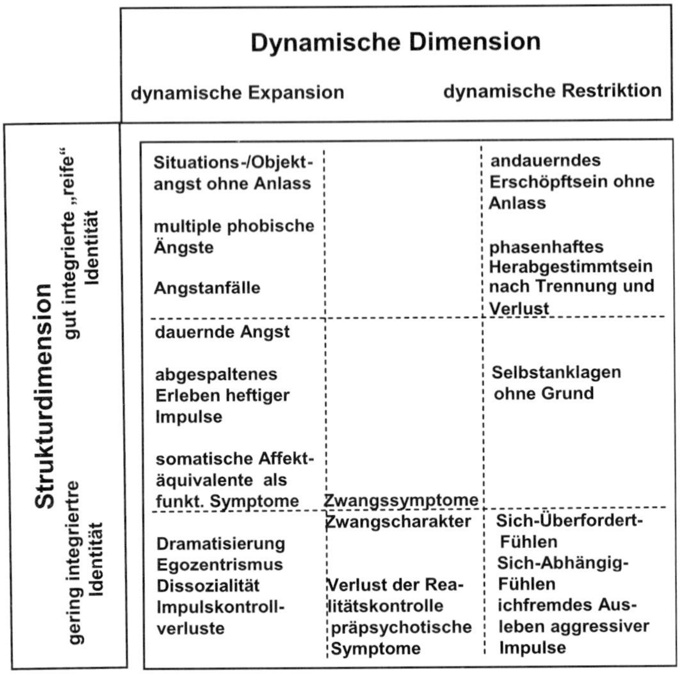

Abb. 1-1: Zweidimensionales Modell der Neurosen und Persönlichkeitsstörungen

entwickelten persönlichen Identität entsprechend dem Grad der vorhandenen Fähigkeit zur Integration von biologisch determinierter Triebwelt und soziokulturell verankerter Wertewelt. Auf den niedrigeren Integrationsebenen bezüglich dieser Dimension handelt es sich um Persönlichkeitsstörungen, während für die Störungsformen, die mit einer besser entwickelten Integrationsfähigkeit einhergehen, der Begriff der neurotischen Störung zu diskutieren ist.
Zu einer Binnendifferenzierung der Persönlichkeitsstörungen eignen sich möglicherweise die drei Hauptgruppen des DSM-IV, wobei die in der Literatur diskutierte Nähe der Hauptgruppe B (histrionische, narzisstische, antisoziale und Borderline-Persönlichkeit) zu Störungen mit überschießender strukturell nicht ausreichend gebundener Dynamik (Angstpol) und der Hauptgruppe C (selbstunsichere, dependente, zwanghafte und passiv-aggressive Persönlichkeit) zu Störungen mit rigider Struktur und unzureichenden Möglichkeiten zur Entfaltung von Dynamik (Depressionspol) als Anhalt dienen könnte. Die Hauptgruppe A (paranoid, schizotyp, schizoid) wäre hingegen als strukturell schwächste Gruppe im Übergangsbereich zur psychotischen Entordnung, also im „unteren“ Bereich des Modells anzu-

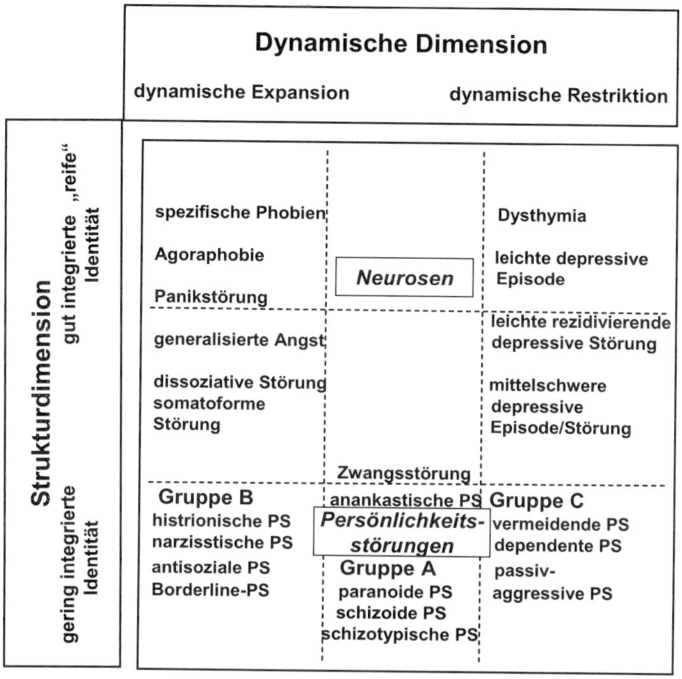

Abb. 1-2: Zuordnung operationaler Diagnosen zum zweidimensionalen Modell der Neurosen und Persönlichkeitsstörungen

siedeln.

1.12 Schlussfolgerungen

Nicht bestritten werden darf abschließend, dass das hier vorgestellte zweidimensionale Modell psychischer Störung im Bereich zwischen psychotischer Erkrankung und Normalität zunächst noch viele Fragen unbeantwortet lässt. In keiner Weise widerspricht es der klinischen Erfahrung, dass bei Patienten, deren Symptomatik in jüngeren Lebensjahren eher als Entgleisung strukturell nicht ausreichend gebundener Dynamik zu verstehen ist, im Laufe der biographischen Entwicklung ein Wechsel zu depressiven Psychopathologien stattfinden kann. Auch schließt es nicht die Annahme von Misch- und Kombinationsformen zwischen Strukturdefizit und Überrigidität bei ein und derselben psychischen Struktur aus, wie dies beispielsweise bei Zwangssymptomen der Fall ist. Schließlich ist innerhalb dieses Modells auch konzeptualisierbar, dass bei ein und derselben Person in unterschiedlichen Bereichen der Persönlichkeit und zu verschiedenen Zeitpunkten ein unterschiedliches Strukturniveau und Symptome unterschiedlicher Zuordnung zu den beiden Polen der horizontalen Achse zu konstatieren sind.
Allerdings existiert das Modell bisher erst in seinen Grundlinien und soll vorerst lediglich quasi-topographischen Zwecken dienen. Zahlreiche Leerstellen bleiben so

zzt. noch unausgefüllt. Die Diskussion dieser Grundüberlegungen ist notwendig im Hinblick auf die psychiatrische, psychopathologische und psychotherapeutische Klinik, Weiterbildung und Forschung. Gerade in der gegenwärtigen Diagnostikdiskussion zwischen operationaler und psychodynamischer Diagnostik (Schneider u. Freyberger 2000) scheint es lohnenswert, über ein *tertium comparationis* nachzusinnen, auf das sich sowohl psychodynamische als auch operational-verhaltensorientierte Diagnosen beziehen lassen. Eine solche Bezugstheorie sollte einfach, sparsam und konsensfähig sein. Sie sollte klinisch-historisch gewachsenes Wissensgut nicht leichtfertig über Bord werfen. Ferner sollte sie in einer Sprache abgefasst sein, die interdisziplinär anschlussfähig ist und nicht einseitig eine Begriffswelt favorisiert. Das derzeitige weitgehend desintegrierte Nebeneinander verschiedener nosologischer Sichtweisen, Typologien und Kategoriensysteme kann so allmählich weiterentwickelt werden zu einer schulenübergreifenden Theorie der Persönlichkeitsstörungen.

Literatur

Allport GW. Personality: A psychological Interpretation. New York: Holt, Reinhart & Winston 1937.

American Psychiatric Association (APA). Diagnostic and statistical manual of mental disorders. 4th. edition. Washington DC: American Psychiatric Press 1994/Deutsch: Saß H, Wittchen HU, Zaudig M. Diagnostisches und statistisches Manual psychischer Störungen – DSM IV. Göttingen: Hogrefe 1996.

Arbeitskreis OPD (Hrsg). Operationalisierte Psychodynamische Diagnostik. Grundlagen und Manual. 2. Auflage. Bern: Huber 1997.

Arieti S. Schizophrenia. In: Arieti S (ed). American handbook of psychiatry. Vol I. New York: Basic Books 1959; 344-507.

Berner P. Psychiatrische Systematik. 3. Auflage. Bern: Huber 1982.

Bowlby J. Attachment. New York: Basic Books 1969.

Byrne CP, Velamoor VR, Cernovsky ZZ, Cortese L, Losztyn S. A comparison of borderline and schizophrenic patients for childhood live events and parent-child relationship. Can J Psychiatry 1990; 35: 590-5.

Cattell RB (ed). Handbook of multi-variate experimental psychology. Chicago: McNally 1966.

Cloninger CR. A systematic method for clinical description and classification of personality variants. Arch Gen Psychiatry 1987; 44: 573-88.

Cloninger CR. A practical way to diagnosis of personality disorders: A proposal. J Pers Dis 2000; 14: 99-108.

Dammann G. Borderline personality disorder and theory of mind: An evolutionary perspective. In: Brüne M, Ribbert H, Schiefenhövel W (eds). The social brain: Evolution and pathology. Chichester: John Wiley & Sons 2003; 373-417.

Dammann G. Buchheim P. Psychoanalytische Konzeptbildung der Persönlichkeitsstörungen. In: Herpertz SC, Saß H (Hrsg). Persönlichkeitsstörungen. Stuttgart, New York: Thieme 2003; 26-40.

Dammann G. Walter M. Die Differenzialdiagnose psychotischer Symptome bei Jugendlichen und jungen Erwachsenen mit Borderlinestörungen. Psychiat Prax 2003; 30: 304-11.

Egle UT, Hardt J, Nickel R, Kappis B, Hoffmann SO. Früher Stress und Langzeitfolgen für die Gesundheit – Wissenschaftlicher Erkenntnisstand und Forschungsdesiderate. Z Psychosom Med Psychother 2002; 48: 411-34.

Erikson EH. Kindheit und Gesellschaft. 8. Auflage. Stuttgart: Klett-Cotta 1982.

Eysenck HJ. The biological basis of personality. Springfield: Thomas 1967.

Fiedler P. Persönlichkeitsstörungen. 1./5. Auflage. Weinheim: Beltz PVU 1994/2001.

First MB, Bell CC, Cuthbert B et al. Personality disorders and relational disorders: a research agenda for addressing crucial gaps in DSM. In: Kupfer DJ, First MB, Regier DE (eds). A research agenda for DSM-V. Washington: American Psychiatric Association 2002; 123-99.

Fonagy P. Das Ende einer Familienfehde. Versöhnung von Bindungstheorie und Psychoanalyse. In: Bohleber W, Drews S (Hrsg). Die Gegenwart der Psychoanalyse – die Psychoanalyse der Gegenwart. Stuttgart: Klett-Cotta 2001; 304-19.

Freud S. Neue Folge der Vorlesungen zur Einführung in die Psychoanalyse (1933). Gesammelte Werke. Band 15. London: Imago 1940.

Freyberger HJ, Schneider W. ICD-10-Diagnostik in der Psychotherapie. Psychotherapeut 2001; 46:115-21.

Frommer J. Möglichkeiten und Grenzen des systemtheoretischen Ansatzes in der Psychopathologie. Nervenarzt 1989; 60: 65-70.

Frommer J. Sprachauffälligkeiten Schizophrener. In: Kraus A, Mundt Ch (Hrsg). Schizophrenie und Sprache. Stuttgart: Thieme 1991; 117-39.

Frommer J. Qualitative Diagnostikforschung. Inhaltsanalytische Untersuchungen zum psychotherapeutischen Erstgespräch. Berlin Heidelberg New York: Springer 1996a.

Frommer J. Grundlinien einer Systematik der Neurosen und Persönlichkeitsstörungen. Psychotherapeut 1996b; 41: 305-12.

Frommer J. Die Bedeutung des strukturdynamischen Ansatzes für eine Theorie der Neurosen und Persönlichkeitsstörungen. Nervenarzt 2003; 74: 23-9.

Frommer J, Hucks-Gil Lopez E, Jüttemann-Lembke A, Möllering A, Reißner V, Stratkötter A, Tress W. Qualitative Diagnostikforschung bei Neurosen und Persönlichkeitsstörungen. Das Düsseldorfer Erstinterviewprojekt. Psychotherapeut 1997; 42: 163-9.

Frommer J, Reißner V. Neuere Ansätze zum Verständnis der Borderline-Persönlichkeitsstörung. Fortschr Neurol Psychiatr 1997; 65: 34-40.

Frommer J, Reißner V, Tress, Langenbach M. Subjective theories of illness in patients with personality disorders. Psychother Res 1996; 6: 56-69.

Frommer J, Rennie DL (eds). Qualitative psychotherapy research: Methods and methodology. Lengerich: Pabst Science Publishers 2001.

Gruhle HW. Psychopathie. In: Weygandt W (Hrsg). Lehrbuch der Nerven- und Geisteskrankheiten. 2. Auflage. Halle: Margold 1956; 664-86.

Guilford JP. Personality. New York: McGraw-Hill 1959.

Hempel CG. Aspects of scientific explanation. New York: Free Press 1965.

Herman JL, Perry JC, van der Kolk BA. Childhood trauma in borderline personality disorder. Am J Psychiatry 1989; 146: 490-5.

Hoffmann SO. Psychoneurosen und Charakterneurosen. In: Kisker KP, Lauter H, Meyer J-E, Strömgren E (Hrsg). Psychiatrie der Gegenwart. 3. Auflage. Band 1. Berlin, Heidelberg, New York: Springer 1986; 29-62.
Janzarik W. Schizophrene Verläufe. Berlin: Springer 1968.
Janzarik W. Wandlungen des Schizophreniebegriffs. Nervenarzt 1978; 49: 133-9.
Janzarik W. Der schizoaffektive Zwischenbereich und die Lehre von den primären und sekundären Seelenstörungen. Nervenarzt 1980; 51: 272-9.
Janzarik W. Geschichte und Problematik des Schizophreniebegriffes. Nervenarzt 1986; 57: 681-5.
Janzarik W. Strukturdynamische Grundlagen der Psychiatrie. Stuttgart: Enke 1988.
Kernberg OF. Borderline-Störungen und pathologischer Narzißmus. Frankfurt am Main: Suhrkamp 1983.
Kernberg OF. Schwere Persönlichkeitsstörungen. 3. Auflage. Stuttgart: Klett-Cotta 1991.
Kernberg OF. Borderline-Persönlichkeitsorganisation und Klassifikation der Persönlichkeitsstörungen. In: Kernberg OF, Dulz B, Sachsse U (Hrsg). Handbuch der Borderline-Störungen. Stuttgart, New York: Schattauer 2000; 45-56.
Keupp H (Hrsg). Der Krankheitsmythos in der Psychopathologie. München, Berlin, Wien: Urban & Schwarzenberg 1972.
Keupp H. Auf der Suche nach der verlorenen Identität. In: Keupp H, Bilden H (Hrsg). Verunsicherungen. Das Subjekt im gesellschaftlichen Wandel. Göttingen Toronto Zürich: Hogrefe 1989; 47-69.
Keupp H, Höfer R (Hrsg). Identitätsarbeit heute. Klassische und aktuelle Perspektiven der Identitätsforschung. Frankfurt am Main: Suhrkamp 1997.
Kraepelin E. Lehrbuch der Psychiatrie. 8. Auflage. Leipzig: Barth 1915.
Kretschmer E. Körperbau und Charakter. 13. u. 14. Auflage. Berlin: Springer 1940.
Kretschmer E. Medizinische Psychologie. 9. Auflage. Stuttgart: Thieme 1947.
Lang H. Struktural-analytische Gesichtspunkte zum Verständnis der schizophrenen Psychose. In: Ders. Strukturale Psychoanalyse. Frankfurt am Main: Suhrkamp 2000a; 296-308.
Lang H. Sprache – das Medium analytischer Psychotherapie. In: Ders. Gespräch als Therapie. Frankfurt am Main: Suhrkamp 2000b; 15-34.
Laporte L, Guttman H. Traumatic childhood experiences as risk factors for borderline and other personality disorders. J Pers Dis 1996; 10: 247-59.
Livesley WJ. Diagnostic dilemmas in classifying personality disorder. In: Phillips KA, First MB, Pincus HA (eds). Advancing DSM. Dilemmas in psychiatric diagnosis. Washington: American Psychiatric Association 2003; 133-89.
Livesley WJ, Jang KL. Toward an empirically based classification of personality disorders. J Pers Dis 2000; 14: 137-51.
Ludolph PS, Westen D, Misle B, Jackson A, Wixom J, Wiss FC. The borderline diagnosis in adolescents: symptoms and developmental history. Am J Psychiatry 1990; 147: 470-6.
Marcia JE. The Ego identity status approach to Ego identity. In: Marcia JE, Waterman AS, Matteson DR, Archer SL, Orlofsky JL (eds). Ego identity. A handbook for psychosocial research. New York: Springer 1993; 3-41.
Menniger K. Das Leben als Balance. München: Piper 1968.

Mezzich JE. Cultural formulation and comprehensive diagnosis. Clinical and research perspectives. Psychiatr Clin North Am 1995; 18: 649-57.
Mezzich JE. Comprehensive diagnosis: a conceptual basis for future diagnostic systems. Psychopathology 2002; 35: 162-5.
Mundt Ch, Spitzer M. Psychopathologie heute. In: Helmchen H, Henn F, Lauter H, Sartorius N (Hrsg). Psychiatrie der Gegenwart. 4. Auflage. Band 1. Berlin, Heidelberg, New York: Springer 1999; 4-44.
Ogata SN, Silk KR, Goodrich S, Lohr NE, Westen D, Hill EM. Childhood sexual and physical abuse in adult patients with borderline personality disorders. Am J Psychiatry 1990; 147: 1008-13.
Oldham JM, Skodoll AE. Charting the future of axis II. J Pers Dis 2000; 14: 17-29.
Payk TR, Langenbach M. Elemente psychopathologischer Diagnostik. Stuttgart: Enke 1986.
Petrilowitsch N. Psychopathien. In: Kisker KP, Lauter H, Meyer J-E, Strömgren E (Hrsg). Psychiatrie der Gegenwart. 2. Auflage. Band II/1. Berlin, Heidelberg, New York: Springer 1972; 477-97.
Resch F. Struktur- und Strukturveränderungen im Kindes- und Jugendalter. In: Rudolf G, Grande T, Henningsen P (Hrsg). Die Struktur der Persönlichkeit. Vom theoretischen Verständnis zur therapeutischen Anwendung des psychodynamischen Strukturkonzepts. Stuttgart: Schattauer 2002; 116-31.
Roth M. The relationship between anxiety and depressive disorders and its implication for the concept of a 'General neurotic syndrome'. In: Burrows GD, Roth M, Noyes R (eds). Handbook of anxiety. Volume 3. Amsterdam: Elsevier 1990; 1-20.
Rudolf G, Grande T, Henningsen P (Hrsg). Die Struktur der Persönlichkeit. Vom theoretischen Verständnis zur therapeutischen Anwendung des psychodynamischen Strukturkonzepts. Stuttgart: Schattauer 2002.
Sadler JZ, Wiggins OP, Schwartz MA (eds). Philosophical perspectives on psychiatric diagnostic classification. Baltimore, London: The Johns Hopkins University Press 1994.
Sartorius N, Kaelber ChT, Cooper JE, Roper MT, Rae DS, Gulbinat W, Üstün TB, Regier DA. Progress toward achieving a common language in psychiatry. Arch Gen Psychiatry 1993; 50: 115-24.
Saß H. Persönlichkeitsstörungen. In: Helmchen H, Henn F, Lauter H, Sartorius N (Hrsg). Psychiatrie der Gegenwart. 4. Auflage. Band 6. Berlin Heidelberg New York: Springer 2000; 276-329.
Scheider K. Die psychopathischen Persönlichkeiten. 5. Auflage. Wien: Deuticke 1942.
Schneider W, Freyberger H (Hrsg). Was leistet die OPD? Empirische Befunde und klinische Erfahrungen mit der operationalisierten psychodynamischen Diagnostik. Bern: Huber 2000.
Shearer SL, Peters CP, Quaytman MS, Odgen RL. Frequency and correlates of childhood sexual and physical abuse histories in adult female borderline patients. Am J Psychiatry 1990; 147: 214-6.
Siebeck R. Medizin in Bewegung. Stuttgart: Thieme 1949.
Stern D. Die Lebenserfahrung des Säuglings. Stuttgart: Klett-Cotta 1992.
Tasman A. Lost in the DSM-IV checklist: Empathy, meaning, and the doctor-patient relationship. Annu Meet Am Psychiatr Assoc. Chicago, May 1999.

Tress W, Frommer J, Langenbach M, Schmitz N. Research in psychotherapeutic diagnosis and the concept of socio-empirical markers. Psychother Res 1997; 7: 71-82.
Tress W, Langenbach M, Henry WP. Persönlichkeitsstörungen. In: Ahrens S (Hrsg). Lehrbuch der Psychotherapeutischen Medizin. Stuttgart: Schattauer 1997; 196-226.
Tyrer P. Classification of neurosis. Chicester, New York: Wiley 1989.
Widiger TA. The DSM-III-R categorical personality disorders: a critique and an alternative. Psychol Inquiry 1993; 4: 75-90.
Widiger TA. Personality disorders in the 21st century. J Pers Dis 2000; 14: 3-16.
Widiger TA. Personality disorder diagnosis. World Psychiatry 2003; 2: 131-35.
Wieland W. Diagnose. Überlegungen zur Medizintheorie. Berlin: De Gruyter 1975.
Wiggins JS, Pincus AL. Personality structure and the structure of personality disorders. In: Costa PT, Widiger TA (eds). Personality disorders and the five-factor model of personality. Washington DC: American Psychological Association 1993; 73-94.
Wittchen H-U, Jacobi F. Die Versorgungssituation psychischer Störungen in Deutschland. Bundesgesundheitsbl Gesundheitsforsch Gesundheitsschutz 2001; 10: 993-1000.
World Health Organisation (WHO). The ICD-10 classification of mental and behavioural disorders. Diagnostic criteria for research. Geneva: WHO 1993/Deutsch: Dilling H, Mombour W, Schmidt MH (Hrsg). Internationale Klassifikation psychischer Störungen. ICD-10, Kapitel V (F). Bern: Huber 1991.
Zanarini MC, Gunderson JG, Marino MF, Schwartz EO, Frankenburg FR. Childhood experiences of borderline patients. Compr Psychiatry 1989; 30: 18-25.

2. Entstehung, Aufrechterhaltung und Therapie von Persönlichkeitsstörungen aus Sicht der kognitiven Verhaltenstherapie

Ulrich Schweiger & Valerija Sipos

2.1 Persönlichkeitsstörungen

Von einer Persönlichkeitsstörung sprechen wir, wenn beginnend in der Adoleszenz überdauernde Muster von Denken, Fühlen und Handeln bestehen, die maladaptiv und unflexibel sind und von kulturellen Standards abweichen. Diese Muster haben Krankheitswert, führen zu erheblichem subjektivem Leiden oder beeinträchtigen die psychosoziale Funktionsfähigkeit erheblich. Letztere Kriterien dienen der Abgrenzung zu akzentuierten Persönlichkeiten. Da Denken, Fühlen und Handeln in einer ständigen Wechselwirkung mit dem Verhalten anderer Personen und mit Umweltbedingungen stehen, kann die Intensität der Symptomatik und der Beeinträchtigung erheblich schwanken.

Im DSM-IV werden zurzeit zehn Persönlichkeitsstörungen von einander unterschieden, die in drei Hauptgruppen (Cluster) eingeteilt sind. In Cluster A finden sich die paranoide, die schizoide und die schizotypische Persönlichkeitsstörung, die sich durch sonderbares, exzentrisches Verhalten auszeichnen. Zur Hauptgruppe B gehören die histrionische, narzisstische, antisoziale und die Borderline-Persönlichkeitsstörung mit vorherrschend dramatischem, emotionalem, launischem oder rücksichtslosem Verhalten. In der Hauptgruppe C finden sich die vermeidend-selbstunsichere, dependente, zwanghafte Persönlichkeitsstörung mit ängstlichem, unsicherem oder perfektionistischem Verhalten.

Mehr als 13 % aller Menschen in der Allgemeinbevölkerung leiden an einer durch das DSM-IV definierten Persönlichkeitsstörung (Torgersen et al. 2001). Dabei ist die vermeidende Persönlichkeitsstörung mit einer Prävalenz von etwa 5 % bei weitem die häufigste Störung. Paranoide, schizoide, histrionische, abhängige und zwanghafte Persönlichkeitsstörungen liegen jeweils zwischen 1,5 % und 2,5 %, die schizotypische, antisoziale, Borderline- und narzisstische Persönlichkeitsstörung jeweils unter 1 %.

Die Gemeinsamkeit der Persönlichkeitsstörungen liegt in ihrer chronischen Natur, dem Beginn in Adoleszenz oder frühem Erwachsenenalter und der Tatsache, dass viele (aber nicht alle) Symptome ein Kontinuum zu Verhaltensweisen gesunder Menschen darstellen. Gleichzeitig ist die Gruppe der Persönlichkeitsstörungen außerordentlich heterogen in ihren familiengenetischen Assoziationen, im Schweregrad der Beeinträchtigung, in der assoziierten Mortalität durch Suizid, im subjektivem Bedürfnis nach Hilfe und in der aus der Störung resultierenden Nutzung des medizinischen und psychologischen Versorgungssystems. Besonders große Bedeutung für das psychiatrische und psychotherapeutische Versorgungssystem haben die schizotypische Persönlichkeitsstörung, die mit etwa 30 % Wahrscheinlichkeit in eine Schizophrenie übergeht, die Borderline-Persönlichkeitsstörung, von der etwa 20 % aller stationären Patienten betroffen sind, und die vermeidende und abhängige Persönlichkeitsstörung, welche die häufigste Persönlichkeitsstörung ist und von einer hohen Komorbidität mit Angststörungen und depressiven Störungen begleitet ist (Bender et al. 2001).
Von großer klinischer Bedeutung beim Thema Persönlichkeitsstörungen ist das Problem der Komorbidität bzw. Multi-Morbidität. Viele Patientinnen und Patienten mit Persönlichkeitsstörungen kommen erst dann zur Behandlung, wenn schwerwiegende Achse-I-Erkrankungen auftreten, vor allem schwere depressive Störungen, Angsterkrankungen, Essstörungen oder Abhängigkeitserkrankungen. Insbesondere die Borderline-Persönlichkeitsstörung ist geradezu ein Marker für Multi-Morbidität bei jungen Erwachsenen (Zanarini et al. 1998a, 1998b).

2.2 Konzepte zur Entstehung von Persönlichkeitsstörungen

Im Modell der Psychoanalyse werden Persönlichkeitsstörungen mehr durch zugrundeliegende Mechanismen definiert als durch beobachtbare Verhaltensweisen. Es wird angenommen, dass pathologische Charakterzüge durch eine Störung der psychosexuellen Entwicklung, der Entwicklung der Ich-Funktionen und der Objektbeziehungen entstehen. Der Erwerb eines stabilen Musters von Abwehrmechanismen spielt eine entscheidende theoretische Rolle (Charakterneurose). Persönlichkeitsstörungen zeichnen sich durch den vorherrschenden Abwehrtypus aus. Es wird davon ausgegangen, dass diese Abwehrmechanismen unbewusste, eher schwer zugängliche Strukturen darstellen.
Die kognitive Verhaltenstherapie stand zunächst dem Konzept der Persönlichkeitsstörung sehr kritisch gegenüber. Bedeutsam für diese reservierte Haltung waren zum einen empirische Befunde über die geringe Retest-Reliabilität der Befunde von Persönlichkeitstests bei Wiederholungsuntersuchungen nach mehreren Jahren. Zum anderen wurde befürchtet, dass das Etikett Persönlichkeitsstörung die betroffenen Patientinnen und Patienten stigmatisiert, entmutigt und Veränderungsprozesse behindert.

Mit der Entstehung der DSM-Persönlichkeitsstörungs-Konzepte mit ihrer verhaltensnahen Definition und leichten Kommunizierbarkeit begann auch innerhalb der Verhaltenstherapie etwa seit 1985 eine Phase der intensiven Beschäftigung mit den Persönlichkeitsstörungen. Eine bedeutsame Entwicklung war hier die Anwendung der Konzepte der kognitiven Therapie auf die Persönlichkeitsstörungen durch Aaron T. Beck und Arthur Freeman, die erstmals für die meisten Persönlichkeitsstörungen eine Systematisierung typischer Kognitionen nach Kategorien und Hierarchien vornahmen (Beck et al. 1990). Jeffrey Young entwickelte diese Beschreibungen in ein Schema-orientiertes Konzept fort (Young 1999). Während die Vorgehensweise initial durch die Übertragung von Konzepten, die für Patienten mit Depression und Angst entwickelt worden waren, auf die Persönlichkeitsstörungen charakterisiert war, gingen andere Entwicklungen von dem in der Verhaltenstherapie bedeutsamen Konzept indikationsbezogener Therapie aus. So wurde von Marsha Linehan eine manualisierte störungsspezifische Therapie der Borderline-Persönlichkeitsstörung entwickelt (Linehan 1993). Auch das Training sozialer Kompetenz, das international von verschiedenen Arbeitsgruppen entwickelt wurde, ist letztlich eine störungsspezifische Verhaltenstherapie für die selbstunsichere und die dependente Persönlichkeitsstörung, auch wenn das häufig nicht so benannt wird (Hollin et al. 1986).

In Abgrenzung zu den Annahmen der Psychoanalyse sind die Grundannahmen der kognitiven Verhaltenstherapie bezüglich der Entstehungsgeschichte unspezifischer. Persönlichkeit entsteht durch die Wechselwirkung zwischen biologischen Dispositionen (Temperament) und erlernten Mustern des Denkens, Fühlens und Handelns. Dabei werden keine genaueren Annahmen zu einem spezifischen zeitlichen Fenster der Entstehung gemacht. Es ist aber aufgrund neurobiologischer Voraussetzungen naheliegend, dass Lernprozesse in bestimmten Alters- und Entwicklungsstufen eine wesentlich höhere Nachhaltigkeit oder Wahrscheinlichkeit haben als in anderen (Ladd et al. 2000). Die kognitive Verhaltenstherapie postuliert, dass zentrale Probleme von Patienten mit Persönlichkeitsstörungen auf dysfunktionale Kognitionen und Verhaltensweisen zurückzuführen sind, die im Bereich des Bewusstseins liegen oder die durch Aufmerksamkeitslenkung bewusst gemacht werden können.

2.3 Emotionen, Kognitionen, Verhalten und psychische Störungen

Wie Menschen Stimuli aus der Umwelt verarbeiten, hängt wesentlich von Annahmen, Regeln und Plänen und anderen Komponenten der kognitiven Struktur ab. Stimuli werden regelmäßig einem Bewertungsprozess unterzogen, der bei psychischen Störungen von dem gesunder Vergleichspersonen abweicht und der eine entscheidende Rolle für die mit der Störung verbundenen Emotionen und Verhaltensweisen spielt (Abb. 2-1).

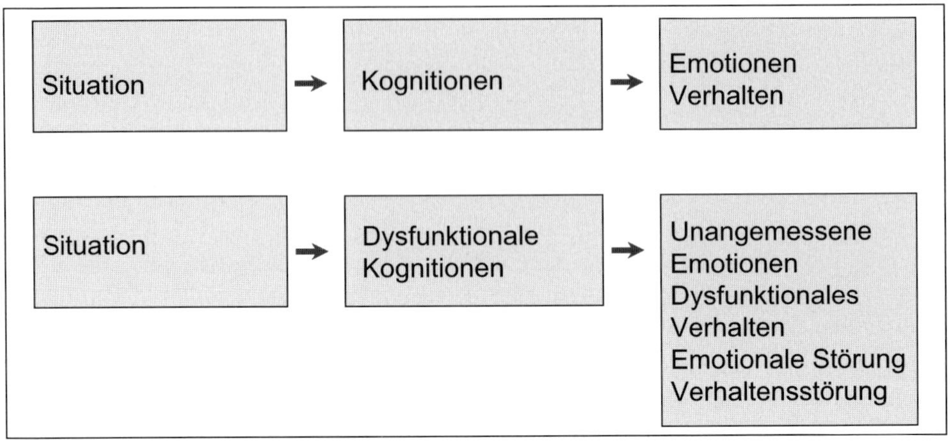

Abb. 2-1: Modell der Steuerung von Verhalten und Emotionen

Dieses Modell der Steuerung von Verhalten und Emotionen ist empirisch abgesichert, aber auch bewusst reduktionistisch. Es blendet insbesondere aus, dass es auch andere Wechselwirkungen gibt, beispielsweise umgekehrt auch Einflüsse von Emotionen auf Bewertungsprozesse. Die Legitimation für dieses reduktionistische Modell ist es, dass Gedanken häufig einen günstigen Ansatzpunkt für therapeutische Interventionen darstellen. Umdenken ist leichter als „Umfühlen". Die kognitive Therapie postuliert aber keine höhere Wertigkeit von Kognitionen über Gefühle. Innerhalb eines psychoedukativen Ansatzes vermittelt die kognitive Therapie den Zusammenhang zwischen Situation, Bewertung und Konsequenzen auf der emotionalen und der Verhaltensebene in Form des ABC-Schemas (McMullin 2000). Dabei steht A für Anlass, B für Bewertung und C für Konsequenzen, die sowohl auf der emotionalen Ebene wie auf der Verhaltensebene liegen können. Um die Rolle von Kognitionen genauer beschreiben zu können, ist es wichtig sie zu differenzieren und zu hierarchisieren. Folgende differenzierende Unterscheidungen werden getroffen: Überzeugungen haben häufig die Form von situationsübergreifenden Aussagen („Ich bin nicht liebenswert", „Ich bin unfähig", „Die Welt ist gefährlich"). Bewertungen, Annahmen, Zuschreibungen beziehen sich auf konkrete Verhaltensweisen und Zustände („Was ich gesagt habe, war völliger Unsinn", „Ich bin an dem Unfall schuldig"). Regeln beinhalten häufig eine Wenn-dann-Beziehung („Wenn ich widerspreche, mögen mich die anderen nicht mehr"). Hypothesen, Vermutungen, Vorhersagen, Erwartungen beziehen sich auf Vermutetes oder Zukünftiges („Ich glaube, dass niemand mich mag", „Mein Mann wird sicherlich nicht mehr trinken"). Pläne lassen sich als Imperative formulieren („Pass dich an!" „Vermeide verlassen zu werden!", „Vermeide Kritik und Misserfolg!"). Eine besondere Schwierigkeit ergibt sich in der deutschen Sprache dadurch, dass intuitives Wissen und Vermutungen durch die Wörter „Ich habe das Gefühl, dass..." ausgedrückt werden können. „Ich habe das Gefühl, hässlich zu sein" ist eine Ko-

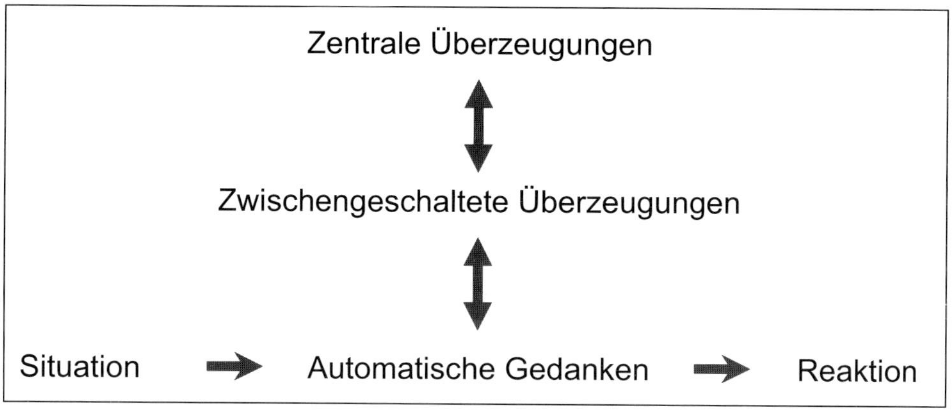

Abb. 2-2: Zentrale Überzeugungen: allgemeingültig und situationsunabhängig

gnition und keine Emotion. Eine Hierarchisierung erfolgt in der kognitiven Therapie anhand der Polarität Situationsbezogenheit vs. übergreifende Bedeutung. An oberster Stelle stehen sog. zentrale Überzeugungen, die allgemeingültig und situationsunabhängig vorhanden sind und die Grundlage für differenziertere Regeln und Bewertungen darstellen (Abb. 2-2).

Patientinnen und Patienten mit Persönlichkeitsstörungen erleben häufig intensive aversive Emotionen, die sie im subjektiven Modell ihrer Erkrankung als zentral erleben. Patientinnen mit Borderline-Persönlichkeitsstörung erleben intensive Scham, Angst, Wut oder Verzweiflung im Wechsel mit Übermut oder gar Euphorie. Patienten mit selbstunsicherer Persönlichkeitsstörung haben andauernde Gefühle von Verlegenheit, Scham, Ratlosigkeit, und Angst. Häufig werden allerdings Emotionswörter vermieden oder es besteht ein eingeschränktes Repertoire von entsprechenden Wörtern. Die Patientinnen berichten dann sich „gut" oder „schlecht" zu fühlen. „Gut" benennt aber kein Gefühl, sondern stellt in diesem Zusammenhang die Bewertung einer Emotion dar.

Eine wichtige psychoedukative Intervention ist es deshalb, zunächst den Umfang des Emotionswortschatzes zu erweitern. Hierbei können Listen von Emotionswörtern außerordentlich hilfreich sein, die eine differenzierte Benennung unterstützen. Bei Veränderungsprozessen ist bemerkenswert, dass Emotionen relativ leicht intensiviert werden können. Wir stehen einem Menschen vielleicht zuerst neutral gegenüber, finden ihn anschließend sympathisch und verlieben uns in ihn. Wenn sich dieser Mensch dann in einer Art verhält, die mit verliebt sein nicht mehr vereinbar ist, gehen wir selten zurück und finden ihn nur mehr sympathisch. Vielmehr neigen auch gesunde Menschen dazu, eher eine andere starke Emotion wie Panik, Trauer oder Wut zu empfinden. Die Abschwächung einer Emotion gelingt leichter, wenn auch die Qualität sich zumindest eine Nuance verändert. Die Fähigkeit, Emotionen abklingen zu lassen und zu begrenzen, ist ein wichtiger Unter-

schied zwischen gesunden Personen und der Mehrzahl der Patienten mit Persönlichkeitsstörungen.
Veränderungen von Emotionen sind grundsätzlich möglich durch Veränderungen der Situation, durch Veränderungen der Bewertung sowie durch Veränderungen des körperlichen Zustandes durch Schlaf, Ernährung, körperliche Aktivität, Sexualität oder Substanzeinnahme. Therapeutische Veränderungsprozesse beinhalten immer auch eine Auswahl zwischen einer oder auch Kombinationen dieser Möglichkeiten.
Die kognitive Verhaltenstherapie nutzt alle drei Ansatzpunkte: Situationsveränderungen werden beispielsweise bei der Stimuluskontrolle oder im Problemlöseansatz genutzt. Bewertungsveränderungen sind das Zentrum der kognitiven Therapie. Der körperliche Zustand wird vor allem innerhalb von Stress-Management-Programmen beeinflusst.
Die kognitive Therapie nutzt die natürliche Heterogenität von Bewertungsprozessen. Nur extreme Situationen werden von den meisten Menschen ähnlich beurteilt (z. B. Ertrinken – Lebensgefahr – Panik). Die meisten Alltagssituationen lassen dagegen keine eindeutige Interpretation zu und bieten ein Feld für sehr heterogene Interpretationsmöglichkeiten. Wenn die beste Freundin nicht anruft, kann ich traurig werden („Sie mag mich nicht mehr"). Ich kann Angst bekommen („Es ist ihr bestimmt etwas passiert"). Ich kann mich ärgern („Sie bemüht sich einfach nicht Verabredungen einzuhalten"). Ich kann Mitleid entwickeln („Wahrscheinlich muss sie wieder so viel arbeiten"). Oder ich kann mich auch freuen („Mein Buch ist gerade so spannend. Schön, dass niemand anruft"). Bemerkenswert ist an diesem Beispiel auch, dass es keinen kulturellen Konsensus darüber gibt, welche Bewertung „richtig" ist. Meist haben wir zu dem Zeitpunkt, an dem wir die Bewertung treffen, auch keine ökonomische oder angemessene Möglichkeit, eine der Hypothesen zu verifizieren. Patienten mit Persönlichkeitsstörungen legen sich in solchen Alltagssituationen häufig auf eine funktional wenig hilfreiche Interpretationsmöglichkeit fest. Beispielsweise werden Patientinnen mit einer Borderline-Persönlichkeitsstörung oder einer selbstunsicheren Persönlichkeitsstörung oft die Variante „Sie mag mich nicht mehr" wählen.

2.4 Kognitive Profile von Persönlichkeitsstörungen

Persönlichkeitsstörungen sind durch dysfunktionale Bewertungsprozesse, charakteristische Pläne und Regeln und zentrale Überzeugungen gekennzeichnet.
Bei der paranoiden Persönlichkeitsstörung dominieren Interpretationen, die vor Vertrauen warnen, anderen Menschen böswillige Absichten unterstellen können und Verteidigung planen: „Ich kann niemandem vertrauen", „Andere versuchen mich zu manipulieren und auszunutzen", „Sei auf der Hut und wehre dich rechtzeitig".

Bei der schizoiden Persönlichkeitsstörung betonen Regeln den Wert von Einzelgängertum und Gefühlskontrolle: „Es geht mir besser, wenn ich alleine bin", „Beziehungen bringen Verwirrung mit sich", „Wenn fremde Menschen mich ansprechen, ist dies furchtbar und unangenehm".
Menschen mit schizotyper Persönlichkeitsstörung bewerten sich selbst als Außenseiter: „Ich gehöre nicht dazu". Häufig sind emotionale Beweisführung, selektive Abstraktion und abergläubisches Denken. „Wenn ich mich unwohl fühle, muss das mit der negativen Ausstrahlung meiner Freundin zu tun haben. Vielleicht sollte ich eine Partnerin mit einem anderen Sternzeichen wählen".
Menschen mit antisozialer Persönlichkeitsstörung bewerten soziale Beziehungen unilateral: „Andere Menschen sind schwach und verdienen es, dass man sie ausbeutet", „Wir leben in einem Dschungel, in dem der Stärkste überlebt".
Menschen mit einer Borderline-Persönlichkeitsstörung bewerten die Welt global als gefährlich und böse und sich selbst als hilflos. Wichtige Pläne beziehen sich auf das Verlassenwerden: „Komme verlassen-werden zuvor, in dem du selbst rechtzeitig gehst". Die eigenen Bewältigungsfähigkeiten werden als gering bewertet: „Spannungen kann ich nicht aushalten".
Bei der histrionischen Persönlichkeitsstörung wird die Selbstbewertung an die Aufmerksamkeit anderer gekoppelt: „Wenn andere mich nicht mögen und bewundern, bin ich ein Nichts".
Bei der narzisstischen Persönlichkeitsstörung finden sich häufig Gedanken wie: „Niemand hat das Recht mich zu kritisieren", „Ich bin anderen überlegen und habe das Recht auf besondere Behandlung".
Menschen mit der vermeidend-selbstunsicheren Persönlichkeitsstörung bewerten soziale Situationen als unerträglich und betonen Vermeidungspläne: „Es wäre unerträglich, wenn man meine Unsicherheit bloßlegen würde", „Ich sollte Situationen, in denen ich Aufmerksamkeit errege, aus dem Wege gehen oder möglichst unauffällig sein."
Menschen mit der dependenten Persönlichkeitsstörung bewerten sich als besonders unterstützungsbedürftig: „Ich bin hilflos, wenn ich mir selbst überlassen werde", „Ich kann keine eigene Entscheidung treffen".
Bei der zwanghaften Persönlichkeitsstörung schließlich besteht eine Übergeneralisierung von Ordnungsregeln: „Wenn ich mich nicht exakt an meine Prinzipien halte, versinke ich im Chaos", „Ich muss meine Gefühle vollkommen unter Kontrolle haben".

2.5 Verhaltenstherapeutische Therapiekonzepte für Persönlichkeitsstörungen

Man kann die vorhandenen Therapiekonzepte in zwei Gruppen teilen: Die kognitive Therapie nach Ellis und Beck und die Schema-orientierte Therapie nach Young bieten einen konzeptuellen Rahmen und Handlungsanweisungen für individuelle Fallkonzepte und daraus abgeleitete Einzeltherapien. Die dialektische Verhaltenstherapie zur Behandlung der Borderline-Persönlichkeitsstörung und das Selbstsicherheitstraining repräsentieren indikationsbezogene Behandlungskonzepte, die wesentlich als Gruppentherapien angeboten werden.

2.5.1 Die Kognitive Therapie nach Albert Ellis und Aaron T. Beck

Wichtige Strategien der kognitiven Therapie bestehen darin, dem Patienten zunächst Kriterien für angemessene Bewertungen zu vermitteln. Das erste Kriterium ist die Orientierung an Realitäten und Wahrscheinlichkeiten. Es gilt vor allem für Annahmen, die gut überprüfbar, logisch ableitbar sind oder für die Erfahrungswerte vorliegen. Das zweite Kriterium ist die Orientierung an persönlichen Zielen und Wertvorstellungen. Es ist entscheidend bei nicht direkt überprüfbaren Annahmen. Das dritte Kriterium ist die Berücksichtigung von Umweltbedingungen, des Wertesystems meiner unmittelbaren Umgebung sowie gesellschaftlicher und spiritueller Wertesysteme. Es ist besonders wichtig bei der Bewertung der Erfolgsaussichten eigenen Handelns. Das vierte Kriterium besteht darin, die Angemessenheit der Intensität von Bewertungen zu überprüfen. Charakteristisch für Patienten mit Persönlichkeitsstörungen ist, dass die Realitätsüberprüfung und die Abschätzung von Wahrscheinlichkeiten aufgrund von selektiver Wahrnehmung oder Generalisierung von Einzelereignissen beeinträchtigt sind. Einstellungen an persönlichen Zielen und persönlichen oder gesellschaftlichen Wertesystemen zu orientieren, erscheint ihnen teilweise zunächst fremd.

In der kognitiven Therapie geht es nicht darum, einem Patienten „positives" Denken zu verschreiben oder zu „gesunden Einstellungen" zu bekehren. Es handelt sich nicht um eine „Aktion sauberer Bildschirm", die alle störende Elemente aus dem Denken verbannen möchte oder kann. Ziel ist vielmehr die Befähigung zur Selbstwahrnehmung und zur kritischen Reflexion von eigenen Gedanken und Zielen. Dem Patienten sollen Methoden verfügbar werden, mit denen er den Geltungsbereich seiner Einstellungen überprüfen und mit denen er alternative Einstellungen identifizieren kann. Dabei ist es sinnvoll, das vorhandene Verhaltensrepertoire zu nutzen oder auch zu erweitern. Überprüfung von Einstellungen oder das Ausprobieren alternativer Bewertungen erfordern konkretes Handeln und das Sammeln neuer Erfahrungen in der Realität. In der Therapie kann dies durch Rollenspiele und Auswahl von Übungsmöglichkeiten im praktischen Leben (Hausaufgaben) unterstützt werden. Das menschliche Gehirn arbeitet durch Hinzufügung und nicht durch Überschreiben früherer Inhalte. Deshalb kann nicht erwartet werden, dass als nicht hilfreich oder fehlerhaft erkannte Inhalte einfach verschwinden. Gerade überlernte schnelle Bewertungsvorgänge in Form von automatischen Gedanken sind nicht einfach durch „Einsicht" zu verändern.

Das Vorgehen der kognitiven Therapie ist typischerweise „bottom up". Das heißt, es werden zunächst Bewertungsvorgänge in einfachen Alltagssituationen untersucht und Veränderungsmöglichkeiten überprüft. Sobald dies in Eigenregie gelingt, werden auch die darüber liegenden Regelsysteme angesprochen. Erst wenn hier in mehreren Bereichen Veränderungen erfolgt sind, werden Veränderungen zentraler Kognitionen möglich. Der vermeintlich einfachere Weg, zentrale Kognitionen sofort zum Fokus der Therapie zu machen, bewährt sich häufig nicht. Patienten mit Persönlichkeitsstörungen haben ausgeprägte und globale selbstabwertende zentrale Kognitionen („Ich bin unfähig", „Ich bin nicht liebenswert"). Im Gegensatz dazu sind bei Patienten mit Achse-I-Störungen teilweise nur dysfunktionale Regeln und Pläne zu identifizieren. Strategien der kognitiven Umstrukturierung, d. h. der Modifikation von dysfunktionalen Kognitionen, sind die logische und hedonistische Disputation (Sokratischer Dialog), das Arbeiten mit Modellen, Rollenspielen und Verhaltensexperimenten, Verhaltensbeobachtung, schriftlichen Protokollen und Tagebüchern (Beck et al. 1990, 2001; Ellis 1997; Leahy 2001).

2.5.2 Der Schema-orientierte Ansatz von Jeffrey Young

Ein Schema ist eine psychische Funktionseinheit, die zur Wahrnehmung und Verarbeitung von Stimuli eingesetzt wird. Schemata können kognitive, emotionale und behaviorale Elemente umfassen und dienen zur Leitung, Vereinfachung und Beschleunigung von Wahrnehmungen und Verhaltensweisen.

Der Schema-orientierte Ansatz beinhaltet eine Vereinfachung und Weiterentwicklung des Ansatzes von Aaron T. Beck. Zum einen werden 18 sogenannte „frühe maladaptive Schemata" beschrieben (Tab. 2-1). Zum anderen werden Mechanismen benannt, die zur Aufrechterhaltung der für die Schemata charakteristischen Kognitionen und Verhaltensweisen beitragen und die dazu dienen, das mit den Schemata verbundene Leiden abzuschwächen: Schema-Aufrechterhaltung, Schema-Kompensation und Schema-Vermeidung.

Schema-Aufrechterhaltung fasst Mechanismen zusammen, die eine Veränderung von Kognitionen und Verhaltensweisen durch Lernprozesse verhindern. Ein wichtiger Faktor kann hier das Fehlen von alternativen Verhaltensweisen im eigenen Verhaltensrepertoire oder von Modellen in der Umgebung sein. Die mit den Schemata verbundene Lenkung von Wahrnehmungsprozessen führt zu deren (scheinbarer) Bestätigung. Ein Unzulänglichkeitsschema rückt beispielsweise alltägliche Misserfolge in den Vordergrund und macht sie zur Basis der Selbstbewertung. Handlungsweisen, die ein hohes Misserfolgsrisiko haben, werden nicht vermieden, da Misserfolg als selbstverständlich oder unvermeidlich erscheint. Auch Beziehungen, in denen der Partner das Unzulänglichkeitsschema immer wieder bekräftigt, werden nicht vermieden oder beendet, da hier eine Selbstkongruenz erlebt wird. Schemata beispielsweise von Unterwerfung, Aufopferung und Perfektionismus werden häufig aus der sozialen Umgebung operant verstärkt.

Schema-Kompensation bezeichnet die Anwendung von Strategien, die unangenehmen, mit dem Schema verbundenen Emotionen aktiv entgegenwirken. Diese

Tab. 2-1: Der Schema-orientierte Ansatz von Jeffrey Young

Domain	Schema	Erläuterung
Zurückweisung und Diskonnektion Erwartung, dass eigene Bedürfnisse nach Sicherheit, Stabilität, Versorgung, Akzeptanz nicht erfüllt werden	Verlassenwerden/ Instabilität	Erwartung, dass enge Bezugspersonen nicht in der Lage oder bereit sein werden, emotionale und praktische Unterstützung zu leisten
	Misstrauen	Erwartung, dass andere einen verletzen, missbrauchen, belügen oder übervorteilen wollen Erwartung; immer zu kurz zu kommen
	Emotionale Deprivation	Erwartung, dass ein angemessener Grad an Unterstützung, Empathie und Schutz durch andere nicht erreichbar ist
	Unzulänglichkeit/ Scham	Bewertung der eigenen Person als unzulänglich, schlecht, unerwünscht, unterlegen, Hypersensitivität auf Kritik
	Soziale Isolation/ Entfremdung	Bewertung der eigenen Person als andersartig und unzugehörig, Gefühl von Einsamkeit und Isolation
Beeinträchtigte Autonomie und Leistung Erwartung, nicht befähigt zu sein selbstständig zu leben und für sich zu sorgen	Abhängigkeit/ Inkompetenz	Überzeugung, unfähig zu sein, Alltagsverantwortungen kompetent ohne Hilfe von anderen zu bewältigen
	Verletzlichkeit	Übertriebene Erwartung von unkontrollierbaren Katastrophen
	Verstrickung/unterentwickelte Individuation	Übertriebene emotionale Nähe und Verwicklung mit Bezugspersonen unter Verzicht auf eigene Entwicklung
	Versagen	Überzeugung, ein Versager zu sein oder unausweichlich immer zu versagen
Beeinträchtigte Grenzen Defizite an inneren Grenzen, Verantwortungsgefühl und Ausrichtung auf langfristige Ziele	Anspruchshaltung/ Großartigkeit	Überzeugung, anderen Menschen überlegen zu sein, spezielle Rechte und Privilegien zu haben, Verzicht auf Reziprozität in sozialen Beziehungen, Streben nach Macht und Kontrolle, fehlende Empathie
	Ungenügende Selbstkontrolle/ungenügende Selbstdisziplin	Schwierigkeit oder fehlende Bereitschaft, ausreichende Selbstkontrolle auszuüben, Impulse zu kontrollieren und Misserfolge hinzunehmen

Tab. 2-1: Fortsetzung

Domain	Schema	Erläuterung
Ausrichtung auf andere Exzessive Ausrichtung auf die Wünsche, Gefühle und Reaktionen anderer	Unterwerfung	Delegation der Kontrolle an andere, um Ärger oder Verlassenwerden zu vermeiden, Unterdrückung der eigenen Bedürfnisse, Wahrnehmungen und Emotionen
	Selbstaufopferung	Exzessiver Fokus auf Aktivitäten, die Bedürfnisse von anderen erfüllen
	Streben nach Anerkennung und Aufmerksamkeit	Exzessive Ausrichtung des Verhaltens auf Billigung, Anerkennung und Aufmerksamkeit durch andere
Erhöhte Vigilanz und Inhibition Exzessive Betonung auf Gefühlskontrolle und Regeleinhaltung	Negativismus/ Pessimismus	Durchgängiger Fokus auf die negativen Aspekte des Lebens
	Emotionale Inhibition	Inhibition von spontaner Handlung, Gefühl und Kommunikation, Übertriebene Betonung von Rationalität
	Perfektionismus	Überzeugung, höchsten Standards im Erscheinungsbild, Verhalten und Leistung genügen zu müssen, um anerkannt zu werden, rigide Regeln
	Bestrafungswut	Überzeugung, dass Menschen (einschließlich der eigenen Person) hart für Fehler bestraft werden sollten

können sein: Aggressivität, Feindseligkeit, Abwehr von Kritik, Racheaktionen, Streben nach Dominanz und Autonomie, Ablehnung von Verpflichtungen, Distanzierung, Suche nach Anerkennung und Status in Realität und Fantasie, passiv-aggressives oder rebellisches Verhalten, Heimlichkeit oder auch übertriebene Ordnung und Selbstkontrolle.

Als Schema-Vermeidung wird die Anwendung von Strategien benannt, die unangenehme, mit dem Schema verbundene Emotionen vermeiden oder passiv abschwächen. Beispiele sind: sozialer Rückzug, übertriebene Autonomie, Suche nach ablenkenden Stimuli durch Risikoverhalten, exzessive Aktivität, Sport, passive Ablenkung durch Fernsehen, exzessive Selbsttröstung durch Substanzeinnahme, Essanfälle, sexuelle Aktivität, Einkaufen, psychologischer Rückzug durch Dissoziation, Aufbau von Fantasiewelten, vermehrten Schlaf, exzessive Rationalität, Blocken von Emotionen und Erinnerungen, Aufmerksamkeitslenkung auf körperliche Symptome.

In dem Konzept von Young ergibt sich die genaue Art der Persönlichkeitsstörung bei einer bestimmten Person durch die spezifische Kombination von frühen, maladaptiven Schemata und Mechanismen der Aufrechterhaltung, Kompensation und Vermeidung. Eine Patientin mit einer Borderline-Persönlichkeitsstörung kann durch Schemata von Verlassenwerden, Misstrauen, emotionaler Deprivation und Unzulänglichkeit charakterisiert sein, die durch Aufmerksamkeitslenkung auf drohendes Verlassenwerden durch Vertrauenspersonen, aggressives Verhalten gegen Bezugspersonen bei vermeintlichem Verlassenwerden und durch Reduktion innerer Spannung durch Risikoverhalten und Substanzkonsum im Sinne eines Circulus vitiosus stabilisiert werden.
Der Vorteil des Schema-orientierten Konzeptes ist, dass relativ rasch ein Konsensus zwischen verschiedenen Therapeuten und zwischen Patienten und Therapeuten über ein plausibles Störungsmodell entstehen kann und in komplexen Therapiesituationen Prioritäten identifiziert werden können. Das Schema-orientierte Konzept gibt auch einen guten Interpretationsrahmen für typische Therapieschwierigkeiten, die bei Patienten mit Persönlichkeitsstörungen beobachtet werden können: Diese Patienten können häufig keine konkreten Probleme benennen, die sie bearbeiten möchten, sie haben größere Schwierigkeiten, ein vertrauensvolles Arbeitsbündnis mit einem Psychotherapeuten einzugehen, die Fähigkeit zur Selbstbeobachtung ist eingeschränkt, Hausaufgaben können nur beschränkt durchgeführt werden, Veränderungsprozesse sind erheblich verlangsamt (Young 1999; Young et al. 2003).

2.5.3 Die dialektische Verhaltenstherapie nach Marsha Linehan

Die dialektische Verhaltenstherapie (DBT) ist eine Behandlungsform, die aus einer kritischen Auseinandersetzung mit der kognitiven Therapie nach Beck und der Problemlösetherapie hervorgegangen ist. Die DBT wurde zunächst für die Behandlung von Patientinnen mit Borderline-Persönlichkeitsstörungen entwickelt, wird jetzt aber auch auf weitere psychische Störungen, bei denen emotionale Instabilität eine wesentliche Rolle spielt, angewandt. Folgende Besonderheiten sind bemerkenswert: Die dialektische Verhaltenstherapie definiert eine Hierarchie der Therapieziele. In einem ersten Schritt werden Therapie-verhindernde oder -beeinträchtigende Verhaltensweisen fokusiert, wie beispielsweise suizidale Handlungen, Selbstverletzungen oder unregelmäßige Teilnahme an Therapiesitzungen, dann erfolgt ein Aufbau von Kompetenzen im Bereich Emotionskontrolle, Stresstoleranz und interpersonelle Fertigkeiten, und erst in einem dritten Schritt steht die Bearbeitung spezifischer komorbider Störungen und individueller Probleme im Vordergrund. Die dialektische Verhaltenstherapie beinhaltet ein Repertoire von Therapiestrategien zur Bewältigung von typischen Widerständen und Problemen in der Behandlung von Patienten mit Persönlichkeitsstörungen. Eine Kern-Strategie ist die der Validierung. Dabei werden für den Patienten typische Verhaltensweisen, wie Selbstverletzungen, nicht vorschnell als „dysfunktional" benannt, sondern zunächst in einer Verhaltensanalyse die nützlichen und adaptiven Aspekte herausgearbeitet und anerkannt, also beispielsweise die dadurch erreichbare Spannungsreduktion. Dies macht Veränderung häufig erst möglich und kann die Akzeptanz von Therapie erheblich verbessern (Linehan 1993).

2.5.4 Training sozialer Kompetenzen

Defizite in sozialen Verhaltensweisen sind ein gemeinsames Merkmal aller Persönlichkeitsstörungen und Leitsymptom der selbstunsicheren und der dependenten Persönlichkeitsstörung. Wichtige Verhaltensweisen werden gar nicht oder nur ungeschickt durchgeführt und aufgrund von dysfunktionalen Kognitionen oder eines ungünstigen emotionalen Kontextes vermieden: Gespräche beginnen und beenden, Kontakte herstellen oder beenden, Forderungen stellen, Änderungen verlangen, um Gefallen bitten, Versuchungen zurückweisen, Widerspruch äußern, auf Kritik reagieren, Fehler eingestehen. Training sozialer Kompetenzen ist eine der ältesten Therapieformen der Verhaltenstherapie und lässt sich auf verschiedene Wurzeln in den 50er und 60er Jahre zurückverfolgen. Die Evaluation der Wirksamkeit dieser Verfahren erfolgte zu einem Zeitpunkt, zu dem das kategoriale Konzept der Persönlichkeitsstörungen nach DSM in Psychologie, Psychiatrie und Psychotherapie noch nicht gut etabliert war, sondern eher dimensionale Merkmale wie Schüchternheit, soziale Ängstlichkeit erfasst wurden. Training sozialer Kompetenz kann trotzdem als Methode der Wahl bei der Behandlung der selbstunsicheren und der dependenten Persönlichkeitsstörung betrachtet werden und stellt eine wichtige Komponente der Behandlung auch bei anderen Persönlichkeitsstörung dar. Wesentliche theoretische Grundlage des sozialen Kompetenztrainings ist die Annahme, dass Defizite in sozialen Verhaltensweisen durch die Vermittlung von neuen, situationsangemessenen Verhaltensweisen ausgeglichen werden können. Wichtige Techniken sind aus der sozialkognitiven Lerntheorie abgeleitet: Modellierung von Verhalten, Shaping von Verhalten, Selbstinstruktionen, Verhaltensübungen im Rollenspiel oder in realen sozialen Situationen, Selbstverstärkung, soziale Verstärkung und verschiedene Formen von Rückmeldung. Training sozialer Kompetenz wird vor allem in Form von strukturierten Gruppentherapien angeboten. Die verschiedenen Programme unterscheiden sich inhaltlich in der Komplexität und Feinabstufung der Übungen, in der relativen Gewichtung der Fokusierung von Bewertungsprozessen innerhalb der Trainingseinheiten und stilistisch im Umgang mit den verschiedenen Typen sozialer Situationen wie Recht durchsetzen, Beziehungen pflegen und um Sympathie werben (Hinsch et al. 2002; Hollin et al. 1986; Ullrich et al. 1998).

2.6 Vorteile, Probleme und Limitationen von kognitiver Verhaltenstherapie bei Persönlichkeitsstörungen

Ein wesentlicher Vorteil der Verhaltenstherapie bei Persönlichkeitsstörungen beruht in der guten Akzeptanz bei den betroffenen Patienten. Das Konzept, dass Persönlichkeitsstörungen wesentlich mit Temperamentsfaktoren und einem mit Umweltfaktoren interagierenden Lerndefizit erklärt werden und durch einen Lernprozess überwunden werden können, ist transparent, fördert Eigenverantwortung und Mitarbeit und wird als wenig stigmatisierend bewertet. Indikationsbezogene Therapieangebote bei Borderline-Persönlichkeitsstörung und selbstunsicher-vermeidender Persönlichkeitsstörung zeichnen sich durch niedrige Therapieabbruchsraten aus. Probleme mit Verhaltenstherapie entstehen häufig durch eine hohe Lageorientierung der Patienten. Übungsangebote und kognitive Umstrukturierung können dann subjektiv als überfordernd, invalidierend oder bei traumatisierten Patienten als ungerecht erlebt werden. Die Effektstärken von kognitiver Verhaltenstherapie in der Reduktion der allgemeinen Symptombelastung liegen – soweit untersucht – ähnlich wie in der Behandlung von depressiven Störungen im mittleren Bereich. Dies ist ermutigend, lässt aber noch erheblichen Raum für Verbesserungen.

Literatur

Beck AT, Freeman A. Cognitive therapy of personality disorders. New York: Guilford 1990.

Beck AT, Rush AJ, Shaw BF, Emery G, Hautzinger M. Kognitive Therapie der Depression. Weinheim: Beltz 2001.

Bender DS, Dolan RT, Skodol AE, Sanislow CA, Dyck IR, McGlashan TH, Shea MT, Zanarini MC, Oldham JM, Gunderson JG.Treatment utilization by patients with personality disorders. Am J Psychiatry 2001; 158: 295-302.

Ellis A. Grundlagen und Methoden der Rational-Emotiven Therapie. Stuttgart: Klett-Cotta 1997.

Hinsch R, Pfingsten U. Gruppentraining sozialer Kompetenzen (GSK). Weinheim: BeltzPVU 2002.

Hollin CR, Trower P. Handbook of social skills training. Oxford: Pergamon Press 1986.

Ladd CO, Huot RL, Thrivikraman KV, Nemeroff CB, Meaney MJ, Plotzky PM. Long-term behavioral and neuroendocrine adaptations to adverse early experience. Progress in Brain Research 2000; 122: 81-103.

Leahy RL. Overcoming resistance in cognitive therapy. New York: Guilford 2001.

Linehan MM.Cognitive-behavioral treatment of borderline personality disorder. New York: Guilford 1993.

McMullin RE. The new handbook of cognitive therapy techniques. New York: Norton 2000.

Torgersen S, Kringlen E, Cramer V. The prevalence of personality disorders in a community sample. Arch Gen Psychiatry 2001; 58: 590-6.

Ullrich R, de Muynck R. Assertiveness-Training-Programm: Anleitung für den Therapeuten. München: Pfeiffer 1998.

Young JE. Cognitive therapy for personality disorders: a schema-focused approach. Sarasota: Professional Resource Press 1999.

Young JE, Klosko JS, Marell DH. Schema therapy: a practitioner's guide. New York: Guilford 2003.

Zanarini MC, Frankenburg FR, Dubo ED, Sickel AE, Trikha A, Levin A, Reynolds V. Axis I comorbidity of borderline personality disorder. Am J Psychiatry 1998a; 155: 1733-9.

Zanarini MC, Frankenburg FR, Dubo ED, Sickel AE, Trikha A, Levin A, Reynolds V. Axis II comorbidity of borderline personality disorder. Compreh Psychiatry 1998b; 39: 296-302.

3. Genese der Persönlichkeitsstörungen aus psychodynamischer Sicht

Hans-Peter Kapfhammer

3.1 Einleitung

Das Konzept der Persönlichkeitsstörung steht im Schnittpunkt so unterschiedlicher Begriffe wie Charakter, Temperament, Selbst, Persönlichkeitsstruktur, Psychopathie, Soziopathie usw. Es verweist auf sehr heterogene theoretische Kontexte. Im Versuch einer operationalen Definition von „Persönlichkeitsstörung" betonen die beiden Klassifikationssysteme von ICD-10 und DSM-IV dauerhafte innere Erfahrungs- und Verhaltensmuster, die im Vergleich zu einer soziokulturellen Norm charakteristisch in Kognition, Affektivität und zwischenmenschlicher Beziehungsgestaltung abweichen. Diese Abweichung definiert sich über eine Unflexibilität und Unangepasstheit in vielen persönlichen und sozialen Situationen. Hieraus können sowohl ein bedeutsames subjektives Leiden als auch nachteilige Folgen für die soziale Umwelt erwachsen. Die Rigidität und Unangemessenheit im Erleben und Verhalten zeigen bereits Anzeichen in der frühen individuellen Entwicklung, beginnen sich zunehmend deutlicher in den Adoleszenzjahren zu artikulieren und bestehen im Erwachsenenalter langfristig fort. In einer ätiopathogenetischen Perspektive wird heute ein multifaktorielles Bedingungsmodell auch für die Persönlichkeitsstörungen favorisiert. Unterschiedliche theoretische Modelle fokussieren differentiell auf biologische, psychologische und soziale Einflussfaktoren in der Entwicklung von Persönlichkeitsstörungen. Psychodynamische Ansätze leisten einen eigenständigen Beitrag zum besseren klinischen Verständnis.

Psychoanalytisch-psychodynamisches Denken vollzieht sich in einer Reihe von konkurrierenden, keineswegs immer kompatiblen Theorieentwürfen mit separaten historischen Entwicklungslinien (Fonagy u. Target 2003). Allen psychoanalytischen Modellen sind aber einige Grundannahmen zu Eigen. Diese betreffen zunächst einen epistemologischen Standpunkt, dem zufolge vielfältige menschliche Verhaltens- und Erlebnisweisen auch auf der Basis von konflikthaften Motiven und/oder Entwicklungsdefiziten verstanden werden müssen. Diese sind teilweise oder ganz dem bewussten Zugriff eines Individuums entzogen. Sie werden in der frühen Lerngeschichte des betreffenden Menschen in der Auseinandersetzung mit sich und den wichtigen Kontaktpersonen seiner sozialen Umwelt geprägt. Die Annahme einer anthropologischen Triebstruktur mit sinnlich-sexuellen und aggressiven Antrieben bildete den Ausgang für motivationspsychologische Überlegungen v. a. in der frühen Psychoanalyse. Die Anerkennung eines wesentlich breiteren Motivationsspektrums von zentralen Affektsystemen kennzeichnet hingegen moderne psychoanalytische Theorieansätze. Die im Laufe der biographischen Entwicklungsjahre gesammelten Selbst- und Beziehungserfahrungen lassen sich um zwei Motivationspole gruppieren. Sie versammeln zum einen Bestrebungen, zu befriedigenden, intimen zwischenmenschlichen Kontakten zu gelangen, zum anderen aber Bemühungen, eine stabile, realistische und überwiegend positive Identität der eigenen Person zu gewinnen. Es dominieren hier einerseits Themen der Sorge um zwischenmenschliche Kontakte, um die Fähigkeit, anderen Personen nahe und in einem intensiven affektiven Austausch mit ihnen zu sein, Fürsorge und Liebe zu geben und zu empfangen. Es überwiegen andererseits Themen, zu verlässlichen Selbstdefinitionen zu gelangen, sich zu kontrollieren und abzugrenzen und einen tragfähigen Selbstwert zu erwerben. Das heranwachsende Individuum muss beide Motivationspole im Laufe seiner biographischen Entwicklung ausgewogen aufeinander beziehen und fortlaufend zu kompromisshaften Gleichgewichten finden.

Die Psychoanalyse versteht diese Entwicklungsdimension „epigenetisch", d. h. sukzessiv aufeinander folgende Entwicklungsstadien weisen eigenständige Herausforderungen mit einem je typischen Vulnerabilitätsrisiko, aber auch einem eigenen Wachstumspotential auf. Diese Entwicklungsstadien sind entlang eines Kontinuums skizzierbar, wobei ontogenetisch frühere Erfahrungen wiederholten affektiv-kognitiven Transformationen unterliegen und mit späterem Lernen integriert werden, so aber ihren motivationalen Einfluss, wenngleich modifiziert, beibehalten können. Störungen sind auf allen Entwicklungsstufen zu konzipieren. Aber biographisch frühere Traumatisierungen gehen in der Regel mit schwerwiegenderen Konsequenzen für die Beziehungsfähigkeit einerseits, für die Selbstregulation andererseits einher. Entsprechend der inhaltlichen Qualifizierung der traumatischen Erfahrungen auf den unterschiedlichen Entwicklungsstufen resultieren vorrangig Konflikte in der Gestaltung und Aufrechterhaltung von zwischenmenschlichen Beziehungen oder aber prononcierte Konflikte in den Selbstdefinitionen, der Selbstkontrolle und des Selbstwerts (Kapfhammer 2000).

Der psychoanalytische Denkansatz fokussiert zunächst auf eine Dimension unbewusster Konflikte hinter offenkundigen Erlebnis- und Verhaltensweisen eines Individuums. Im Hinblick auf die Entstehung einer Persönlichkeitsstruktur können diese Konflikte, wenn sie nicht traumatischer Natur sind, über eine erfolgreiche Abwehr, meist über Reaktionsbildungen oder Sublimierungen zu typischen Verarbeitungsstilen dieser Person werden. Diese assimilativ-defensive Umformung von zentralen Konflikterfahrungen zu synton erlebten Merkmalen der Persönlichkeit kennzeichnet das psychoanalytische Konzept der „Charakterneurose". Im Laufe der Entwicklung können aber die verinnerlichten, zu Strukturen verdichteten

Selbst- und Beziehungserfahrungen Kernaspekte einer Persönlichkeit selbst massiv irritieren. Bei schweren Persönlichkeitsstörungen stehen vorrangig strukturelle Defizite einer Persönlichkeitsorganisation im Mittelpunkt der psychodynamischen Betrachtung. Eine psychoanalytische Überzeugung besagt, dass entscheidende strukturelle Defizite bereits während früher Abschnitte der Individualentwicklung erworben werden.

„Struktur" betont hierbei den Aufbau eines Persönlichkeitssystems in der Gesamtheit seiner geordneten psychischen Funktionen, die zentralen Entwicklungsmustern zugeordnet werden können (Rudolf 1999). Integration, Differenzierung und Regulation bestimmen das Niveau der strukturell verankerten Funktionen. Die Dimension der Integration kann über das typische Bild einer Person von sich selbst, über seine Fähigkeit, sich in die Innenwelt von anderen einzufühlen, sowie über die Fähigkeit, Bilder von wichtigen Partnern emotional zu besetzen und hierüber stabile innere Beziehungen herzustellen, beschrieben werden. Die Dimension der Differenzierung zielt auf eine sichere Unterscheidung von Selbst und Objekt, auf die Vielfalt der verfügbaren emotionalen Erlebnis- und Reaktionsmöglichkeiten und die Fähigkeit zu variablen Bindungen in unterschiedlichen äußeren Kontakten. Die Dimension der Regulation stellt ein Gleichgewicht des Persönlichkeitssystems über Selbstwertregulation, Affekttoleranz und Affektexpression her. Patienten mit Persönlichkeitsstörungen weisen in dieser Perspektive starke strukturelle Defizite im Selbst und in der Objektwelt auf. Eine eingeschränkte Selbstreflexivität, ein inkonsistentes Selbstbild mit brüchigem Identitätsgefühl, eine mangelhafte Affektdifferenzierung mit reduzierter Affekt- und Impulskontrolle, vor allem Schwierigkeiten mit eigener Aggression, ein meist labiles Selbstwertgefühl sowie eine beeinträchtige Selbstfürsorge charakterisieren diese Patienten im Umgang mit sich selbst. Der Kontakt mit Personen der sozialen Umwelt ist hierdurch komplementär erheblich in Mitleidenschaft gezogen. Eine ganzheitliche Objektwahrnehmung gelingt oft nicht. Typischerweise sind zentrale Bilder von sich selbst und wichtigen anderen nur ungenügend voneinander differenziert. Das Empathievermögen ist nur unzureichend, die Fähigkeit sich interpersonal in wichtigen Emotionen auszudrücken und verständlich zu machen, ist bedeutsam eingeschränkt. Auch ist die Internalisierungsfähigkeit, also das Vermögen aus Beziehungserfahrungen gewinnbringend zu lernen und erworbene Bilder als eine verlässliche innere Orientierung zu gebrauchen, nur rudimentär. Um zumindest ein prekäres Gefühl von sich selbst aufrechtzuerhalten, werden Bezugspersonen in grundlegende Abwehrprozesse direkt miteinbezogen.

In der vorliegenden Arbeit sollen Beiträge einiger ausgewählter psychoanalytischer Autoren zur Genese von Persönlichkeitsstörungen skizziert werden. Ihre entwicklungspsychologischen Vorstellungen divergieren hierbei oft stark. Ihre entwicklungspsychopathologischen Modelle lassen sich keineswegs widerspruchsfrei aufeinander abbilden. Verzichtet man aber auf eine chronologische Zuordnung von entwicklungsdynamischen Prozessen und lässt auch kontroverse metapsychologische Annahmen beiseite, können diese unterschiedlichen Modelle sehr wohl gewinnbringend aufeinander bezogen werden. Der Hauptakzent in der Darstellung soll auf der vom Autor favorisierten entwicklungspsychologischen Perspektive in ihrer möglichen Bedeutung für den frühen Erwerb allgemeiner Strukturprobleme der Persönlichkeitsentfaltung liegen. Differenzielle entwicklungspsychodynamische Aussagen über das breite klinische Spektrum spezieller Persönlichkeitsstörungen erfolgen nicht, wenngleich bei einigen Autoren durchaus bestimmte Persönlichkeitsstörungen anvisiert werden.

3.2 Entwicklungsmodell von M. Klein

M. Klein (1937, 1952, 1957) sieht die frühesten Abschnitte der kindlichen Entwicklung im Gegensatz zu S. Freud als psychologisch differenziert an. Von Geburt an bestimmt eine zwar primitive, aber in den Grundpolaritäten von Liebe und Hass fest strukturierte Phantasiewelt die Entwicklung des Kleinkindes. Differenzierte Affektsysteme mit perzeptiven und kognitiven Aspekten garantieren eine primäre, nicht zufällige Organisation seiner Erfahrungswelt. Als angeborene Interpretationsschemata erlauben sie es ihm, neue Eindrücke als bedeutungsvoll-bejahend („Lebenstrieb") oder aber als aggressiv-gefährdend („Todestrieb") ordnen zu können (Ogden 1984). Diese primären Schemata gehen motivbildend mit aktiven Erwartungshaltungen einher. Sie sind nicht von der konkreten Erfahrung bestimmt, können aber von dieser allmählich modifiziert werden. Auf einer ersten „paranoid-schizoiden Entwicklungsposition" manifestieren sich einerseits aggressive Phantasien, die letztlich auf Vernichtung und Zerstörung eines versagenden mütterlichen Objekts zielen oder aber die eigene Person bedrohen. Grundlegende Affektzustände von Neid oder Gier beinhalten in oralen Erlebnisszenen ein Beißen, Zerreißen, Verschlingen oder Vernichten der mütterlichen Brust. Infolge primitiver Abwehrmechanismen wie Projektion und Introjektion können sich diese objektgerichteten Aggressionsphantasien in gleichgeartete Zerstörungsängste verkehren. Andererseits existieren auch parallele libidinöse Phantasien, die Erlebnisse einer liebevollen Vereinigung mit und einer lustvollen Befriedigung durch ein „gutes Mutterobjekt" organisieren. Dankbarkeit, Freude und Liebe sind kennzeichnende Affekte dieses Erfahrungsmodus. Die früheste Auseinandersetzung mit der Umwelt ist also dominiert von einer vorstrukturierten inneren Welt. Sie erfolgt unpersönlich und selbstverständlich noch ohne Möglichkeit zu einer Selbstreflexion. Vorstellungen und Gefühle sind für das Kleinkind noch wie dinghafte Ereignisse, auf die es nur automatisch reagieren kann. Als innerseelischen Operationsmodus kann es einzig die projektive Identifizierung einsetzen, die in einer konkreten Beziehung mit einem Objekt, in der Regel der Mutter, die liebevollen von den bedrohlichen Selbst- und Objektanteilen zuverlässig distanziert. Nur so kann es sicher lieben und sicher hassen, wobei ihm jeweils nur eine emotionale Folie zur Verfügung steht. Andernfalls droht eine Kontamination verwirrender Erfahrungsbilder und unerträglicher Emotionen.

Der Übergang auf eine reifere „depressive Entwicklungsposition“ ist einerseits von den reifenden kognitiven Kompetenzen des Kindes abhängig. So kann es zunehmend deutlicher die Mutter als ganzes Objekt wahrnehmen, das gute und böse Aspekte in sich vereint. Es kann ihr gegenüber schließlich auch ambivalente Gefühle von Liebe und Hass ausdrücken und die Abwesenheit und den möglichen Verlust der Mutter innerseelisch als Folge seines Angriffs auf die böse Mutter begreifen, die gleichzeitig auch die gute Mutter ist. Dieser Übergang ist andererseits auch von genügend positiven Realerfahrungen mit der Mutter abhängig, die wirksam der primären inneren Erfahrungswelt entgegensteuern und sie allmählich transformieren helfen.

Das entwicklungspsychopathologische Modell M. Kleins markiert ein Verharren auf der paranoid-schizoiden Position als Grundmerkmal aller schwerwiegenden psychopathologischen Syndrome. Wohl formuliert M. Klein für unterschiedliche klinische Bilder psychodynamische Charakteristika. Sie führt aber nicht weiter aus, warum und auf welche spezifische Weise Traumatisierungen oder Defiziterfahrungen in dieser Entwicklungsposition z. B. zu einer Persönlichkeitsstörung prädisponieren. Als klinisch fruchtbare Einsichten können aber zentrale psychodynamische Konstellationen von schweren Persönlichkeitsstörungen festgehalten werden, die aus dem Modell von M. Klein unmittelbar hervorgehen:

- Überwiegen primitiver Abwehrmechanismen und primärer Affektdispositionen in der Organisation einer gespaltenen Erfahrungswelt, Innenwelt und Außenwelt werden psychologisch äquivalent behandelt
- Dominanz von aggressiven Bestrebungen
- primitives omnipotentes Ich-Ideal einerseits, sadistisch-verfolgendes Über-Ich andererseits als wesentliche Strukturbildungen
- grundlegende Beziehungsgestaltung über den Mechanismus der projektiven Identifizierung
- weitgehend fehlende Mentalisierung von eigenen Gedanken und Gefühlen als subjektiv bedeutungsvolle Symbolisierungsleistungen, kein sicheres Gefühl von Getrenntheit und Anerkennung einer eigenen inneren Realität anderer Bezugspersonen
- stark eingeschränkte Empathie und beeinträchtigtes Gefühl von persönlicher Verantwortlichkeit.

In der unmittelbaren Nachfolge von M. Klein hat vor allem D.W. Winnicott (1945, 1954, 1956, 1971) zum entwicklungspsychologischen Verständnis beigetragen, wie die frühen Präkonzeptionen von „Todestrieb vs. Lebenstrieb“ überwunden werden können. Winnicott fokussiert hierbei auf die zentralen frühkindlichen Vorgänge der projektiven Identifizierung. Nach ihm existieren beim Baby aggressive Regungen, die in einer primären Motilität, Impulsivität und Spontaneität ein ursprüngliches Liebesbestreben der Mutter gegenüber charakterisieren. Diese frühe aggressive Manifestationsform entstammt seiner organismischen Lebendigkeit. Sie stellt sich als eine primitive, fordernde Liebe dar. Sie trägt zu einem vitalen Wirklichkeitsgefühl bei, das eine entstehende Selbstorganisation mitbegründet. Hierzu muss sie auf äußere Widerstände in der emotionalen Reaktion der Mutter stoßen. Der Mutter obliegt es aber, in fein abgestimmter Toleranz dieses „Angriffs" auf ihren Körper die aggressiven Impulse anzuerkennen, sie zu modulieren und mit erotisch-sinnlichen Elementen zu verbinden. Die entwicklungspsychologische Bedeutung ist vor dem Hintergrund der Entwicklungsaufgabe zu ermessen, für ihr Kind eine „Illusion einer unsichtbaren Einheit" zu schaffen, in der innere und äußere Realität sich in den ersten Lebensmonaten entsprechen können. Winnicott unterstreicht, dass es dieser „genügend guten Mutter" gelingen muss, dem kindlichen Bestreben nach triebhafter Befriedigung in ihrem Kontaktverhalten den Schutz vor einem verfrühten Bewusstsein von Getrenntheit, aber auch den nötigen Widerstand zu vermitteln, dass ein seelisch bedeutsamer Wunsch überhaupt bei ihm erst entstehen kann. Hierzu muss sie es zulassen, dass sie von ihrem Kind auf diese unverwechselbare Weise „benützt" wird, als „Objekt zerstört werden" kann, aber in der realen Beziehung diese „Zerstörung überleben" muss. Ein traumatisches Versagen in dieser frühen „haltenden Welt", etwa wenn die Mutter durch eigene ungelöste Konflikte oder strukturelle Defizite das aggressive Umwerben des Kindes zurückweist, sich gekränkt und böse zurückzieht, kann fortan zur Aufspaltung in ein „falsches" und ein „wahres Selbst" führen. Die präverbale Überzeugung des Kindes, seine Bedürfnisse seien berechtigt, prinzipiell gut und im zwischenmenschlichen Kontakt verstehbar, wird grundlegend erschüttert. Dies bedeutet einen partiellen oder vollständigen Verlust von spezifischen, vor allem aggressiven Affekten als subjektiven Erfahrungen, erzwingt stattdessen eine überzogene Anpassung an mütterliche Erwartungen und Verbote. Eine erhebliche Grundunsicherheit des Selbst, eine Disposition zu Fragmentierungsängsten sowie eine Beeinträchtigung des „Übergangsraums" gehen hiermit einher. Entscheidende Prozesse einer Mentalisierung und Strukturbildung unterbleiben (Kapfhammer 1995).

Der Verzicht auf ursprüngliche Individuationsbedürfnisse einerseits, das unauflösbare Gebundenbleiben an die Mutter andererseits beschreiben ein Entwicklungsdilemma, das Balint (1968) ganz ähnlich mit dem Terminus der „Grundstörung" anvisierte. Wenn doch einmal originäre Bedürfnisse des Kindes in der Beziehungsdyade auftreten, so müssen sie als gefährliche Intrusionen, als nicht zum Selbst zugehörige Impulse verworfen werden. Sie können von Panik oder aber von Gefühlen einer unklaren Schuld begleitet sein. Wenngleich bereits früh fehlschlagende affektive Einstimmungen zwischen Kind und Mutter zur „Grundstörung" beitragen, werden erst in weiteren Entwicklungsabschnitten wichtige affektive Coping-Stile des Kindes erkennbar, mit eben dieser Vulnerabilität umzugehen. Balint (1959) kontrastiert im „Oknophilen" und im „Philobaten" zwei polare Persönlichkeitsstrukturen, die innere Beziehungen zu Persönlichkeitsstörungen mit feindseliger Abhängigkeit einerseits und narzisstischer Selbstgenügsamkeit andererseits erkennen lassen. Der „Oknophile", der die unabhängige Existenz seiner primären Objekte, speziell der Mutter leugnen muss, da sie mit dramatischer Trennungsangst, Selbstverlust und ohnmächtiger Hilflosigkeit verbunden ist, darf keine aktiven Bewältigungsstrategien erlernen. Stattdessen setzt er alle seine Talente ein, sich in unmittelbarer Abhängigkeit eines mächtigen, schützenden und fürsorglichen Objektes zu bewegen. Seine Anklammerung an das Objekt ist aber nicht optimistisch, vielmehr misstrauisch, stets geängstigt von einem drohenden Verlust dieses überlebensnotwendigen Objektes. Der „Philobat" wiederum verleugnet nun gerade seine objektbezogenen Abhängigkeitswünsche, die als tiefe narzisstische Wunde in ihm ruhen. Er entwickelt rasch und gekonnt zahlreiche Ich-Funktionen, ist bestrebt, seine Fertigkeiten für eine unbeschränkte Autonomie einzusetzen. Zu diesem Ziel manipuliert er auch Personen, auf die er trifft, vermeidet es aber, in einen echten emotionalen Kontakt zu ihnen zu kommen, um eine hier offenbar werdende emotionale Sehnsucht nach intimer Nähe überdecken zu können.

3.3 Entwicklungsmodell von M. Mahler

M. Mahler konzentriert sich mit ihren Mitarbeitern (1975) auf die Entwicklungsgeschicke der ersten drei Lebensjahre. Hier unterscheidet sie drei aufeinander folgende Entwicklungsabschnitte zunächst einer primären Abgeschiedenheit des Säuglings, eines anschließenden innigen Zusammenseins mit der Mutter und einer folgenden allmählichen Trennung und Individuation von der Mutter. Mit diesen Entwicklungsabschnitten sind drei grundlegende Entwicklungsaufgaben zu lösen, eine zuverlässige Unterscheidung vom mütterlichen Objekt, die Aufgabe der symbiotischen Kontaktform und die Integration der zentralen Affekterlebnisse aus dem Prozess der Loslösung. M. Mahlers Entwicklungsmodell ist sequentiell in sukzessiven Phasen und Subphasen angeordnet. Ein Durchschreiten und Durchleben grundlegender Affekterfahrungen ist für sie normativ. Die Lösungen inhärenter Entwicklungskonflikte sieht sie als entscheidend für das Entstehen innerseelischer Strukturen an. Dispositionen für eine Persönlichkeitsstörung erkennt sie vor allem in ungelösten Konflikten der Wiederannäherungsphase. Die Entwicklungsfolie dieser Subphase lässt sich wie folgend zusammenfassen (Kapfhammer 1995):

- Das affektiv-kognitive Bewusstsein von einer endgültigen körperlichen Trennung von der Mutter wird niedergelegt. Ihre Unterstützung kann das Kind nicht mehr als automatisch und selbstverständlich erachten. Aus der Angst vor dem Verlust des Objekts wird nun die Angst vor dem Verlust der Liebe des Objekts. Gleichzeitig mit dem Schwinden einer früheren illusionären Einheit mit einer bedingungslos liebenden und schützenden Mutter korrigieren sich auch allmählich unrealistische Kausalitätsvorstellungen des Kindes.
- Das Gefühl der eigenen magischen Omnipotenz kann schlagartig entwertet, sein narzisstisches Selbstverständnis empfindlich erschüttert werden. Die idealisierende Überschätzung der Einflussmöglichkeiten der Mutter hält in der Regel aber noch eine geraume Zeit an. Eine depressiv-gedrückte Gestimmtheit ist häufig die affektive Konsequenz dieser interpersonalen Veränderungen und innerseelischen

Strukturverschiebungen. Nicht selten kann alternierend eine undifferenzierte Wut auftreten.

- Typisch für diesen Entwicklungsabschnitt ist vor allem eine nur mühsam kontrollierbare Vielfalt widersprüchlicher Gefühle. So etwa der Wunsch des Kindes, seine neu erworbenen Fertigkeiten vor der Mutter stolz zu demonstrieren, sein heftiges Verlangen nach ihrer Liebe, aber auch seine konstante Besorgnis um sie in engem zeitlichen Kontext mit seinem reifenden Bewusstsein und schlechten Gewissen, durch Unbeherrschtheit, Wut, Verletzung oder drängendes Fordern ihre Zuneigung verlieren zu können. Auch sein altersmäßiges Bestreben, eigenständig von ihr zu sein, unabhängig seine Entwicklungsmöglichkeiten zu entfalten, kann schuldhaft unterlagert sein. Dann wiederum verspürt es ein heftiges Verlangen nach einer dichten emotionalen Nähe mit der Mutter, will vor ihr gefallen und sucht bei ihr nach Trost für erlebte Enttäuschungen. Eifersüchte und Besitzansprüche, sichtbare Ambivalenz und Feindseligkeit verdeutlichen die außergewöhnliche Brisanz dieser Wiederannäherungsphase. Die „Wiederannäherungskrise" mit dem Wunsch nach voller Entfaltung der neuen Autonomiegefühle und der notwendigen Wahrnehmung schmerzvoller Begrenzungen und möglicher Verluste verschärft sich aber noch weiter: Die Kennzeichen der analen Phase mit aktiveren, absichtsvolleren und differenzierteren Ausdrucksweisen einer länger anhaltenden feindseligen Aggression des Kindes gegenüber der Mutter werden deutlicher und können eine grundlegende Ambivalenz ihr gegenüber verschärfen. Der Einfluss eines erwachenden Interesses für anatomische Unterschiede zwischen den Genitalien beider Geschlechter kann intensive Ängste um die eigene körperliche Unversehrtheit schüren. Frühe Kastrationsängste oder körperzentrierte Schamgefühle bilden sich u. U. heraus, wobei der vermeintliche oder drohende Verlust des Penis als rachsüchtige Vergeltung der „bösen Mutter" für eigene Hassgefühle ihr gegenüber phantasiert werden mag. Die Bildung einer sicheren „Kerngeschlechtsidentität" kann so empfindlich behindert werden.
- Voraussetzungen für eine positive Überwindung der Krise sind zum einen die weiterhin zuverlässige Verfügbarkeit der Mutter, ihre Fähigkeit, die interaktionelle Ambivalenz selbst zu ertragen, ohne mit übermäßiger Ungeduld und Aggressivität zu reagieren, ihr Geschick, auftretende Konflikte im Umgang mit ihrem Kind wahrzunehmen und tolerable Lösungen anzubieten. Von zunehmender entwicklungspsychologischer Bedeutung wird nun auch das Verhalten des Vaters sein. Dieser scheint für das Kind mit der geregelten äußeren Realität sowie einem erfolgreichen autonomen Funktionieren assoziiert zu werden. Idealerweise hilft er die in der Mutter-Kind-Beziehung implizite Entwicklungsambivalenz weiter zu reduzieren. Er kann ein Gegengewicht gegen regressive Tendenzen anbieten, eine wichtige Identifikationsfigur, ein attraktives Liebesobjekt für das Kleinkind darstellen. Verläuft die Lösung der Wiederannäherungskrise weniger glücklich, so bewirkt der Zusammenbruch des kindlichen Glaubens an die eigene Omnipotenz und die Unsicherheit über die emotionale Verfügbarkeit

der Eltern jenes Syndrom der „feindseligen Abhängigkeit gegenüber den Eltern". Frühe pathologische Abwehrmechanismen der Spaltung, der Introjektion und Projektion werden notwendig und sind verantwortlich für habituelle Stimmungsschwankungen und Affektausbrüche wie exzessive Trennungsangst, depressive Grundgestimmtheit, Passivität und Hemmung der explorativen Interessen einerseits, für ungeduldige Forderungshaltung, Erpressungsmanöver, emotionale Ausbeutung, Neid, aggressive Durchbrüche andererseits.

Auch wenn entwicklungspsychologische Erkenntnisse dafür sprechen, dass die „Wiederannäherungskrise" nach M. Mahler keineswegs ein normatives Entwicklungsstadium darstellt, sondern vielmehr einen bisher unsicheren Bindungsverlauf zwischen Kind und Mutter markiert, also bereits von entwicklungspsychopathologischer Relevanz ist (Lyons-Ruth 1991), so ist die Analogie zu bestimmten Persönlichkeitspathologien wie etwa der Borderline-Störung unverkennbar und für unsere Diskussion modellhaft zu verwenden. Es ist auch die psychodynamische Parallele zum Übergang aus der „paranoid-schizoiden" in die „depressive Position" nach M. Klein festzuhalten. Im Entwicklungsmodell nach M. Mahler gelingt aber eine differenziertere Darstellung jener entscheidenden strukturellen Umschichtungen, die bei Persönlichkeitsstörungen oft defizitär bleiben. Settlage (1977) fasst treffend zusammen:

- Das Kleinkind erwirbt mit einer erfolgreichen Lösung der „Wiederannäherungskrise" eine endgültige und zuverlässige Selbst-Objektdifferenzierung. Anderenfalls können erhebliche Defizite einer innerseelischen Grenzbildung zwischen Selbst- und Objektbildern resultieren.
- Es überwindet die notwendige Entwertung seiner Omnipotenzgefühle aus seinen symbiotischen Erlebnissen mit der Mutter. Unrealistische, aus moderierenden Beziehungserfahrungen abgetrennte Machtphantasien können bei traumatischen Kränkungen des kindlichen Selbstwertempfindens narzisstisch fortbestehen.
- Sowohl die Überwindung von Vernichtungsängsten vor einem allmächtigen, eindringenden Mutterobjekt als auch von Trennungsängsten legen den intrapsychischen Grundstein für die Entwicklung einer reifer strukturierten Signalangst. Eine persistierende Ängstlichkeit, eine mangelhafte Aufschubfähigkeit, eine eingeschränkte Phantasietätigkeit, stattdessen aber ein impulsgesteuertes Verhalten imponieren, wenn es ihm nicht gelingt, die vorherrschenden entwicklungstypischen Ängste zu integrieren.
- Aggression und Liebe gegenüber dem mütterlichen Primärobjekt werden amalgamiert. Konsequent erlangt der Abwehrmechanismus der Verdrängung ein zunehmendes Gewicht gegenüber der Spaltung. Eine mangelnde libidinöse Objektkonstanz ist wiederum Erbe fehlschlagender Integrationsbemühungen.
- Parallel erwirbt das Kind eine zunehmende Ich-Autonomie in der Kontrolle und Modulation von sexuellen und aggressiven Triebregungen. Defizitär resultieren

eine erhöhte Vulnerabilität vor ungehemmten Triebimpulsen sowie eine reduzierte Affektkontrolle.
- Und schließlich schützen der Erwerb einer libidinösen Objektkonstanz und eines kohäsiven Selbst sowie eine reife Regulation des Selbstwertes gegen massive Trennungsängste und exzessive Abhängigkeitsgefühle.

Auf dem entwicklungsdynamischen Modell von M. Mahler aufbauend betonten Masterson und Rinsley (1975), dass die Mütter von Borderline-Patienten selbst häufig eine Borderline-Störung aufweisen. Typischerweise ermutigen sie ihre Kinder zu symbiotischen Beziehungen und bestrafen sie bei Unabhängigkeitsbestrebungen mit Liebesentzug. Die Väter vermögen selten eine kompensierende Rolle in der Anpassung an die äußere soziale Realität einzunehmen. Als zentrale Konflikte imponieren Wünsche nach Unabhängigkeit bei gleichzeitig drohendem Liebesverlust, nach Selbstbehauptung und komplementärem Terror vor Verlassenwerden. Eine anklammernde Bindung vermittelt ein passageres Sicherheitsgefühl. Es dominiert ein oft lebenslanger Circulus vitiosus von kurzen seligen Vereinigungen, Beziehungsabbrüchen, Depression und Leere. Masterson und Rinsley (1975) hoben die gespaltenen Introjektionen von Beziehungsmustern mit dem pathologischen primären Objekt als pathognomonisch hervor, eine belohnende Objektbeziehungseinheit steht unvermittelt einer bestrafenden, sich entziehenden Beziehungseinheit gegenüber. Beide kontrastierenden Bilder der Mutter werden vom Kind introjiziert, beide Bilder enthalten Teilaspekte der Mutter mit korrespondierenden Teilaspekten des Selbst, die je durch eine typische Affektkomponente innerhalb der Beziehungseinheit verbunden sind, beide kontrastierenden Bilder aber bleiben durch Spaltung voneinander strikt getrennt. In der belohnenden Beziehungseinheit dominieren ein wohliges Gefühl, die Überzeugung, geliebt zu sein, eine Belohnung des Wunsches nach Verschmelzung. In der sich entziehenden Beziehungseinheit aber überwiegt eine Verlassenheitsdepression, die einen Affektkomplex von Suizidalität, mörderischer Wut, Panik, Schuld, Hoffnungslosigkeit, Hilflosigkeit und Leere umspannt. Beide Beziehungseinheiten können in wechselnder Folge in konkreten Interaktionen inszeniert werden. So kann die sich entziehende Beziehungseinheit introjiziert bleiben und als Verlassenheitsdepression erlebt werden, die durch Projektion und Ausagieren der belohnenden Beziehungseinheit abgewehrt wird. Klinisch imponiert ein klammerndes Bemühen um ein belohnendes Teilobjekt, ein unterwürfiges, kompliantes Verhalten. Es wird vom Objekt erwartet, dass es sich in diese Bedürfnisse bedingungslos einstimmt und Liebe und Unterstützung verleiht. Dies fördert die Leugnung von Trennung, bestärkt Verschmelzungsphantasien und belebt gerade dadurch die Angst vor dem Verlassenwerden. Wird hingegen die sich entziehende Beziehungseinheit externalisiert und auf Personen der Umwelt projiziert, dann nehmen diese Personen kritische und feindselige Aspekte an, gegen die man sich mit heftiger Gegenaggression zur Wehr setzen muss. Die belohnende Beziehungseinheit bleibt hierbei introjiziert und bildet den Nährboden für versteckte Phantasien. Borderline-Patienten scheinen nur die beiden Beziehungsmuster alternativ erleben zu können, sich schlecht und verlassen zu fühlen einerseits, oder aber auf Kosten der Leugnung eines gegenüber den durchschnittlichen Anforderungen der sozialen Realität maladaptiven Verhaltens sich gut zu fühlen andererseits.

3.4 Entwicklungsmodell nach O. F. Kernberg

Kernberg (1975) hat das moderne Konzept der Borderline-Persönlichkeitsorganisation grundlegend geprägt, die hiermit assoziierten klinischen Syndrome mustergültig beschrieben und die entscheidenden psychodynamischen Charakteristika differentialdiagnostisch festgelegt. Seine psychoanalytische Theorie der Persönlichkeitsstörungen hat sich in einer fortlaufenden Auseinandersetzung mit den kategorialen und dimensionalen Ansätzen der psychiatrischen Klassifikationssysteme und der großen persönlichkeitspsychologischen Theorien entwickelt. Kernberg betont hierbei neben Gemeinsamkeiten auch die besonderen Vorteile einer psychodynamischen Perspektive gegenüber einer rein deskriptiven bzw. psychometrisch-statistischen Sichtweise (Kernberg 1996). Für ihn ist Persönlichkeit eine dynamische Integration von biologischem Temperament, erworbenem Charakter und verinnerlichten Werten und basiert auf einem unbewussten, potentiell konfliktreichen Motivationssystem libidinöser und aggressiver Impulse. Das Ausmaß der Integration dieser affektiven und triebhaften Impulse in die Ich- und Über-Ich-Struktur bestimmt das adaptive Potential der Persönlichkeit.

- Nach Kernberg ist eine normale Persönlichkeit zunächst über ein integriertes Konzept des Selbst sowie ein integriertes Konzept von wichtigen anderen Personen zu beschreiben. Dieses erste Strukturmerkmal begründet eine Ich-Identität, die im inneren Gefühl wie auch in der interpersonalen Darstellung von Selbstkohärenz gekennzeichnet ist. Sie ist Grundlage für normalen Selbstwert, für Freude und Lebendigkeit. Sie beinhaltet die Fähigkeit, eigene Wünsche, Fertigkeiten und Ambitionen zu realisieren. Sie schließt aber auch die Fähigkeit ein, mögliche Partner realistisch einzuschätzen, mit ihnen empathisch zu sein, sich in einem engen emotionalen Austausch mit ihnen zu befinden, hierbei eine reife Abhängigkeit erleben zu können, ohne aber ein konsistentes Gefühl von Autonomie zu verlieren.
- Ein zweites Strukturmerkmal ist die Ich-Stärke, die über ein breites Affektspektrum im zwischenmenschlichen Kontakt, die Fähigkeit zu Affekt- und Impulskontrolle, zu Sublimation in Arbeit und Werten charakterisiert werden kann.
- Ein drittes Strukturmerkmal stellt ein integriertes und reifes Über-Ich dar, das ein stabiles, depersonifiziertes und individuelles Wertesystem beinhaltet. Es befähigt zu ausgewogener Selbstkritik, zu einem flexiblen ethischen Urteil, zu einer Verpflichtung gegenüber Standards, Werten und Idealen. Es trägt auch zu den Ich-Funktionen von Wechselseitigkeit, Vertrauen und tiefer Bindung bei.

- Ein viertes Strukturmerkmal charakterisiert den gelungenen und befriedigenden Ausdruck von libidinösen und aggressiven Impulsen. Ein reifer Modus beinhaltet einerseits den vollen Ausdruck von sinnlichen und sexuellen Bedürfnissen, die mit Zärtlichkeit, normaler Idealisierung und emotionaler Verbundenheit mit dem geliebten Partner integriert sind. Er schließt andererseits gleichermaßen eine aggressive Selbstbehauptung wie eine Zurückhaltung vor exzessiver personengerichteter aggressiver Reaktion oder vor Selbstdestruktion ein. Der Umgang mit libidinösen wie aggressiven Impulsen steht im Einklang mit Ich-Identität, Über-Ich und Ich-Ideal.

Kernberg fokussiert in der Ätiopathogenese schwerer Persönlichkeitsstörungen auf eine pathologische Entwicklung internalisierter Objektbeziehungen, die wiederum zu massiven strukturellen Defiziten, zu einer Beeinträchtigung der Ich-Integration führen. Sein psychoanalytisches Entwicklungsmodell kann als objektbeziehungstheoretisch und ich-psychologisch bezeichnet werden. Es entnimmt wichtige Anleihen aus dem Werk von M. Klein, R. Fairbairn, E. Jacobson und M. Mahler (Kernberg 1980), hat aber im Laufe der Jahre sukzessiv auch Ergebnisse der Kleinkindforschung berücksichtigt (Kernberg 1996). Es beschreibt drei Stufen einer Ich-Entwicklung, die zunächst früheste Lernerfahrungen aus den Interaktionen mit den primären Bezugspersonen beinhalten. Diese Internalisierungen werden sukzessiv differenziert und schließlich in eine normale Ich-Identität transformiert. Aus grundlegenden Beziehungserfahrungen mit den primären Objekten bilden sich allmählich intrapsychische Strukturen. Zwei frühe Entwicklungsaufgaben müssen gelöst werden, zum einen eine Differenzierung der Selbstbilder von den Objektbildern, zum anderen die Integration von affektiv liebevollen und affektiv negativen Bildern des Selbst und wichtiger Partner in jeweils einheitliche Konzepte des Selbst und der Objekte.

- Auf einer ersten Stufe kommt es in Zuständen von heftigen Affekten zur Internalisierung von primitiven Beziehungsbildern, in denen Selbst- und Objektaspekte noch ungeschieden sind. Die allmählich entstehenden Selbst-Objekt-Repräsentanzen werden nach der Affektqualität „lustvoll – nur gut“ versus „unlustvoll – nur böse“ organisiert. Es handelt sich um Repräsentanzen einer symbiotischen Beziehungsqualität. In Zuständen niedriger Affektintensität sind aber sehr wohl auch Internalisierungen von Beziehungserfahrungen möglich, in denen Selbst- und Objektaspekte differenziert sind. Diese führen zu Modellen der normalen Interaktion von Selbst und Objekt, während jene verschmolzenen Selbst-Objekt-Repräsentanzen aus heftigen positiven oder negativen Affektzuständen fortan die Grundstrukturen des dynamischen Unbewussten bilden.
- Auf einer zweiten Stufe kommt es wiederum bei affektiver Spitzenintensität zu einer Differenzierung von Selbst- und Objektrepräsentanzen unter den Bedingungen von „nur guten“ und „nur bösen“ Interaktionen. Diese verinnerlichten Beziehungseinheiten stehen unter dem Einfluss eines dominanten Affektes und bilden eine ursprüngliche Ich-Es-Matrix. In ihr können Selbst- und Objektaspek-

te in wesentlichen, aber noch nicht in konträren Affektanteilen unterschieden werden.
- Auf einer dritten Stufe werden unter normalen Entwicklungsbedingungen die „nur guten“ und die „nur bösen“ Selbstrepräsentanzen in ein einheitliches Selbstkonzept integriert, das eine realistische Sicht auf sich selbst in seinen liebenden und hassenden Impulsen gestattet. Und analog kommt es zur Vereinigung der „nur guten“ und „nur bösen“ Objektaspekte in ein integriertes Objektkonzept, das auch ambivalente Objektbeziehungen toleriert. Es entsteht jetzt eine normale Ich-Identität, die integrierte Ich-Struktur ist durch eine Verdrängungsschranke sowohl vom Über-Ich als auch vom Es differenziert.

Kernberg (1984) postuliert für die Entstehung schwerer Persönlichkeitsstörungen entscheidende Entwicklungsirritationen auf der zweiten Stufe, die ein strukturell-defizitäres Persönlichkeitsniveau bewirken, das er als Borderline-Persönlichkeitsniveau bezeichnet. Die Borderline-Persönlichkeitsstörung ist der Prototypus von Persönlichkeitsstörungen auf diesem Strukturniveau. Internalisierungen auf dieser Stufe besitzen die Kennzeichen von Introjektionen. Introjekte sind in perzeptiv-kognitiver Hinsicht zwar konstant, emotional aber noch stark polarisiert. Gerade bei einer starken aggressiven Grundspannung drohen leicht Spaltungsvorgänge. Introjekte gehören der Selbstorganisation noch nicht vollständig an. Es besteht deshalb in affektgeladenen Beziehungen leicht die Tendenz zur Objektivierung, d. h. heftige libidinöse, aber vor allem aggressive Gefühle und Selbstanteile müssen auf den Interaktionspartner projiziert werden, um eine aktuell heikle Selbstorganisation nicht weiter zu bedrohen. Die nicht integrierten Selbstanteile werden als Objektattribute erlebt. Typischerweise passiert dies in den Konstellationen von „Täter und Opfer“ bzw. von „Idealisierung und Entwertung“, wobei ein rasches Alternieren zwischen den Positionen auffällt. Introjekten kommt die Qualität von primitiven Über-Ich- und Ich-Ideal-Vorstufen zu. Nach außen projizierte „böse“ Objektanteile üben einen strafenden und kontrollierenden Einfluss aus, dem sich das Individuum nur mühsam entziehen kann. Sie bestimmen unmittelbar sein moralisches Bewusstsein und seinen Selbstwert. Sie induzieren Gefühle von Schuld und Scham und bedrohen sein Autonomiebedürfnis. Nach außen projizierte „gute“ Objektanteile erscheinen als unerreichbare Ideale, die wiederum unstillbare Sehnsucht, Verlassenheit, Hoffnungslosigkeit, Neid und Enttäuschungswut auslösen. Dieser fortlaufende projektiv-introjektive Zirkel einschließlich projektiver Identifizierung erlaubt zwar eine primitive Bindung an ein Objekt sowie eine rudimentäre Selbstdefinition, er behindert aber eine Fortentwicklung hin auf integriertere Selbst- und Objektstufen.
Kernberg sieht bei Patienten mit Borderline-Persönlichkeitsstörung entweder eine konstitutionell verankerte Überreagibilität des kindlichen Aggressionssystems mit überschießenden Wutaffekten auf Enttäuschungen und Versagungen oder aber schwerwiegende Beziehungstraumata als Haupthindernis an, die polarisierten Selbstrepräsentanzen schließlich in ein einheitliches Selbstkonzept zusammenzu-

führen. Gute Introjekte werden bei diesen Patienten fortwährend von heftigen feindseligen Impulsen und Bildern bedroht. Primitive Abwehrmechanismen müssen deshalb die widersprüchlichen Selbst- und Objektbilder voneinander trennen. Ein diffuses Selbstgefühl mit ständig wechselnden Positionen von Opfer-Täter, Macht-Unterwerfung, narzisstisch idealisiert-entwertet usw. begründet als zentrales strukturelles Merkmal eine Identitätsdiffusion. Symptomatologisch gehen hiermit eine chronische innere Leere, eine affektiv eingeengte, widersprüchliche Sicht auf die eigene Person und soziale Partner einher. Eine prekäre Realitätskontrolle besteht, insofern eine grundlegende Unterscheidung zwischen Selbst- und Objektrepräsentanzen gelingt. Doch auch die Objektwelt erscheint als ungenügend integriert, vielmehr gespalten in einen idealisierten und einen sadistisch-verfolgenden Sektor. In seinem Selbsterleben bleibt das Individuum von diesen unmittelbaren Objekteindrücken abhängig. Massive Defizite in der Ich-Struktur spiegeln sich in einer reduzierten Angsttoleranz, eingeschränkten Impulskontrolle und verringerten Fähigkeit zu Sublimation. Das Affekterleben ist stark von einer wenig modulierten Aggressivität geprägt, die Differenzierung in den positiv gefärbten Affekten hingegen unterentwickelt.

Kernberg betrachtet die narzisstische Persönlichkeitsstörung als einen weiteren Subtypus der Borderline-Persönlichkeitsorganisation. Von der Borderline-Persönlichkeitsstörung unterscheidet sich die narzisstische Persönlichkeitsstörung durch eine Fusion des Selbstbildes mit dem Idealselbst und dem Idealobjekt. Hieraus resultiert ein grandioses Selbst, das frühe Phantasien von persönlicher Besonderheit und Macht, aber auch Bilder von einer liebenden und bedingungslos bewundernden Mutter verdichtet. Dieses grandiose Selbst ist aber von einer pathologisch-defensiven Struktur und wesentlich gegen eine emotional unerreichbare, kalt zurückweisende Mutter gerichtet. Die integrierte, wenngleich hoch pathologische Grandiosität kann schwere Defizite in der Selbstwertregulation kompensieren und eine zugrunde liegende Ich-Schwäche überdecken und dadurch auch eine höhere Stresstoleranz und somit auch günstigere soziale Adaptation bewirken. Sowohl Borderline-Patienten als auch narzisstische Patienten haben gleichermaßen mit schweren Wut- und Neidkonflikten zu kämpfen, beide setzen auch vorrangig Abwehrmechanismen der Spaltung ein. Narzisstische Persönlichkeiten werden aber durch das grandiose Selbst davor geschützt, die eigentliche Borderline-Problematik weiter ausarbeiten zu müssen. Ihre bevorzugten Abwehrmechanismen sind Entwertung, Idealisierung, Omnipotenz und Leugnung.

Als ein wesentlicher Beitrag von Kernberg kann herausgestellt werden, dass klinisch so unterschiedliche Persönlichkeitsstörungen wie z. B. Borderline-, narzisstische, antisoziale, paranoide, schizoide, schizotypische Persönlichkeitsstörungen ein gemeinsames Strukturniveau teilen, nämlich die Borderline-Persönlichkeitsorganisation. Von dieser strukturellen Analyseebene ausgehend sind dann aber spezifische psychodynamische Differentialdiagnosen zu formulieren.

3.5 Entwicklungsmodell nach H. Kohut

Beziehen sich die Beiträge von Kernberg vorrangig auf ein psychodynamisches Verständnis der Entwicklung von Persönlichkeitsstörungen auf einem Borderline-Organisationsniveau, so zielt Kohuts Entwicklungspsychologie auf eine eigenständige Charakterisierung von narzisstischen Persönlichkeitsstörungen, die er klinisch im Unterschied zu Kernberg klar von Borderline-Persönlichkeitsstörungen abgrenzt. Er konzentriert sich in seinem zunächst ich-psychologischen, dann aber selbstpsychologischen Modell auf die interaktionellen Voraussetzungen des entscheidenden Entwicklungsziels einer kohäsiven Selbststruktur und stabilen Selbstwertregulation. Dies geschieht in einer eigenständigen narzisstischen Entwicklungslinie, die er von einer Entwicklungslinie der Objektbeziehungen gesondert betrachtet. Narzisstische Persönlichkeiten verfügen in Abgrenzung zu Borderline-Patienten über ein kohäsives Selbst, sie gehen zuweilen oberflächlich relativ stabile Partnerbeziehungen ein und sind auch unter Stress nicht unmittelbar von struktureller Regression bedroht. Aber sie sind auf besondere intrapsychische und interpersonale Strategien angewiesen, um diese Stabilität aufrechtzuerhalten. Ihre seelische Vulnerabilität lässt sich entwicklungspsychologisch darstellen.
Kohut (1971, 1977) geht von einem normalpsychologischen, altersadäquaten Exhibitionismus und begleitenden Grandiositätsgefühlen beim Kind während früher Entwicklungsabschnitte aus. Diese fallen in etwa mit der Phase der Differenzierung und vor allem der Übung nach M. Mahler zusammen. Sowohl die Errichtung eines umfassenden Selbstwertgefühls, einer Überzeugung, wertvoll, kompetent, stolz zu sein, als auch die Ausbildung von realistischen Zielen und Ambitionen, einer inneren Gewissheit, sich im Einklang mit sozial akzeptierten Idealen und Werten zu befinden, sind wesentlich von der empathischen Antwortbereitschaft der Mutter abhängig. Kohut unterscheidet zwei interpersonale Mechanismen, die diese inneren Wachstumstendenzen des Kindes zu einem kohärenten Persönlichkeitskern, zu einem kohäsiven Selbst unterstützen müssen, nämlich die Spiegelung einerseits, die Idealisierung andererseits.

- Während die Spiegelung bereits auf frühesten ontogenetischen Stufen der Begegnung zwischen Kind und Mutter eine maßgebliche Rolle spielt, hier vor allem auf eine möglichst prompte und stimmige Intervention der Mutter auf unterschiedlichste körperliche und affektive Bedürfniszustände des Babys zielt, erscheint Spiegelung auf dem gereifteren Entwicklungsniveau des „übenden" Kleinkindes vor allem im Gewand der wohlwollenden und akzeptierenden Bestätigung durch die Mutter. Sie soll dem begeisterten Kind das Gefühl vermitteln, es hat so seine Richtigkeit, dass es sich großartig fühle, es dürfe diese Bedürfnisse, aber auch diese Befriedigungen haben. Mit dieser Bestätigung muss aber für das heranwachsende Kind auch ein Gefühl einhergehen, dass es in den Augen der Eltern ein „ideales Kind", für die Eltern in seinen natürlichen Talenten, Begabungen und konkreten Leistungen idealisierbar, der ganze Stolz der Eltern sein kann. Dieser Prozess ist selbstverständlich nur bidirektional zu begreifen, d. h.

auch Eltern erleben es als hohen narzisstischen Gewinn, in den Aktionen ihres Kindes Teile ihrer eigenen Aspirationen und Größenvorstellungen wieder entdecken zu können.

- Nicht immer gelingt es aber dem Kind, das motorisch erfolgreich umzusetzen, was es seinen inhärenten Plänen nach intendiert, z. B. ein attraktives Spielzeug in seinen Wirkkreis zu ziehen, oder ein sich unvorhergesehen eröffnendes Problem konstruktiv entsprechend seiner Verarbeitungsmöglichkeiten zu lösen. Dann ist es entscheidend, dass das Kind lernt, dass seine „Ich-kann-es"-Gefühle zu Gefühlen von „Ich-kann-es-mit-deiner-Unterstützung" werden. Dies umschreibt auf einer affektiven Ebene den Mechanismus der Idealisierung. Die Mutter und selbstverständlich auch der Vater müssen sich dem Kind als idealisierbare Objekte anbieten, damit es sich gesund in seinem Selbstwertempfinden entwickeln kann.

Für Kohut stellen sich die Entwicklungsleistungen von „Spiegelung" und „Idealisierung" als „selbstobjekthaft" dar, d. h. Mutter und Vater müssen in ihren empathischen Interventionen selbstverständlich das Wohlbefinden ihres Kindes garantieren, ohne dass diese vom Kind als eigenständige Leistungen von ihm abgegrenzter Objekte schon erkennbar sind. Ähnlich wie auch M. Mahler fordert er, dass die Eltern dem Kind auf dieser Entwicklungsstufe noch maßgeblich das Gefühl einer „infantilen Omnipotenz" vermitteln sollen. Spiegelung und Idealisierung legen bipolar ein Kernselbst an, das einerseits eine archaische Grandiosität, andererseits ein idealisiertes Elternimago beinhaltet. Beide Aspekte stellen für Kohut eine normative, normalpsychologische Entwicklungsstufe dar. Bei einer auch weiterhin empathischen, altersadäquat selbstobjekthaften Grundhaltung durch die Eltern, die selbstverständlich leichtere Enttäuschungen innerhalb einer durchschnittlichen kindlichen Entwicklung ohne Traumatisierung einschließt, wird diese bipolare Selbststruktur zum einen stabiler, zum anderen infolge einer „transmutierenden Internalisierung" auch realitätsbezogener. Ein reifes kohäsives Selbst integriert schließlich sowohl realistische Ambitionen und Ziele als auch sozial anerkannte Werte und Ideale. Es garantiert eine zuverlässige Selbstwertregulation. Versagen Mutter und Vater aber konsistent in ihrer grundlegenden Aufgabe, die narzisstischen Bedürfnisse ihres Kindes selbstobjekthaft zu beantworten, dann kommt es nach Kohut zu einem Entwicklungsstillstand in der narzisstischen Entwicklungslinie. Archaisches Größenselbst und idealisiertes Elternimago können nicht in eine reifere Selbststruktur transformiert werden. Vielmehr stehen sie innerhalb einer brüchigen Selbstorganisation unvermittelt neben einer grundlegenden Angst, das Selbst verlieren zu können. Diese Desintegrationsangst ist so vernichtend, dass sie mit allen Mitteln abgewehrt werden muss. Entscheidende affektive Reaktionen werden in einer übermäßigen Scham und narzisstischen Wut angezeigt.

- Ein grundlegendes Defizit in der elterlichen Spiegelung der kindlichen Grandiosität führt entweder zu einer Abspaltung oder aber Verdrängung der grandiosen exhibitionistischen Bedürfnisse. Eine Verdrängung bedeutet allgemein eine in-

nerseelische Verarmung, Leere, Depressivität, einen grundlegenden Mangel an Initiative und Leistungsbereitschaft. Spaltung hingegen bewirkt narzisstische Anspruchshaltung, Arroganz, Größenvorstellung ohne Realitätsbezug. In beiden Fällen imponiert eine brüchige Selbstwertregulation mit hoher narzisstischer Kritikanfälligkeit, Beschämung und narzisstischer Wut, hypochondrischer Rumination und Eigenbezüglichkeit.
- Bei einem grundlegenden Defizit in der elterlichen Idealisierbarkeit, einer mangelnden Fähigkeit, sich dem Kind mit wohlwollender Unterstützung, aber auch in realistischen Grenzen darzustellen, bleibt das idealisierte Elternimago unmoduliert bestehen. Chronische emotionale Nichtverfügbarkeit, unvermittelte Trennungen oder traumatische Verluste der Eltern sind häufige Ursachen. Das durch keine transmutierende Internalisierung weiterentwickelte idealisierte Elternimago kann sich fortan in einem unerreichbaren, unrealistischen System von Werten und Zielen ausdrücken. Passive Selbstaufgabe in Resignation und Hoffnungslosigkeit einerseits, kontinuierlicher Hunger nach idealisierbaren Objekten mit der Illusion auf Heilung dieses frühen Defizits andererseits sind mögliche Folgen. Durch ein Ausbleiben der Integration des Ich-Ideals mit der späteren Über-Ich-Struktur kommt es auch zu sekundären Einbußen in der Regulation der moralischen Gefühle und Haltungen.
- Nach Kohut ist es normalpsychologisch, auf je defizitäre Erfahrungen im archaischen Größenselbst oder im idealisierten Elternimago zunächst mit einer kompensatorischen Stärkung des je anderen Pols zu reagieren. Sind aber beide Pole der kindlichen Selbststruktur beeinträchtigt, dann resultieren bedeutsame narzisstische Probleme in der weiteren Persönlichkeitsentwicklung.

Vor dem psychodynamischen Hintergrund dieser entwicklungspsychologisch gestörten bipolaren Selbststruktur wird die widersprüchliche Symptomvielfalt auf einer klinisch-symptomatologischen Ebene verständlicher. Hier imponieren grandiose Selbstvorstellungen, eine permanente Suche nach interpersonaler Bewunderung, hypoman anmutende Hochstimmungen mit ebenso leicht möglichen depressiven Einbrüchen, eine heikle Selbstwertregulation mit Neigung zu unkontrollierter Wut auf jegliche narzisstische Kränkung, einer Rachehaltung, diese narzisstischen Wunden zu tilgen, große Schwierigkeiten, emotional echte und tiefe Beziehungen einzugehen, Empathiemangel, zwischenmenschliche Verachtung, oft eine perverse Sexualität oder aber vollständiger Mangel an sexuellem Interesse, pathologisches Lügen, antisoziales Verhalten, fehlender Humor, hypochondrische Ängste, paranoide Eigenbezüglichkeit. Kohut und Wolf (1978) beschreiben vier entwicklungspsychologische Typen einer Selbstpathologie:
- unterstimuliertes Selbst ohne adäquate selbstobjekthafte Entwicklungserfahrungen mit einem grundlegenden Gefühl der Langeweile, Apathie und konsequenter Suche nach ständiger Stimulation in der sozialen Welt mittels Promiskuität, Perversionen oder Drogen

- wesentlich fragmentierte Selbststruktur mit geringer Verankerung in sozialen Kontakten und stattdessen hypochondrischer Selbstbeschäftigung mit körperlichen Symptombildungen
- überstimuliertes Selbst infolge extremen Empathiemangels oder entwicklungsunpassender selbstobjekthafter Anreize mit resultierender Hemmung jeglicher Anstrengungen und eigenständiger Betätigung bei anhaltenden Größenphantasien
- Selbst ohne Internalisierung der selbsttröstenden Funktionen der kindlichen Selbstobjekte mit überwältigenden Ängsten und negativer, paranoider Sicht der anderen.

Kohut sieht im Unterschied zu Kernberg Borderline-Pathologien wegen einer nicht erreichten Selbstkohäsivität nosologisch sehr viel stärker in der Nähe von Psychosen. Für ihn stellen sie unmittelbare Abwehrstrukturen gegenüber psychotischen Störungen dar. Er diskutiert allerdings auch einen narzisstischen Persönlichkeitstypus, der durch eine ungebremste Tendenz auffällt, mit anderen Personen zu verschmelzen und diese kontrollieren zu müssen, um eine schwache Selbststruktur in der Außenwelt zu stützen. Dieser Typus kommt einer genuinen Borderline-Problematik sehr nahe (Kohut u. Wolf 1978). Bei einigen seiner Schüler finden sich Positionen, die einen weiteren Brückenschlag zwischen theoretischen Konzepten der Selbstpsychologie und der Objektbeziehungstheorie erlauben. So haben beispielsweise Buie und Adler (1982) die besondere Selbst-Pathologie von Borderline-Patienten in Begriffen eines unkoordinierten Denkvermögens, eines Mangels in der körperlichen Integrität, eines Verlustes funktionaler Kontrolle über das Selbst mit assoziierten Fragmentationsängsten, Gefühlen der Depersonalisation, Leere und Unlebendigkeit beschrieben. Die Autoren heben als wesentliches entwicklungspsychologisches Merkmal eine nicht erreichte Stufe des evokativen Gedächtnisses hervor. Borderline-Patienten gelingt es ohne direkten Kontakt zu einer Person nicht, ein inneres selbstobjekthaftes Bild, ein „gutes Introjekt" mit tröstenden und beruhigenden Funktionen für sich selbst aufrechtzuerhalten. In Trennungssituationen droht deshalb leicht ein Selbstverlust, eine Vernichtungsangst, der nur mit ungezähmter Wut begegnet werden kann. Diese narzisstische Wut zerstört aber möglicherweise tragende Sozialkontakte vollständig. Auch Stolorow und Mitautoren (1987) weisen in der Nachfolge von Kohut darauf hin, dass selbstobjekthafte Funktionen nur vorteilhaft im Grundmodell einer gelingenden Affekteinstimmung zwischen Mutter und Kind zu betrachten sind. Es müssen nicht nur Affekte der narzisstischen Entwicklung im engeren Sinne selbstobjekthaft gespiegelt und bestätigt werden, sondern alle grundlegenden Affekterfahrungen in einer frühen individuellen Entwicklung. Dies ist entscheidend für eine allgemeine Affektdifferenzierung und eine Grenzbildung im Selbsterleben, für eine Synthese diskrepanter Affekterlebnisse, für eine erfolgreiche Affekttoleranz und den Erwerb der Signaleigenschaft von Affekten, für eine sukzessive Mentalisierung der Affekte durch Desomatisierung, Verbalisierung und kognitive Artikulation. Nur über

Selbstobjektfunktionen, die in einer intimen Beziehung zwischen Partnern vollzogen werden, erlangen Affekte die Qualität von Signalen sich verändernder Selbstzustände. Werden zentrale Affekte nicht „selbstobjekthaft" validiert, müssen sie aus dem Selbsterleben verworfen werden. Bei Wiederkehren dieser Affekte in anderen Situationen oder späteren Lebensabschnitten wirken sie traumatisch, d. h. sie sind ohne eine besondere Signaleigenschaft für eine funktionstüchtige Abwehr in typischen Gefahrenmomenten, sie sind vielmehr Indikatoren einer bedrohten Selbstorganisation. Diese nicht selbstobjekthaft bestätigten Affekte sind regelhaft mit seelischem Schmerz, Beschämung und Selbsthass korreliert.
Es ist das Verdienst von Kohut (1984), in einer besonderen Vulnerabilität der Selbststruktur den Grundstein für jegliche schwerwiegende Psychopathologie, auch der von Persönlichkeitsstörungen herausgearbeitet zu haben. Seine Betonung von Empathie und seine systematische Beachtung typischer narzisstischer, sowohl spiegelnder als auch idealisierender Übertragungsmuster haben die Psychodynamik vor allem der narzisstischen Persönlichkeitsstörungen verständlicher und mittels psychoanalytischer Therapie wohl auch besser erreichbar gemacht. Eine Rückbindung seiner Erkenntnisse in den breiten Corpus der psychoanalytischen Krankheitslehre und Behandlungstheorie erscheint aber notwendig und auch möglich (Bacal u. Newman 1990; Gedo 1988).

3.6 Entwicklungsmodell nach P. Fonagy

P. Fonagy verknüpft in seinem Entwicklungsmodell verschiedene theoretische Ansätze, so Ergebnisse der Bindungsforschung, der soziokognitiven Entwicklung des Selbst, der Objektbeziehungstheorie, der psychoanalytischen Entwicklungspsychologie und der Traumaforschung. Ein wesentlicher Fokus liegt auf dem entwicklungspsychologischen Zusammenhang von frühen Bindungserfahrungen und Selbstentwicklung, von interpersonaler Affektregulation und Mentalisierung im Sinne einer selbstreflexiven Funktion und innerseelischen Symbolisierungsfähigkeit (Fonagy et al. 2002). Sein Entwicklungsmodell ist Grundlage auch für ein psychodynamisches Verständnis der Entwicklungsvoraussetzungen von schweren, vor allem von Borderline-Persönlichkeitsstörungen (Bateman u. Fonagy 2004).
Fonagy betrachtet „mentalisierte Affektivität" als eine reife Form der Affektregulation, als erworbene Fähigkeit, den eigenen Gefühlen subjektive Bedeutungen zusprechen und diese in zwischenmenschlichen Kontakten konstruktiv verwenden zu können. „Mentalisierte Affektivität" besitzt ihre Entwicklungsursprünge in der frühen Spiegelung der kindlichen Affekte durch die Mutter. Wichtige Anklänge an die selbstpsychologischen Konzepte Kohuts und seiner Schüler, aber auch an das Modell von Containing und Holding nach Bion (1959) sind gegeben, aber in den breiteren empirischen Kontext der sozialen Feedbacktheorie der elterlichen Affektspiegelung nach Gergely und Watson (1996) gestellt.

- Die automatischen Affektexpressionen des Säuglings und die mütterlichen Affektreaktionen über Gesichtsausdruck und Stimme sind durch einen konstitutionell verankerten Kontingenz-Detektionsmechanismus miteinander verknüpft. Dem Säugling gelingt es hierüber, einerseits Kontrolle über das elterliche Spiegelungsverhalten auszuüben und andererseits bei sich ein Wohlbefinden in seinem emotionalen Zustand zu verspüren. Gleichzeitig dient die Affektspiegelung auch als Basis für die Entwicklung eines Repräsentationsrahmens, in dem die Affekte im weiteren Verlauf als subjektive Äußerungen der Selbstorganisation erkannt werden können. Während in den ersten Lebensmonaten eine möglichst exakte Affekterkennung mit höchster Kontingenz durch die Mutter notwendig ist, damit sich das Kleinkind in einem regulierten Zustand halten kann, ändert sich das Muster der Affektspiegelung etwa ab dem dritten Monat. Die Reaktion der Mutter muss zwar mit der Affektäußerung des Kindes kongruent sein, diese empathisch erfassen, aber in ihrem Mienenspiel und ihren Vokalisierungen den kindlichen Affektausdruck gleichsam durch eine gewisse Übertreibung markieren und so zurückspiegeln. Das Kind internalisiert das empathische Verhalten der Mutter auf seinen Affektzustand und gewinnt dadurch eine Repräsentation der zweiten Ordnung von seiner Affektivität. Hierbei ist das empathische mütterliche Gesicht der Träger der Bedeutung, die eigene emotionale Erregung des Kindes aber wird bedeutet. Die mütterliche Affektantwort verändert die kindliche Emotion insofern, als sie die Primärerfahrung verändert und in ihrer potentiell desorganisierenden Intensität moduliert. Sie meint hierbei nicht das eigene Affekterleben der Mutter, sondern die mütterliche Affektexpression organisiert den kindlichen Selbstzustand.
- Werden die kindlichen Affektäußerungen nicht-kontingent durch die Mutter beantwortet, bleiben die internen Zustände des Kindes unbezeichnet, verwirrend und schwer regulierbar. Reagiert die Mutter zwar kontingent und erfasst den kindlichen Affektausdruck korrekt, markiert ihn aber nicht, dann signalisiert sie dem Kind nur ihr eigenes Affekterleben. Dadurch wirkt die gespiegelte Affektintensität auf das Kind leicht desorganisierend. Diese interpersonale Affektsequenz ist dann von besonderer Relevanz, wenn z. B. die Mutter auf einen kindlichen Distress selbst mit Ärger oder Wut reagiert. Für das Kind sind dann die negativen Affekte der Mutter nur als deren eigener Erlebniszustand erkennbar, seine eigene Affektivität aber wird nicht repräsentiert. Es erwirbt auch keine normalerweise assoziierte beruhigende, tröstende, selbstregulierende Funktion. Das Kind internalisiert eine objektattribuierte, nicht aber eine selbstbezogene Bedeutung seines Erlebniszustandes. Es übernimmt Aspekte der mütterlichen Repräsentanzen in seine wachsende Selbstorganisation, die sich hier gleichsam wie ein „böses Introjekt" verhalten.
- Bevor das Kind etwa mit vier Jahren lernt, dass seine inneren Zustände die Realität symbolisch repräsentieren, begreift es Innenwelt und Außenwelt psychologisch äquivalent (Fonagy u. Target 1996). Was es in seiner Phantasie erlebt, erwartet es gleichermaßen auch in seiner Außenorientierung und umgekehrt (Mo-

dus der psychischen Äquivalenz). Es kann außerordentlich beängstigend sein, wenn Gefühle und Vorstellungen wie äußere Objekte betrachtet werden. Die wiederkehrende Erfahrung einer kontingenten, kongruenten und sicher markierten Spiegelung der kindlichen Affekte durch die Eltern trägt zur allmählichen Erkenntnis bei, dass die Affekte nicht notwendigerweise auf die Außenwelt übergehen, vielmehr von der physikalischen Realität abgekoppelt werden können und eine subjektive Dimension besitzen. Während das Kind spielt, kann es Objekte aus der Realität nach seinen Bedürfnissen manipulieren und umgestalten. Es weiß da aber, dass sein Erleben und Verhalten ohne jegliche Auswirkung auf die äußere Realität ist (Als-ob-Modus). Das kindliche Spiel, das auf der intersubjektiven Szene eines „Alleinseins in Gegenwart eines Anderen", also im Übergangsraum nach Winnicott (1971) stattfindet, kann den Modus der psychischen Äquivalenz eindämmen. Wenn Eltern oder ältere Geschwister das Kind im Spiel begleiten, seine Aufmerksamkeit nicht-intrusiv lenken, zu konstruktiven Lösungen in gemeinsam geteilter Aufmerksamkeit anregen, dann kann dieser Mentalisierungsprozess weiter gefördert werden. Sie vermitteln den kindlichen Vorstellungen und Gefühlen im Spiel immer auch eine Verbindung zur Außenrealität, indem sie einen alternativen Standpunkt zur „Als-ob-Haltung" des Kindes im Spiel anzeigen. Beide Modi der Erfahrung von inneren Zuständen und äußeren Situationen werden so allmählich integriert. Innenwelt und Außenwelt erscheinen schließlich auf vielfältige Weise bedeutsam miteinander verknüpft und müssen fortan weder als äquivalent noch aber als vollständig dissoziiert angesehen werden.

- Sich selbst als einen Akteur in motivischen Begriffen innerseelischer Zustände begreifen zu können, ist Resultat einer lange Jahre währenden Entwicklung. Sie ist begleitet von der reifenden Erkenntnis, dass dieser Prozess von einer komplexen Beziehung mit bedeutsamen Interaktionspartnern abhängig ist, die selbst wiederum von eigenständigen subjektiven Motivlagen in ihrem Handeln bestimmt werden und die durch subjektiv motivierte, intentionale Handlungen von einem selbst beeinflusst werden können. Die Vorstufen zu diesem Selbstkonzept als intentionalem Handlungsträger beschränken sich zunächst auf den physikalisch-körperlichen Bereich, dehnen sich auf Kontingenzen in der sozialen Interaktionssphäre aus, werden schließlich in der Unterscheidung von Mittel und Zweck, von Handlung und Ergebnis zu einem teleologischen Standpunkt. Dieser bleibt aber noch weitgehend eine äußere, gleichsam behavioristische Perspektive. Er kann in vielen öffentlichen Verkehrsformen ein instrumentelles Verhalten wirksam steuern, stößt in vielschichtigen zwischenmenschlichen Beziehungen aber auf enge Grenzen und kann bei auftretenden Konflikten und emotionalen Spannungen völlig versagen.

Fonagy und Mitarbeiter (2003) belegen in entwicklungspsychopathologischen, klinischen und psychodynamisch-theoretischen Studien überzeugend, dass schwere, vor allem aber Borderline-Persönlichkeitsstörungen sich im Kontext unsicherer oder desorganisiert-desorientierender Bindungserfahrungen mit oft zahlreichen Traumatisierungen entwickeln. Dies wird in den hohen Raten an eigenen unsicheren oder desorganisierten Bindungsstilen angezeigt. Psychopathologisch und psychodynamisch aber noch bedeutsamer erscheinen die in diesem Bindungskontext vermittelten grundlegenden Defizite in der Affektregulation und symbolischen Repräsentationsleistung, in der selbstreflexiven Mentalisierungsfähigkeit. Die Autoren heben bei Borderline-Patienten vor allem folgende entwicklungspsychopathologische Voraussetzungen hervor:

- Nicht-kontingente Affektspiegelungen bewirken, dass weite Bereiche des eigenen Affektlebens undifferenziert, nicht-repräsentiert bleiben. Kontingente, aber nicht markierte, sondern vielmehr überrealistisch erregende Affektspiegelungen verhindern ebenfalls die Entwicklung von Affektrepräsentanzen der zweiten Ordnung. Sie unterminieren aber gleichzeitig auch eine sichere Grenzbildung zwischen Selbst und Objekt, wenn eine innere Erfahrung plötzlich extern erlebt wird. Die Errichtung eines „Fremdkörpers" in der Selbstorganisation („alien self") drängt auf eine fortwährende Externalisierung in einer konkreten Beziehung, um eine Selbstkohärenz herstellen zu können. Sie ist die Grundlage für den interaktionellen Beziehungsmodus über eine „projektive Identifikation".
- Eine Integration der frühen Modi der Realitätswahrnehmung von „psychischer Äquivalenz" und „als-ob" unterbleibt. Spiel und Übergangsraum sind mangelhaft ausgebildet. Wird die Außenwelt anolog der Innenwelt et vice versa erlebt, dann besteht eine hohe Verletzlichkeit gegenüber den unvermittelt realistischen, prinzipiell traumatogenen Affekten. Umgekehrt bedeutet der defensive Rückzug auf einen „Als-ob-Modus" eine dissoziative Schutzhaltung, die keinerlei konstruktive Auseinandersetzung mit der sozialen Realität mehr ermöglicht.
- Eine intentionale Stufe der Selbstentwicklung im Sinne einer reifen Mentalisierung wird meist verfehlt. Stattdessen imponiert gerade in engen zwischenmenschlichen Beziehungen ein überwiegend teleologischer Standpunkt. Das Erreichen eines dominanten Zieles scheint oft jegliche Mittel zu rechtfertigen. Ist das vorrangige Ziel etwa das Erreichen von Selbstkohärenz, um eine vernichtende Angst oder eine grundlegende Scham zu erledigen, dann kann beispielsweise nicht darauf reflektiert werden, dass vor allem aggressive, selbst- und objektgerichtete Affekte und Handlungen eine Form von Selbstkohärenz herstellen.
- Grundlegende Entwicklungsdefizite in der Mentalisierung bedeuten auch eine erhöhte Vulnerabilität gegenüber Traumatisierungen in Bindungskontexten. Realtraumatisierungen wirken sich in vielfältiger Weise verhängnisvoll auf die weitere affektive und soziokognitive Entwicklung aus. Sexuelle oder aggressive Missbrauchserfahrungen durch Eltern etwa sind dann besonders zerstörend, wenn sie in einem bisherigen Beziehungskontext von emotionaler Vernachlässigung begründet sind. Traumaerlebnisse bewirken oft eine verheerende Stabilisierung einer vorliegenden Identitätsdiffusion, indem sie das Affekterleben im Sinne einer paranoid-schizoiden Position nach M. Klein strukturieren. Sie fördern eine Identifikation mit dem Aggressor, die dazu beiträgt, die Beziehungsdyaden von „Tä-

ter und Opfer" in raschen Umkehrungen anzulegen. Dies bedeutet nicht nur ein erhöhtes Risiko zur Retraumatisierung, sondern bestärkt auch die umgekehrte Tendenz zur außengerichteten Viktimisierung. Dieser destruktiven Verhaltensinszenierung und dem hartnäckigen Festhalten an dieser Position liegt aber eine verheerende Behinderung der allgemeinen Mentalisierungsfunktion zugrunde. Die Traumatisierung selbst gestattet aufgrund der ohnmächtigen Überwältigung durch destruktive Affekte selbst oft keine korrekte Erfassung der Handlung zwischen Täter und Opfer im Sinne einer identifizierbaren und als solche repräsentierbaren Objekt-Subjekt-Relation. Vielmehr wird das Traumaereignis als vernichtender Affektzustand einer „adualistischen Monade" kodiert (Meares 1997). Es entsteht ein malignes Introjekt, das fortwährend auf eine externalisierende Reinszenierung drängt. Infolge traumabedingter Dissoziationen kann es im Weiteren auch nicht selbstreflexiv beurteilt und eigenständig modifiziert werden. Stattdessen ist eine außengerichtete Hypervigilanz gegenüber affektiven Gesichtsausdrücken potentieller Täter mit einer grundlegenden Hemmung, ja angestrengten Weigerung verknüpft, sich in den mentalen Zustand von Tätern einzufühlen, diese überhaupt erkennen zu wollen. In einem grundlegend dissoziativ veränderten Bewusstseinszustand können die vielfältigen Aspekte einer risikohaften Situation oft nicht integriert werden. So passiert es nicht selten, dass die objektbezogene Außenwahrnehmung und die blockierte selbstreflexive innere Haltung eine Distanzierung gegenüber einem potentiellen Täter ausdrücken, während auf einer körperlichen Signalebene unbemerkt eine bindungsinhärente Nähesuche wirksam ist und gerade dadurch das schon etablierte, desorganisiert-desorientierte Bindungsmuster mit einer erhöhten Retraumatisierungsgefahr weiter zementiert.

Das Entwicklungsmodell von Fonagy und Mitautoren verbindet konstruktiv eine Reihe divergenter Theoriestränge. Es bietet in einer empirischen Fundierung auch zahlreiche Brückenkonzepte zwischen den Positionen der psychoanalytischen Ich-Psychologie und Objektbeziehungstheorie einerseits, der Selbstpsychologie andererseits an. Und es ist in einem hohen Maße auch vereinbar mit neurobiologischen Ansätzen der modernen Traumaforschung (Kapfhammer 2006; van der Kolk 1996; Schore 2003a, 2003b).

3.7 Resümierende Schlussbemerkungen

Die von mir skizzierten Entwicklungsmodelle einiger psychoanalytischer Autoren zum psychodynamischen Verständnis der Entstehung von Persönlichkeitsstörungen sind in vielfacher Hinsicht unvollständig. Die Anzahl der Autoren blieb notgedrungen begrenzt, ihre Auswahl wurde subjektiv getroffen. Nach Möglichkeit sollte sie Hauptpositionen der psychoanalytischen Theorieentwicklung selbst illustrieren. Die Lektüre der einzelnen Psychoanalytiker erfolgte im Hinblick auf eher allgemeine entwicklungspsychologische bzw. entwicklungspsychopathologische Voraussetzungen für strukturelle Defizite der Selbstorganisation und der grundlegenden Beziehungsfähigkeit, die schwere Persönlichkeitsstörungen kennzeichnen. Nicht thematisiert werden konnten die zahlreichen theoretischen Inkonsistenzen bzw. Inkompatibilitäten, die einer vorschnellen integrierenden Zusammenschau der heterogenen Modelle entgegenstehen. Trotzdem lassen sich einige Gemeinsamkeiten herausstellen, die mögliche Brückenkonzepte darstellen. Grotstein (1990) hat in diesem Zusammenhang von „Invarianten primitiver emotionaler Störungen" gesprochen. Demnach ist die Entwicklungspsychopathologie von Persönlichkeitsstörungen psychodynamisch in den Kontext eines gestörten Bindungsprozesses zu stellen. Schwerwiegende Konflikte um die ungelösten Themen von „Trennung und Individuation", von „Bindung und Autonomie" einerseits, folgenreiche Traumatisierungen andererseits markieren typischerweise eine frühe Entwicklungsfolie. Diese negativen Interferenzen mit dem Bindungsprozess beeinträchtigen sowohl die Bildung eines reifen Selbstkonzeptes wie auch von realistischen Objektkonzepten. Auf einer intrapsychischen Ebene gehen hiermit massive Defizite der Affektregulierung und Symbolisierungsfähigkeit einher. Das Affekterleben zeichnet sich durch eine hohe Alexithymie, eine verringerte Affekttoleranz und eine starke Polarisierung mit einem Überwiegen negativer Affekte aus. Selbstbezogen überwiegen Beschämung, Demütigung, Stigmatisierung, Entfremdung, Gefühle der Prägung durch eine negative Umwelt und Unterwerfung gegenüber „inneren Objekten". Der Innenwelt mangelt es in aller Regel an tragender subjektiver Bedeutsamkeit und selbstbestärkender Wertigkeit. Objektbezogene Affekte tragen einen ausgeprägt feindseligenden, zuweilen verfolgenden oder aber unerreichbar idealisierten Charakter. Ein Coping mit und eine Abwehr von Konflikten und emotionalen Spannungen sind primitiv. Auf einer interaktionellen Ebene wird verdeutlicht, dass die intrapsychischen Defizite meist eine unbedingte Angewiesenheit auf einen realen Beziehungskontakt mit einer Person notwendig machen. Beziehungsmodi sind typischerweise so angelegt, dass sie eine reife Bindung gerade verhindern, im Extremfall sogar zerstören. Viele selbst- oder objektgerichtete destruktive Verhaltensweisen müssen im Dienste einer Selbstregulation, einer Herstellung von Selbstkohärenz gesehen werden, auch wenn tragischerweise gerade dadurch die Chancen einer konstruktiven Verarbeitung weiter reduziert werden.

Literatur

Bacal HA, Newman KM. Theories of object relations: Bridges to self psychology (personality, psychopathology, and psychotherapy). New York: Columbia University Press 1990.

Balint M. Thrills and regressions. London: Hogarth 1959.

Balint M. The basic fault. Therapeutic aspects of regression. London: Tavistock Press 1968.

Bateman A, Fonagy P. Psychotherapy for borderline personality disorder. Mentalization-based treatment. Oxford: Oxford University Press 2004.
Bion WR. Attacks on thinking. Int J Psychoanal 1959; 40: 308-15.
Buie DH, Adler G. Definitive treatment of the borderline personality. Int J Psychoanal Psychother 1982; 9: 51-87.
Fonagy P, Gergely G, Jurist E, Target M. Affect regulation, mentalization and the development of the self. New York: Other Press 2002.
Fonagy P, Target M. Playing with reality: I. Theory of mind and the normal development of psychic reality. Int J Psychoanal 1996; 77: 217-33.
Fonagy P, Target M. Psychoanalytic theories. Perspectives from developmental psychopathology. London, Philadelphia: Whurr 2003.
Fonagy P, Target M, Gergely G, Allen JG, Bateman AW. The developmental roots of borderline personality disorder in early attachment relationships: A theory and some evidence. Psa Inquiry 2003; 23: 412-59.
Gedo J E. The mind in disorder. Psychoanalytic models of pathology. Hillsdale, NJ, Hove, London: The Analytic Press 1988.
Gergely G, Watson J. The social feedback model of parental affect-mirroring. Int J Psychoanal 1996; 77: 1181-212.
Grotstein JS. Invariants in primitive emotional disorders. In: Boyer LB, Giovacchini PL (eds). Master clinicians on treating the regressed patient. Northvale, N.J.: Aronson 1990; 139-63.
Kapfhammer HP. Psychoanalytische Entwicklungspsychologie. Entwicklung der Emotionalität. Stuttgart: Kohlhammer 1995.
Kapfhammer HP. Entwicklung, Entwicklungspsychologie In: Mertens W, Waldvogel B (Hrsg). Handbuch psychoanalytischer Grundbegriffe. Stuttgart: Kohlhammer 2000; 155-64.
Kapfhammer HP. Neurobiologie von Trauma, Dissoziation und Somatisierung. In: Remmel A, Kernberg OF, Vollmoeller W, Strauss B (Hrsg). Körper und Persönlichkeit. Entwicklungspsychologische und neurobiologische Grundlagen der Borderline-Störung. Stuttgart: Schattauer 2006; 369-389.
Kernberg OF. Borderline conditions and pathological narcissism. New York: J. Aronson 1975.
Kernberg OF. Internal world and external reality. Object theory applied. New York, London: J. Aronson 1980.
Kernberg OF. Severe personality disorders: Psychotherapeutic strategies. New Haven, CT: Yale University Press 1984.
Kernberg OF. A psychoanalytic theory of personality disorders. In: Clarkin JF, Lenzenweger MF (eds). Major theories of personality disorder. New York, London: Guilford Press 1996; 106-40.
Klein M. Love, guilt and reparation. In: Klein M, Riviere J. Love, hate and reparation. London: Hogarth 1937.
Klein M. Some theoretical conclusions regarding the emotional life of the infants. In: Klein M, Heimann P, Riviere J (eds). Developments in psychoanalysis. London: Hogarth 1952; 198-236.
Klein M. Envy and gratitude. London: Hogarth 1957.

Kohut H. The analysis of the self. A systematic approach to the psychoanalytic treatment of narcissistic personality disorders. New York: International Universities Press 1971.

Kohut H. The restoration of the self. New York: International Universities Press 1977.

Kohut H. How does analysis cure? Chicago, Ill: Chicago University Press 1984.

Kohut H, Wolf ES. The disorders of the self and their treatment: An outline. Int J Psychoanal 1978; 59: 413-26.

Kolk van der B. The complexity of adaptation to trauma, self regulation, stimulus discrimination, and characterological development. In: van der Kolk B, McFarlane AC, Weisaeth L (eds). Traumatic stress. The effects of overwhelming experience on mind, body, and society. New York: Guilford Press 1996; 182-213.

Lyons-Ruth K. Rapprochement or approchement: Mahler's theory reconsidered from the vantage point of recent research on early attachment relationships. Psa Psychol 1991; 8: 1-23.

Mahler MS, Pine F, Bergman A. The psychological birth of the human infant. New York: Basic Books 1975.

Masterson JF, Rinsley D. The borderline syndrome: The role of the mother in the genesis and the psychic structure of the borderline personality. Int J Psychoanal 1975; 56: 163-77.

Meares R. The "adualistic" representation of trauma: On malignant internalisation. Am J Psychother 1997; 53: 392-402.

Ogden TH. Instinct, phantasy and psychological deep structure: A reinterpretation of aspects of the work of Melanie Klein. Contemp Psa 1984; 20: 500-25.

Rudolf G. Persönlichkeitsstörung und Persönlichkeitsstruktur. Persönlichkeitsstörungen PTT Sonderband 1999; 3: S40-8.

Schore AN. Affect regulation and the disorders of the self. New York, London: WW Norton & Company 2003a.

Schore AN. Affect regulation and the repair of the self. New York, London: WW Norton & Company 2003b.

Settlage CF. The psychoanalytic understanding of narcissistic and borderline personality disorders: Advances in developmental theory. J Am Psa Ass 1977; 25: 805-33.

Stolorow RD, Brandchaft B, Atwood GE. Psychoanalytic treatment. An intersubjective approach. Hillsdale, N.J., Hove, London: Analytic Press 1971.

Winnicott DW. Die primitive Gefühlsentwicklung (1945). In: Von der Kinderheilkunde zur Psychoanalyse. Frankfurt: Fischer 1983; 58-76.

Winnicott DW. Die Beziehung zwischen Aggression und Gefühlsentwicklung (1954). In: Von der Kinderheilkunde zur Psychoanalyse. Frankfurt: Fischer 1983; 91-112.

Winnicott DW. Primäre Mütterlichkeit. (1956) In: Von der Kinderheilkunde zur Psychoanalyse. Frankfurt: Fischer 1983; 157-64.

Winnicott DW. Playing and reality. London: Tavistock 1971.

4. Diagnostik von Persönlichkeitsstörungen

Robert Mestel

In diesem Kapitel werden vorrangig praxisrelevante Belange für die therapeutische „Alltagsdiagnostik" von Persönlichkeitsstörungen besprochen. Dies betrifft somit die klassifikatorische Diagnostik nach ICD-10 (Dilling et al. 2004, 2005) und die dimensionale Diagnostik der Persönlichkeitsstörungen mittels Selbst- und Fremdbeurteilungsskalen. Einige Autoren nehmen eine sehr enge und kritische Definition von Persönlichkeitsstörungen vor (z. B. Fiedler 2000; Lieb 1998), während gerade psychodynamisch orientierte Autoren eher weite Einschlusskriterien verwenden (z. B. Kernberg u. Hartmann 2006 für die narzisstische Persönlichkeitsstörung). Im vorliegenden Kapitel wird ein Kompromiss zwischen diesen Positionen angestrebt.

Aufgrund der Stigmatisierungsproblematik und der gegebenenfalls negativen Folgen einer Persönlichkeitsstörungsdiagnose für die soziale oder berufliche Situation des Betroffenen hat der Diagnostiker eine hohe Verantwortung. Besonders deutlich wird dies, wenn der Entlassungsbericht oder Therapieantrag in die Hände des Patienten oder eines Angehörigen fällt und die dort erwähnte Diagnose mit dem Patienten nicht abgesprochen wurde (Fiedler 2001). Die Vergabe einer Persönlichkeitsstörungsdiagnose ist nur gerechtfertigt, wenn diese mit dem Patienten besprochen wurde und er sie versteht und gutheißt oder bei einer Ablehnung der Diagnosevergabe (z. B. wegen ich-syntoner Leugnungstendenzen), wenn die Umwelt eindeutig und deutlich an den Folgen leidet. Letzteres könnte z. B. offenkundig werden an Prozessen mit Nachbarn oder Arbeitskollegen, daran, dass die Ehefrau mit den Kindern von zu Hause auszieht, die Polizei hinzugezogen werden muss oder eine psychiatrische Einweisung notwendig wird.

Besonders relevant ist die angesprochene Problematik, wenn die Diagnosen an externe Stellen wie Kostenträger weitergeleitet werden (müssen), kaum dagegen im Kontext von wissenschaftlichen Studien bzw. praxis-/einrichtungsinternen Basisdokumentationen, bei denen im Zuge der Datenschutzrichtlinien die Zuordnung von Diagnosen zu Personen über Codes verschlüsselt ist und somit für unbefugte Dritte unzugänglich bleibt. Man könnte argumentieren, dass es aus den genannten ethischen Problemen im Sinne des Schutzes der Persönlichkeitsrechte des Patienten wäre, eine „doppelte" Buchführung in der Diagnoseverschlüsselung durchzu-

führen („interne" Dokumentation zu wissenschaftlichen Zwecken und für die Basisdokumentation und „externe" Dokumentation für Kostenträger). Die genannte Stigmatisierungsproblematik soll verdeutlichen, wie bedeutsam es gerade im Bereich der Persönlichkeitsstörungsdiagnostik ist, keine „zufälligen, willkürlichen", d. h. unreliablen Diagnosen zu vergeben.
Zu betonen ist, dass Diagnosen im Allgemeinen und Persönlichkeitsstörungsdiagnosen im Speziellen nicht „an sich" existieren, sondern theoretische Konstrukte mit dem Zweck einer Verbesserung des Verständnisses und der Behandlungsmöglichkeiten bei bestimmten Leidenszuständen sind (Trautmann 2004, S. 19). So gibt Tavris (1996) am Beispiel der bis zur Einführung des ICD-10, also bis etwa 1991, gültigen ICD-9-Diagnose „Homosexualität" (ICD-9: 302.0) kritisch zu bedenken, was denn mit den „Leiden" der Homosexuellen nach der Eliminierung der Diagnose geschehen sei: Sind sie alle über Nacht geheilt worden? Ein ähnliches Kuriosum stellt das Herausstreichen der narzisstischen Persönlichkeitsstörung aus dem DSM-II 1968 und seine Wiederaufnahme 1980 im DSM-III dar: Welches Leiden hatten Personen, welche zwischen 1968 und 1979 „eigentlich" eine narzisstische Persönlichkeitsstörung aufwiesen?

4.1 Klassifikatorische Diagnostik nach ICD-10

4.1.1 ICD-10 Versionen und deren Reliabilität

Die ICD-10-GM 2006 Version (Graubner 2005) enthält nur überblicksartige Beschreibungen aller Diagnosen bei psychischen Störungen ohne konkrete Einschlusskriterien und Cut-off-Angaben und ist somit für eine reliable Diagnostik ungeeignet.
Nach der Anzahl der Neuauflagen und dem Verkaufsrang bei www.amazon.de (Zugriff 30.1.2009; 6. Auflage 2008: Rang 1.040 vs. Rang 14.980 für die 4. Auflage der Forschungskriterien) können die ICD-10-Leitlinien (Dilling et al. 2005) als die häufigste Grundlage für die Vergabe von Psychodiagnosen (Kapitel F) und somit auch von Persönlichkeitsstörungen in Deutschland gelten. Es ist von einer unzureichenden Reliabilität der Persönlichkeitsstörungsdiagnosen nach den klinischen Leitlinien auszugehen, da für die einzelnen Persönlichkeitsstörungen kein konkreter Cut-off angegeben wird und auch die Eingangskriterien nur vage beschrieben werden. Zwischen strukturierten Interviews und „freier" Leitliniendiagnostik besteht bei Persönlichkeitsstörungen (ebenso wie bei klinischen Syndromen; siehe Saile et al. 2000; Steiner et al. 1995) so gut wie kein Zusammenhang (Fydrich et al. 1996; Mestel et al. 2001; Trouw 1997; Zimmermann 1994). Dagegen liegen für die ICD-10-Forschungskriterien (Dilling et al. 2004) mehrere Studien mit befriedigenden Reliabilitätswerten vor (z. B. Bronisch u. Mombour 1994; Muhs et al. 1993). Ausreichende Reliabilitäten können jedoch auch hier nur bei einer konkreten Verankerung der Exploration an den einzelnen ICD-10-Kriterien erreicht werden.

4.1.2 Hinweise zur ICD-10-Diagnostik der Persönlichkeitsstörungen

Kliniker sollten zuerst das Kapitel F6 der ICD-10-Leitlinien als *Grundlage* durcharbeiten und dazu als *Hintergrund* das DSM-IV-Kapitel zu Persönlichkeitsstörungen, in dem wesentliche Informationen zur Prävalenz und Differentialdiagnostik gegeben werden.
Strukturierte Interviews werden in der Routinediagnostik so gut wie nicht eingesetzt (Mestel u. von Heymann 2005), wahrscheinlich, da sie zeitlich zu aufwendig sind. Bronisch (2003) gibt eine Zeitspanne von 20 - 240 Minuten für das IPDE an, Mestel (2002) durchschnittlich etwa 60 Minuten bei Patienten *mit Verdacht* auf eine Persönlichkeitsstörung mittels SKID-II. Weiter wird einhergehend mit der mangelnden Akzeptanz von Therapiemanualen in der therapeutischen Praxis auch die Einschränkung des Freiraums der klinischen Exploration und Beurteilung kritisiert. In der diagnostischen Alltagsroutine sollte mit den ICD-10-Forschungskriterien diagnostiziert werden, wobei sich hier die Internationalen Diagnose-Checklisten für ICD-10 (IDCL für Persönlichkeitsstörungen: Bronisch et al. 1995) als sehr nützlich erweisen.

4.1.3 Voraussetzungen zur Vergabe einer Persönlichkeitsstörung nach ICD-10

Um überhaupt spezifische Persönlichkeitsstörungen vergeben zu können, müssen bestimmte Voraussetzungen erfüllt sein, die so genannten G-Kriterien. Wiederum sind diese Voraussetzungen in den ICD-10-Leitlinien so vage beschrieben, dass hier auf die G-Kriterien der ICD-10-Forschungskriterien (wörtlich, jedoch leicht vom Autor gekürzt) rekurriert wird.
Sehr bedeutsam ist, dass *jedes* der sechs G-Kriterien für die Vergabe einer Persönlichkeitsstörung erfüllt sein muss („und" Verknüpfung) und dass diese sechs Voraussetzungen für *alle einzelnen* Persönlichkeitsstörungskriterien geprüft werden sollen bzw. müssen (siehe auch IDCL-Manual: Bronisch et al. 1995). Viele Anwender prüfen die G-Kriterien *vorab* pauschal unter Bezugnahme auf *heterogene* Persönlichkeits- oder Interaktionsproblematiken über verschiedene spezifische Persönlichkeitsstörungen hinweg und beurteilen *dann* die Einzelkriterien der spezifischen Persönlichkeitsstörungen „deskriptiv", d. h. ohne das zentrale Kriterium der klinischen Relevanz (G3) zu beachten. Dieses Vorgehen ist nicht statthaft und erzeugt kaum reliable Persönlichkeitsstörungsdiagnosen, da hierbei nicht nachvollziehbar ist, auf welche allgemeinen Persönlichkeitsstörungsmarker (im Bereich der Kognition, der Affekte, der Impulskontrolle und der Beziehungsgestaltung) sich bezogen wird, und ob diese Marker überhaupt zur selben spezifischen Persönlichkeitsstörung gehören, deren Einzelkriterien später „deskriptiv" beurteilt werden.

G1. Die charakteristischen und dauerhaften inneren Erfahrungs- und Verhaltensmuster der Betroffenen weichen insgesamt deutlich von kulturell erwarteten und akzeptierten Vorgaben („Normen“) ab. Diese Abweichung äußert sich in mehr als einem der folgenden Bereiche:
1. Kognition
2. Affektivität
3. Impulskontrolle und Bedürfnisbefriedigung
4. Art des Umgangs mit anderen

Dieses Kriterium ist nur in Extremfällen (z. B. *deutlich* selbstverletzendes Verhalten oder der Gedanke „man darf *niemals* einem Menschen trauen“) reliabel zu beurteilen. Wer bestimmt, was eine „deutliche“ Abweichung darstellt? Welcher Diagnostiker kennt „die“ Norm? In jedem Fall müssen kulturelle Aspekte Beachtung finden (z. B. „hysterisch-expressives“ Verhalten in Süditalien vs. am Nordkap; impulsives Verhalten von englischen Fußballfans bei einer WM).
Das Kriterium G1 ist in der diagnostischen Praxis so gut wie unbedeutend, vor allem wenn jedes *Einzel*kriterium von Persönlichkeitsstörungen hinsichtlich der Normabweichung beurteilt werden soll.

G2. Die Abweichung ist so ausgeprägt, dass das daraus resultierende Verhalten in vielen persönlichen und sozialen Situationen unflexibel, unangepasst oder auch auf andere Weise unzweckmäßig ist (nicht begrenzt auf einen speziellen auslösenden Stimulus oder eine bestimmte Situation).

Klinisch sollte der Diagnostiker stets überdenken, ob der Interviewte mit seinem Verhalten, seinem Affekterleben oder -ausdruck oder seinen Denkmustern sein interpersonelles Ziel (Sachse 2004) bzw. die Befriedigung seiner Grundbedürfnisse erreicht (Grawe 1998).

G3. Persönlicher Leidensdruck, nachteiliger Einfluss auf die soziale Umwelt oder beides sind dem unter G2. beschriebenen Verhalten zuzuschreiben.

Dieses Voraussetzungskriterium kann als das bedeutsamste gelten. Der Betroffene *oder* seine Umwelt müssen am Kriterium selbst oder dessen Folgen leiden. Der nachteilige Einfluss auf die soziale Umwelt sollte erheblich sein und aus dem Rahmen üblicher Beziehungskonflikte heraustreten.
Es wird explizit darauf hingewiesen, dass die einzelnen Kriterien der Persönlichkeitsstörungen eine völlig unterschiedliche „Itemschwierigkeit“ (im Sinne der klassischen Testtheorie) aufweisen, wenn man sie nur „deskriptiv“, also *ohne* Leidensdruck beurteilen würde. Manche Kriterien sind an sich schon „extrem“ formuliert (z. B. Borderline Nr. 4: „wiederholt Drohungen oder Handlungen mit Selbstbeschädigung“), andere sehr „weich“ (z. B. anankastisch Nr. 1: „Gefühle von starkem

Zweifel und übermäßiger Vorsicht"). Eine rein deskriptive Beurteilung ist deshalb allein schon unstatthaft.

G4. Nachweis, dass die Abweichung stabil, von langer Dauer ist und im späteren Kindesalter oder der Adoleszenz begonnen hat.

Eine Persönlichkeitsstörung kann nach den ICD-10-Leitlinien ab dem Alter von 16 Jahren vergeben werden, international ist in der Forschung meist ein Einschlussalter ab 18 Jahren erforderlich. Es ist notwendig, bei jedem zu beurteilenden Kriterium den Zeitraum seit dem 18. Lebensjahr bis zum Explorationszeitpunkt im Hinterkopf zu behalten und diesbezüglich beim Patienten ggf. nachzuhaken. Die validesten Antworten erhält man, wenn man die Beurteilung an konkreten Lebensereignissen des Patienten verankert (z. B. Bezug der ersten Wohnung).
Unklar bleibt, was genau mit einem *Beginn der Abweichung* gemeint ist, da die Kriterien häufig nicht auf Kinder anzuwenden sind (z. B. Misstrauen gegenüber sexueller Untreue des Ehepartners). Auch ist es schwierig, ohne fremdanamnestische Daten nur auf Erinnerungsleistungen der Patienten zu vertrauen, gerade wenn sie sich zeitgleich in einer längeren akuten depressiven Phase befinden. Pragmatisch gesehen sollte man sich fragen, ob die *zentralen Merkmale* der Störung, die so genannten Optimalkriterien bereits in der späten Kindheit vorlagen. In Studien mit reliabler Persönlichkeitsstörungsdiagnostik zeigt sich mit zunehmender Zeitdauer eine stärkere *Instabilität* der Persönlichkeitsstörungsdiagnose (Skodol et al. 2005; Tyrer 2006; Zanarini et al. 2005; Zimmermann 1994).

G5/G6. Die Abweichung kann nicht durch das Vorliegen oder die Folge einer anderen psychischen Störung bzw. organischen Erkrankung des Erwachsenenalters erklärt werden.

Es ist eine zwingende Voraussetzung, *vor* der Beurteilung einer möglichen Persönlichkeitsstörung genügend Informationen über etwaige syndromale oder Symptom-Diagnosen zu besitzen. Dies trifft im Besonderen die *häufigsten* psychischen Störungen, affektive, psychotische und Angststörungen sowie Suchterkrankungen. Der Diagnostiker ist angehalten *bei jedem einzelnen* Kriterium auszuschließen, ob das Leiden am Kriterium oder an dessen Folgen nicht eine kausale Folge einer syndromalen Diagnose ist oder im Zuge der syndromalen Diagnose auftritt. Besonders schwierig ist die Beurteilung der Persönlichkeitsstörungskriterien bei gleichzeitigem Vorliegen einer lang andauernden ein- oder mehrphasischen depressiven Episode.

4.1.4 Gesprächsführung bei Exploration der Einzelkriterien

Um dem Diagnostiker die Arbeit zu erleichtern, empfiehlt es sich für Screeningzwecke einen der ICD-10-Persönlichkeitsdiagnostik *vorgeschalteten* Fragebogen zu verwenden (IPDE-Fragebogen; SKID-II Fragebogen; Personality Disorder Questionaire PDQ-R, Hyler et al. 1990, 1992; VDS-30 Persönlichkeitsskalen, Sulz et al. 1998). Durch die „weich“ (niedrigschwellig) formulierten Items ermöglichen diese Fragebogen eine Ausschlussdiagnostik von Persönlichkeitsstörungen. Der Diagnostiker muss dann nur noch die Störungen im Interview nachexplorieren, bei denen ein begründeter Verdacht besteht.
Meist steht aus Zeit- oder Organisationsgründen nur der Patient als Informant zur Verfügung. Werden *Angehörige* über den Persönlichkeits- und Beziehungsstil des Patienten exploriert, stimmen die Angaben nach der empirischen Befundlage nur mäßig mit denen des Patienten überein (Zimmermann 1994). Angehörige sehen in der Regel *mehr* Problematiken beim Patienten als dieser selbst, was z. B. mit der bei einigen Persönlichkeitsstörungen häufig vorliegenden Ich-Syntonie begründet werden könnte.
Kriterien, die sehr stigmatisierend oder auch entwertend formuliert sind, sollten „weicher“ bzw. deskriptiver umformuliert werden (z. B. paranoid Nr. 6: „ständige Selbstbezogenheit, besonders in Verbindung mit starker Überheblichkeit“). Bewährte Formulierungen kann man den oben genannten vier Selbstbeurteilungsinventaren oder den strukturierten Interviews (IPDE; SKID-II) entnehmen. Bedeutsam ist jedoch, dass man sich möglichst mehrere Beispiele für das zu explorierende Verhalten geben lässt und im Hinterkopf behält, dass im ICD-10 *immer das Kriterium selbst beurteilt werden muss*, auch wenn es „hart“ bzw. kränkend formuliert ist. Sehr hilfreich sind Fragen, die einen Perspektivenwechsel eröffnen wie die folgenden: „Was würde Ihr Ehemann wahrscheinlich dazu sagen, wenn er hier gefragt würde?“. Das direktive Abfragen der Kriterien birgt jedoch auch die *Gefahr von sozial erwünschten Antworten.* Es stellt eine hohe Herausforderung an den Diagnostiker dar, diese Tendenzen beim Patienten zu erspüren und suggestive Befragungen zu unterlassen. Dies kann nur gelingen, wenn der Diagnostiker die Haltung einer „neugierigen Offenheit“ einnimmt und keine Bestätigungsdiagnostik durchführt.
Bei einigen Kriterien soll das Verhalten bzw. die Affektivität des Patienten beurteilt werden (z. B. bei histrionisch Nr. 4 „unangemessen verführerisch in Erscheinung und Verhalten“). Besonders bei diesen Kriterien ist es wichtig, sich eher auf *Verlaufs*beobachtungen oder eingehendere verbale Exploration (um das Kriterium herumfragen) zu verlassen und nicht nur auf einen einmaligen Eindruck des Diagnostikers im Gespräch selbst oder gar die so genannte Gegenübertragung bei psychodynamisch orientierten Klinikern. Solche kurzfristigen Einschätzungen spielen eine untergeordnete Rolle im Gegensatz zur Beurteilung der aktuellen Psychopathologie (Dittmann et al. 2001).

4.2 Allgemeine Gesprächsführung bei Patienten mit Persönlichkeitsstörungen

Im Leitfaden zur Diagnostik und Therapie von ICD-10 Persönlichkeitsstörungen (Müssigbrodt et al. 2000) wird auf die Beachtung der therapeutischen Distanz mit Festlegung von Grenzen, also der Zeitdauer des Gesprächs oder den Zielen, hingewiesen. Ferner sollte man sich nicht für manipulative Zwecke benutzen lassen und sich gegenwärtig sein, dass von kurzfristigen therapeutischen Interventionen bei Persönlichkeitsstörungen keine umfassenden Erfolge zu erwarten sind, und es oft in erster Linie um Krankheitsbewältigung, das Management von Krisen (Suizidalität, Selbstbeschädigung u. a.) geht.

Hinweise zur Gesprächsführung bei Persönlichkeitsstörungen sind je nach theoretischer Orientierung der Psychotherapeuten sehr unterschiedlich (Fiedler 2001, S. 109). Nach Sachse (2002), der einen integrativen Ansatz bei Persönlichkeitsstörungen mit gesprächstherapeutischen, transaktionsanalytischen, gestalt- und verhaltenstherapeutischen Elementen vertritt, wird eine vertrauensvolle Therapeut-Patient-Beziehung v. a. durch *komplementäres* Therapeutenverhalten erreicht. Dabei fühlt sich der Therapeut in die zentralen, dem Patienten häufig nicht bewussten Motive ein und verhält sich diesen gegenüber komplementär, also so, dass die zentralen Beziehungsmotive des Patienten in der therapeutischen Interaktion befriedigt werden (ähnlich Fydrich 2001). Auch bei Caspar (1996) sollte sich der Therapeut komplementär zu den zentralen „Plänen" des Patienten verhalten. In der kognitiven Therapie der Persönlichkeitsstörungen nach Beck (1999) werden in der Diagnostik kognitive Stile spezifischer Persönlichkeitsstörungen herausgearbeitet, im integrativen Ansatz nach Young et al. (2005) „frühe nicht-adaptive Schemata". In psychodynamischen Ansätzen wird in der Regel auf die Interaktion zwischen Patienten und Therapeuten mit Hilfe der Techniken der Klärung, Konfrontation und Interpretation konfliktbesetzter Themen und der Abwehrmechanismen fokussiert. Damit ist es möglich, gleichzeitig die Symptomatik und die zugrunde liegende Persönlichkeitsstruktur herauszuarbeiten. Im Strukturierten Interview zur Persönlichkeitsorganisation (STIPO; Buchheim et al. 2006) wird dabei in einem zirkulären Vorgehen auf zuvor geäußerte, aber noch nicht ausreichend geklärte Symptome und Probleme rekurriert.

Fiedler (2000, S. 320ff) weist zur Auflösung therapeutischer Krisen auf den so genannten „therapeutischen Dreisatz" (ebd. S. 311ff) und auf das aus der interpersonellen Theorie stammende und von Lorna Benjamin ausgearbeitete Konzept des „antithetischen" Beziehungsverhaltens hin. Danach sollte der Therapeut bei Patienten, die sich im affektiv negativen Beziehungsmodus befinden, z. B. den Therapeuten herabsetzen und beschuldigen, die Interaktionssequenz durch unerwartetes antithetisches Verhalten durchbrechen. In diesem Falle solle der Therapeut sich dem Patienten gegenüber *öffnen*, was im Modell der Strukturalen Analyse Sozialen Verhaltens (SASB; Benjamin 2001) bedeutet, das „Komplement des Gegenteils" (bestätigen, verstehen) zu tun.

Eine ressourcen- und kompetenzorientierte Gesprächsführung schlagen Schmitz et al. (2001) oder Fiedler (2001) vor. Tominschek (2006) beschreibt einen psychoedukativ-systemischen Ansatz, bei dem der Patient direkt am diagnostischen Prozess beteiligt wird und ihm nicht nur eine Diagnose „vergeben" wird.
Zur Gesprächsführung bei *spezifischen* Persönlichkeitsstörungen finden sich Hinweise bei Herpertz et al. (2003) oder Sachse (2002), auf die hier aus Platzgründen nicht eingegangen wird. In der dialektischen Verhaltenstherapie der Borderline-Persönlichkeitsstörung nach Linehan (1996) wird vom Therapeuten eine Haltung gefordert, die geprägt sein müsse vom Gleichgewicht oder der Synthese zwischen „Akzeptanz und Veränderung".

4.3 Ausgewählte Probleme klassifikatorischer ICD-10 Persönlichkeitsstörungsdiagnostik im klinischen Alltag

4.3.1 *Unterdiagnostizierung bestimmter Persönlichkeitsstörungen*

Folgende Persönlichkeitsstörungen werden in der klinischen Routinediagnostik (Konermann et al. 2006) *seltener* diagnostiziert, als sie in der *Normalbevölkerung (!)* vorliegen (Prävalenzschätzungen aus dem Median über alle elf Studien mit klinischen Interviews von 1989 – 2001: Kaufmann 2005; Weissman 1993, DSM-IV Prävalenzangaben):

a. Paranoide Persönlichkeitsstörung (0,4 % vs. 0,9 % Prävalenz in der Normalbevölkerung)
b. Schizoide Persönlichkeitsstörung (0,6 % vs. 0,9 %)
c. Schizotype Störung (0,2 % vs. 0,7 % bzw. 3 % DSM-IV)
d. Dissoziale Persönlichkeitsstörung (0,1 % vs. 0,9 % bzw. 2 % DSM-IV)
e. Histrionische Persönlichkeitsstörung (1,3 % vs. 2,1 %)
f. Zwanghafte Persönlichkeitsstörung (0,9 % vs. 1,9 %)

Auch Herpertz und Saß (2003) weisen auf die Unterdiagnostizierung der dissozialen und paranoiden Persönlichkeitsstörung hin.

4.3.2 *Mangelnde Beachtung der Komorbidität der Persönlichkeitsstörungen untereinander*

Während Studien mit strukturierten Interviews bei etwa jeder zweiten Person mit Persönlichkeitsstörung mindestens eine weitere Persönlichkeitsstörung finden (vgl. Bronisch in diesem Band), werden im diagnostischen Alltag *mehrere* Persönlichkeitsstörungsdiagnosen bei derselben Person nur bei 6,3 % der Fälle vergeben (Konermann et al. 2006).

4.3.3 Geringe Validität der Persönlichkeitsstörungsdiagnostik

Die Übereinstimmung zwischen *verschiedenen* Instrumenten zur Erfassung der Persönlichkeitsstörungen ist nur mäßig, meist aber gering (Kappa-Werte kleiner .4; vgl. Bronisch 2003; Zimmermann 1994). Dies trifft strukturierte Interviews untereinander und v. a. die Übereinstimmung von Selbst- und Fremdbeurteilungsinstrumenten. Diagnostiker sollten sich darüber im Klaren sein, dass das von ihnen verwendete Instrument weitgehend die Art und Anzahl ihrer Persönlichkeitsstörungsdiagnosen determiniert.

4.3.4 Persönlichkeitsstörungen als Hauptdiagnosen?

Vergleicht man umfangreiche Basisdokumentationen der diagnostischen Alltagspraxis, dann wird deutlich, dass klinische Praktiker Persönlichkeitsstörungen überwiegend komorbid (26,1 %; Konermann et al. 2006), also als Nebendiagnose und nicht als Hauptdiagnose (ca. 12 %; von Heymann et al. 2003) vergeben. Gewöhnlich werden „schwerere" Persönlichkeitsstörungen (Borderline, dissozial, paranoid) häufiger als Hauptdiagnosen gewählt, weniger schwere als Kodiagnosen. In vielen Studien und Dokumentationen werden dem Leser trotz der hohen Komorbidität ausschließlich Hauptdiagnosen mitgeteilt. Dadurch wird die wahre Prävalenz von Persönlichkeitsstörungen verdeckt (z. B. bei Schulz et al. 2006).

4.3.5 Dimensionale versus kategoriale Erfassung von Persönlichkeitsstörungen

Die bisherige, rein kategoriale Abbildung von Persönlichkeitsstörungen wird aus zahlreichen Gründen kritisiert (Widiger u. Sanderson 1995). Die Kriterien für die einzelnen spezifischen Persönlichkeitsstörungen überlappen sich stark (Tyrer 2006), es besteht eine kontinuierliche Verteilung von akzentuierten Persönlichkeitszügen hin zu Störungsmarkern. Die Cut-off-Werte für die bisherigen Kategorien spezifischer Persönlichkeitsstörungen sind willkürlich und führen zu Fehlklassifikationen.

4.4 Zentrale Deskriptoren, Optimalkriterien und Gegenübertragungen bei spezifischen Persönlichkeitsstörungen

Aus Tabelle 4-1 sind zusammenfassende deskriptive Optimalkriterien (Allnutt u. Links 1996), Interaktionsgefühle (Trautmann 2004) und Gegenübertragungsbereitschaften (Tress et al. 2002) ersichtlich. Die Psychodynamik spezifischer Persönlichkeitsstörungen wird bei Tress et al. (2002) prägnant zusammengefasst. In der

Tab. 4-1: Deskriptive Optimalkriterien und Gegenübertragungsbereitschaften bzw. Interaktionsgefühle für spezifische Persönlichkeitsstörungen

Persönlichkeitsstörung	Optimalkriterium nach Allnutt und Links (1996)	Interaktionsgefühl (Trautmann 2004)	Gegenübertragungsbereitschaften (Tress et al. 2002)
Schizotyp (F21)/ schizotypisch (DSM)	Seltsames Denken und Sprachverhalten; exzentrisch, komisch	"komisch"	–
Paranoid	Vermutet ohne ausreichende Grundlage, dass andere ihn ausnützen, schädigen oder täuschen	Vorsicht	Sich missverstanden zurückziehen
Schizoid	Wünscht weder, noch freut sich über enge Beziehungen einschließlich Teil einer Familie zu sein	Keins	Interesse an Beziehung zum Patienten verlieren
Dissozial/antisozial	Kriminell, aggressiv, impulsiv, unverantwortliches Verhalten	Aggression	Sich angstvoll zurückziehen
Borderline	Heftiges Bemühen, reales oder vorgestelltes Verlassenwerden zu vermeiden	Helfen wollen	Sich dem Patienten unterwerfen und zurückziehen
Histrionisch	Fühlt sich unwohl in Situationen, in denen er nicht im Mittelpunkt der Aufmerksamkeit steht	Gelangweilt, genervt	Fasziniert sein und dann ärgerlich zurückziehen
Narzisstisch	Hat ein grandioses Gefühl von der Bedeutung seiner Person	Angegriffen, Verachtung, Mitleid	Sich unterwerfen oder wütend abwenden
Anankastisch/ zwanghaft	Zeigt Perfektionismus, der die Erfüllung von Aufgaben behindert	Mühsam	Sich der Kontrolle und Dominanz des Patienten entziehen
Ängstlich-vermeidend/ selbstunsicher	Vermeidet (berufliche) Aktivitäten, die wichtige interpersonelle Kontakte beinhalten aus Angst vor Kritik, Nichtzustimmung oder Zurückweisung	"Vertrau mir"	Den Patienten vermeiden oder instrumentalisieren
Abhängig/dependent	Braucht andere, um Verantwortung zu übernehmen für die meisten seiner Lebensbereiche	Sagen, wo´s lang geht	Kontrolle und Verantwortung übernehmen oder sich zurückziehen

Folge werden führende Merkmale der spezifischen Persönlichkeitsstörungen aus Herpertz und Saß (2003) aufgeführt, ergänzende Anmerkungen zur ICD-10-Diagnostik gegeben und weiterführende Fremdbeurteilungsinstrumente zitiert.
Die führenden Merkmale der *Schizotypen Störung* (F21) bzw. schizotypischen Persönlichkeitsstörung nach DSM-IV sind sonderlingshaftes, skurriles, exzentrisches

Verhalten, extreme soziale Ängstlichkeit mit fließenden Übergängen zu paranoiden Befürchtungen sowie leichtere kognitive und sprachliche Auffälligkeiten.
Da die schizotype Störung im F2 Kapitel (Schizophrene, schizotype und wahnhafte Störungen) des ICD-10 verortet ist, gilt diese Störung im Gegensatz zum DSM-IV *nicht* als Persönlichkeitsstörung. Vier aus möglichen neun Kriterien müssen über einen längeren Zeitraum wiederholt vorliegen, wobei der Betroffene ansonsten keine allgemeinen Persönlichkeitsstörungskriterien wie Leidensdruck etc. erfüllen muss. Dadurch müsste die schizotype Störung noch häufiger auftreten als die schizotypische Persönlichkeitsstörung gemäß dem DSM-IV (Prävalenz von 3 % in der Allgemeinbevölkerung). Ein strukturiertes Interview zur Schizotypie, bisher allerdings nur in englischer Fassung, liegt von Vollema und Ormel (2000) vor.
Ausgeprägtes Misstrauen, Argwohn sowie die Überzeugung, sich in einer missgünstigen oder feindseligen Welt behaupten zu müssen, zeichnet die *paranoide Persönlichkeitsstörung* (F60.0) aus. Zudem lassen hohe Empfindsamkeit gegenüber Benachteiligungen, ständige Kontrolle der Glaubwürdigkeit und Loyalität anderer Menschen sowie hohe Konfliktbereitschaft an eine paranoide Persönlichkeitsstörung denken.
Nach Herpertz und Saß (2003) wird die paranoide Persönlichkeitsstörung *unter*diagnostiziert. Ferner wurde sie im ICD-10 im Gegensatz zum DSM-IV um narzisstische Züge (überhöhtes Selbstwertgefühl und Egozentrismus) erweitert, was das paranoide Kernkonstrukt mitunter „verwässert".
Die führenden Merkmale der *schizoiden Persönlichkeitsstörung* (F60.1) sind Kühle und Distanziertheit im zwischenmenschlichen Kontakt, eingeschränkte emotionale Erlebnis- und Ausdrucksfähigkeit sowie scheues, skurriles, sonderlinghaftes Verhalten.
Personen mit *dissozialer Persönlichkeitsstörung* (F60.2) sind gekennzeichnet durch Gefühlsarmut, mangelnde Empathie, fehlende Schuldgefühle und eine parasitäre Gestaltung zwischenmenschlicher Beziehungen.
Nach Herpertz und Saß (2003) wird die dissoziale Persönlichkeitsstörung *unter*diagnostiziert. Ein wichtiger Grund dafür dürfte darin liegen, dass Psychotherapeuten den Betroffenen mit dieser Diagnose nicht stigmatisieren wollen. Als Fremdbeurteilungsinstrument bietet sich die Psychopathy Checkliste in der 20-Kriterien Version (PCL-R, Hare 1991; dt.: Hartmann et al. 2001) oder in der deutlich ökonomischeren Screening-Version (PCL-SV; Hart et al. 1995) an.
Eine Störung der Affektregulation ist das führende Merkmal der *Borderline-Persönlichkeitsstörung* (F60.31). Sie äußert sich in plötzlichen, kurzwelligen Stimmungsschwankungen, die typischerweise mit einem quälend erlebten Spannungszustand einhergehen. Diese Anspannung versuchen Borderline-Patienten häufig z. B. mit selbstschädigenden Verhaltensmustern wie Selbstverletzungen, Ess-/Brechattacken, Alkohol- und Drogenexzessen kurzfristig abzubauen.
Im ICD-10 müssen als Voraussetzung zur Vergabe einer Borderline-Diagnose mehrere Kriterien der Impulsivität und Planlosigkeit vorliegen, wodurch ein nach ICD-10 diagnostizierter Patient mit emotional instabiler Persönlichkeitsstörung

vom Borderline-Typus (F60.31) eine *impulsive Subgruppe* der DSM-IV-Borderline-Patienten ausmacht. Ein großes Problem besteht darin, dass die sehr umfangreichen z. B. ätiologischen oder neurobiologischen Forschungen zur Borderline-Persönlichkeitsstörung sich fast ausschließlich auf die weiter gefasste DSM-IV-Diagnose beziehen. Deshalb wird empfohlen, bei dieser Störung in der Praxis für die Therapieplanung die klinisch und wissenschaftlich gesehen deutlich überlegenen DSM-IV-Kriterien zu benutzen (Bohus 2002) und diese ggf. in eine ICD-Diagnose zu „übersetzen". Einige Autoren machten auf die Existenz von Borderline-Subgruppen aufmerksam (z. B. Hurt et al. 1992). Die Literatur zu den zwei Subtypen der emotional instabilen Persönlichkeitsstörung nach ICD-10, also auch des impulsiven Typus (F60.30), wurde von Herpertz und Saß (2003, S. 84ff) eingehender aufgearbeitet.

Ein häufiger eingesetztes Fremdbeurteilungsinstrument zur Borderline-Diagnostik ist das von der Arbeitsgruppe um Gunderson entwickelte Diagnostische Interview für Borderline-Patienten (DIB; dt. Gunderson u. Pütterich 1990; revidierte Form: Zanarini et al. 1989; dt. Schödlbauer et al. 1997).

Hauptmerkmale der *histrionischen Persönlichkeitsstörung* (F60.4) sind die hohe Abhängigkeit von äußerer Aufmerksamkeit, Bestätigung und Anerkennung, die Suggestibilität und Neigung zu affektiver Labilität und rasch wechselndem, oberflächlichem Gefühlsausdruck.

Wahrscheinlich aufgrund historischer Gründe („Hysteriekonzept") zeigen Feldstudien eine stärkere Komorbidität der histrionischen Persönlichkeitsstörung mit somatoformen Störungen. Zum Beispiel wiesen bei Konermann et al. (2006) Patienten mit somatoformen Störungen am häufigsten (23,1 %) eine histrionische Persönlichkeitsstörung auf (Übersicht bei Spitzer u. Barnow 2005). In Lehrbüchern und Leitlinientexten zu somatoformen Störungen wird jedoch darauf hingewiesen, dass diese Patienten eine breite Palette von irgendwelchen Persönlichkeitsstörungen aufweisen und nicht spezifisch den histrionischen Typus (Henningsen et al. 2002, S.76; Rief u. Hiller 1998).

Um Bias zu minimieren wird betont, dass auch bei Männern an das Vorliegen einer histrionischen Persönlichkeitsstörung gedacht werden sollte. Diese Diagnose ist geschlechtsneutral konzeptualisiert (Herpertz u. Saß 2003). Vertiefende diagnostische Hinweise finden sich bei Sachse (2002).

Die zwanghafte (anankastische) Persönlichkeitsstörung (F60.5) zeichnet sich durch hohe Normenorientierung, rigides Denken und Perfektionismus aus, einhergehend mit mangelnder Lebendigkeit und Genussfähigkeit, Unfähigkeit zum Ausdruck von Zuneigung sowie kontrollierender Haltung gegenüber anderen Menschen.

Die in der Psychotherapiepraxis bisweilen dokumentierte erhöhte Komorbidität zwischen zwanghafter Persönlichkeitsstörung und Zwangsstörungen (z. B. bei Konermann et al. 2006) stellt gemäß Studien auf der Basis reliabler Interviews einen Mythos dar (z. B. Ecker 1994; Winkelmann 1994). Andere Persönlichkeitsstörungen aus dem Cluster C des DSM-IV sind bei Zwangsstörungen häufiger zu finden.

Als Kernmerkmale der *ängstlich-vermeidenden Persönlichkeitsstörung* (F60.6) gelten das negative Selbstbild, die Angst vor Kritik und Ablehnung und das Vermeidungsverhalten gegenüber sozialen Situationen.
Klinisch imponiert trotz der ausgeprägten Scheu vor Sozialkontakten ein starkes Bedürfnis nach Bindung und Nähe (im Gegensatz zur schizoiden Persönlichkeitsstörung). Die ängstliche Persönlichkeitsstörung, besser als selbstunsichere Persönlichkeitsstörung gemäß dem DSM-IV bezeichnet, wird mit der Borderline-Persönlichkeitsstörung in klinischen Populationen am häufigsten als Diagnose vergeben. Ob es sich bei dieser Diagnose um eine Persönlichkeitsstörung oder um eine generalisierte Form der sozialen Phobie handelt, ist sehr umstritten (Stangier u. Fydrich 2002; Stangier et al. 2006).
Führendes Merkmal der *abhängigen (asthenischen) Persönlichkeitsstörung* (F60.7) ist die Überzeugung, das eigene Leben nicht selbständig führen zu können und inständig der Unterstützung anderer zu bedürfen.
Unter die Kategorie sonstige näher bezeichnete Persönlichkeitsstörungen (F60.8) werden v. a. die *narzisstische, die passiv-aggressive* und *die depressive* Form gezählt.
Personen mit *narzisstischer Persönlichkeitsstörung* zeichnen sich durch Gefühle der Großartigkeit, der Überlegenheit und des strotzenden Selbstbewusstseins aus.
Unter den sonstigen Persönlichkeitsstörungen (F60.8) kommt der narzisstischen Persönlichkeitsstörung (NPS) eine besondere Bedeutung zu. Nach Schätzungen kann man davon ausgehen, dass ca. 90-95 % der F60.8-Diagnosen die narzisstische Persönlichkeitsstörung meinen (Dittmann 1994; Konermann et al. 2006; Tab. 4-1). Auch weil der narzisstischen Persönlichkeitsstörung und den damit verbundenen Selbstwertkonflikten in der psychodynamischen Theorienbildung ein prominenter Platz eingeräumt wird und die allgemeinen Prävalenzen für diese Störung zumindest im stationären Rahmen hoch sind (5 % bei Konermann et al. 2006; vgl. Dittmann et al. 1992), wird hier vorgeschlagen, diese Diagnose unbedingt für einrichtungs- bzw. praxis*interne* Zwecke gesondert als *F60.80* zu verschlüsseln. Die narzisstische Persönlichkeitsstörung ist wahrscheinlich eine der wenigen von der Prävalenz her *über*schätzten Persönlichkeitsstörungen. Dies könnte daran liegen, dass diese Patienten sich nicht wie z. B. selbstunsichere oder dependente Patienten in ihre Patientenrolle fügen, sondern häufig den Behandlungsplan bestimmen oder dominieren wollen und damit Beachtung finden. Wenn der Therapeut dieses Verhalten als Widerstand interpretiert, ist er verführt, ähnlich wie bei der Vergabe einer passiv-aggressiven Persönlichkeitsstörung seine eigene Unflexibilität zum Problem der Persönlichkeit des Patienten zu machen (Fiedler 2001). Zudem denken viele Kliniker bei einer Selbstwertproblematik, die sich z. B. in gesteigerter Kränkbarkeit äußert (vgl. Sachse 2002), zuallererst an eine „narzisstische" Thematik im Sinne irgendeiner der zahlreichen Narzissmustheorien ohne sich zu verdeutlichen, dass ein schlechtes Selbstwertgefühl deskriptiv eher für eine ängstlich-vermeidende Persönlichkeitsstörung oder ein Depressionssymptom spricht. Überhöhte Kränkbarkeit, welche noch im DSM-III-R als wichtigstes Kriterium galt, ist aus Gründen der mangelnden Spezifität und der schwierigen Beobachtbarkeit aus dem

DSM-IV und somit dem ICD-10 herausgenommen worden. Erhöhte Kränkbarkeit ist *kein* Kriterium für eine narzisstische Persönlichkeitsstörung mehr, sondern für eine ängstlich-vermeidende Persönlichkeitsstörung. Zu betonen ist, dass die narzisstische Persönlichkeitsstörung gemäß der deskriptiven Kriterien des ICD-10 durch ein dauerhaftes Muster von Grandiosität, Arroganz und Anspruchsdenken gekennzeichnet ist und nicht durch Versagens- oder Minderwertigkeitsgefühle, wie dies von einigen Autoren in den Vordergrund gestellt wird. Ein dauerhaftes Kippen des Selbstwertgefühls von einer minderwertigen zu einer grandiosen Seite sollte, sofern die G-Eingangskriterien für eine Persönlichkeitsstörung erfüllt sind und *weder* eine narzisstische *noch* eine ängstlich-vermeidende Persönlichkeitsstörung vorliegt, als F61 (kombinierte Persönlichkeitsstörung) verschlüsselt werden. Eine Vertiefung zur Diagnostik der narzisstischen Persönlichkeitsstörung findet sich bei Sachse (2002).

Als strukturiertes Interview kann das Diagnostische Interview für Narzissmus (DIN; Gunderson et al. 1990; Ronningstam u. Gunderson 1990), welches jedoch noch nicht in einer deutschsprachigen Fassung vorliegt, herangezogen werden. Es dient jedoch eher dem *Ausschluss* einer Narzissmus-Diagnose nach dem DSM-III-R.

Hauptmerkmal der *passiv-aggressiven (negativistischen) Persönlichkeitsstörung* (Kodierungsvorschlag: *F60.81*; jeweils im Anhang des ICD-10 oder DSM-IV) ist ein tiefgreifendes Muster negativistischer Einstellungen und passiven Widerstands gegenüber Forderungen nach angemessener Leistung im sozialen und beruflichen Bereich.

Ein diagnostischer Fallstrick ähnlich wie bei der narzisstischen oder Borderline-Thematik besteht in folgender Tautologie: Der Diagnostiker ist verführt, diese Diagnose post hoc als Begründung für eine gescheiterte Behandlung zu vergeben, im Sinne von „weil der Patient so passiv-aggressiv war, konnte die Therapie nicht greifen". Kliniker sollten die Vergabe gerade dieser Diagnose sorgfältig daraufhin prüfen, ob sie nicht eigene Behandlungsfehler auf dem Rücken des Patienten abwälzen und ihn als gestört labeln. Hier bietet sich an, die Diagnose bereits zu Therapiebeginn sorgfältig zu explorieren, eigene Behandlungsfehler selbstkritisch zu reflektieren und evtl. fremdanamnestische Daten einzuholen.

Das Hauptmerkmal der *depressiven Persönlichkeitsstörung* (Kodierungsvorschlag: F60.82) nach dem DSM-IV (Anhang) ist ein tiefgreifendes Muster depressiver Kognitionen und Verhaltensweisen, was sich in ständiger Niedergeschlagenheit, Freudlosigkeit und mangelnder Genussfähigkeit äußert.

Zu dieser Störung wurden in jüngerer Zeit vermehrt Forschungsarbeiten zur Konzeption und Instrumentenentwicklung durchgeführt wurden (z. B. Victor et al. 2006a, b). Manche Formen sehr langandauernder depressiver Episoden, z. B. wenn eine 40-jährige Frau glaubhaft vermittelt, sie hätte seit 22 Jahren kein zweimonatiges depressionsfreies Intervall mehr erlebt, oder von Dysthymia (F34.1) sind wahrscheinlich angemessener als depressive Persönlichkeitsstörungen zu beschrei-

ben, gerade wenn die negativen Kognitionen im Vordergrund der depressiven Symptomatik stehen.
Bei der *kombinierten Persönlichkeitsstörung* (F61.0), welche der nicht näher bezeichneten Persönlichkeitsstörung des DSM-IV (301.9 bzw. F60.9 im ICD-10) entspricht, liegen Merkmale mehrerer spezifischer Persönlichkeitsstörungen vor, ohne dass der Cut-off einer einzelnen Persönlichkeitsstörung überschritten wird. Die Kategorien F60.9 und F61.0 werden in der klinischen Routine stationärer psychosomatischer Kliniken häufig vergeben (zusammen 4 %; Konermann et al. 2006). Aus klinischen Erfahrungen und auf der Basis der Studienlage kann angenommen werden, dass diese Kategorien bei der Durchführung strukturierter, reliabler Interviews deutlich *seltener* vergeben werden. „Beliebt" sind diese Restkategoriediagnosen im therapeutischen Alltag wahrscheinlich vor allem aus folgenden Gründen:

1. Eine eigentlich vorliegende „stigmatisierende" Diagnose wie dissozial, narzisstisch, paranoid oder mehrere gleichzeitig vorliegende „unangenehme" Diagnosen werden durch eine F61.0-Vergabe verklausuliert und damit entstigmatisiert.
2. Es liegen nicht genügend Informationen zur Beurteilung einer spezifischen Persönlichkeitsstörung vor, oder der Diagnostiker hatte schlicht zu wenig Zeit zur Exploration.
3. Es liegen eine spezifische Persönlichkeitsstörung *und* Züge anderer Persönlichkeitsstörungen vor.

4.5 Gruppeneinteilungen von Persönlichkeitsstörungen

4.5.1 *Clustereinteilung des DSM-IV nach deskriptiven Merkmalen*

Die Persönlichkeitsstörungen werden im DSM-IV in drei Hauptgruppen geordnet, die sonderbar-exzentrische Gruppe (Cluster A: schizoid, paranoid, schizotypisch), die dramatisch-emotional-launische Gruppe (Cluster B: antisozial, Borderline, narzisstisch, histrionisch) und die ängstliche Gruppe (Cluster C: selbstunsicher, zwanghaft, dependent, negativistisch/passiv-aggressiv). Gemäß den zentralen Faktoren der Persönlichkeit im Fünf-Faktoren-Modell (Costa u. McCrae 1990, 1992) können Personen mit Persönlichkeitsstörungen des Clusters A vor allem als *introvertiert* beschrieben werden, die aus Cluster B mit Ausnahme von Borderline-Subgruppen vorwiegend als extravertiert (siehe Katschnig et al. 2000) und Persönlichkeitsstörungen aus Cluster C als *hoch neurotizistisch* (Fiedler 2001). Empirische Studien ergaben z. T. andere Clusterlösungen, zum Beispiel wurde die zwanghafte Persönlichkeitsstörung bei Saß et al. (1995) dem Cluster A zugruppiert. Weitere gemeinsame Charakteristika der Persönlichkeitsstörungen innerhalb des jeweiligen Clusters zu beschreiben, erscheint weniger hilfreich, da sich Patienten bestimmter Persönlichkeitsstörungen innerhalb eines Clusters deutlich voneinander unterscheiden. Vor allem das Cluster B gilt hinsichtlich des Schweregrads der einzelnen Persönlichkeitsstörungen als sehr heterogen (siehe 4.5.2).

4.5.2 Schweregrad der Persönlichkeitsstörungen

Eine klinisch sinnvoller erscheinende Gruppierung der Persönlichkeitsstörungen als nach rein deskriptiven Merkmalen erfolgt nach Schweregrad. Dabei ist vor allem auf die von den Psychoanalytikern Hoffmann und Eckardt-Henn in diesem Band vorgeschlagene Einteilung hinzuweisen (siehe Buchheim et al. 2006; Rudolf et al. 2002, 2004). Als schwere Persönlichkeitsstörungen werden subsumiert: Borderline- und dissoziale Persönlichkeitsstörung und alle Cluster-A-Persönlichkeitsstörungen. Die übrigen Persönlichkeitstörungen, in der Literatur, bisweilen etwas problematisch als „leichte" Persönlichkeitsstörungen etikettiert, sollten als „weniger schwere" bzw. „mäßig schwere Persönlichkeitsstörungen" benannt werden. Wenn es sich wirklich nach der „klinischen Prüfung der Einzelkriterien" um eine Persönlichkeitsstörung handelt, kann sie per definitionem nicht „leicht" sein. Die propagierte Schweregradeinteilung kann auch empirisch weitgehend unterstützt werden (N=7.238 Patienten aus der Basisdokumentation der HELIOS Klinik Bad Grönenbach 1998-2005; Tab. 4-2).
Danach spricht für eine besonders schwere Störung, operationalisiert durch das Integrationsniveau der psychischen Struktur (OPD 1996), durch den Beeinträchtigungsschwerescore (BSS; Schepank, 1995) oder die *Anzahl* der psychischen Diagnosen, wenn die Patienten mehrere Persönlichkeitsstörungen aufweisen (meistens mit einer Borderline-Persönlichkeitsstörung darunter), wenn sie eine Borderline-, eine dissoziale Persönlichkeitsstörung oder eine schizotype Störung (F21) erhielten. Die punktbiseriale Korrelation zwischen Borderline-Diagnose und OPD-Struktur beträgt immerhin $r=.53$ ($p<.01$), die zwischen OPD-Struktur und den übrigen Persönlichkeitsstörungen $r=.16$ ($p<.01$). Von der OPD-Struktur und der Diagnosenanzahl her kann auch noch die paranoide Persönlichkeitsstörung eher als schwere Persönlichkeitsstörung gelten, was sich mit den empirischen Befunden bei Rudolf et al. (2002) deckt. Die Cluster C Persönlichkeitsstörungen, die narzisstische und die histrionische und auch die schizoide Persönlichkeitsstörung können *empirisch* gesehen eher als „mäßig" schwere Persönlichkeitsstörungen angesehen werden.
Die Selbstauskünfte, hier gemessen mit dem Globalwert der SCL-90-R, dienen kaum zur Diskrimination der spezifischen Persönlichkeitsstörungs-Gruppen. Die Patienten mit schizoider, paranoider, narzisstischer und nicht näher bezeichneter Persönlichkeitsstörung erzielen eher geringere Symptombelastungswerte verglichen mit den übrigen Gruppen. Betont werden sollen die z. T. erheblichen Streuungen *innerhalb* der spezifischen Persönlichkeitsstörungsgruppen. Durch die zum Teil ähnlichen Mittelwerte gibt es starke Überschneidungen zwischen den Gruppen, so weisen z. B. 8,5 % der Borderline-Patienten eine mäßige OPD-Struktur auf (genau Rating 2) und 10,1 % der ängstlich-vermeidenden Patienten eine geringe Struktur (genau Rating 3).
Die durchgeführte empirische Prüfung müsste anhand von Studien mit strukturierten Interviews und höheren Fallzahlen v. a. für Cluster-A-Persönlichkeitsstörun-

Tab. 4-2: Ausprägungen von Schweregradskriterien in Abhängigkeit von der Art der spezifischen Persönlichkeitsstörung (Basisdokumentation HELIOS Klinik Bad Grönenbach, n= 7238)

Spezifische Persönlichkeitsstörungen	N %	OPD-Struktur M SD	BSS-Summe M SD	Diagnosensumme M SD	SCL-90-R M SD
Cluster A	62 0,8	2,34 ,51	7,5 ,99	3,13 1,32	1,14 0,54
F60.0 Paranoide PS	8 0,1	2,5 ,46	7,5 1,07	3,75 2,12	1,06 0,54
F60.1 Schizoide PS	43 0,6	2,22 ,49	7,43 ,98	3,05 1,16	1,11 0,54
F21 Schizotype Störung	11 0,1	2,68 ,46	7,73 1,01	3 1,18	1,34 0,54
Cluster B	1090 15,1	2,67 ,43	7,57 1	3,78 1,42	1,39 0,61
F60.2 Dissoziale PS	5 0,07	2,6 ,55	7,2 ,84	4 1,41	1,46 0,84
F60.31 Borderline PS	824 11,4	2,82 ,33	7,71 ,96	3,96 1,43	1,44 0,61
F60.4 Histrionische PS	32 0,4	2,23 ,42	6,96 ,94	3,1 1,08	1,39 0,96
F60.8 Narzisstische PS	229 3,2	2,21 ,39	7,13 1,01	3,22 1,24	1,22 0,55
Cluster C	727 10	2,15 ,36	6,98 1,01	3,28 1,16	1,32 0,52
F60.5 Zwanghafte PS	50 0,69	2,11 ,27	6,79 ,96	3 1,14	1,38 0,35
F60.6 Ängstliche PS	385 5,3	2,17 ,36	7,08 ,99	3,34 1,15	1,31 0,52
F60.7 Abhängige PS	275 3,8	2,13 ,37	6,89 1,04	3,3 1,18	1,33 0,55
F60.8 Passiv-aggressive PS	17 0,23	2,06 ,53	6,58 1	2,65 1,17	1,27 0,43
F61 Kombinierte PS (+F60.9)	990 13,7	2,38 ,45	7,3 ,984	3,54 1,43	1,09 0,59
Mehrere Spezifische PS	320 4,4	2,61 ,45	7,53 1,01	4,89 1,55	1,38 0,58
Keine PS	4049 55,9	2,05 ,35	6,9 1,13	2,37 1,14	1,12 0,58

PS: Persönlichkeitsstörungen; Cluster A, B, C nach DSM-IV; OPD-Gesamtstruktur: 1=hoch, 2=mäßig, 3=gering, 4=desintegriert; BSS-Summe: Beeinträchtigungsschwere nach Schepank 1995; körperlich + psychisch + sozialkommunikativ, jeweils Ratings von 0=gar nicht bis 4=extrem; Range 0-12; Diagnosensumme: gesamte psychische ICD-10-Diagnosen ohne Körperdiagnosen; SCL-90-R: Global Severity Index (GSI) Rohwert gen und die dissoziale, passiv-aggressive und histrionische Persönlichkeitsstörung am günstigsten im verblindeten Design (getrennte Rater für Schweregrad und Diagnosen) kreuzvalidiert werden. Weiter sollte der umstrittene Schweregradstatus der narzisstischen Persönlichkeitsstörung (Kernberg u. Hartmann 2006) empirisch geklärt werden. Um über die deskriptiven Merkmale der spezifischen Persönlichkeitsstörungen hinweg den Schweregrad zu untersuchen, sollte man am sinnvollsten die OPD-Strukturachse (OPD-II, 2006) oder das Strukturierte Interview zur Persönlichkeitsorganisation (STIPO; Buchheim et al. 2006) heranziehen.

4.5.3 Einteilung nach Ich-Syntonie vs. Ich-Dystonie

Von einigen Autoren wird von einer vorgeblichen Ich-Syntonie der Persönlichkeitsstörungen ausgegangen (z. B. Fiedler 2001). Im Gegensatz zu den klinischen Syndromen wie Depressionen, Zwangs- oder Angststörungen würden Betroffene sich nicht selbst als gestörte Persönlichkeit bezeichnen. Ich-Syntonie meint eine mangelnde Selbsteinsicht in die eigenen interaktionellen Verwicklungen oder Persönlichkeitsmerkmale („ich bin eben so“). Ein ich-dystones Syndrom erlebt der Betroffene dagegen als ich-fremd. In der Fachwelt mehren sich die Stimmen, die eine Unterteilung der Persönlichkeitsstörungen in eher ich-syntone und eher ich-dystone Typen vorschlagen (z. B. Bronisch 2003; Fydrich 2001; Tyrer 2006). Z. B. werden die massiven Selbstwertprobleme eines Betroffenen mit ängstlich-vermeidender Persönlichkeitsstörung meistens als ich-fremd erlebt. In diesem Sinne werden bei Fydrich (2001) die ängstlich-vermeidende und Borderline-Störung als ich-dystonste und die dissoziale, paranoide und narzisstische Persönlichkeitsstörung als ich-syntonste vermutet.

Um die eher ich-syntonen von den eher ich-dystonen Persönlichkeitsstörungen zu trennen, könnte der Verarbeitungsmodus von unbewussten Konflikten nach der OPD (2006) herangezogen werden. Patienten mit Persönlichkeitsstörungen, welche die dominantesten unbewussten Konflikte eher im aktiven Modus aufweisen (wie „Selbstwert“ aktiv und „Autonomie“ aktiv bei der narzisstischen und dissozialen Persönlichkeitsstörung; „Autonomie“ aktiv bei der schizoiden, „ödipal“ aktiv bei histrionischer Persönlichkeitsstörung; „Kontrolle“ aktiv oder „Schuldkonflikt“ aktiv bei der zwanghaften und paranoiden Persönlichkeitsstörung) zeigen stärkere Ich-Syntonie. Ich-Dystonie deutet sich dagegen bei passiven Verarbeitungsmodi von unbewussten Konflikten an (z. B. „Selbstwert“ passiv bei ängstlich-vermeidender, „Versorgung“ passiv bei dependenter, „Schuld“ passiv bei depressiver Persönlichkeitsstörung). Bei der klinisch sehr bedeutsamen Borderline-Persönlichkeitsstörung zeigen sich höchstwahrscheinlich gemischte Modi. Besondere Relevanz kommt dieser vorgeschlagenen Gruppierung auch im Bereich von verschiedenen Antwortstilen z. B. in Interviews oder Fragebogeninventaren zu: So wäre bei eher ich-syntonen Persönlichkeitsstörungen mit Konflikten im aktiven Modus eher von dissimulierenden, das Leiden und deren Auswirkungen bagatellisierenden Tendenzen auszugehen, bei stärker ich-dystonen Anteilen wäre eher mit einer stärkeren Symptompräsentation (Aggravierungstendenz) zu rechnen. Diese Hypothesen müssten empirisch getestet werden, sind aber aufgrund der meistens vorliegenden Komorbidität der Persönlichkeitsstörungen mit klinischen Syndromen (ich-dystoner Leidensdruck) nur anhand sehr großer Fallzahlen oder vorselektierter und somit unrepräsentativer Klientel zu untersuchen.

4.6 Selbstbeurteilungsskalen

Fragebogen und Inventare zur Beurteilung der Persönlichkeitsstörung durch den Betroffenen selbst sollten, wie oben ausgeführt, diagnostisch als Screening-Instrumente für die Nachexploration mit Hilfe klinischer Interviews eingesetzt werden. Weiter können sie auch gut als Evaluationsskalen für den Therapieerfolg verwendet werden, wozu kontinuierliche Skalen deutlich besser geeignet sind als Kategorien (z. B. Persönlichkeitsstörung gegeben vs. nicht mehr gegeben). Eine kategoriale Diagnostik darf mit Selbstbeurteilungsskalen nicht betrieben werden, da diese zu viele „falsche positive" Diagnosen erzeugen, die G-Kriterien nicht abfragen und somit keine Trennung von klinischer Syndrom- versus Persönlichkeitsdiagnostik erlauben.
In der Folge werden die wichtigsten deutschsprachigen Instrumente dargestellt (Brähler et al. 2002; Fiedler 2001).

4.6.1 Breitbandverfahren

Im Bereich der *allgemeinen Persönlichkeitsdiagnostik* klinisch unauffälliger Personen ist das Big-Five-Modell nach Costa und McCrae sehr dominant, welches in der aktuellsten Version mit dem NEO-PI-R gemessen wird (Ostendorf u. Angleitner 2004). Andere Verfahren sind das Trierer Integrierte Persönlichkeits-Inventar (TIPI; Becker 2003) oder der in Deutschland am häufigsten verwendete Fragebogen überhaupt, das Freiburger-Persönlichkeits-Inventar (FPI-R; Fahrenberg et al. 2001). Häufiger kommt aus traditionellen Gründen auch noch der auf psychoanalytischer Basis konstruierte Gießen-Test (Beckmann et al. 1991) zur Anwendung, der jedoch vielseitiger Kritik ausgesetzt ist (z. B. Fydrich 2002a, S. 549). Als das differenzierteste System zur Persönlichkeits- und vor allem Beziehungsdiagnostik, welches in Kurz-, Medium- und Langformen vorliegt, kann die Strukturale Analyse Sozialen Verhaltens von L.S. Benjamin gelten (SASB; Tress 2001; Software: MakeMapsWin Tscheulin u. Harms 2001; www.qstests.de; Bürkle et al. 2004). Benjamin (2001) arbeitete differenzierte Hypothesen zur interpersonellen Problematik der spezifischen Persönlichkeitsstörungen heraus, welche mit SASB operationalisiert wurden und die Grundlage der von ihr entwickelten Interpersonal Reconstructive Therapie (IRT; Benjamin 2003) für schwierige Behandlungsfälle bilden.

Das zur Persönlichkeit relativ nahegelegene Konstrukt des *Temperaments* kann in deutscher Sprache mit dem Tridimensional Personality Questionaire (TPQ; Dufeu et al. 1995), dem Temperament- und Charakter-Inventar (TCI; Cloninger et al. 2000) oder dem Temperamentsfragebogen von Akiskal (TEMPS-A) in seinen Versionen von Victor et al. (2006c) oder Erfurth et al. (2005) gemessen werden.
Die sehr häufig verwendete *Symptom-Checkliste-90-R* (SCL-90-R; Franke 2002) ist, wahrscheinlich aufgrund ihrer einfaktoriellen Struktur (Hessel et al. 2001), weniger zum Screening von Persönlichkeitsstörungen geeignet (Becker et al. 2002). Tritt et al. (2006) fanden vor allem bei Patienten mit Cluster-B-Persönlichkeitsstörungen deutlich erhöhte Werte auf *allen* SCL-Skalen, was an empirische Ergebnisse bei Borderline-Patienten mit einem sogenannten *„floating profile"* (Newmak u. Sines 1972) auf dem Minnesota Multiphasic Personality Inventory (MMPI; revidierte Version: Engel 2000) erinnert. So waren z. B. bei Newmark et al. (1983) von den Patienten, welche auf *allen* Skalen deutliche Erhöhungen zeigten, etwa 30 % Borderline-Patienten. Als recht spezifisch (Spezifität vs. andere Achse-I und -II-Störungen: 88,9 %), wiederum allerdings vor allem für Cluster-B-Persönlichkeitsstörungen, erwies sich der „Personality Severity Index" (PSI) der SCL-90-R (Starcevic et al. 2000). Ist danach der Mittelwert der drei SCL-90-R Skalen „Unsicherheit im Sozialkontakt", „Aggressivität/Feindseligkeit" und „Paranoides Denken" höher als der Mittelwert der übrigen sechs Standardskalen, dann spricht dies für das Vorliegen einer „schweren Persönlichkeitsstörung" (severe personality disturbance).
Für die *MMPI-Langform* (Spreen 1963) wurden Persönlichkeitsstörungsskalen entwickelt (Morey et al. 1985). Für Borderline-Patienten gelten die MMPI-Skalen Schizophrenie, Psychopathie, Depression und Validität (Sc, Pp, D, F) am spezifischsten (Mestel 1992).
Zur Erfassung interpersoneller Probleme kann das Inventar Interpersoneller Probleme (IIP-D; Horowitz et al. 2002) vor allem in der Zirkumplex-Version mit 64 Items als weltweiter Standard gelten, wobei von Becker und Mohr (2005) darauf hingewiesen wurde, unbedingt die Skalenrohwerte und nicht die ipsatierten IIP-Werte (d. h. Skalenwerte jeweils abzüglich IIP-Gesamtwert) zu verwenden. Das IIP ist nach Wolf et al. (2005) zur Diskrimination von Patienten mit versus ohne Persönlichkeitsstörungen eingeschränkt geeignet. Immerhin ergaben sich für einige spezifische Persönlichkeitsstörungen (v. a. ängstlich-vermeidend und histrionisch) theoriekonforme Lokalisierungen im interpersonalen Zirkumplex. Pilkonis et al. (1996) entwickelten aus der in Deutschland seltener verwendeten IIP-Langform mit 127 Items mehrere Persönlichkeitsstörungsskalen, welche sie validierten (Kim et al. 1997) und verkürzten (Stern et al. 2000). Leihener et al. (2003) konnten mit Hilfe der meisten IIP-Skalen Borderline- von Nicht-Borderline-Patienten diskriminieren und auf der Basis einer Clusteranalyse einen abhängigen und einen autonomen Borderline-Subtyp finden.
Screenings, welche am Konzept der Persönlichkeitsstörungen selbst orientiert sind, stellen der IPDE-Fragebogen (Loranger 1996), der SKID-II Fragebogen (Fydrich

et al. 1997), die VDS-30 Skalen (Sulz et al. 1998), die Aachener Merkmalsliste für Persönlichkeitsstörungen (Woschnik et al. 1994) und ein Fragebogen, welcher das Kontinuum von Persönlichkeitsstilen hin zu Störungen in testtheoretisch befriedigender Weise abbildet, das Persönlichkeitsstil- und Störungsinventar (PSSI; Kuhl u. Kazén 1997), dar.
Als Hilfsmittel für die kognitive Psychotherapie der Persönlichkeitsstörungen nach Beck wurde das *Beck Inventar für Kognitive Schemata* ins Deutsche (B-IKS; Fydrich 2002b; Renneberg et al. 2005) übersetzt und weiterentwickelt.

4.6.2 Selbstbeurteilungsskalen für spezifische Persönlichkeitsstörungen

Zur *Borderline*-Schweregradeinstufung liegt die Borderline-Symptom Liste (BSL; Bohus et al. 2001) vor, für welche jedoch Vergleichsdaten mit Gesunden fehlen und die nicht zur Verlaufsmessung konstruiert wurde. Zur psychodynamischen Borderline-Diagnostik nach Kernberg ist in Deutschland das Borderline-Persönlichkeits-Inventar am verbreitetsten (BPI; Leichsenring 1997; Leichsenring u. Chabrol 2006). Als Screening der Borderline-Diagnose eignet sich insbesondere der CUT-20 des BPI, welcher aus den 20 trennschärfsten Items zur Abgrenzung der Borderline-Diagnose gegenüber Psychosen und neurotischen Störungen dient. Von Mestel und Leichsenring (2002) wurde eine *änderungssensitive* Form des CUT-20, der CUT-20-R entwickelt und in Multi-Center-Studien erprobt (Fragebogenbezug beim Erstautor). Von Clarkin et al. (1998) wurde das Inventar der Persönlichkeitsorganisation (IPO) mit 214 Fragen vorgelegt, und in einigen deutschen Studien werden unveröffentlichte Übersetzungen des McLean Screening Instruments für die Borderline-Persönlichkeitsstörung (MSI-BPD; Zanarini et al. 2003) verwendet. Ältere Instrumente, wie der im Anhang bei Rhode-Dachser (1995) publizierte Borderline-Syndrom Index von Conte et al. (1980) weisen keine hinreichende Spezifität für Screening-Funktionen auf.
Für detailliertere, umfangreiche tiefenpsychologisch fundierte Diagnostik der *narzisstischen Persönlichkeitsstörung* ist das Narzissmus-Inventar verbreitet (NI; Denecke u. Hilgenstock 1993), für welches jedoch keine repräsentativen Normdaten vorliegen. Dort werden mittels der vier Dimensionen „Das bedrohte Selbst", „Das klassisch narzisstische Selbst", „Das idealistische Selbst" und „Das hypochondrische Selbst" 18 faktorenanalytisch gewonnene Skalen erfasst. Ein in Deutschland weniger bekanntes Instrument zum Screening der narzisstischen Persönlichkeitsstörung stellt das Narzissmus Persönlichkeits Inventar (NPI; Raskin u. Hall 1979) in seiner revidierten deutschen Fassung (NPI-R; Triller 2003; Zimmermann 1995) dar.
Nach Komorbiditätsstudien kann die *ängstlich-vermeidende Persönlichkeitsstörung* als besonders schwere soziale Phobie gelten (Stangier u. Fydrich 2002). Etwa 60-80 % aller Personen mit dieser Störung weisen eine soziale Phobie auf. Dadurch sind die zahlreichen Instrumente zur Diagnostik und Therapieplanung für die so-

ziale Phobie auch auf diese Persönlichkeitsstörung anzuwenden. Als diagnostisches Screening eignen sich das Social Phobia Inventory (SPIN; Stangier u. Gieler, in Vorb.) oder seine Kurzform (Mini-SPIN; Connor et al. 2003; Socic et al. 2003). Die therapierelevanten Fragebogen zur kognitiv-verhaltenstherapeutischen Behandlung der sozialen Phobie nach Clark zu sozialphobischen Kognitionen (SPK), Einstellungen (SPE) und Verhalten (SPV) sind im Anhang des deutschsprachigen Manuals von Stangier et al. (2003) abgebildet.

Literatur

Allnutt S, Links PS. Diagnosing specific personality disorders and the optimal criteria. In: Links PS. Clinical Assessment and management of severe personality disorders. Washington: American Psychiatric Press 1996; 21-48.

Beck AT, Freeman A. Kognitive Therapie der Persönlichkeitsstörungen. 4. Auflage. Weinheim: Beltz PVU 1999.

Becker P, Jürgensen R, Rüddel H. Eignen sich die SCL-90-R sowie drei Persönlichkeitsfragebogen für die Differentialdiagnostik von Patienten aus unterschiedlichen diagnostischen Kategorien? Zschr Klin Psychol Psychother 2002; 31: 272-83.

Becker P, Mohr A. Psychometrische Argumente für die Verwendung untransformierter Skalenwerte im Inventar zur Erfassung interpersonaler Probleme (IIP-D). Zschr Klin Psychol Psychother 2005; 34: 205-14.

Becker P. TIPI – Trierer Integriertes Persönlichkeits-Inventar. Testmanual. Göttingen: Hogrefe 2003.

Beckmann D, Brähler E, Richter HE. Der Gießen-Test (GT); Handbuch. 4. überarbeitete Auflage mit Neustandardisierung. Bern: Hans Huber 1991.

Benjamin LS. Die Interpersonelle Diagnose und Behandlung von Persönlichkeitsstörungen. CIP-Medien: München 2001.

Benjamin LS. Interpersonal Reconstructive Therapy: Promoting Change in Nonresponders. New York: Guilford 2003.

Bohus M, Limberger MF, Frank U, Sender I, Gratwohl T, Stieglitz RD. Entwicklung der Borderline-Symptom-Liste. Psychother Psychosom med Psychol 2001; 51: 201-11.

Bohus M. Borderline-Störung. Fortschritte der Psychotherapie 14. Göttingen: Hogrefe 2002.

Brähler E, Schumacher J , Strauss B (Hrsg). Diagnostische Verfahren in der Psychotherapie. Göttingen: Hogrefe 2002.

Bronisch T. Persönlichkeitsstörungen. In Möller HJ, Laux G, Kapfhammer HP (Hrsg). Psychiatrie und Psychotherapie. Berlin: Springer 2003; 1595-631.

Bronisch T, Hiller W, Mombour W, Zaudig, M. Internationale Diagnosen-Checkliste für Persönlichkeitsstörungen nach ICD-10. Huber: Bern 2005.

Bronisch T, Mombour W. Comparison of a Diagnostic Checklist with a Structured Interview for the Assessment of DSM-III-R and ICD-10 Personality Disorders. Psychopathology 1994; 27: 312–20.

Buchheim P, Clarkin JF, Kernberg OF, Doering S. Das Strukturelle und das Strukturierte Interview zur psychodynamischen Diagnostik der Persönlichkeitsorganisation. Persönlichkeitsstörungen 2006; 10: 43–54.

Bürkle H, Mestel R, Stauss K. QSTESTS – Qualitätssicherungssoftware für die Psychotherapeutische Praxis. www.qstests.de 2004.

Caspar F. Beziehungen und Probleme verstehen. Eine Einführung in die psychotherapeutische Plananalyse. 2. Aufl. Bern: Huber 1996.

Clarkin JF, Martius P, Dammann G, Smole S, Buchheim P. IPO – „Inventory of Personality Organization": Ein Selbstbeurteilungs-Instrument zur Erfassung der Persönlichkeitsorganisation. Persönlichkeitsstörungen 1998; 2: 169–72.

Cloninger C, Przybeck T, Svrakic D, Wetzel R. Temperament- und Charakterinventar (TCI). Test zur Erfassung von Temperament und Charakter. Testmanual. Mödling: Schufried GmbH 2004.

Connor KM, Kobac KA, Churchill E, Katzelnick D, Davidson RJ. MINI-Spin: A brief screening assessment for generalized social anxiety disorders. Depression and Anxiety 2001; 14: 137–40.

Conte HR, Plutchik R, Karasu TB, Jerrett I. A self-report borderline-scale. Discriminative validity and preliminary norms. J Nerv Ment Dis 1980; 168: 428–35.

Costa PT, McCrae RR. Personality disorders and the five-factor model of personality. J Pers Disord 1990; 4: 362–71.

Costa PT, McCrae RR. The five-factor model of personality and its relevance to personality disorders. J Pers Disord 1992; 6: 343–59.

Denecke FW, Hilgenstock B. Narzissmus-Inventar. Testmanual. Göttingen: Hans Huber Verlag 1993.

Diagnostisches und Statistisches Manual Psychischer Störungen, Textrevision (DSM-IV-TR) Weinheim: Beltz Verlag 2003.

Dilling H, Mombour W, Schmidt MH (Hrsg). Internationale Klassifikation psychischer Störungen. ICD-10 Kapitel V (F) Klinisch-diagnostische Leitlinien. 5. Auflage. Bern: Huber Verlag 2005.

Dilling H, Mombour W, Schmidt MH, Schulte-Markwort E. (Hrsg). Internationale Klassifikation psychischer Störungen. ICD-10, Kapitel V (F) Diagnostische Kriterien für Forschung und Praxis. 3. korr. Auflage. Bern: Huber Verlag 2004.

Dittmann V, Dilling H, Freyberger HJ (Hrsg). Psychiatrische Diagnostik nach ICD-10 – klinische Erfahrungen bei der Anwendung. Ergebnisse der ICD-10-Merkmalslistenstudie. Bern: Hans Huber 1992.

Dittmann V, Ermer A, Stieglitz RD. Diagnostik von Persönlichkeitsstörungen. In Stieglitz RD, Baumann U , Freyberger HJ (Hrsg). Psychodiagnostik in Klinischer Psychologie, Psychiatrie, Psychotherapie. Stuttgart: Thieme 2001; 448-60.

Dufeu P, Kuhn S, Schmidt LG. Prüfung der Gütekriterien einer deutschen Version des „Tridimensional Personality Questionnaire (TPQ)" von Cloninger bei Alkoholabhängigen. Sucht 1995; 41: 395–407.

Ecker W, Dehmlow A. Der Einfluß von Persönlichkeitsstörungen auf die Behandlung von Zwängen. Prax Klin Verh Reha 1994; 25: 23–31.

Engel RR. MMPI-2 von SR Hathaway und JC McKinley. Bern: Hans Huber 2000.

Erfurth A, Gerlach AL, Hellweg I, Boenigk I, Michael N, Akiskal HS. Studies on a German (Münster) version of the temperament auto-questionaire TEMPS-A: construction and validation of the brief TEMPS-M. J Aff Dis 2005; 85: 53–69.

Fahrenberg J, Hampel R, Selg H. Das Freiburger Persönlichkeit-Inventar. FPI-R. 7te revidierte und überarbeitete Auflage. Göttingen: Hogrefe 2001.

Fiedler P. Integrative Psychotherapie bei Persönlichkeitsstörungen. Göttingen: Hogrefe 2000.

Fiedler P. Persönlichkeitsstörungen. 5. Aufl. Weinheim: Beltz 2001.

Franke GH. SCL-90-R. Die Symptomcheckliste von Derogatis – Deutsche Version. Manual. 2. üb. Aufl. Göttingen: Beltz 2002.

Fydrich T. Motivorientiertes Indikations- und Interventionsmodell für die kognitive Verhaltenstherapie bei Persönlichkeitsstörungen (MIIM). Psychother Psychi Psy Med Klin Psycho 2001; 6: 247–55.

Fydrich T. Diagnostik und Intervention in der Klinischen Psychologie. In Amelang M, Zielinski W (Hrsg.). Psychologische Diagnostik und Intervention. Berlin: Springer 2002a; 525-70.

Fydrich T. B-IKS – Beck Inventar für Kognitive Schemata. In Brähler E, Schumacher J, Strauss B (Hrsg). Diagnostische Verfahren in der Psychotherapie Göttingen: Hogrefe 2002b; 51-5.

Fydrich T, Renneberg B, Schmitz B, Wittchen H-U. SKID-II, Strukturiertes klinisches Interview für DSM-IV Persönlichkeitsstörungen. Göttingen: Hogrefe 1997.

Fydrich T, Schmitz B, Hennch C, Bodem M. Zuverlässigkeit und Gültigkeit diagnostischer Verfahren zur Erfassung von Persönlichkeitsstörungen. In Schmitz B, Fydrich T, Limbacher K (Hrsg). Persönlichkeitsstörungen: Diagnostik und Psychotherapie. Weinheim: Psychologie Verlags Union 1996; 91-113.

Graubner B. ICD-10-GM. Systematisches Verzeichnis Version 2006. Deutscher Ärzte-Verlag 2005.

Grawe K. Psychologische Therapie. Göttingen: Hogrefe 1998.

Gunderson JG, Pütterich H. DIB – Diagnostisches Interview für das Borderlinesyndrom (Testmanual). Göttingen: Hogrefe 1990.

Gunderson JG, Ronningstam E, Bodkin A. The diagnostic interview for narcissistic patients. Arch Gen Psychiatry 1990; 47: 676–80.

Hare R. Manual for the Hare Psychopathy Checklist-Revised. Toronto: Multi-Health Systems 1991.

Hart SD, Cox D, Hare RD. Manual for the Hare Psychopathy Checklist: Screening Version (PCL: SV). Mit dt. Handbuchbeilage von Roland Freese. Toronto: Multi-Health Systems Inc 1995.

Hartmann J, Hollweg M, Nedopil N. Quantitative Erfassung dissozialer und psychopathischer Persönlichkeiten bei der strafrechtlichen Begutachtung: Retrospektive Untersuchung zur Anwendbarkeit der deutschen Version der Hare-Psychopathie-Checkliste. Nervenarzt 2001; 72: 365–70.

Henningsen P, Hartkamp N, Loew T, Sack M, Scheidt CE, Rudolf G. Somatoforme Störungen. Leitlinien und Quellentexte. Stuttgart: Schattauer 2002.

Herpertz SC, Saß H. Persönlichkeitsstörungen. Stuttgart: Thieme 2003.

Hessel A, Schumacher J, Geyer M, Brähler E. Symptom-Checkliste SCL-90-R: Testtheoretische Überprüfung und Normierung an einer bevölkerungsrepräsentativen Stichprobe. Diagnostica 2001; 47: 27-39.

Horowitz LM, Strauß B, Kordy H. Inventar zur Erfassung interpersonaler Probleme. Deutsche Version, 2. üb. u. neunorm. Aufl. (IIP-D) unter Mitarbeit von Alden LE, Wiggins JS, Pincus AL und Hannöver W. Weinheim: Beltz 2002.

Hurt SW, Clarkin JF, Munroe-Blum H, Marziali E. Borderline behavioral clusters and different treatment approaches. In Clarkin JF, Marziali E, Munroe-Blum H (eds). Borderline Personality Disorder-Clinical and empirical perspectives. New York: Guilford Press 1992; 199-219.

Hyler SE, Skodol AE, Kellman HD, Oldham JM, Rosnick L. Validity of the personality diagnostic questionnaire-revised: Comparison with two structured interviews. Am J Psychiatry 1990; 147: 1043–8.

Hyler SE, Skodol AE, Oldham JM, Kellman HD, Dodge N. Validity of the personality diagnostic questionnaire-revised: A replication in an outpatient sample. Comp Psychi 1992; 33: 73–7.

Katschnig H, Demal U, Lenz G, Berger P (Hrsg). Die extrovertierten Persönlichkeitsstörungen. Borderline, histrionische, narzisstische und antisoziale Lebensstrategien. Facultas: Wien 2000.

Kaufmann K. Komorbidität bei Persönlichkeitsstörungen. Unveröffentlichte Diplomarbeit: Universität Eichstätt-Ingolstadt 2005.

Kernberg OF, Hartmann HP. Narzissmus – Grundlagen – Störungsbilder – Therapie. Stuttgart: Schattauer 2005.

Kim Y, Pilkonis P, Barkham M. Confirmatory factor analysis of the personality disorder subscales from the Inventory of Interpersonal Problems. J Pers Assessment 1997; 69: 284–96.

Konermann J, von Hammerstein A, Zaudig M, Tritt K. Prävalenz und Komorbidität von Persönlichkeitsstörungen in psychosomatischen/psychotherapeutischen Kliniken. Persönlichkeitsstörungen 2006; 10: 3-17.

Kuhl J, Kazén M. PSSI – Persönlichkeitsstil und Störungs-Inventar. Testmanual. Göttingen: Hogrefe 1997.

Leichsenring F. Borderline-Persönlichkeits-Inventar. Testmanual. 1. Aufl. Göttingen: Hogrefe 1997.

Leichsenring F, Chabrol H. Borderline-Persönlichkeits-Inventar (BPI) – ein Selbstbeurteilungs-Instrument zur Erfassung der Borderline-Persönlichkeitsorganisation. Persönlichkeitsstörungen 2006; 10: 31–42.

Leihener F, Wagner A, Haaf B, Schmidt C, Lieb K, Stieglitz R, Bohus M. Subtype differentiation of patients with borderline personality disorder using a circumplex model of interpersonal behavior. J Nerv Ment Dis 2003; 191: 248–54.

Lieb H. Persönlichkeitsstörung. Zur Kritik eines widersinnigen Konzeptes. Tübingen: DGVT-Verlag 1998.

Linehan MM. Dialektisch behaviorale Therapie der Borderline-Persönlichkeitsstörung. München: CIP-Medien 1996.

Loranger AW. International Personality Disorder Examination – IPDE ICD-10 Modul, Deutschsprachige Ausgabe von Mombour W, Zaudig M, Berger P, Gutierrez K, Berner W, Berger K, Cranach M, Giblhuber O, Bose M. Bern: Hans Huber 1996.

Mestel R. Psychodiagnostische Erfassung der Borderline-Persönlichkeitsstörung mit Hilfe psychometrischer Testverfahren und eines halbstrukturierten Anamnesefragebogens und Psychotherapieevaluation langzeitig behandelter Borderline-Patientinnen. Unveröffentlichte Diplomarbeit: Universität Konstanz 1992.

Mestel R. Stabilität und Spezifität von Bindungsmustern von Patientinnen mit Borderline- und selbstunsicherer Persönlichkeitsstörung. Wiesbaden: Müller Verlag 2002.

Mestel R, Leichsenring F. Entwicklung einer änderungssensitiven Kurzskala zur Erfassung der Borderline-Symptomatik: CUT-20-R. In Van der Meer E, Hagendorf H, Beyer R, Krüger F, Nuthmann A, Schulz S (Hrsg). 43. Kongress der Deutschen Gesellschaft für Psychologie. Lengerich: Pabst Science Publishers 2002; 365.

Mestel R, von Heymann F. Ein empirischer Vergleich der Schwierigkeiten mit der ICD-10 Psychodiagnostik in zehn psychosomatischen Kliniken. Psychodyn Psychother 2005; 4: 1-11.

Mestel R, Wäschenbach T, Lutze C. Interraterreliabilität für das SKID-II für Persönlichkeitsstörungen nach DSM-IV. In DGPs (Hrsg). Psychologie 2000. Lengerich: Pabst Science Publishers 2001; auf Abstract-CD.

Morey LC, Waugh MH, Blashfield RK. MMPI Scales for DSM-III personality disorders: Their derivation and correlates. J Pers Assessment 1985; 49: 245-51.

Muhs A, Öri C, Rothe-Kirchberger I, Ehlers W. Die Klassifikation der Persönlichkeitsstörungen in der ICD-10. In Schneider W, Freyberger HJ, Muhs A, Schüßler G (Hrsg). Göttingen: Vandenhoeck Ruprecht 1993; 132-49.

Müssigbrodt H, Kleinschmidt S, Schürmann A, Freyberger HJ, Dilling H. Psychische Störungen in der Praxis. Leitfaden zur Diagnostik und Therapie in der primären psychiatrisch-psychotherapeutischen Versorgung nach dem Kapitel V (F) der ICD-10. PHC; 2. vollst üb Aufl. Bern: Huber 2000.

Newmark CS, Chassin P, Gentry L, Evans DL. „Floating MMPI profiles and DSM-III diagnoses. Psychol Reports 1983; 53: 1119-22.

Newmark CS, Sines LK. Characteristics of hospitalized patients who produce the „floating“ MMPI profiles. J Clin Psychol 1972; 28: 74-6.

Operationalisierte Psychodynamische Diagnostik. Manual. 4. Aufl. Bern: Hans Huber Verlag 1996-2004.

Operationalisierte Psychodynamische Diagnostik OPD-2. Das Manual für Diagnostik und Therapieplanung. Bern: Hans Huber 2006.

Ostendorf F, Angleitner A. NEO-PI-R Neo-Persönlichkeitsinventar nach Costa u. Mc Crae, rev. Form. Testmanual. Göttingen: Hogrefe 2004.

Pilkonis PA, Yookyung K, Proietti JM, Barkham M. Scales for personality disorders developed from the Inventory of Interpersonal Problems. J Pers Disord 1996; 10: 355–69.

Raskin R, Hall CS. A Narcissistic Personality Inventory. Psychological Reports 1979; 45: 590-5.

Renneberg B, Schmidt-Rathjens C, Hippin R, Backenstrass M, Fydrich T. Cognitive characteristics of patients with borderline personality disorder: Development and validation of a self-report inventory. J Beh Ther Exp Psychi 2005; 36: 173–82.

Rief W, Hiller W. Somatisierungsstörung und Hypochondrie. Göttingen: Hogrefe Verlag 1998.

Rohde-Dachser C. Das Borderline-Syndrom. Bern: Huber 1995.

Ronningstam E, Gunderson J. Identifying criteria for narcissistic personality disorder. Am J Psychiatry 1990; 147: 918–22.

Rudolf G, Jakobsen T, Grande T, Oberbracht C. Strukturelle Aspekte der Persönlichkeitsstörungen. In Rudolf G, Grande T, Henningsen P (Hrsg). Die Struktur der Persönlichkeit. Stuttgart: Schattauer 2002, 158-76.

Rudolf G, Jakobsen T, Micka R, Schumann E. Störungsbezogene Ergebnisse psychodynamisch-stationärer Psychotherapie. Zsch Psychosom Med Psychother 2004; 50: 37-52.

Sachse R. Histrionische und Narzisstische Persönlichkeitsstörungen. Göttingen: Hogrefe 2002.

Sachse R. Persönlichkeitsstörungen-Leitfaden für die Psychologische Psychotherapie. Leitfaden für die Psychologische Psychotherapie. Göttingen: Hogrefe 2004.

Saile H, Weiland-Heil K, Schwenkmezger P. Lassen sich in klinischen Erstgesprächen valide Diagnosen stellen? Vergleich von klinischem Erstgespräch, strukturiertem Interview und Symptom-Checkliste. Z Klin Psychol Psychother 2000; 29: 214–20.

Saß H, Steinmeyer EM, Ebel H, Herpertz S. Untersuchungen zur Kategorisierung und Dimensionierung von Persönlichkeitsstörungen. Z Klin Psychol 1995; 24: 239–51.

Schepank H. Der Beeinträchtigungs-Schwere-Score (BSS). Ein Instrument zur Bestimmung der Schwere einer psychogenen Erkrankung. Göttingen: Beltz Test GmbH 1995.

Schmitz B, Schuhler P, Handke-Raubach A, Jung A. Kognitive Verhaltenstherapie bei Persönlichkeitsstörungen und unflexiblen Persönlichkeitsstilen. Lengerich: Pabst Science Publishers 2001.

Schödlbauer M, Biermann-Ratjen EM, Brodbeck D, Ladendorf R, Rohde-Dachser C, Eckert J. Zur Revision des „Diagnostischen Interviews für Borderlinepatienten" (DIB). Persönlichkeitsstörungen 2001; 3: 148-52.

Schulz H, Barghaan D, Harfst T, Dirmaier J, Watzke B, Koch U. Versorgungsforschung in der psychosozialen Medizin. Bundesgesundheitsblatt, Gesundheitsforschung, Gesundheitsschutz 2006; 2: 175–87.

Skodol AE, Gunderson JG, Shea MT, McGlashan TH, Morey LC, Sanislov CA. The Collaborative Longitudinal personality Disorders Study (CLPS): Overview and implications. J Pers Disord 2005; 19: 487–504.

Sosic Z, Stangier U, Hartig J. Screening für Soziale Phobie mit dem Social Phobia Inventory (SPIN) und dem „MINI-SPIN". Poster auf der DGPS Tagung in Freiburg am 29.5.2003.

Spitzer C, Barnow S. Somatisierung als eigenständige Dimension von Persönlichkeitsstörungen. Persönlichkeitsstörungen 2005; 9: 106–15.

Spreen O. MMPI Saarbrücken Handbuch. Bern: Hans Huber Verlag 1963.

Stangier U, Clark DM, Ehlers A. Soziale Phobie. Fortschritte der Psychotherapie 28. Göttingen: Hogrefe 2006.

Stangier U, Fydrich T (Hrsg). Soziale Phobie und Soziale Angststörung. Göttingen: Hogrefe 2002.

Stangier U, Gieler U. Deutsche Übersetzung des Social Phobia Inventory. Unveröffentlichtes Manuskript. Universität Frankfurt; in Vorb.

Stangier U, Heidenreich T, Peitz M. Soziale Phobien. Ein kognitiv-verhaltenstherapeutisches Behandlungsmanual. Weinheim: Beltz PVU 2003.

Starcevic V, Bogojevic G, Marinkovic J. The SCL-90-R as a screening instrument for severe personality disturbance among outpatients with mood and anxiety disorders. J Pers Disord 2000; 14: 199–207.

Steiner JL, Tebes JK, Sledge WH, Walker ML. A comparison of the Structured Clinical Interview for DSM-III-R and clinical diagnosis. J Nerv Ment Dis 1995; 183: 365–9.

Stern BL, Kim Y, Trull TJ, Scarpa A, Pilkonis P. Inventory of Interpersonal Problems Personality Disorder Scales: Operating characteristics and confirmatory factor analysis in nonclinical samples. J Pers Assess 2000; 74: 459–71.

Sulz SKD, Gräff U, Jakob C. Persönlichkeit und Persönlichkeitsstörung. Eine empirische Untersuchung der VDS-Persönlichkeitsskalen. Psychotherapie 1998; 3: 46-56.

Tavris C. Im Niemandsland versunkener Störungen. Psychologie Heute 1996; 2: 36–41.

Tominschek I. Chancen eines psychoedukativ-systemischen Ansatzes bei stationären Patienten mit Persönlichkeitsstörungen und problematischen Persönlichkeitsstilen. Persönlichkeitsstörungen 2006; 10: 55–65.

Trautmann RD. Verhaltenstherapie bei Persönlichkeitsstörungen und problematischen Persönlichkeitsstilen. Stuttgart: Pfeiffer bei Klett-Cotta 2004.

Tress W (Hrsg). SASB – Die Strukturale Analyse Sozialen Verhaltens (unter Mitwirkung von N. Hartkamp). München: CIP-Medien 2001.

Tress W, Wöller W, Hartkamp W, Langenbach M, Ott J. Persönlichkeitsstörungen. Leitlinien und Quellentexte. Stuttgart: Schattauer 2002.

Triller C. Faktorenstruktur des NPI-R. Eine Studie zur Konstruktvalidität. Inaugural Dissertation Universität Aachen 2003.

Tritt K, von Heymann F, Konermann J, Bidmon RK, Nickel M, Götz K, Loew T, Zaudig M. Der Einsatz der Symptom Checkliste SCL-90-R bei Persönlichkeitsstörungen. Persönlichkeitsstörungen 2006; 10: 18-30.

Trouw C. Depression und dependente Persönlichkeitsstörung: Prozessanalyse der Therapeutischen Beziehung im Rahmen stationärer Gruppenpsychotherapie. Inaugural Dissertation, Universität Würzburg 1997.

Tscheulin D, Harms R. MakeMapsWin – Software zur Strukturalen Analyse Sozialen Verhaltens SASB. Copyright Tscheulin 2001 und University of Utah, 2001. München: CIP-Medien 2001.

Tyrer P. Basic principles of classification and treatment of personality disorders. Persönlichkeitsstörungen 2006;10: 75-9.

Victor D, Backenstrass M, Herdtle B, Fiedler P, Mundt C, Kronmüller KT. Zur Erfassung der depressiven Persönlichkeitsstörung. Z Klin Psychiat Psychol Psychother 2006a; 54: 199-207.

Victor D, Backenstrass M, Herdtle B, Fiedler P, Mundt C, Kronmüller KT. Zur Erfassung der depressiven Persönlichkeitsstörung. Psychother Psychosom med Psychol 2006b; 56: 56-62.

Victor D, Sakado K, Mundt C, Kronmüller KT. Psychometrische Evaluation der deutschen Version des Temperamentsfragebogens TEMPS-A. Psychother Psychosom med Psychol 2006c; 56: 70–7.

Vollema MG, Ormel J. The reliability of the structured interview for schizotypy – revised. Schizophrenia Bulletin 2000; 26: 619-29.

Von Heymann F, Zaudig M, Tritt K. Die diagnosebezogene Behandlungsdauer in der Psychosomatischen und Psychotherapeutischen Medizin: Eine homogene Größe? Erste Ergebnisse der Multicenter-Basisdokumentation (Psy-BaDo-PTM) als Grundlage qualitätssichernder Maßnahmen in der stationären Psychosomatik. Prax Klin Verhaltensmed Rehabil 2003; 62: 209–21.

Weissman M. The epidemiology of personality disorders: A 1990 Update. J Pers Disord 1993; 7 (suppl): 44–62.

Widiger T, Sanderson CJ. Toward a dimensional model of personality disorders. In Livesley WJ (ed). The DSM-IV personality disorders. New York: Guilford Press 1995.

Winkelmann G, Rasche H, Hohagen F. Zwangsstörungen: Komorbidität und Implikationen für die Behandlung. Prax Klin Verhaltensmed Rehabil 1994; 7: 32-40.

Wolf M, Gallas C, Kordy H. Zur diskriminanten Validität des Inventars zur Erfassung Interpersoneller Probleme (IIP). Z Klin Psychol Psychother 2005; 34: 233–40.

Woschnik M, Steinmeyer E, Debus G. Klinische Validität des Selbstbeurteilungsansatzes bei Persönlichkeitsstörungen. Unveröffentlichte psychologische Diplomarbeit: RWTH Aachen 1994.

Young JE, Klosko JS, Weishaar ME. Schematherapie. Ein praxisorientiertes Handbuch. Paderborn: Junfermann 2005.

Zanarini MC, Frankenburg FR, Hennen J, Reich DB, Silk KR. The McLean-Study of Adult Development (MSAD): Overview and implication of the first six years of a prospective follow-up. J Pers Disord 2005; 19: 505–23.

Zanarini MC, Gunderson JG, Frankenburg FR, Chauncey DL. The revised Diagnostic Interview for Borderlines: Discriminating BPD from other Axis II disorders. J Pers Disord 1989; 3: 10–8.

Zimmermann J. Metrische Erfassung der Persönlichkeitsdimension „Narzissmus" bei Normalpersonen, Patienten mit narzisstischen Persönlichkeitsstörungen. Unveröffentlichtes Manuskript, RWTH Aachen 1995.

Zimmermann M. Diagnosing Personality Disorders. Arch Gen Psychiatry 1994; 51: 225-44.

5. Symptomatik, Komorbidität und Verlauf von Persönlichkeitsstörungen

Thomas Bronisch

5.1 Diagnostik von Persönlichkeitsstörungen

5.1.1 Vergleich moderner Klassifikationssysteme

Tabelle 5-1 gibt die Typologien moderner Klassifikationssysteme von Persönlichkeitsstörungen wieder, angefangen mit Kurt Schneider über ICD-9 und ICD-10 bis hin zu DSM-III-R und DSM-IV.
Bei Kurt Schneider fehlen die paranoide und schizoide Persönlichkeitsstörung, während bei ICD-10, DSM-III-R und DSM-IV die affektiven Persönlichkeitsstörungen unter die klinischen Syndromen subsumiert werden. Die schizotypische Persönlichkeitsstörung, neu eingeführt in DSM-III und in DSM-III-R und DSM-IV beibehalten, wird bei ICD-10 unter den schizophrenen Psychosen aufgelistet. In der Typologie von Kurt Schneider und in der ICD-9 fehlen die narzisstische und die passiv-aggressive Persönlichkeitsstörung, von denen letztere nur im Anhang von DSM-IV zu finden ist und die beide nie in die ICD-Klassifikation und andere offizielle europäische Klassifikationen aufgenommen worden sind. Obwohl die Borderline-Persönlichkeitsstörung als Diagnose eine lange Tradition hat, wurde diese in ihrer jetzigen Definition erst 1980 in DSM-III eingeführt. Leider herrscht auch bei den einzelnen Kriterien der jeweiligen Persönlichkeitsstörungen zwischen DSM-IV und ICD-10 keine vollständige Übereinstimmung. Empirische Studien basieren überwiegend auf den Kriterien nach DSM-III und DSM-III-R.

5.1.2 Drei-Cluster-Einteilung

Die Persönlichkeitsstörungen kann man, wie amerikanische Autoren empfehlen, in drei Hauptgruppen ordnen: Gruppe A (Cluster A) beinhaltet die paranoide, schizoide und schizotypische Persönlichkeitsstörung. Personen mit diesen Störungen werden häufig als sonderbar und exzentrisch bezeichnet. Gruppe B (Cluster B) beinhaltet die antisoziale, Borderline-, histrionische und narzisstische Persön-

Tab. 5-1: Typologien von Persönlichkeitsstörungen (PS)

Cluster	DSM-IV	DSM-III-R	ICD-10	ICD-9	K. Schneider
A	Paranoide PS	Paranoide PS	Paranoide PS	Paranoide PS	-
	Schizoide PS	Schizoide PS	Schizoide PS	Schizoide PS	-
	Schizotypische PS	Schizotypische PS	-	-	-
B	Antisoziale PS	Antisoziale PS	Dissoziale PS	Soziopath./Antisoz. PS	Gemütlose + willenlose PS
	Borderline-PS	Borderline-PS	Emotional instabile PS		Explosible PS
			Borderline-Typus		
			Impulsiver Typus	Explosible PS	
	Histrionische PS	Histrionische PS	Histrionische PS	Hysterische PS	Geltungsbedürftige PS
	Narzisstische PS	Narzisstische PS	(Narzisstische PS)	-	-
	-	-	-	-	Fanatische PS
C	Selbstunsichere PS	Selbstunsichere PS	Ängstliche PS	-	Selbstunsichere PS
	Abhängige PS	Abhängige PS	Abhängige PS	Asthenische PS	Asthenische PS
	Zwanghafte PS	Zwanghafte PS	Anankastische PS	Anankastische PS	Anakastische PS
					(bei selbstunsicheren PS)
	(bei affekt. Strgn)	(bei affekt. Strgn)	(bei affekt. Störungen)	Affektive PS	Hyperthymie + depressive + stimmungslabile PS
	(Passiv-aggressive PS)	Passiv-aggressive PS	(Passiv-aggressive PS)	-	-
	-	Selbstschädigende PS	-	-	-
	-	Sadistische PS	-	-	-
NOS*	NOS	NOS	Andere	Andere	-
			-	NOS	-

*nicht anderweitig spezifiziert

lichkeitsstörung. Personen mit solchen Störungen werden häufig als dramatisch, emotional oder launisch bezeichnet. Gruppe C (Cluster C) beinhaltet die selbstunsichere, abhängige, zwanghafte und (im Anhang von DSM-IV) passiv-aggressive Persönlichkeitsstörung. Diese Menschen zeigen sich oft ängstlich oder furchtsam. Das Cluster-Konzept wendet die kategoriale Erfassung von psychischen Störungen an, d. h., das Individuum hat die entsprechende Persönlichkeitsstörung oder hat sie nicht. In jedem Cluster werden spezifische Diagnosen durch Prototypen repräsentiert. Diese sind für Cluster A die schizotypische, für Cluster B die Borderline- und für Cluster C die selbstunsichere Persönlichkeitsstörung. Der Patient erhält eine spezifische Diagnose, wenn er eine gewisse Anzahl von Merkmalen des Prototyps erfüllt.

5.1.3 *Kritik an der Drei-Cluster-Einteilung*

Die Drei-Cluster-Einteilung ist im Rahmen von empirischen Studien nicht unwidersprochen geblieben (Ekselius et al. 1994; Livesley et al. 1989), aber sie repräsentiert das „Spektrum-Modell" von psychischen Störungen.
Ein weiteres Problem stellt das Auftreten multipler Persönlichkeitsstörungsdiagnosen bei ein und demselben Individuum dar. Dabei erstrecken sich die Diagnosen der Persönlichkeitsstörungen über die Cluster A, B und C hinweg (Bronisch 1992). Loranger et al. (1994) fanden in einer großen Stichprobe von stationär behandelten psychiatrischen Patienten bis zu sieben verschiedene Persönlichkeitsstörungen, Bronisch und Mombour (1994) bis zu fünf Diagnosen pro Patient in einem Poliklinik-Sample, wobei nur die Hälfte der Patienten eine einzige Diagnose aufwies. Dolan et al. (1995) sprechen daher von der „Breite der Psychopathologie" und nicht von „cooccurence" oder „comorbidity". Tyrer und Johnson (1996) definieren den Schweregrad der Persönlichkeitspathologie in Abhängigkeit von der Anzahl der Persönlichkeitsstörungen bei ein und demselben Patienten.

5.1.4 *Dimensionale Erfassung von Persönlichkeitsstörungen*

Aufgrund der großen Überlappung von Persönlichkeitsstörungen und den nahezu willkürlichen Cut-off points für die Definition sind dimensionale Modelle von Persönlichkeitsstörungen entwickelt worden, die auf Grund von Forschungsergebnissen gegenüber kategorialen Modellen favorisiert werden (Widiger 1991). Es existieren mindestens sechs unterschiedliche Modelle (Bronisch u. Mombour 1998):

1. Cloninger und Svrakic (2000) beschrieben ein vierdimensionales Modell mit den Faktoren „harm avoidance", „novelty seeking," „reward dependence" und „persistence", die neurogene Mechanismen des Lernens repräsentieren. Hinzu kommen die entwicklungsgeschichtlich bedingten Dimensionen „self-directed-

ness", „cooperativeness", „self-transcendence" im Rahmen des Konzeptes „character".

2. Livesly et al. (1989) schlugen ein fünfzehndimensionales Modell vor, basierend auf einer Faktorenanalyse von hundert Skalen, die mit Hilfe epidemiologischer Studien und einem Überblick über die klinische Literatur gewonnen wurden.
3. Kiesler (1983) entwickelte ein Circumplex-Modell mit zwei basalen interpersonellen Dimensionen „dominance" und „affiliation".
4. Die Persönlichkeitsstörungen sind in DSM-III und DSM-IV in drei Cluster aufgeteilt (Cluster A, B, C), die drei Dimensionen entsprechen können, welche die einzelnen Persönlichkeitsstörungen voneinander trennen bzw. charakterisieren.
5. Costa und McCrae (1992) formulierten ein Fünf-Faktoren-Modell, bestehend aus den Dimensionen „neuroticism", „extraversion", „openess", „agreeableness" und „conscientiousness".
6. Ein sehr einfaches Modell findet sich in der International Personality Disorders Examination (Loranger et al. 1994). Die offiziellen kategorialen Typen sind dort als Dimensionen genommen worden. Es gibt keinen Cut-off point, und jedes Individuum ist durch alle Typen und ihre entsprechenden Scores repräsentiert.

5.1.5 Beziehung zwischen Symptomen und Persönlichkeitszügen

Vor allem in der psychoanalytischen Literatur wird davon ausgegangen, dass Persönlichkeitszüge ich-synton, Symptome ich-dyston sind. Zusätzlich werden Persönlichkeitszüge weitgehend als vor- oder unbewusst, Symptome dagegen als bewusst angesehen. Weiterhin werden Persönlichkeitszüge im Gegensatz zu Symptomen als dauerhaft und keinen Schwankungen unterworfen beschrieben. Schließlich wird bei Persönlichkeitszügen davon ausgegangen, dass sie aus einer tief verwurzelten, übergreifenden und intrinsischen Matrix (Millon 1981) der Persönlichkeit hervorgehen, während Symptome unabhängig von dem typischen Verhalten, Fühlen und Wahrnehmen der Person sind.

Diese Kriterien zur Unterscheidung zwischen Symptomen und Persönlichkeitszügen eignen sich dementsprechend auch für die Einordnung von Persönlichkeitsstörungen und ihrer Beziehung zu klinischen Syndromen wie etwa Depression und Angst. Allerdings sind die angegebenen Kriterien nicht ganz unproblematisch. Persönlichkeitszüge wie eine Neigung zu zwischenmenschlicher Abhängigkeit und zu geringem Selbstwertgefühl können durchaus auch als ich-fremd empfunden werden und damit dem Betroffenen bewusst, d. h. auch ich-dyston sein. Empirische Studien haben gezeigt, dass bei depressiven und Angstzuständen Persönlichkeitszüge, wie etwa zwischenmenschliche Abhängigkeit oder Überempfindlichkeit gegenüber Kritik, erst auftreten oder sehr deutlich werden und mit Abklingen dieser Zustände wieder (weitgehend) verschwinden (Hirschfeld et al. 1983; Reich et al. 1986), d. h., es ist möglich, dass Persönlichkeitszüge wie Symptome episodisch auftreten oder fluktuieren. Weiterhin können bestimmte Persönlichkeitszüge wie eine Überempfindlichkeit gegenüber Kritik oder ein niedriges Selbstwertgefühl Auslöser für die Entwicklung einer depressiven Störung sein (Bronisch u. Klerman 1991).

5.1.6 Klinisches Interview

Das klinische Interview bei der Erfassung der Gesamtgruppe der Persönlichkeitsstörungen sollte sich an die Kriterien der Klassifikationssysteme halten. Weiterhin ist eine ausführliche Anamnese mit Schwerpunkt auf der Lebensgeschichte mit dem Herausarbeiten von immer wiederkehrenden Verhaltensmustern, die sich besonders unter Belastungen zeigen, eine conditio sine qua non für die Diagnostik. Außerdem sind Informationen anderer Personen, z. B. von Angehörigen, Freunden oder Arbeitskollegen von besonderer Bedeutung, da die Patienten ihre Schwierigkeiten im Umgang mit anderen Menschen oder ihre Probleme im Zurechtkommen im Alltag nicht immer wahrnehmen oder auch aus Scham verschweigen. Bei stationären Behandlungen sind die Beobachtung des Patienten, die Erprobung im Rahmen von Arbeits- und Beschäftigungstherapie sowie das Verhalten bei Sozialkontakten im Rahmen von Gruppenaktivitäten von besonderer Bedeutung für die Diagnostik von gestörten sozialen Verhaltensweisen.

5.2 Cluster-A-Persönlichkeitsstörungen

Charakteristische Merkmale der paranoiden, schizoiden und schizotypischen Persönlichkeitsstörungen:
- seltsames exzentrisches Verhalten,
- ausgesprochene Affektarmut, Gefühlskälte,
- bei vermeintlichen Kränkungen und Bedrohungen schnelles Umkippen der Stimmung in Wut und Zorn, unter Umständen auch Gewalttätigkeit,
- Misstrauen bis hin zum Gefühl der Bedrohung und paranoide Vorstellungen und
- fehlender zwischenmenschlicher Kontakt.

5.2.1 Klinisches Bild

Vor allem Patienten mit einer paranoiden Persönlichkeitsstörung sind häufig streitsüchtig und übertreiben Schwierigkeiten, d. h., „sie machen aus einer Mücke einen Elefanten". Es fällt ihnen oft schwer, ihre verkrampfte Haltung aufzugeben, und sie gehen beim Erkennen einer vermeintlichen Gefahr gleich zu einem Gegenangriff über. Obwohl sie kritisch gegenüber anderen sind bis hin zur Streitsucht, akzeptieren sie nur sehr schwer Kritik an sich selbst. Gemeinsam sind Patienten mit diesen Persönlichkeitsstörungen paranoide Vorstellungen, Argwohn und Misstrauen, die zum Auslöser von Wut, Gegenangriff, evtl. zu einem kurzfristigen Zustand mit Verfolgungs- und Beeinträchtigungsideen führen können. Auf der anderen Seite kann es zu Angst, Depression und dysphorischen Verstimmungen kommen. In einer neuen Situation suchen sie intensiv und einseitig fixiert nach einer Bestätigung ihrer Erwartungen, ohne die Gesamtumstände zu berücksichtigen. Oft treten vorübergehende Beziehungsideen auf. Es entsteht beispielsweise die Vermutung, dass andere sie besonders beachten oder Gemeinheiten über sie verbreiten, d. h., Handlungen werden ohne Grund auf die eigene Person bezogen. Patienten mit schizoiden Persönlichkeitsstörungen treten, wenn sie nicht gleichzeitig eine Psychose aufweisen, nur selten in Klinik und Praxis auf.

5.2.2 Differentialdiagnose

In erster Linie ist an eine akute Manifestation einer paranoiden Psychose zu denken. Weiterhin muss ein paranoides Syndrom bei einer organischen Psychose ausgeschlossen werden. In Frage kommen hier vor allem ein (pathologischer) Rausch, ein Delir oder eine Intoxikation mit Amphetaminen oder Halluzinogenen.

5.3 Cluster-B-Persönlichkeitsstörungen

Charakteristische Merkmale der antisozialen, Borderline-, histrionischen und narzisstischen Persönlichkeitsstörungen:
- Impulsivität im affektiven Bereich aus mehr oder minder gravierenden Anlässen,
- übermäßig starke Wut und Unfähigkeit, die Wut zu kontrollieren,
- Tendenzen zur Selbstbeschädigung bzw. zu Suizidversuchen,
- Tendenzen zur Fremdgefährdung, vor allem bei der dissozialen und narzisstischen Persönlichkeitsstörung,
- wenig ausgeprägtes Selbstwertgefühl mit Gefühlen von Wut, Scham und Demütigung bei berechtigter und unberechtigter Kritik,
- schneller Wechsel von Idealisierung und Entwertung von nahestehenden Personen sowie
- Probleme in der Regulierung von Nähe und Distanz zu anderen Menschen.

5.3.1 Klinisches Bild

Hauptmerkmal dieser Gruppe von Persönlichkeitsstörungen ist ein durchgängiges Muster von Instabilität hinsichtlich der Lebensziele, des Selbstbildes, der zwischenmenschlichen Beziehungen und der Stimmung.
Vor allem bei der emotional instabilen und histrionischen Persönlichkeitsstörung tritt eine ausgeprägte und andauernde Identitätsstörung auf, welche sich in den ver-

schiedenen Lebensbereichen, wie z. B. Selbstbild, sexuelle Orientierung, langfristige Ziele und Berufswünsche, in der Art der Freunde und Partner oder in den persönlichen Wertvorstellungen, manifestieren kann. Zwischenmenschliche Beziehungen sind gewöhnlich instabil, bei der emotional instabilen und histrionischen Persönlichkeitsstörung sehr intensiv, bei der narzisstischen mit der Tendenz zur Überidealisierung und Abwertung. Die Betroffenen sind nur ungern allein und versuchen mit allen Mitteln, ein reales oder vorgestelltes Verlassenwerden zu verhindern.
Die gesamte Gruppe zeichnet eine affektive Instabilität mit extremen Stimmungsschwankungen aus, die die ganze Palette menschlicher Gefühle umfasst. Bei der antisozialen und narzisstischen Persönlichkeitsstörung kommt es zu massiven Wutausbrüchen mit Tendenz zu körperlicher Gewalt.
Die Gruppe neigt zu impulsiven Handlungen mit potentiell selbstschädigendem Charakter, wie etwa verschwenderisches Einkaufen, Missbrauch psychotroper Substanzen, rücksichtsloses Fahren, Promiskuität, Fressanfälle oder delinquentes Verhalten. Suiziddrohungen und Suizidversuche finden sich häufig. Bei emotional instabilen Persönlichkeitsstörungen ist auch Selbstverletzung ohne suizidale Handlung (z. B. Schnitte in den Unterarm) zu beobachten. Ein wenig ausgeprägtes Selbstwertgefühl bei u. U. gleichzeitig vorhandenen Größenideen führt zu massiver Kritikempfindlichkeit mit Gefühlen von Wut, Scham und Demütigung, welche sich in auto- oder heteroaggressiven Handlungen entladen können.

5.3.2 Differentialdiagnose

Wichtig sind eine genaue Abklärung der Umstände bei Suizidalität und Selbstschädigung und eine genaue Suchtanamnese. Bei akuten Erregungszuständen ist immer an eine Alkohol-, Medikamenten- und Drogenintoxikation zu denken sowie an eine andere akute exogene Psychose.
Es sollte unbedingt die Abklärung einer Bewusstseinsstörung und einer Störung der Orientierung zum Ausschluss einer akuten organischen Psychose erfolgen. Auch ist auf Asservierung von Urin und Blut zum Drogenscreening sowie auf Blutalkoholbestimmung zu achten.

5.4 Cluster-C-Persönlichkeitsstörungen

Charakteristische Merkmale der selbstunsicheren, abhängigen, anankastischen und passiv-aggressiven Persönlichkeitsstörungen:
- leichte Verletzbarkeit durch Kritik und Ablehnung,
- Übertreibung potentieller Probleme, körperlicher Gebrechen oder Risiken,
- andauerndes Angespannt- und Besorgtsein,
- Gefühle der Hilflosigkeit und Abhängigkeit,

- massive Trennungsängste,
- übermäßige Gewissenhaftigkeit und fehlende Flexibilität sowie
- passive Aggressivität.

5.4.1 Klinisches Bild

Die meisten Menschen interessieren sich in irgendeiner Weise dafür, wie sie von anderen eingeschätzt werden. Selbstunsichere und abhängige Personen sind jedoch durch Kritik leicht zu verletzen, und das geringste Zeichen von Ablehnung zeigt bei ihnen eine verheerende Wirkung. Aus Angst, etwas Unpassendes oder Dummes zu sagen oder eine Frage nicht beantworten zu können, benehmen sich die Betroffenen in Gesellschaft zurückhaltend. Sie befürchten, vor anderen durch Erröten, Weinen oder durch Anzeichen von Angst in Verlegenheit zu geraten.
Häufig übertreiben diese Patienten potentielle Probleme, körperliche Gefahren oder Risiken, die bei üblichen, für sie jedoch ungewöhnlichen Aktivitäten auf sie zukommen können. Manche (v. a. Menschen mit anankastischer Persönlichkeitsstörung) halten aus Angst an eingeschliffenen Verhaltensweisen fest, ritualisieren den Alltag, müssen alles überprüfen und kontrollieren und schränken so ihr Leben stark ein.
Die übermäßige Abhängigkeit bei Menschen mit abhängigen und selbstunsicheren Persönlichkeitsstörungen erschwert jede Eigeninitiative oder Eigenaktivität. Personen mit dieser Störung fühlen sich alleine meist unwohl und hilflos und vermeiden nach Möglichkeit eine solche Situation.
Gehen Beziehungen in die Brüche, so sind sie „am Boden zerstört", und sie haben gewöhnlich Angst, verlassen zu werden. Häufige Komplikationen sind Depressionen, massive Angstzustände sowie Suizidversuche bei drohenden oder nach vollzogenen Trennungen. Weiterhin kann sich eine soziale Phobie entwickeln.

5.4.2 Differentialdiagnose

Differentialdiagnostisch ist vor allem an eine Alkohol-, Medikamenten- und Drogenintoxikation zu denken, in seltenen Fällen an eine akute organische Psychose anderer Ätiologie bzw. an ein Delir und an eine endogene Psychose. Angst, Depression, niedriges Selbstwertgefühl und Suizidalität können auch Folge einer Suchterkrankung sein, die differentialdiagnostisch ebenfalls in Erwägung gezogen werden muss. Ein akuter Angstzustand (Panikattacke) kann auch im Rahmen einer schizophrenen Psychose oder einer schweren Depression auftreten.

5.5 Komorbidität

Unter Komorbidität versteht man in der psychiatrischen Fachliteratur das Auftreten von mehr als einer spezifisch diagnostizierbaren psychischen Störung bei einer Person in einem definierten Zeitintervall. Abbildung 5-1 zeigt fünf alternative Modelle der Beziehung zwischen Persönlichkeitsstörung und psychischer Erkrankung.

Modell 1 entspricht der Einteilung psychischer Störungen in DSM-III und DSM-IV. Modell 2 entspricht dem Konzept des „general neurotic syndrome" (Tyrer et al. 1992), das keine spezifischen Persönlichkeitszüge/-störungen für die einzelnen klinischen Syndrome vorsieht. Es geht davon aus, dass die verschiedenen klinischen Syndrome, wie etwa Angst, Depression, Zwang, Somatisierung, Sucht und Essstö-

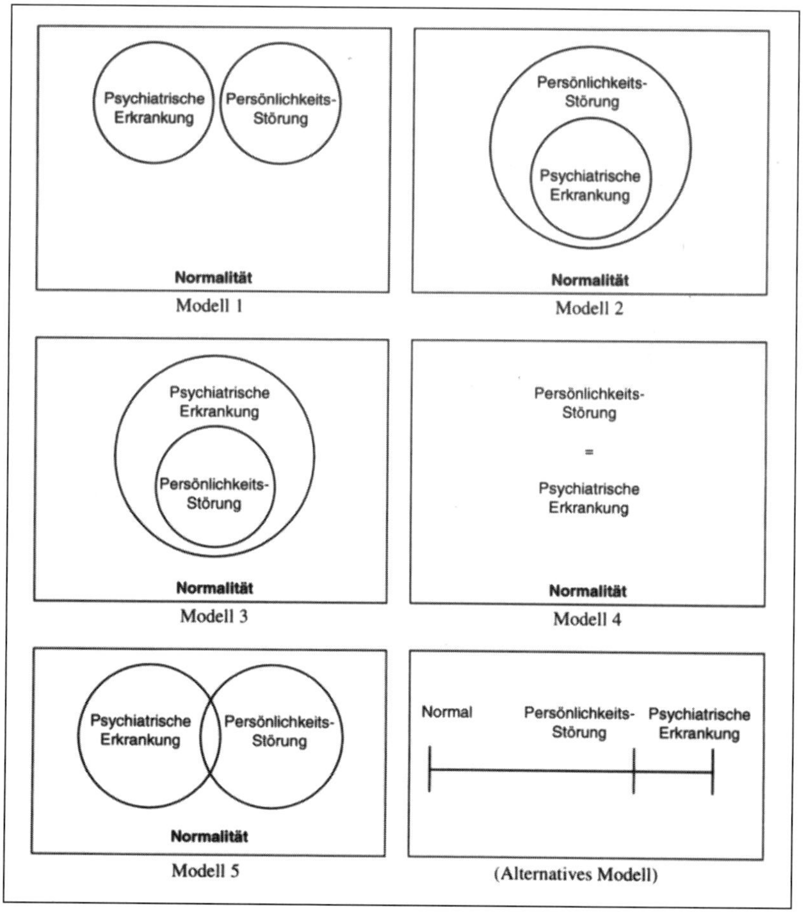

Abb. 5-1: Fünf alternative Modelle der Beziehung zwischen Persönlichkeitsstörung und psychischer Erkrankung (Bronisch 1999)

rungen, Ausdruck eines generalisierten neurotischen Syndroms mit wechselnden Erscheinungsbildern sind. Modell 3 entspricht der Klassifikation psychischer Störungen der WHO von ICD-7 bis ICD-10. Modell 4 entspricht dem psychoanalytischen Konzept psychischer Erkrankungen (Kernberg 1984). Modell 5 schließlich stellt das eigentliche Konzept der Komorbidität dar, nämlich eine Trennung zwischen Persönlichkeitsstörung und psychischer Störung mit einem allerdings großen Bereich der Überschneidung. Alle fünf Modelle sind nicht ausreichend empirisch überprüft.

Eindrucksvoll erscheint das Bild der Komorbidität von 295 Patienten einer psychiatrischen Ambulanz, bei denen nach DSM-III die wesentlichen Achse-I- und Achse-II-Störungen mittels strukturierter Interviews erfasst wurden (Alnaes u. Torgersen 1988a, 1988b) (Tabelle 5-2).

Es zeigt sich hier eine nahezu völlig fehlende Spezifität der Komorbidität für alle Persönlichkeitsstörungen (vgl. Tyrer et al. 1997). Zu einem ähnlichen Ergebnis bezüglich der Borderline-Persönlichkeitsstörung war eine andere Studie bei der Auswertung von Krankengeschichten gekommen (Fyer et al. 1988).

Wenn jedoch die Komorbidität von klinischen Syndromen wie Depression, Angst, Zwang, Sucht, Ess- und Somatisierungsstörungen mit Persönlichkeitsstörungen in Bezug auf den Behandlungsausgang betrachtet wird, so zeigen die meisten Therapiestudien einen schlechteren Verlauf und Ausgang der Patienten *mit* gegenüber den Patienten *ohne* Persönlichkeitsstörungen (Reich u. Vasile 1993). Alnaes und Torgersen (1997) konnten sogar zeigen, dass Persönlichkeit und Persönlichkeitsstörungen die Entwicklung von Rückfällen von Major Depressionen besser vorhersagen als Komorbidität mit Achse-I-Störungen nach DSM-III.

5.6 Verläufe und Prädiktoren

Fasst man die Ergebnisse von Verlaufsstudien bei *Persönlichkeitszügen* zusammen, so ergibt sich eine erstaunliche Stabilität ab ca. dem 35. Lebensjahr (Costa u. McCrae 1986). Lediglich eine geringe, wenn auch signifikante Abnahme von Extroversion, Neurotizismus und Offenheit für Erfahrung mit zunehmendem Alter konnten die Autoren in einer großen epidemiologischen Studie beobachten (Costa et al. 1987). Über Verläufe von *Persönlichkeitsstörungen* liegen nur wenige empirische Studien vor. McGlashan (1986) und Stone (1993a, 1993b) fanden bei Menschen mit Borderline-Persönlichkeitsstörungen im mittleren Lebensalter eine bessere soziale Anpassung, aber einen Mangel an engen zwischenmenschlichen Beziehungen. Reich et al. (1988) stellten keine Assoziation zwischen schizoider, schizotypischer und paranoider Persönlichkeitsstörung und dem Alter fest, wohingegen histrionische Persönlichkeitszüge eher bei jüngeren Altersstufen zu beobachten waren. Tyrer und Seivewright (1988) ermittelten eine abnehmende Tendenz der histrionischen und antisozialen Persönlichkeitsstörung im Alter, während die anankastische, depressive und ängstliche Persönlichkeitsstörung unabhängig von bestimmten Altersstufen

Tab. 5-2: Verhältnis zwischen beobachteter und erwarteter Häufigkeit von DSM-III-Achse-II- und DSM-III-Achse-I-Diagnosen ohne Ausschlusskriterien bei einem Sample von 289 ambulanten psychiatrischen Patienten (* = $p<0{,}05$; ** = $p<0{,}01$; *** = $p<0{,}001$) (Alnaes u. Torgersen 1988a, 1988b)

Achse-I-Störung	Selbstunsichere PS	Abhängige PS	Anankastische PS	Borderline-PS	Histrionische PS	Passiv-aggress.PS	Schizotyp.PS	Paranoide PS	Narzisstische PS	Schizoide PS	Andere Achse-II-Störung
Major Depression	1.1	1.1	1.0	1.0	1.1	1.1	1.0	1.6	0.4	0.6	1.0
Dysthymie	1.3***	1.2	0.5	1.2	0.7	1.3	1.9*	1.5	1.3	1.9	1.1*
Panikstörung	1.2	1.1	0.6	0.9	0.7	0.8	1.6	-	0.7	1.0	1.0
Zyklothymie	1.3*	1.2	1.0	2.3***	2.3***	2.0**	0.3	-	2.1*	-	1.1*
Soziale Phobie	1.5***	1.6***	1.0	1.8*	1.0	1.4	2.2*	2.0	0.9	1.2	1.1*
Substanzmissbrauch	1.2	1.1	0.9	1.8*	1.4	1.8	1.2	0.5	2.2	3.1	1.1
Zwangsstörung	1.2	1.0	1.7*	2.1**	1.7	1.7	2.7**	0.7	2.2	-	1.1
Anpassungsstörung	0.6**	0.8	0.7	0.5	0.5	-		0.7	-	-	0.8*
Agoraphobie ohne Panikstörung	1.5**	1.2	1.3	0.9	0.6	1.3	2.7	3.4*	-	-	1.1
Einfache Phobie	1.0	1.0	1.3	1.8	1.9	-	0.7	1.7	0.9	2.5	1.1
Bipolare Störung	0.5**	1.0	1.6	-	1.9	0.5	1.6	-	1.1	3.1	1.0
Gen. Angststörung	0.9	0.6	0.7	1.4	1.6	0.7	2.2	1.4	1.5	4.1	1.0
Somatof. Störung	0.8	0.9	1.1	-	-	1.4	-	-	1.5	-	0.8
Andere Achse-I-Strg.	1.0	1.0	-	1.0	-	-	-	-	1.0	-	1.1

auftraten. Tölle (1966) fand eine deutliche Abschwächung der klinischen Syndrome und eine Abnahme von Lebenskrisen innerhalb von 25 Jahren bei einem Drittel der nachuntersuchten „psychopathischen Persönlichkeiten".
In den fünf von Perry (1993) zitierten Studien zur Permanenz oder Remission der Borderline-Persönlichkeitsstörung erhielten durchschnittlich 57 % (Range 25-90 %) bei Nachuntersuchungen durchschnittlich 8,8 Jahre (Range 3-15 Jahre) später die gleiche Diagnose. Jenseits des 40. Lebensjahres findet sich allerdings nur noch selten die Diagnose einer Persönlichkeitsstörung, was allerdings nicht als Therapieergebnis interpretiert werden kann (Bronisch 1996a).
Hinsichtlich der Langzeitverläufe von Persönlichkeitsstörungen gibt es nur Studien für die Borderline- und antisoziale Persönlichkeitsstörung (Stone 1993a, 1997, 2001). Im Folgenden wird deswegen auf diese beiden Persönlichkeitsstörungen näher eingegangen.

5.6.1 Borderline-Persönlichkeitsstörung

Die meisten empirischen Studien basieren auf DSM-III-R-Kriterien. Die in der ICD-10 vorgenommene Unterteilung in zwei Typen, nämlich den impulsiven Typus und den Borderline-Typus, bedeutet aus meiner Sicht eine unproduktive Aufsplitterung zweier nah beieinander liegender Diagnosen. Eines der acht DSM-Kriterien enthält auch Suizidalität zusammen mit selbstschädigendem Verhalten. Eine prospektive Erhebung des Langzeitverlaufes der Borderline-Persönlichkeitsstörung ist grundsätzlich seit Einführung von DSM-III (1980) möglich. Jedoch können auch retrospektiv Langzeitverläufe erfasst werden, sofern ausreichende Informationen, z. B. in Form von Krankengeschichten, vorliegen, die die Rekonstruktion der Diagnose einer Borderline-Persönlichkeitsstörung ermöglichen.
Tabelle 5-3 gibt die im Augenblick existierenden Langzeitkatamnesestudien nach DSM-III- und DSM-III-R-Kriterien wieder. Als Maß für den Ausgang im Hinblick auf psychopathologische Symptomatik und psychosoziales Funktionieren verwendeten alle Studien einheitlich eine Fremdrating-Skala, nämlich die Global Assessment Scale (GAS) nach Endicott et al. (1976).
Die Global Assessment Scale reicht von 0 bis 100, wobei 0 den schlechtesten Wert darstellt und 100 den besten. In Tabelle 5-4 sind die Bereiche abgebildet, die für die Katamnesestudien von Bedeutung sind.
Wie aus der Tabelle 5-3 zu ersehen ist, liegt bei nahezu allen Studien das Durchschnittsalter bei Aufnahme zwischen 20 und 30 Jahren. Die Studien unterscheiden sich jedoch in der Katamnesedauer, d. h., vier Studien (Mehlum et al. 1991; Najavits u. Gunderson 1995; Perry et al. 1985; Tucker et al. 1987) weisen eine relativ kurze Katamnesedauer von zwei bis drei Jahren auf, während die restlichen Studien 14 bis 16 Jahre umfassen (McGlashan 1986; Paris et al. 1987; Plakun et al. 1985; Stone et al. 1987). Die Patienten dieser Gruppe sind somit zum Katamnesezeitpunkt größtenteils schon älter als 40 Jahre.

Tab. 5-3: Langzeit-Katamnesestudien von Patienten mit Borderline-Persönlichkeitsstörungen nach DSM-III

Studie (Jahr)	Katamnese-intervall (Jahre)	N	Alter (MW) bei Aufnahme	GAS (0-100)
Plakun et al. (1985)	14	63	25	68
McGlashan (1986)	15	81	27	64
Paris et al. (1987)	15	100	26	63
Stone (1987)	16	224	22	66
Tucker et al. (1987)	2	40	24	57
Perry et al. (1985)	2-3	23	28	55
Mehlum et al. (1990)	3	41	33	49
Najavits und Gunderson (1995)	3	37	26	59

Tab. 5-4: Auszug aus der Global Assessment Scale (GAS) (Endicott et al. 1976)

GAS 70 - 61: Einige leichte Symptome (z. B. depressive Stimmung und leichte Schlafstörungen) oder einige Schwierigkeiten im Zurechtkommen in mehreren Bereichen, aber im Allgemeinen recht gutes Zurechtkommen; hat einige sinnvolle zwischenmenschliche Beziehungen, und die meisten Laien würden ihn nicht für "krank" halten.

GAS 60 - 51: Mäßige Symptome oder kommt im Allgemeinen nur mit einigen Schwierigkeiten zurecht (z. B. wenig Freunde und flacher Affekt, depressive Stimmungslage und pathologischer Zweifel an sich selbst, euphorische Stimmungslage und Rededrang, mäßig schweres antisoziales Verhalten).

Wie den GAS-Werten zu entnehmen ist, zeigen die Patienten der Studien mit der sehr langen Katamnesedauer einen deutlich besseren Ausgang als die Patienten mit einer kürzeren Katamnesedauer. Welche Gründe könnten für diese unterschiedlichen Ergebnisse verantwortlich sein?
Zunächst einmal könnte eine längere Therapiedauer den besseren Erfolg bedingt haben. Dies erscheint insofern plausibel, als die Studien, die nur Katamnesezeiträume von zwei bis drei Jahren untersuchen, auch erst später begonnen wurden. Man kann davon ausgehen, dass in diese Studien Erkenntnisse der klinischen Praxis und der Therapieforschung eingegangen sind, die sich unter Umständen positiv auf die Behandlung von Patienten mit Borderline-Persönlichkeitsstörung ausgewirkt haben könnten. Auf der anderen Seite stammen die Studien mit einer Katamnesedauer von 14 bis 16 Jahren aus sehr renommierten Psychotherapieeinrichtungen, nämlich Chestnut Lodge (McGlashan 1986), Austen Riggs (Plakun et al. 1986) und

New York State Psychiatric Institute (Stone et al. 1987), mit einem intensiven, psychoanalytisch orientierten Psychotherapieprogramm. Die Studie von Paris et al. (1987) jedoch betraf psychiatrische Klinikpatienten, die stationär und ambulant sehr unterschiedlich mit nichtspezifischen Therapieangeboten und zum Teil mit Außenseitermethoden behandelt wurden. Wie aus dem GAS-Wert zu ersehen ist, war der Outcome allerdings genauso gut wie in den anderen drei Studien.
Ein weiterer Grund für die besseren Ergebnisse könnte die Tatsache sein, dass sich die Borderline-Persönlichkeitsstörung im Laufe des Älterwerdens „auswächst".
Zu prognostischen Faktoren bei Borderline-Persönlichkeitsstörungen liegen ebenfalls nur wenige empirische Studien vor. Als Kriterien für einen günstigen Outcome werden hohe Intelligenz, Attraktivität, künstlerisches Talent und begleitende anankastische Züge genannt. Als ungünstige Kriterien gelten eine Vorgeschichte mit elterlicher Gewalt oder Inzest, begleitende schizotypische und antisoziale Persönlichkeitszüge, ausgeprägte Impulsivität und schlechtes prämorbides Funktionsniveau (Links et al. 1990; Stone 1993a, 1993b; Woolcott 1985).
Von besonderem Interesse ist die Suizidgefährdung der Borderline-Patienten. Tabelle 6-5 gibt die Suizidraten verschiedener Katamnesestudien wieder.
Erwartungsgemäß findet sich in den Studien mit längerer Katamnesedauer eine höhere Suizidrate als in den Studien mit einem kürzeren Untersuchungszeitraum. Die Arbeit von McGlashan et al. (1986) bildet dabei eine Ausnahme. Das Durchschnittsalter der retrospekiv nachuntersuchten Patienten war allerdings wesentlich höher als in den anderen Studien, so dass diese Patienten den Zeitraum zwischen dem 25. und 35. Lebensjahr mit dem höchsten Suizidrisiko schon durchschritten hatten (Stone 1993a). Man muss demnach von einer Suizidrate von 8 bis 9 % bei der Borderline-Persönlichkeitsstörung ausgehen, denn nach mehr als 10 bis 15 Jahren verändern sich die Suizidraten bei Patienten mit Suizidversuchen in der Regel nicht mehr wesentlich (Bronisch 1992).

Tab. 5-5: Suizidraten von Patienten mit Borderline-Persönlichkeitsstörungen

Studie (Jahr)	N	Suizidrate (%)	Katamnese-intervall (Jahre)	Untersuchte Patienten (%)
McGlashan (1986)	81	3	15	86
Stone (1987)	188	9	16	92
Paris et al. (1987)	100	8,5	15	32
Modestin et al. (1989)	22	7,7	4,5	85
Pope et al. (1983)	33	6	4-7	82
Mehlum et al. (1990)	41	2,4	3	100

5.6.2 Antisoziale oder dissoziale Persönlichkeitsstörung

Hinsichtlich der Diagnostik von antisozialer (DSM-III und DSM-IV) bzw. dissozialer Persönlichkeitsstörung (ICD-10) gibt es erhebliche Unterschiede. Die Nordamerikaner definieren, basierend auf den Studien von Robins (1966, 1978), antisoziale Persönlichkeit nach verantwortungslosem und antisozialem Verhalten - vor und nach der Pubertät -, während die Europäer von dissozialen Charakterzügen ausgehen, was der Diagnosekategorie angemessener erscheint (Stone 1993b).
Hinweise auf Suizidalität oder Impulsivität, wie bei der Borderline-Persönlichkeitsstörung, finden sich bei den ICD-10-Kriterien der dissozialen Persönlichkeitsstörung nicht. In den Kriterien der antisozialen Persönlichkeitsstörung nach DSM-III bis -IV sind hingegen Impulsivität und Aggressivität erwähnt.
Kurz zusammengefasst bedingt das Vorhandensein einer dissozialen Persönlichkeitsstörung eine schlechte Prognose in einer Reihe von Verlaufsstudien, wobei ein früher Beginn während der Kindheit die Prognose noch verschlechtert (Black et al. 1995; Robins 1978). Auf der anderen Seite konnte Robins (1978) in mehreren epidemiologischen Studien nachweisen, dass nur 47 % der Personen mit der Diagnose einer antisozialen Persönlichkeitsstörung im amerikanischen Strafregister auffindbar waren und nur 37 % der im Strafregister Verzeichneten die Kriterien einer antisozialen Persönlichkeitsstörung erfüllten (Robins 1978). Bemerkenswert ist auch, dass nach dem 40. Lebensjahr kriminelles Verhalten merklich nachlässt. Dennoch sind auch diese Patienten weiterhin deutlich durch eine chronische Instabilität in ihren zwischenmenschlichen Beziehungen gestört (Black et al 1995; Paris 1996).
Die Suizidraten von Patienten mit antisozialer Persönlichkeitsstörung variieren in den einzelnen Studien erheblich. Miles (1977) schätzte die Suizidrate auf 5 %. Robins (1966) hingegen fand, dass trotz einer Suizidversuchsrate von 11 %, die Suizidrate nicht höher war als bei psychiatrischen Kontrollen. Die psychologischen Autopsiestudien von Rich et al. (1986) und Isometsä et al. (1996) berichten von jeweils 3 % Suiziden bei nur männlichen Patienten mit der Diagnose einer antisozialen Persönlichkeitsstörung.

5.7 Evaluationsstudien mit Langzeitverlauf

Bei der Evaluation von Behandlungen von Persönlichkeitsstörungen muss vor allem berücksichtigt werden, dass sie durch überdauernde, zumeist in der Adoleszenz oder im frühen Erwachsenenalter auftretende Störungen der Kognition, des Affektes, des Verhaltens und der interpersonellen Beziehungen definiert sind. Langzeitverläufe sind aber nur für zwei Persönlichkeitsstörungen, nämlich die Borderline-Persönlichkeitsstörung und die antisoziale Persönlichkeitsstörung untersucht worden. Wir wissen also sehr wenig über den „natürlichen" Verlauf dieser Patientengruppe (Stone 1990, 1993a) mit Ausnahme der Tatsache, dass sich Persönlichkeitsstörungen im Alter abschwächen (Bronisch 1996). Langzeitkatamnesen von mit Psychotherapie und/oder Pharmakotherapie behandelten Patienten mit Persönlichkeitsstörungen fehlen ebenfalls.

5.7.1 Menninger Studie

In der 1954 beginnenden Menninger-Studie (Kernberg et al. 1972) wurden 42 ambulant psychotherapeutisch behandelte Patienten 1972 und 1986 (Wallerstein 1986) nachuntersucht. Die Diagnosen dieser Patienten umfassten schwere Psychoneurosen, Charakterneurosen, Impulsneurosen, Suchterkrankungen und Sexualstörungen, narzisstische und Borderline-Störungen, die von Klinikern der Menninger-Klinik zunächst diagnostiziert und dann ambulant weiterbehandelt wurden. Von diesen 42 Patienten wurden 21 mit Psychoanalyse und 21 mit expressiver oder supportiver Psychotherapie behandelt. Die Therapie dauerte zwischen drei und neun Jahren und beinhaltete durchschnittlich 835 Stunden Psychoanalyse bzw. 289 Stunden Psychotherapie. Die Katamnesen erfolgten 12 Jahre nach Beginn der Therapie (d. h. 2-3 Jahre nach Ende der Therapie) und 30 Jahre nach Beginn der Therapie. Die Ergebnisse lassen sich wie folgt zusammenfassen:
- In keiner Behandlungsform, auch nicht in der psychoanalytischen, wurde ausschließlich klassisch analytisch behandelt.
- Am Ende der Therapie wurden lediglich 8 der 21 analytisch behandelten Patienten annähernd klassisch analytisch behandelt.
- „Expressive" und „supportive" Therapie vermischten sich bei den anderen 21 psychotherapeutisch behandelten Fällen.
- Psychoanalytische „Einsicht" in die zugrundeliegenden Konflikte wurde bei 7 von 21 der psychoanalytisch behandelten und bei 12 von 21 der psychotherapeutisch behandelten Patienten erreicht.
- Psychotherapie erbrachte einen besseren Erfolg als Psychoanalyse.
- Der Therapieerfolg konnte zu Beginn der Behandlung nicht vorausgesagt werden.

5.7.2 Studie von M. Stone

Stone (1990) untersuchte 500 von ihm im Laufe von 30 Jahren stationär und ambulant behandelte Patienten mit Persönlichkeitsstörungen 10 bis 25 Jahre nach Abschluss der stationären (Index-)Therapie. Hiervon hatten nach den Kriterien von Kernberg 299 Patienten die Diagnose einer Borderline-Persönlichkeitsorganisation erhalten, von denen 206 die Kriterien einer Borderline-Persönlichkeitsstörung nach DSM-III erfüllten. Die Therapiemethode während des stationären Aufenthaltes und ambulant bestand in supportiver und analytisch orientierter Psychotherapie und gelegentlicher Psychopharmaka-Gabe.

Prognostisch ungünstige Faktoren waren unbehandelter Alkoholismus, antisoziale Persönlichkeit, Inzest (Vater-Tochter und vor allem Stiefvater-Stieftochter) und schizotypische Persönlichkeit. Patienten mit letzterer Zweitdiagnose litten unter chronischen Problemen im täglichen Leben und unter einer lebenslangen Isolation. Chronische Feindseligkeit war ein anderer negativer Faktor. Prognostisch günstig waren ein hoher IQ (über 110), künstlerisches Talent, ein hoher Grad von Selbstdisziplin und bei Frauen außergewöhnliche Attraktivität. Prognostisch ungünstige Persönlichkeitszüge waren Eifersucht, Rachsucht, Devianz, Streitsucht und Geiz. Prognostisch günstige Persönlichkeitszüge waren Höflichkeit, Bescheidenheit, Courage, Überlegtheit, Mitgefühl, Ausdauer, Vertrauenswürdigkeit, Gewissenhaftigkeit und Integrität.
Mittlerweile existieren einige kontrollierte prospektive Studien mit Katamnesen von ein bis drei Jahren, die einen günstigen Einfluss von Psychotherapie (Bateman u. Fonagy 2000; Linehan et al 1994) und Pharmakotherapie (Bronisch 2000) auf den Verlauf von Persönlichkeitsstörungen nachweisen konnten.

5.8 Grundsätzliches zur Therapie

Aufgrund der Vielfalt und Komplexität der Persönlichkeitsstörungen lassen sich grundsätzliche Therapierichtlinien nicht so einfach formulieren, wie z. B. bei der Behandlung von depressiven Patienten oder Patienten mit Angststörungen oder Suchterkrankungen.
Es ist zweckmäßig, bei der Therapie von Persönlichkeitsstörungen zu unterscheiden zwischen aktueller Krisenintervention und psychiatrisch-psychotherapeutischer Behandlung, zwischen Psychotherapie, Pharmakotherapie und soziotherapeutischen Maßnahmen, zwischen ambulanter und stationärer Therapie. Aufgrund der maladaptiven Persönlichkeitszüge kommt es des Öfteren durch Konfrontation mit spezifischen Lebensereignissen oder unter belastenden Lebenssituationen zu den Patienten oder die Umgebung gefährdenden impulsiven Verhaltensweisen, wie etwa Suizidhandlungen oder aggressiven Impulsdurchbrüchen, die mit Hilfe der Krisenintervention akut angegangen werden müssen. Davon zu unterscheiden sind längerfristige Therapien, die die maldaptiven Kognitionen, Verhaltensweisen und interpersonellen Konfliktmuster zum Fokus haben.
Bei der Therapie richtet man sich nach dem Clustermodell der Persönlichkeitsstörungen nach DSM-III und DSM-IV und geht nur in Ausnahmefällen auf eine spezifische Persönlichkeitsstörung ein. Weiterhin muss der hohe Grad an Komorbidität berücksichtigt werden. Diese beinhaltet zum einen klinische Syndrome (Achse-I-Störungen nach DSM-III und DSM-IV) wie Depression, Angst, Zwang, Sucht, Somatisierung und Störung des Essverhaltens. Zum anderen ist an das mit mindestens 50 % sehr häufige Auftreten von mehr als einer Persönlichkeitsstörung bei ein und demselben Patienten zu denken, wobei die Kombinationen von Persönlichkeitsstörungen auch clusterübergreifend auftreten.

Es existieren Konzepte folgender übergreifender Therapieverfahren, die neben einem theoretischen Konzept ein ätiopathogenetisches Modell sowie spezifische Psychotherapietechniken aufweisen: Psychoanalyse (Kernberg 1984), interpersonelle Therapie (Benjamin 1996), kognitive Therapie (Beck u. Freeman 1993) und – nur für Borderline-Persönlichkeitsstörung – dialektische Verhaltenstherapie nach Linehan (1996). Für die Borderline-Persönlichkeitsstörung gibt es Therapiemanuale für die psychodynamische Psychotherapie (Clarkin et al. 2001) und für die dialektische Verhaltenstherapie (Linehan 1996). Darüber hinaus gibt es erstmals auch Versuche eines integrativen Konzeptes der vier oben erwähnten Psychotherapierichtungen, was differentielle Indikation und differentielles Vorgehen bei verschiedenen Persönlichkeitsstörungen betrifft (Fiedler 2000). Schließlich muss mittlerweile neben den weiterhin dominierenden psychotherapeutischen Verfahren und der Soziotherapie die Pharmakotherapie als eigenständige Therapieform berücksichtigt werden (Bronisch 2000).

Literatur

Alnaes R, Torgersen S. DSM-III symptom disorders (Axis I) and personality disorders (Axis II) in an outpatient population. Acta Psychiatr Scand 1988a; 78: 348-55.

Alnaes R, Torgersen S. The relationship between DSM-III symptom disorders (Axis I) and personality disorders (Axis II) in an outpatient population. Acta Psychiatr Scand 1988b; 78: 485-92.

Alnaes R, Torgersen S. Personality and personality disorders predict development and relapses of major depression. Acta Psychiatr Scand 1997; 95: 336-42.

Bateman AW, Fonagy P. Effectiveness of psychotherapeutic treatment of personality disorder. Br J Psychiatry 2000; 177: 138-43.

Beck AT, Freeman A. Kognitive Therapie der Persönlichkeitsstörungen. Weinheim: Psychologie-Verlags-Union 1993.

Black DW, Baumgard CH, Bell SE. The long-term outcome of antisocial personality disorder compared with depression, schizophrenia, surgical conditions. Bull Am Acad Psychiatry Law 1995; 23: 43-52.

Bronisch T. Prospective long-term follow-up of suicide attempters. In: Crepet P, Ferrari G, Platt S, Bellini M (eds). Suicidal behaviour in Europe – Recent research findings. Rom, Mailand, London, Paris, New York: John Libbey CIC 1992; 177-82.

Bronisch T. Langzeitverläufe von Patienten mit Borderline-Persönlichkeitsstörungen. Psychotherapie 1996a; 1: 27-30.

Bronisch T. The typology of personality disorders – diagnostic problems and the relevance for suicidal behaviour. Crisis 1996b; 17: 55-9.

Bronisch T. Persönlichkeitsstörungen. In: Möller HJ, Laux G, Kapfhammer HP (Hrsg). Psychiatrie und Psychotherapie. Berlin, Heidelberg, New York: Springer 1999; 1523-58.

Bronisch T. Persönlichkeitsstörungen. In: Förstl H (Hrsg). Klinische Neuropsychiatrie. Neurologie psychiatrischer Störungen und Psychiatrie neurologischer Erkrankungen. Stuttgart, New York: Thieme 2000; 116-35.

Bronisch T, Klerman GL. Personality functioning: change and stability in relationship to symptoms and psychopathology. J Pers Disord 1991; 5: 307-18.

Bronisch T, Mombour W. Comparison of a diagnostic checklist with a structured interview for the assessment of DSM-III-R and ICD-10 personality disorders. Psychopathology 1994; 27: 312-20.

Bronisch T, Mombour W. The modern assessment of personality disorders. Part 2: Reliability and validity of personality disorders. Psychopathology 1998; 31: 293-301.

Clarkin JF, Yeomans FE, Kernberg OF. Psychotherapie der Borderline-Persönlichkeit. Manual zur psychodynamischen Therapie. Stuttgart: Schattauer 2001.

Cloninger CR, Svrakic DM. Personality disorders. In: Sadock BJ, Sadock VA (eds). Comprehensive textbook of psychiatry. 7th editon. Volume II. Philadelphia: Lippincott, William & Wilkins 2000; 1723-64.

Costa PT, McCrae RR. Personality stability and its implications for clinical psychology. Clin Psychol Rev 1986; 6: 407-23.

Costa PT, McCrae RR. The five-factor model of personality and its relevance to personality disorders. J Pers Disord 1992; 6: 343-59.

Costa PT, Zonderman AB, McCrae RR, Coroni-Huntley J, Locke BZ, Barbano HE. Longitudinal analyses of psychological well-being in an national sample: stability of mean levels. J Gerontol 1987; 42: 50-5.

Dolan B, Evans C, Norton K. Multiple Axis II diagnoses of personality disorder. Br J Psychiatry 1995; 166: 107-12.

Ekselius E, Lindström E, von Knorring L, Bodlund O, Kullgren G. A principal component analysis of the DSM-III-R axis II personality disorders. J Pers Disord 1994; 8: 140-8.

Endicott J, Spitzer RL, Fleiss JL, Cohen J. The Global Assessment Scale. A procedure for measuring overall severity of psychiatric disturbance. Arch Gen Psychiatry 1976; 33: 766-71.

Fiedler P. Integrative Psychotherapie bei Persönlichkeitsstörungen. Göttingen: Hogrefe 2000.

Fyer MR, Frances AJ, Sullivan T, Hurt SW, Clarkin J. Comorbidity of borderline personality disorder. Arch Gen Psychiatry 1988; 45: 348-52.

Hirschfeld RMA, Klerman GL, Clayton PJ, Keller MB. Personality and depression: empirical findings. Arch Gen Psychiatry 1983; 40: 993-8.

Isometsä ET, Henriksson MM, Heikkinen ME, Aro HM, Marttunen MJ, Kuoppasalmi KI, Lönnqvist JK. Suicide among subjects with personality disorders. Am J Psychiatry 1996; 153: 667-73.

Kernberg OF. Severe personality disorders. Psychotherapeutic strategies. New Haven, London: Yale University Press 1984.

Kernberg OF, Burstein ED, Coyne L, Appelbaum A, Horwitz L, Voth H. Psychotherapy and psychoanalysis: final report of the Menninger Fondation's Pychotherapy Research Project. Bulletin of the Menninger Clinic 1972; 36: 1-276.

Linehan MM. Dialektisch-behaviorale Therapie der Borderline-Persönlichkeitsstörung. München: CIP Medien 1996.

Linehan MM, Tutek DA, Heard HL, Armstrong HE. Interpersonal outcome of cognitive behavioral treatment for chronically suicidal borderline patients. Am J Psychiatry 1994; 151: 1771-6.

Links PS, Mitton JE, Steiner M. Predicting outcome for borderline personality disorder. Compr Psychiatry 1990; 31: 490-8.

Links PS, van Reekum R. Childhood sexual abuse, parental impairment, and the development of borderline personality disorder. Can J Psychiatry 1993; 38: 472-4.

Livesley WJ, Douglas N, Jackson N, Schroeder ML. A study of the factorial structure of personality pathology. J Pers Disord 1989; 3: 292-306.

Loranger AW, Sartorius N, Andreoli A, Berner W, Buchheim P, Channabasavanna SM, Coid B, Dahl A, Diekstra RFW, Jacobsberg LB, Mombour W, Ono Y, Regier DA, Tyrer P, von Cranach M. IPDE: The International Personality Disorder Examination. The WHO/ADAMHA International Pilot Study of Personality Disorders. Arch Gen Psychiatry 1994; 51: 215-24.

McGlashan T. The Chestnut-Lodge follow-up study 3: long-term outcome for borderline personalities. Arch Gen Psychiatry 1986; 43: 20-30.

Mehlum L, Friis S, Irion TS, Johns S, Karterud S, Vaglum P. Personality disorders 2-5 years after treatment: a prospective follow-up study. Acta Psychiatr Scand 1991; 84: 72-7.

Miles CP. Conditions predisposing to suicide: a review. J Nerv Ment Dis 1977; 164: 231-46.

Millon T. Disorders of personality DSM-III: axis II. New-York, Chichester, Brisbane, Toronto: J. Wiley & Sons 1981.

Modestin J, Villiger C. Follow-up study on borderline versus nonborderline personality disorders. Compr Psychiatry 1989; 30: 236-44.

Najavits LM, Gunderson JG. Better than expected: improvements in borderline personality disorder in a 3-year prospective outcome study. Compr Psychiatry 1995; 36: 296-302.

Paris J. Antisocial personality disorder: a biopsychosocial model. Can J Psychiatry 1996; 41: 75-80.

Paris J, Brown R, Nowlis D. Long-term follow-up of borderline patients in a general hospital. Compr Psychiatry 1987; 28: 530-5.

Perry JC. Depression in borderline personality disorder: lifetime prevalence at interview and longitudinal course of symptoms. Am J Psychiatry 1985; 142: 15-21.

Perry JC. Longitudinal studies of personality disorders. J Pers Disord 1993; 7 (suppl): 63-85.

Plakun EM, Burkhardt PE, Muller JP. 14-year follow-up of borderline and schizotypal personality disorders. Compr Psychiatry 1985; 26: 448-55.

Pope HG, Jonas JM, Hudson JI, Cohen BM, Gunderson JG. The validity of DSM-III borderline personality disorder. A phenomenologic, family history, treatment response, amd long-term follow-up study. Arch Gen Psychiatry 1983; 40: 23-30.

Reich JH, Nduaguba M, Yates W. Age and sex distribution of DSM-III personality cluster traits in a community population. Compr Psychiatry 1988; 29: 298-303.

Reich JH, Vasile RG. Effect of personality disorders on the treatment outcome of Axis I conditions: an update. J Nerv Ment Dis 1993; 181: 475-84.

Rich CL., Young D, Fowler RC. San Diego Suicide Study. I. Young vs old subjects. Arch Gen Psychiatry 1986; 43: 577-82.

Robins LN. Deviant children grown up: A sociologic and psychiatric study of sociopathic personality. Baltimore: Williams & Wilkins 1966. Reprinted and published by Huntington, New York: RE Krieger 1974.

Robins LN. Sturdy childhood predictors of adult antisocial behaviour: replications from longitudinal studies. Psychol Med 1978; 8: 611-22.

Schneider K. Die psychopathischen Persönlichkeiten. Leipzig, Wien: Franz Deuticke 1923.

Stone MH. The fate of borderline patients. New York: The Guilford Press 1990.

Stone MH. Long-term outcome in personality disorders. Br J Psychiatry 1993a; 162: 299-313.

Stone MH. Abnormalities of personality. New York, London: WW Norton 1993b.

Stone MH. Langzeitkatamnesen von leichten und schweren Persönlichkeitsstörungen – Therapeutische Implikationen. Psychotherapie 1997; 2: 29-36.

Stone MH. Langzeitstudien über Persönlichkeitsstörungen. Persönlichkeitsstörungen 2001; 5: 237-47.

Stone MH, Stone DK, Hurt SW. Natural history of borderline patients treated by intensive hospitalization. Intensive Hosp Treatment 1987; 10: 185-206.

Tölle R. Katamnestische Untersuchungen zur Biographie abnormer Persönlichkeiten. Berlin, Heidelberg, New-York: Springer 1966.

Tucker L, Bauer SF, Wagner S, Harlam D, Sher I. Long-term hospital treatment of borderline patients: a descriptive outcome study. Am J Psychiatry 1987; 144: 1443-8.

Tyrer P, Gunderson J, Lyons M, Tohen M. Special feature: extent of comorbidity between mental state and personality disorders. J Pers Disord 1997; 11: 242-59.

Tyrer P, Johnson T. Establishing the severity of personality disorder. Am J Psychiatry 1996; 153: 1593-7.

Tyrer P, Seivewright N. Studies of outcome. In: Tyrer P (ed). Personality disorders: diagnosis, management and course. London: Wright 1988; 119-36.

Tyrer P, Seivewright N, Ferguson B, Tyrer J. The general neurotic syndrome: a coaxial diagnosis of anxiety, depression and personality disorder. Acta Psychiatr Scand 1992; 85: 201-6.

Wallerstein RS. Forty-two lives in treatment: a study of psychoanalysis and psychotherapy. New York: The Guilford Press 1986.

Widiger TA. Personality disorder dimensional models proposed for DSM-IV. J Pers Disord 1991; 5: 386-98.

Woolcott P. Prognostic indicators in the psychotherapy of borderline patients. Am J Psychiatry 1985; 39: 17-29.

6. Die depressive Persönlichkeitsstörung

Daniela Victor & Christoph Mundt

6.1 Geschichte und Definition des Konzeptes

Die depressive Persönlichkeitsstörung wird zu den subsyndromalen Formen der Depression bzw. den subaffektiven (Persönlichkeits-) Störungen gezählt (Saß et al. 1993). Manche setzen den Begriff der depressiven Persönlichkeit auch gleich mit "melancholischem" oder "depressivem Temperament" (Gunderson et al. 1994; Huprich 2001; Phillips et al. 1990). Subsyndromale Depressionsformen sind Zustände mit depressionsähnlicher Symptomatik, die nicht so stark werden oder so lange dauern wie eine depressive Störung, also nicht den Kriterien für Depression und Dysthymie der Klassifikationssysteme DSM-IV und ICD-10 genügen (Helmchen 2001; Maier 2001).

Einige Autoren sehen den Beginn der langen Tradition des Konzeptes der depressiven Persönlichkeit bzw. depressiven Persönlichkeitsstörung u. a. bei Hippokrates und Aristoteles, die neben anderen einen schwarzgalligen, d. h. melancholischen, Persönlichkeitstyp beschrieben haben (Phillips et al. 1995). Von diesem Temperament war angenommen worden, dass es für schwerere melancholische Episoden prädisponiert. Es wurde jedoch nicht vollständig als pathologisch angesehen, sondern Aristoteles fand, dass alle Menschen, die in der Philosophie, Politik, Poesie oder Kunst herausragende Leistungen vollbringen, eine melancholische Persönlichkeit haben. Aretaeus war der Erste, der die depressive Symptomatik nicht auf Körpersäfte zurückführte, sondern eine rein psychische Entstehung annahm (Millon u. Davis 1996).

Später befassten sich die mittelalterliche Mystikerin Hildegard von Bingen und der englische Theologe und Wissenschaftler Robert Burton (1997) im 17. Jahrhundert mit einem bestimmten Typ Mensch, der möglicherweise eine erhöhte Vulnerabilität für das Auftreten depressiver Verstimmungen aufweist.

Bei Kraepelin (1909) taucht die depressive Persönlichkeit wieder auf. Er sah in der depressiven Veranlagung einen andauernden schwermütigen emotionalen Stress. Nach seinem Konzept handelte es sich, anders als bei Aristoteles und Hippokrates, um einen pathologischen Zustand (Phillips et al. 1995). Doch wie diese hielt Kraepelin die depressive Persönlichkeit für eine mildere, trait-artige Variante von Stimmungsstörungen, die die Betroffenen für schwerere depressive oder manische Phasen prädisponiert. Die betroffenen Personen sind gemäß Kraepelin stets schwermütig, freudlos, ängstlich und hauptsächlich depressiv, mutlos und verzweifelt gestimmt. Zudem charakterisierte er diese Personen als ernsthaft, belastet, bezogen auf Schuld, sich selbst Vorwürfe machend, sich selbst leugnend und mit mangelndem Selbstvertrauen. Kraepelin hielt das depressive Temperament zudem für ererbt.

Kurt Schneider (1950) nahm als einen seiner elf Persönlichkeitstypen die depressive Persönlichkeit ("depressive Psychopathen") an. Menschen mit dieser Persönlichkeit beschreibt er als schwermütig, pessimistisch oder zumindest skeptisch, ernsthaft und unfähig zu Genuss, Entspannung oder harmloser Freude, ruhig, skeptisch, sorgenvoll, pflichtschuldig und voller Selbstzweifel, sich selbst abwertend. "Das Leben wird im Grunde verneint, dabei aber oft mit einer Art von unglücklicher Liebe umgeben." (Schneider 1950, S. 79). Die Vergangenheit werde von den Betroffenen als wertlos angesehen, die Zukunft als drohend. Im Gegensatz zu Kraepelin nahm Schneider an, dass die depressive Persönlichkeit Berührungspunkte sowohl mit normalen Persönlichkeitszügen als auch mit Persönlichkeitsstörungen hat, nicht aber mit affektiven Störungen. Sowohl Schneider (1950) als auch Kretschmer (1921), der von "depressivem Charakter" sprach, waren der Ansicht, dass die depressive Persönlichkeit während des gesamten Lebens anhalten könne (Huprich 1998).

Die psychodynamischen Ansätze, z. B. von Arieti und Bemporad (1980) und Kernberg (1988), lassen sich wie folgt zusammenfassen (Huprich 1998): (1) Die Betroffenen sind negativ, pessimistisch, übermäßig ernst in der Orientierung gegenüber Erfahrungen und Interaktionen mit anderen und der Welt. (2) Dieser Interaktionsstil scheint in frühem Objektverlust oder Frustration zu wurzeln, wobei der Ärger gegenüber dem Objekt unterdrückt und gegen das Selbst gerichtet wird. Diese Annahme basiert auf Freuds Beschreibung der Melancholie. (3) Das unterdrückte Muster der Frustration und Enttäuschung wird in vielen Situationen aktiviert, insbesondere in solchen, in denen ein Verlust oder eine Frustration stattfinden.

Bei Akiskal (1983, 1989) schließlich, der das Konzept von Schneider (1950) modifiziert hat, lassen sich die Kriterien in sieben Gruppen einteilen. Eine Gruppe umfasst z. B. die Merkmale "ruhig, introvertiert, passiv und nicht bestimmend".

In DSM-I und DSM-II (American Psychiatric Association [APA] 1952, 1968) war die Diagnose der depressiven Persönlichkeit in die der neurotischen Depression integriert. Im DSM-III (APA 1980) wurde die Kategorie der neurotischen Depression aufgegeben und für chronische, d. h. mindestens zwei Jahre andauernde, Formen der Depression, die nicht schwer genug für die Diagnose einer depressiven Störung sind, das Konzept der Dysthymie eingeführt. In DSM-III und DSM-III-R (APA 1987) war die depressive Persönlichkeitsstörung nicht enthalten, sondern die entsprechende Symptomatik in der Kategorie der dysthymen Störung enthalten (Klein u. Vocisano 1999). Im DSM-IV (APA 1994; Saß et al. 1998) wurde das Konzept der depressiven Persönlichkeitsstörung zur weiteren Untersuchung in den Forschungsanhang aufgenommen und in den Vorschlägen für neue Kategorien und Achsen als Kernproblem negative und pessimistische Gedanken des Betreffenden über sich selbst und andere angenommen. Der Beginn liegt im frühen Erwachsenenalter, und die Störung manifestiert sich in den verschiedensten Lebensbereichen (Fiedler 2001b). Fünf (oder mehr) der folgenden sieben Kriterien müssen für eine Diagnose gemäß DSM-IV erfüllt sein: (1) die Stimmungslage lässt sich als überwiegend niedergeschlagen, düster, traurig, freudlos und unglücklich charakterisieren; (2) das Selbstkonzept beinhaltet im Kern grundlegende Annahmen über die eigene Unzulänglichkeit, Wertlosigkeit und eine geringe Selbstwertschätzung; (3) die Person ist selbstkritisch, selbstabwertend bis selbstbestrafend; (4) sie neigt zu pessimistischen Grübeleien und sorgenvollen Gedanken; (5) sie verhält sich anderen gegenüber negativistisch, kritisch und abwertend; (6) die Person ist pessimistisch; (7) sie neigt zu Schamgefühlen und Reumütigkeit. Diese Merkmale dürfen nicht ausschließlich während einer Episode einer Majoren Depression beobachtbar sein, und die Störung sollte nicht besser als dysthyme Störung zu charakterisieren sein.

Weitere Kriterien werden diskutiert und sind für Forschungsarbeiten beachtenswert (Phillips et al. 1993): (a) Die Betroffenen erscheinen überwiegend ruhig, introvertiert, passiv und wenig selbstsicher. (b) Sie sind gewissenhaft, pflichtbewusst und selbstdiszipliniert. (c) Die Betroffenen können ihre negativistischen Einstellungen schwer ausdrücken und behalten sie oft für sich.

In der Internationalen Klassifikation Psychischer Störungen der Weltgesundheitsorganisation wurden die depressive Persönlichkeitsstörung und die Dysthymie beim Wechsel von der ICD-9 zur ICD-10 kombiniert (Dilling et al. 1993; World Health Organization 1978, 1992). In der ICD-9 war die neurotische Depression die Kategorie, in die die Symptomatik der depressiven Persönlichkeitsstörung fiel, in der ICD-10 ist es die Dysthymia. Im Gegensatz zum DSM-IV wird die Symptomatik der depressiven Persönlichkeitsstörung in der ICD-10 also bei den affektiven Störungen eingeordnet und nicht bei den Persönlichkeitsstörungen.

Wolfersdorf (1999) betont, dass die depressive Persönlichkeit auch positive Aspekte aufweist, beispielsweise Beharrlichkeit, Zuverlässigkeit, damit Berechenbarkeit in den Verhaltens- und Denkweisen, außerdem die Fähigkeit zur Tiefe des Erlebens, Ernsthaftigkeit beim Erwägen von Dingen und Leidensfähigkeit.

Zur Erfassung von Merkmalen der depressiven Persönlichkeitsstörung stehen Interviews und Fragebogen zur Verfügung. Neben dem „Strukturierten Klinischen Interview für DSM-IV, Achse II“ (SKID-II) (Fydrich et al. 1997) kann das „Diagnostische Interview für Depressive Persönlichkeit“ (DID) im Original von Gunderson et al. (1994; Übertragung ins Deutsche von unserer Arbeitsgruppe: Herdtle 1999) verwendet werden. Zur Selbstbeurteilung gibt es das „Depressive-Persönlichkeitsstörungs-Inventar“ (DPSI). Das Original („Depressive Personality Disorder Inventory“) wurde von Huprich et al. (1996) vorgestellt und von unserer Arbeitsgruppe ins Deutsche übertragen.

6.2 Reliabilität und Validität der Diagnose der depressiven Persönlichkeitsstörung bzw. von Instrumenten zu ihrer Erfassung

6.2.1 Reliabilität

Die vorliegenden Untersuchungen zeigen mittlere bis hohe Interrater-Reliabilitäten bei der Diagnose einer depressiven Persönlichkeitsstörung. In den Studien wurden allerdings verschiedene Konzepte der depressiven Persönlichkeitsstörung zugrunde gelegt. Gunderson et al. (1994) fanden beispielsweise eine Interrater-Reliabilität von 0,97 (Intra-Klassen-Korrelation).
Die Retest-Reliabilität oder Stabilität der depressiven Persönlichkeitsstörung über Zeiträume zwischen einem halben Jahr und drei Jahren lag meistens nur in mittlerer Höhe (Klein 1990; Klein u. Shih 1998; Kwon et al. 2000; Phillips et al. 1998). Die interne Konsistenz erwies sich als relativ gut und vergleichbar der bei anderen Persönlichkeitsstörungen (Klein 1990).

6.2.2 Validität

6.2.2.1 Diskriminante Validität der depressiven Persönlichkeitsstörung bezüglich psychischer Störungen

In konzeptueller Hinsicht unterscheidet sich die depressive Störung gemäß Klein und Vocisano (1999) durch folgende Merkmale von der depressiven Persönlichkeitsstörung: anhaltende depressive Stimmung, psychomotorische, Schlaf- und Appetitstörungen, Konzentrations- und Entscheidungsschwierigkeiten sowie Suizidalität. Depressive Episoden können nur zwei Wochen dauern (oder länger), bei den meisten Betroffenen remittiert die Depression innerhalb eines Jahres (Klein u. Vocisano 1999). Die Depression verläuft häufig episodisch. Schwierig wird die Unterscheidung bei chronisch verlaufender oder teilweise remittierter Depression (Klein u. Vocisano 1999).
Neben dem Vergleich von Depression und depressiver Persönlichkeitsstörung ist es besonders wichtig, dysthyme Störung und depressive Persönlichkeitsstörung konzeptuell voneinander abzugrenzen. Phillips et al. (1995) sehen in der Dysthymie per Definition eine chronische Stimmungsstörung, keine Persönlichkeitsstörung. Die depressive Persönlichkeitsstörung beginnt früh, d. h. bis zum frühen Erwachsenenalter, die Dysthymie kann jederzeit beginnen. Die depressive Persönlichkeitsstörung ist chronisch, die Dysthymie, deren Mindestdauer zwei Jahre beträgt, kann remittieren. Die depressive Persönlichkeitsstörung wird primär gekennzeichnet durch Persönlichkeitsmerkmale, nicht durch Symptome wie die Dysthymie.
Viele der Merkmale der depressiven Persönlichkeitsstörung sind kognitiv, temperamentartig, intrapsychisch und interpersonal, die Merkmale der Dysthymie bzw. Stimmungsstörungen allgemein sind überwiegend somatisch (Hirschfeld u. Shea

1992; Phillips et al. 1995). Gemeinsam sind beiden Konzepten z. B. niedriger Selbstwert und Pessimismus bzw. Hoffnungslosigkeit (Klein u. Vocisano 1999). Viele Menschen mit Dysthymie sehen ihre depressiven Symptome als Teil ihres gewöhnlichen Selbst an, andere sehen ihre Symptome eher als ich-dyston an, d. h. als nicht zu ihrer wahren Persönlichkeit gehörend. Die Merkmale der depressiven Persönlichkeit werden von den Betreffenden als Teil ihrer Persönlichkeit angesehen (Klein u. Vocisano 1999). Die bei der depressiven Persönlichkeitsstörung auftretenden depressiven Verstimmungen sind ich-dyston, d. h. die Betroffenen leiden unter ihrer chronischen Depressivität, was dem Übergang zur Dysthymie entspricht. Die chronische Verstimmung macht in sozialen Kontexten meist eine Art von Selbstschutz notwendig, und zwar gegenüber der eigenen depressiogenen Vulnerabilität, um einen Übergang in eine schwere Depression zu vermeiden, und auch als Schutz gegenüber zu hoch erscheinenden Anforderungen und Einschränkungen durch Bezugspersonen, gegen die sich der Betroffene richtet oder denen er zu entsprechen sucht (Fiedler 2001b). So entwickeln sich Verhaltensgewohnheiten, die die prämorbide Persönlichkeitsstruktur (Typus Melancholicus) oder die depressive Persönlichkeitsstörung ausmachen. Daher ist es sinnvoll, neben der dysthymen Stimmungsstörung eine Persönlichkeitsstörung anzunehmen (Klein et al. 1993).

Kleins (1990) Ansicht nach bleibt aufgrund der Befundlage noch zu klären, ob Dysthymie und depressive Persönlichkeitsstörung überlappende, aber doch verschiedene Konzepte sind, oder ob es sich bei der depressiven Persönlichkeitsstörung um eine leichtere und weniger symptomatische Form der Dysthymie handelt. Klein (1990, 1999c) favorisiert die letztere Ansicht und plädiert dafür, das Konzept des affektiven Spektrums um weniger symptomatische und mehr eigenschaftsmäßige Formen, wie die depressive Persönlichkeitsstörung, zu erweitern. Die Kriterien der Dysthymie sollten dafür erweitert werden (Klein 1999c). Allerdings würde dadurch die Heterogenität der Kategorie der Dysthymie erhöht. Wichtig für diese Diskussion ist möglicherweise auch das im Forschungsanhang des DSM-IV befindliche alternative Forschungskriterium B für die Dysthymie. Auch Ryder et al. (2002; Bagby et al. 2003) sowie McLean und Woody (1995) sehen in der depressiven Persönlichkeitsstörung eine bestimmte Variante der Dysthymie.

Neben der konzeptuellen Unterscheidung ist die empirische Unterscheidung wichtig. In mehreren Studien wurden Personen mit depressiver Persönlichkeitsstörung mit solchen ohne verglichen. Dabei fanden sich überwiegend Unterschiede: Patienten mit depressiver Persönlichkeitsstörung wiesen eine höhere Stressreagibilität, stärkere Selbstkritik und mehr depressive Attributionen auf, die Betroffenen fühlten sich stärker beeinträchtigt, waren häufiger in Behandlung als Kontrollpersonen oder ihre Psychotherapien dauerten länger (Hirschfeld u. Holzer 1994; Klein 1990; Klein u. Miller 1993; McDermut et al. 2003; Phillips et al. 1998). Außerdem wurden im Vergleich zu Personen ohne depressive Persönlichkeitsstörung ein geringerer sozioökonomischer Status und ein niedrigeres Bildungsniveau festgestellt. Bei einer Untersuchung waren Patienten mit depressiver Persönlichkeitsstörung jünger (Schrader u. Tsourtos 1996), in anderen Untersuchungen jedoch nicht. Im Hinblick auf Geschlecht, Rasse, Familienstand, sozioökonomischen Status oder Häufigkeit der psychopharmakologischen Behandlung wurden in einigen Studien keine Unterschiede gefunden (Klein 1990; Klein u. Shih 1998; Schrader u. Tsourtos 1996).

Hinsichtlich der Beziehung von Depression und depressiver Persönlichkeitsstörung liegen mehrere Befunde vor. Die depressive Persönlichkeitsstörung war bei Klein und Shih (1998) nicht signifikant assoziiert mit Depression (in Form von Komorbidität). Bei Phillips et al. (1998) unterschieden sich die Personen mit und ohne akute Major Depression nicht in der Ausprägung der depressiven Persönlichkeitsstörung.

Kwon et al. (2000) fanden, dass Frauen mit depressiver Persönlichkeitsstörung innerhalb von drei Jahren häufiger an einer Depression oder einer Dysthymie erkrankten als Frauen ohne diese Persönlichkeitsstörung. Hier liegt die klinische Relevanz des Konzepts der depressiven Persönlichkeitsstörung.

Die Überlappungen von depressiver Persönlichkeit und Depression sehen Klein und Miller (1993) aufgrund ihrer Studie wie folgt: 22 % der Personen mit depressiver Persönlichkeit hatten schon einmal eine Depression gehabt. Außerdem hatten 39 % der Personen mit depressiver Persönlichkeit in ihrem Leben bis dahin keinerlei Stimmungsstörung gehabt. Bei Skodol et al. (1999) fand sich bei 49 % der Patienten mit depressiver Persönlichkeitsstörung keine aktuelle Depression, bei 22 % keine Depression jemals in ihrem Leben.

Am meisten diskutiert wird die Beziehung von depressiver Persönlichkeit und Dysthymie. In fünf Studien zur Beziehung von depressiver Persönlichkeit und Dysthymie wurde ein Median von 58 % (zwischen 20 und 81 %) von Personen gefunden, die eine depressive Persönlichkeit, aber keine Dysthymie aufwiesen, bzw. zwischen 15 und 35 %, die keine Dysthymie mit frühem Beginn hatten (Hirschfeld u. Holzer 1994; Klein 1990; Klein u. Miller 1993; Klein u. Shih 1998; Phillips et al. 1995, 1998). Von den Personen mit der Diagnose einer Dysthymie wiesen 62 % auch eine depressive Persönlichkeitsstörung auf, von den Personen mit einer Dysthymie mit frühem Beginn waren es 56 % (Phillips et al. 1998). Aus diesen Daten wurde gefolgert, dass sich die beiden diagnostischen Konzepte zwar überlappen, aber eventuell dennoch verschiedenen Konstrukten entsprechen (Klein 1990). Dem widersprechen Ryder und Bagby (1999), die mittels einer binären diagnostischen Analyse eine Komorbidität von 95 % fanden. Zudem wurden die beiden Konzepte in dieser Studie nicht anhand ihres Verlaufes, ihrer Dauer und der Schwere der depressiven Stimmung gekennzeichnet und unterschieden. Die Autoren folgern daraus, dass das Konzept der depressiven Persönlichkeitsstörung nicht in der aktuellen Form in das DSM übernommen werden sollte und dass es sich möglicherweise um eine Subform der Dysthymie handelt. Widiger (1999) allerdings interpretiert die Forschungsbefunde so, dass die Grenze zwischen Dysthymie und depressiver Persönlichkeit nicht ganz klar sei, dass die Konzepte aber nicht zusammengefasst werden sollten.

Beim Vergleich von Patienten, die entweder nur eine depressive Persönlichkeitsstörung oder nur eine Dysthymie als Diagnose erhalten hatten, fand Klein (1990), dass sich die Gruppen im Alter, Familienstand, Bildungsniveau, sozioökonomischen Status und Medikation nicht signifikant unterschieden. Allerdings waren unter den Personen mit depressiver Persönlichkeitsstörung mehr Männer als Frauen (52 vs. 21 %) (Klein 1990, 1999b). Klein und Vocisano (1999) sehen die fehlenden Geschlechtsunterschiede bei der depressiven Persönlichkeitsstörung als ein Unterscheidungsmerkmal von Depression bzw. Dysthymie an (vgl. Weissman et al. 1996). Dysthyme wiesen außerdem mehr hypomanische und depressive Symptome auf, höhere Depressivität in der Katamnese nach sechs Monaten und häufiger eine schizotypische Persönlichkeitsstörung. Keine signifikanten Unterschiede bestanden in der Häufigkeit von Depression und Depressivität (Klein 1990). In der Studie von Irastorza Eguskiza (2001) fanden sich mehr Suizidversuche bei Patienten mit depressiver Persönlichkeitsstörung als bei solchen mit Dysthymie.
Bagby und Ryder (1999) und Ryder et al. (2001) fanden mittels Cluster- und Faktorenanalyse, dass sich die Merkmale der depressiven Persönlichkeitsstörung und die Symptome der Dysthymie als zwei Gruppen voneinander unterscheiden ließen. Die Komorbidität beider Störungen lag allerdings über 50 %. Ryder et al. (2001) präferieren eine hierarchische Beziehung zwischen Dysthymie und einer Unterform von ihr, die der depressiven Persönlichkeitsstörung entsprechen würde. Diesen Vorschlag machen auch Klein und Miller (1993) als Alternative zur Aufnahme beider Konzepte als gleichberechtigt. Ryder et al. (2001) schlagen als zweite Alternative ein von akuten bis chronischen Zuständen reichendes Spektrum-Modell vor, falls man als den zentralen Unterschied zwischen beiden Konzepten das Vorhandensein oder Fehlen von depressiver Stimmung ansehen würde. Die Entscheidung hierüber könnten aber erst zukünftige Forschung und die Bedürfnisse der Kliniker ermöglichen (Ryder et al. 2001). Ryder et al. (2002) schließen aus der Befundlage, dass vieles für die Existenz von Merkmalen der depressiven Persönlichkeit spricht, aber die Aufnahme in die Klassifikationssysteme mit den derzeitigen Kriterien nicht gerechtfertigt sei. Stattdessen plädieren sie dafür, die Merkmale der depressiven Persönlichkeit dimensional zu konzeptualisieren, als Teil eines Modells der Persönlichkeitsstruktur und nicht als einzelne diagnostische Kategorie. Diese Schlussfolgerung ist nach Meinung der Autoren auch gültig für andere Persönlichkeitsstörungen und damit relevant für die Bearbeitung des entsprechenden Kapitels des DSM-V.

6.2.2.2 Diskriminante Validität der depressiven Persönlichkeitsstörung bezüglich anderer Persönlichkeitsstörungen und des Typus Melancholicus

In konzeptueller Hinsicht werden die depressive Persönlichkeitsstörung und andere Persönlichkeitsstörungen auf verschiedene Weise differenziert. Die größten Überschneidungen werden mit den Konzepten der vermeidenden, der abhängi-

gen, der zwanghaften und der selbst-schädigenden (masochistischen) Persönlichkeitsstörung angenommen (Phillips et al. 1995), also insbesondere mit Persönlichkeitsstörungen aus dem Cluster C des DSM-IV.
Gemeinsam sind der depressiven und der vermeidenden Persönlichkeitsstörung Schüchternheit und Introversion (Phillips et al. 1995). Im Gegensatz zur vermeidenden Persönlichkeitsstörung sind Personen mit depressiver Persönlichkeitsstörung weniger zögernd, eine Beziehung einzugehen, und investieren aufgrund ihres Verantwortungsgefühls viel in eine gute Beziehung zu anderen. Personen mit vermeidender Persönlichkeitsstörung weisen nicht unbedingt eine chronische düstere und unglückliche Stimmung auf. Zudem versuchen Menschen mit vermeidender Persönlichkeitsstörung, anders als die mit depressiver, aktiv die Verursachungen ihrer Unzufriedenheit zu vermeiden, Personen mit depressiver Persönlichkeitsstörung geben eher auf (Millon u. Davis 1996).
Abhängigkeit war in einigen der psychoanalytischen Konzeptionen der depressiven Persönlichkeitsstörung enthalten (z. B. Kernberg 1988), aber trotz Abhängigkeit von der Zustimmung anderer, hängen diese Personen nicht offen an anderen und erscheinen oft sogar als gewollt unabhängig (Phillips et al. 1995). So lehnen sie andere ab, bevor diese sie zurückweisen könnten, um sich die Enttäuschung zu ersparen, wenn ihre Abhängigkeitsbedürfnisse nicht befriedigt werden. In den aktuellen Konzeptionen der depressiven Persönlichkeitsstörung, z. B. im DSM-IV, kommt Abhängigkeit nicht vor.
Personen mit zwanghafter Persönlichkeitsstörung sind in ihrem Gefühlsausdruck eingeengter und haben nicht unbedingt eine düstere Stimmung. Oft weisen diese Menschen einen kontrollierenden interpersonalen Stil auf, Menschen mit depressiver Persönlichkeitsstörung dagegen sind häufig passiv und wenig selbstbewusst (Phillips et al. 1995).
Die Beziehung von depressiver Persönlichkeitsstörung und anderen Persönlichkeitsstörungen wurde in mehreren Studien überprüft. Klein und Shih (1998) beispielsweise fanden, dass die meisten Persönlichkeitsstörungen häufiger bei Patienten mit depressiver Persönlichkeitsstörung auftraten als bei Patienten ohne depressive Persönlichkeitsstörung. Bei Phillips et al. (1998) allerdings unterschieden sich die Personen mit und ohne depressive Persönlichkeitsstörung nicht in der Häufigkeit von Persönlichkeitsstörungen aus Cluster A und B.
Phillips et al. (1995) berichten, dass 13 % der Personen mit depressiver Persönlichkeitsstörung Cluster-A-Persönlichkeitsstörungen aufwiesen, 19 % Cluster-B-Persönlichkeitsstörungen und 48 % Cluster-C-Persönlichkeitsstörungen. Somit war der Zusammenhang mit dem ängstlichen Cluster am höchsten. Phillips et al. (1995) schließen aus diesem Ergebnis, dass sich die depressive Persönlichkeitsstörung nicht signifikant mit anderen Persönlichkeitsstörungen überschneidet und auch nicht in einer anderen Persönlichkeitsstörung aufgeht. Klein und Vocisano (1999) kommen zu demselben Fazit und sehen die größten Überschneidungen der depressiven mit der vermeidenden Persönlichkeitsstörung (vgl. Davis u. Hays 1997).

Außerdem ist der Vergleich von Typus Melancholicus und depressiver Persönlichkeitsstörung naheliegend. Im Gegensatz zur depressiven Persönlichkeit fehlen beim Typus Melancholicus außerhalb depressiver Episoden depressive Symptome (Bronisch 1997). Der Typus Melancholicus ist dann insbesondere gekennzeichnet durch die folgenden Merkmale: Zum ersten sind die Betroffenen ruhig, introvertiert, passiv und wenig durchsetzungsfähig. Außerdem verhalten sie sich gewissenhaft, pflichtbewusst und selbstdiszipliniert. Manche Autoren setzen Typus Melancholicus und depressive Persönlichkeitsstörung fälschlicherweise gleich (Marneros 1999).

6.3 Beziehung von depressiver Persönlichkeitsstörung und Depression

Allgemein werden verschiedene Möglichkeiten diskutiert, wie Depression und Persönlichkeit bzw. Persönlichkeitsstörung zueinander in Beziehung stehen können.

Die Modelle können empirisch überprüft werden. Für sämtliche Modelle gibt es stützende Daten, sie schließen sich gegenseitig auch nicht aus, sondern stehen nur für unterschiedliche Zeitperspektiven in der Betrachtung der Beziehung zwischen Depression und Persönlichkeit. Genauere Erkenntnisse über die verschiedenen Modelle sind von prospektiven Längsschnittuntersuchungen zu erwarten (Richter 2000).

Ein Modell, das die Beziehung von Achse-I- und Achse-II-Störungen beschreibt, stammt von von Zerssen (2002). Es handelt sich um ein dreidimensionales Modell. Zwei Dimensionen werden gebildet von prämorbiden Persönlichkeiten (z. B. Typus Melancholicus) und Persönlichkeitsstörungen, die dritte Dimension von der aktuellen Psychopathologie, z. B. die Episode einer bipolaren Störung.

Prä- und intermorbide Persönlichkeitsmerkmale von depressiven Patienten werden als wichtige differentielle Indikatoren für psychotherapeutische Angebote angesehen und ihre Berücksichtigung für die Psychotherapie kann zu deren Optimierung beitragen (Mundt 1996). Aus diesem Grund und wegen der häufigen Komorbidität von Persönlichkeitsstörungen und Depression wird die Beziehung verschiedener Aspekte der Persönlichkeit und der Depression häufig untersucht (z. B. Mundt et al. 1998).

Die depressive Persönlichkeitsstörung fand sich bei depressiven Personen in 42 % der Fälle (Klein u. Miller 1993), bei depressiven Patienten in einer anderen Studie in 45 % (Hirschfeld u. Holzer 1994).

Schrader und Tsourtos (1996) fanden, dass die depressive Persönlichkeitsstörung nicht prognostisch bedeutsam war für das Auftreten einer Depression nach einem Jahr. Allerdings hatte die depressive Symptomatik bei den Patienten mit depressiver Persönlichkeitsstörung früher begonnen (Schrader u. Tsourtos 1996). Bei Klein und Shih (1998) wiesen depressive Patienten, die nach 30 Monaten remittiert waren, am Anfang und Ende der Untersuchung die depressive Persönlichkeitsstörung in geringerem Ausmaß auf als nicht-remittierte Patienten. Dieses Ergebnis gibt einen Hinweis auf eine mögliche prognostische Bedeutung einer komorbiden depressiven Persönlichkeitsstörung bei einer depressiven Störung (auch bei Kontrolle der Depressivität bei der Eingangsuntersuchung, der Dysthymie und irgendeiner Persönlichkeitsstörung). Saß et al. (1993) berichten, dass depressive Patienten mit einer depressiven Persönlichkeit scheinbar weniger günstige Aussichten in der Behandlung ihrer Depression haben als Patienten mit zyklothymer Persönlichkeit oder Typus Melancholicus. Bei Komorbidität von depressiver Persönlichkeit und Major Depression war die Beeinträchtigung signifikant höher als bei depressiver Persönlichkeit alleine (Klein u. Miller 1993).

Diese Ergebnisse sind analog zu denen, die allgemein für Persönlichkeitsauffälligkeiten bei Depression gefunden wurden. Insgesamt erwies sich die Depression bei bestimmten Persönlichkeitsmerkmalen und bei Persönlichkeitsstörungen meistens als schwerer, schlechter auf Behandlungen ansprechend und mit ungünstigerem Verlauf als ohne Auffälligkeiten der Persönlichkeit (z. B. de Jong-Meyer et al. 1996; Shea et al. 1990).

Die Befundlage ist allerdings umstritten. Es gibt Studien, die keine Unterschiede in der Depression und ihrem Verlauf in Abhängigkeit von der Persönlichkeit fanden. Daher vertritt Mulder (2002) die Ansicht, dass bisher nur das Fazit gezogen werden könne, dass der Verlauf der Depression bei Persönlichkeitsauffälligkeiten nicht besser sei als ohne.

6.4 Epidemiologie der depressiven Persönlichkeitsstörung

In der Studie von Klein (1990) ergab sich bei ambulanten psychiatrischen Patienten eine Prävalenz von 26 %. Placidi et al. (1998) fanden bei 1000 Jugendlichen und jungen Erwachsenen in 3,6 % ein depressives Temperament. Klein (1999c) ermittelte bei 4,4 % einer nicht-klinischen Stichprobe eine depressive Persönlichkeit. Huprich (2000) fand eine Prävalenz von 2,7 %. Diese Häufigkeiten bedeuten, dass die depressive Persönlichkeit bzw. das depressive Temperament in der Normalbevölkerung relativ verbreitet sind. Allerdings scheint es so zu sein, dass viele der Betroffenen erst dann eine Behandlung aufsuchen, wenn eine Achse-I-Störung hinzukommt (Klein 1999c; Klein u. Miller 1993). Unterschiede in den Häufigkeiten können auch auf verschiedenen diagnostischen Kriterien beruhen.

6.5 Entstehung und Aufrechterhaltung der depressiven Persönlichkeitsstörung

Vertreter verschiedener theoretischer Richtungen haben ähnliche Vorstellungen davon, wie die depressive Persönlichkeitsstörung entstehen könnte. Als Mechanismus wird ein interpersonaler, bedeutsamer Verlust („Objektverlust") in einem frühen Alter angenommen (Huprich 1998). Millon und Davis (1996) vermuten, dass in einer frühen Entwicklungsphase die Betroffenen keine eindeutigen Zeichen von Wärme und Annehmen von ihren Beziehungspersonen erhielten, was beim Kind zu Gefühlen der Unsicherheit, emotionaler Distanz und Isolation geführt haben könnte. Außerdem wird erlernte Hilflosigkeit als Reaktion des Kindes auf besserwisserische, kritische und abwertende Verhaltensweisen der Eltern angenommen (Millon u. Davis 1996). Kinder mit solchen Erfahrungen wachsen mit Zweifeln auf, dass sie anderen gefallen könnten. Sie rechnen mit Desinteresse und Abwertung von ihren Altersgenossen. Da sie bei ihren Eltern keine Akzeptanz und Stärkung erwarten, ziehen sie sich zurück. Es entsteht ein Bild von sich selbst als wertlos, unbedeutend, nicht erfolgreich und unfähig in allen Bereichen (Millon u. Davis 1996).

Hinzu kommen biologische Faktoren, wobei einige Studien auf eine geringe, aber bestimmte Rolle genetischer und neurochemischer Faktoren hinweisen (Millon u. Davis 1996). Es gibt Befunde dazu, dass das depressive Spektrum zusammenhängt mit autonomen Dysfunktionen, elektromyographischen Reaktionen, Schlafstörungen u.a. Für neurochemische Faktoren sprechen die Reaktionen Depressiver auf spezifische pharmakologische Wirkstoffe (Millon u. Davis 1996). Gemäß Klein und Vocisano (1999) spricht für eine psychophysiologische Verursachung der depressiven Persönlichkeitsstörung, dass eine verringerte linksfrontale Aktivität gefunden wurde, die ein biologischer Marker für ein Merkmalsmuster sein könnte, das aus einem Temperament entsteht und in Verbindung zur depressiven Persönlichkeitsstörung stehen könnte. Lyoo et al. (2002) fanden bei Patienten mit früh beginnender Dysthymie oder depressiver Persönlichkeitsstörung ein signifikant kleineres Genu am Corpus Callosum als bei gesunden Kontrollpersonen. Dies verweist auf strukturelle Abnormitäten des Frontallappens, die in der Pathophysiologie eine Rolle spielen könnten.

Die depressive Persönlichkeitsstörung wird stabilisiert durch sich selbst aufrechterhaltende Kreisläufe. Alsaker (2000) schließt aus Studienbefunden zur Entwicklung einer depressiven Orientierung bei Jugendlichen und jungen Erwachsenen, dass Teufelskreise der Selbstbewertung dabei eine wichtige Rolle spielen: Ablehnung, Ignorierung oder ungerechte Behandlung führen zu negativ verzerrten Selbstwahrnehmungen, d. h. zu Gefühlen der Inkompetenz, Wertlosigkeit und des Nicht-Existierens. Die erfahrene Zurückweisung wird vom Betroffenen also internal und stabil attribuiert (Alsaker 2000). Die negativen Attributionen führen zum Rückzug, um sich vor den negativen Bewertungen oder Verhaltensweisen anderer zu schützen. Damit fehlen aber auch mögliche positive Rückmeldungen (Verstärker) aus der Umgebung, was die negativen Selbstbewertungen weiter verstärkt. Dies fördert weiter das Rückzugsverhalten usw. Eine spontane Änderung des Verhaltens scheint unwahrscheinlich, dazu ist therapeutische Hilfe notwendig. Das Rückzugsverhalten, das eine Folge depressiver Stimmung ist, führt also durch eine negative Rückkopplungsschleife zur Aufrechterhaltung der depressiven Stimmung (vgl. Millon u. Davis 1996).

6.6 Behandlung der depressiven Persönlichkeitsstörung

Bislang wurden keine adäquaten Behandlungsstudien mit reliablen und validen Messinstrumenten für die Diagnostik und den Therapieerfolg durchgeführt (Phillips u. Gunderson 1999). Es ist ungeklärt, ob die depressive Persönlichkeitsstörung auf Medikation oder Psychotherapie anspricht. Bei anderen Persönlichkeitsstörungen gibt es neben der bekannten Wirksamkeit psychosozialer Maßnahmen Hinweise auf eine wirksame medikamentöse Behandlung (Soloff 1997). Auch die Befunde zur Behandlung ähnlicher psychischer Störungen weisen auf mögliche effektive Behandlungsmaßnahmen hin. Bei dysthymer (und zyklothymer) Depression, d. h. einer depressiven Störung bei dysthymem (bzw. zyklothymem) Temperament (oder einer Double Depression) stellte Akiskal (1994) ein gutes Ansprechen auf thymoleptische Behandlung fest. Teilweise haben Patienten mit dysthymen Persönlichkeitsstörungen auf trizyklische Antidepressiva (insbesondere bei Kombination mit Psychotherapie) angesprochen, bei dysphorischer Persönlichkeit wurden unter trizyklischen Antidepressiva allerdings eine Verschlechterung und ein Risiko für schnelle Stimmungsänderungen beobachtet. Reaktive Stimmungslabilität, wie sie u. a. bei der subaffektiven Stimmungsstörung depressiver Art auftritt, spricht möglicherweise besonders auf MAO-Hemmer an (Saß et al. 1993). Manche Autoren berichten über stimmungsstabilisierende Effekte von Lithium und Carbamazepin bei dysphorischen Persönlichkeiten (Saß et al. 1993), einige auch vom Nutzen niedrig dosierter Neuroleptika. Insgesamt sehen Saß et al. (1993) allerdings nur wenige überzeugende Befunde zum Einsatz von Psychopharmaka bei Persönlichkeitsstörungen und deren subaffektiven Formen. Millon und Davis (1996) halten eine psychopharmakologische Behandlung als Therapieeinstieg für sinnvoll. Ihrer Erfahrung nach respondieren die meisten Betroffenen zumindest mäßig auf Medikation. So könnten sich die Betroffenen etwas kräftiger fühlen, mehr Energie spüren und erste Anflüge von Optimismus erleben. Aber auch während einer Psychotherapie könnten unterstützende Antidepressiva hilfreich sein.

In der Psychotherapie sollte angestrebt werden, an den Kognitionen und Verhaltensweisen zu arbeiten, die zum depressiven Muster beitragen. Im Training sozialer Kompetenzen können die Patienten lernen, selbstsicherer und gewinnender aufzutreten. Ziel ist es, die Selbstwirksamkeit und den Selbstwert zu erhöhen (Millon u. Davis 1996). Allgemein empfiehlt Helmchen (2001) bei unterschwelligen psychischen Störungen einen schrittweisen Behandlungsplan, der mit Selbsthilfe

und prämedizinischer Unterstützung (durch Freunde), aber auch mit Selbstmedikation (z. B. mit Johanniskraut) beginnt und dann über eine allgemeinärztliche Versorgung in der dritten Stufe zur psychiatrischen Versorgung führt.
Fiedler (2001b) findet, dass keine unstrukturierte Behandlung mit psychoanalytisch oder anderen tiefenpsychologisch-einsichtsorientierten Verfahren begonnen werden sollte, solange sich die Personen mit depressiver Persönlichkeitsstörung oder ihre Angehörigen stark belastet fühlen. Als weitere Orientierungshilfe sieht er allgemein die detailliert ausgearbeiteten Behandlungsverfahren für Depression an. So besteht beim depressiven Persönlichkeitsstil die Notwendigkeit, die Negativ-Stimmung aktiv zu kompensieren, um die Entstehung einer Depression oder einer depressiven Persönlichkeitsstörung zu verhindern (Fiedler 2001a). Es wird angenommen, dass eine gewissenhafte und pflichtbewusste Tätigkeit depressionshemmend wirkt.
Kurt Schneider (1950) fand, dass es für die Betroffenen zwar manchmal hilfreich sein kann, über ihre Probleme zu sprechen, dass jedoch die Arbeit ihr bester Freund sei. Hautzinger (2001) berichtet von der Wirksamkeit von kognitiver Verhaltenstherapie in Gruppen bei Personen mit leichter depressiver Störung ("Minor Depression"). In dieser werden Bewältigungs- und Kontrollstrategien zur Überwindung bzw. Verhinderung von negativen, dysphorischen Stimmungszuständen geübt. Zudem werden Kognitionen verändert und soziale Fertigkeiten gelehrt. Nach Einschätzung von Hautzinger ist das Konzept auch auf andere Störungen übertragbar und gut mit antidepressiver Medikation kombinierbar. Ähnliche Anregungen kommen von Huprich und Fine (1997) sowie Millon und Davis (1996). In der therapeutischen Beziehung sollte der Behandler gemäß Millon und Davis (1996) darauf achten, eine unterstützende Haltung einzunehmen, um die Abhängigkeitsbedürfnisse des Patienten zu erfüllen und Mut gegen die Hilflosigkeit zu machen. Den oft exzessiven Schuldgefühlen von Patienten mit depressiver Persönlichkeitsstörung könne der Therapeut begegnen, indem er die Last und das Leid anerkenne, die mit den Schuldgefühlen für den Patienten verbunden sind. Außerdem könne er dem Patienten versichern, dass dieser genug gelitten habe und nun verdiene, ein besseres Leben zu führen.

6.7 Ausblick

Zukünftige Forschung sollte klären, welche Bedeutung neurophysiologische Indikatoren für unterschwellige depressive Störungen haben. Eine weitere wichtige Frage ist die, ob es sich bei der depressiven Persönlichkeit um normale Persönlichkeitszüge oder um eine Persönlichkeitsstörung handelt. Einige Studien (Hirschfeld u. Holzer 1994; Klein 1990; Klein 1999a; Klein u. Miller 1993; Klein u. Shih 1998) sprechen für eine Interpretation als Persönlichkeitsstörung, da die Probanden subjektives Leiden und psychosoziale Beeinträchtigungen aufwiesen. Fiedler (2001b)

differenziert die depressive Persönlichkeit einerseits in einen Persönlichkeitsstil und andererseits in eine Persönlichkeitsstörung.
Es geht bei der depressiven Persönlichkeitsstörung auch um die Frage, ob sie eine prämorbide Persönlichkeitsstruktur bei, evt. auch ein Risikofaktor für affektive Störungen ist und ob diese Symptomatik nur im Rahmen einer Depression oder nach Abklingen einer Depression in Form einer phasenüberdauernden Persönlichkeitsveränderung oder chronifizierten Restsymptomatik auftritt (Wolfersdorf 1999).

Literatur

Akiskal HS. Dysthymic disorder: Psychopathology of proposed chronic depressive subtypes. Am J Psychiatry 1983; 140: 11-20.
Akiskal HS. Validating affective personality types. In: Robins L, Barrett J (eds). The validity of psychiatric diagnosis. New York: Raven Press 1989; 215-35.
Akiskal HS. Dysthymic and cyclothymic depressions: Therapeutic considerations. J Clin Psychiatry 1994; 55: 46-52.
Alsaker F. The development of a depressive personality orientation: The role of the individual. In: Perring W, Flammer A (eds). Control of human behavior, mental process, and consciousness: Essays in honor of the 60th birthday of August Flammer. Mahwah, NJ: Erlbaum 2000; 345-59.
APA (American Psychiatric Association). Diagnostic and Statistical Manual of Mental Disorders. DSM-I. Washington, DC: American Psychiatric Association 1952.
APA (American Psychiatric Association). Diagnostic and Statistical Manual of Mental Disorders, 2nd edition. DSM-II. Washington, DC: American Psychiatric Association 1968.
APA (American Psychiatric Association). Diagnostic and Statistical Manual of Mental Disorders, 3rd edition. DSM-III. Washington, DC: American Psychiatric Association 1980.
APA (American Psychiatric Association). Diagnostic and Statistical Manual of Mental Disorders, 3rd edition, Revised. DSM-III-R. Washington, DC: American Psychiatric Association 1987.
APA (American Psychiatric Association). Diagnostic and Statistical Manual of Mental Disorders, 4th edition. DSM-IV. Washington, DC: American Psychiatric Association 1994.
Arieti S, Bemporad JR. The psychological organization of depression. Am J Psychiatry 1980; 137: 1360-5.
Bagby RM, Ryder AG. Diagnostic discriminability of dysthymia and depressive personality disorder. Depress Anxiety 1999; 10: 41-9.
Bagby RM, Ryder AG, Schuller DR. Depressive personality disorder: A critical overview. Curr Psychiatry Rep 2003; 5: 16-22.
Bronisch T. Die depressive Persönlichkeit im Zeitalter von DSM-IV und ICD-10. In: Wolfersdorf M (Hrsg). Depressionsstationen/Stationäre Depressionsbehandlung. Berlin: Springer 1997; 123-38.
Burton R. The anatomy of melancholy. Oxford: Clarendon Press 1997.

Davis SE, Hays LW. An examination of the clinical validity of the MCMI-III Depressive Personality Scale. J Clin Psychol 1997; 53: 15-23.
Dilling H, Mombour W, Schmidt MH. Weltgesundheitsorganisation: Internationale Klassifikation psychischer Störungen. ICD-10 Kapitel V (F). 2., korr. Aufl. Bern: Huber 1993.
Fiedler P. Persönlichkeit und Depression – Überlegungen zur differenziellen Indikation und Behandlung. Persönlichkeitsstörungen 2001a; 5; S73-S80.
Fiedler P. Persönlichkeitsstörungen. 5. vollst. überarb. u. erw. Aufl. Weinheim: Psychologie Verlags Union 2001b.
Fydrich T, Renneberg B, Schmitz B, Wittchen H-U. Strukturiertes Klinisches Interview für DSM-IV, Achse II: Persönlichkeitsstörungen (SKID-II). Göttingen: Hogrefe 1997.
Gunderson JG, Phillips KA, Triebwasser J, Hirschfeld RMA. The Diagnostic Interview for Depressive Personality. Am J Psychiatry 1994; 151: 1300-4.
Hautzinger M. Psychotherapie bei Minor Depression. Psycho 2001; 27: 82-5.
Helmchen H. Unterschwellige psychische Störungen. Nervenarzt 2001; 72: 181-9.
Herdtle B. Das Diagnostische Interview zur Depressiven Persönlichkeitsstörung (DID). Psychologisches Institut der Universität Heidelberg: Unveröffentlichte Diplomarbeit 1999.
Hirschfeld RMA, Holzer CE III. Depressive personality disorder: Clinical implications. J Clin Psychiatry 1994; 55: 10-7.
Hirschfeld RMA, Shea MT. Personality. In: Paykel ES (ed). Handbook of affective disorders. 2nd edition. Edinburgh: Churchill Livingstone 1992; 185-94.
Huprich SK. Depressive personality disorder: Theoretical issues, clinical findings, and future research questions. Clin Psychol Rev 1998; 18: 477-500.
Huprich SK. Describing depressive personality analogues and dysthymics on the NEO-Personality Inventory-Revised. J Clin Psychol 2000; 56: 1521-34.
Huprich SK. The overlap of depressive personality disorder and dysthymia, reconsidered. Harv Rev Psychiatry 2001; 9: 158-68.
Huprich SK, Fine MA. Diagnoses under consideration – self-defeating and depressive personality disorders: Current status and clinical issues. J Contemp Psychotherapy 1997; 27: 303-22.
Huprich SK, Margrett J, Barthelemy KJ, Fine MA. The Depressive Personality Disorder Inventory: An initial examination of its psychometric properties. J Clin Psychol 1996; 52: 153-9.
Irastorza Eguskiza LJ. Distimia y personalidad depresiva: Diferenciacion clinica. Actas Esp Psiquiatr 2001; 29: 318-26.
de Jong-Meyer R, Hautzinger M, Rudolf GAE, Strauß W, Frick U. Prädiktions- und Verlaufsanalysen bei kombinierter psychologischer und medikamentöser Therapie endogen depressiver Patienten. Zsch Klin Psychol 1996; 25: 110-29.
Kernberg OF. Clinical dimensions of masochism. J Am Psychoanal Assoc 1988; 36: 1005-29.
Klein DN. Depressive personality: Reliability, validity, and relation to dysthymia. J Abnorm Psychol 1990; 99: 412-21.
Klein DN. Commentary on Ryder and Bagby's "Diagnostic viability of depressive personality disorder: Theoretical and conceptual issues". J Pers Disord 1999a; 13: 118-27.

Klein DN. Depressive personality. Harvard Mental Health Letter 1999b; 16: 4-6.
Klein DN. Depressive personality in the relatives of outpatients with dysthymic disorder and episodic major depressive disorder and normal controls. J Affect Disord 1999c; 55: 19-27.
Klein DN, Miller GA. Depressive personality in nonclinical subjects. Am J Psychiatry 1993; 150: 1718-24.
Klein DN, Shih JH. Depressive personality: Associations with DSM-III-R mood and personality disorders and negative and positive affectivity, 30-month stability, and prediction of course of axis I depressive disorders. J Abnorm Psychol 1998; 107: 319-27.
Klein DN, Vocisano C. Depressive and self-defeating (masochistic) personality disorders. In: Millon T, Blaney P (eds). Oxford textbook in clinical psychology. Vol. 4. New York: Oxford Press 1999; 653-73.
Klein MH, Kupfer DJ, Shea MT. Personality and depression. New York: Guilford 1993.
Klein MH, Wonderlich S, Shea MT. Models of relationships between personality and depression: Toward a framework for theory and research. In: Klein MH, Kupfer DJ, Shea MT (eds). Personality and depression: A current view. New York: Guilford Press 1993; 1-54.
Kraepelin E. Psychiatrie. 8., vollst. umgearb. Aufl. Leipzig: Barth 1909.
Kretschmer E. Körperbau und Charakter. Berlin: Springer 1921.
Kwon JS, Kim YM, Chang C-G, Park B-J, Kim L, Yoon DJ, Han W-S, Lee H-J, Lyoo IK. Three-year follow-up of women with the sole diagnosis of depressive personality disorder: Subsequent development of dysthymia and major depression. Am J Psychiatry 2000; 157: 1966-72.
Lyoo IK, Kwon JS, Lee SJ, Han MH, Chang CG, Seo CS, Lee SI, Renshaw PF. Decrease in genu of the corpus callosum in medication-naive, early-onset dysthymia and depressive personality disorder. Biol Psychiatry 2002; 52: 1134-43.
Maier W. Unterschwellige psychische Störungen. Nervenarzt 2001; 72: 167-8.
Marneros A. Persönlichkeit. In: Marneros A (Hrsg). Handbuch der unipolaren und bipolaren Erkrankungen. Stuttgart: Thieme 1999; 375-89.
McDermut W, Zimmerman M, Chelminski I. The construct validity of depressive personality disorder. J Abnorm Psychol 2003; 112: 49-60.
McLean P, Woody S. Commentary on depressive personality disorder: A false start. In: Livesley WJ (ed). The DSM-IV personality disorders. New York: Guilford 1995; 303-11.
Millon T, Davis RD. Disorders of personality. DSM-IV and beyond. 2nd edition. New York: Wiley 1996.
Mulder RT. Personality pathology and treatment outcome in major depression: A review. Am J Psychiatry 2002; 159: 359-71.
Mundt Ch. Die Psychotherapie depressiver Erkrankungen: Zum theoretischen Hintergrund und seiner Praxisrelevanz. Nervenarzt 1996; 67: 183-97.
Mundt Ch, Kronmüller K-T, Backenstrass M, Reck C, Fiedler P. The influence of psychopathology, personality, and marital interaction on the short-term course of major depression. Psychopathology 1998; 31: 29-36.
Phillips KA, Gunderson JG. Depressive personality disorder: Fact or fiction? J Pers Disord 1999; 13: 128-34.

Phillips KA, Gunderson JG, Hirschfeld RMA, Smith LE. A review of the depressive personality. Am J Psychiatry 1990; 147: 830-7.
Phillips KA, Gunderson JG, Triebwasser J, Kimble CR, Faedda G, Lyoo IK, Renn J. Reliability and validity of depressive personality disorder. Am J Psychiatry 1998; 155: 1044-8.
Phillips KA, Hirschfeld RMA, Shea MT, Gunderson JG. Depressive personality disorder: Perspectives for DSM-IV. J Pers Disord 1993; 7: 30-42.
Phillips KA, Hirschfeld RMA, Shea MT, Gunderson JG. Depressive personality disorder. In: Livesley WJ (ed). The DSM-IV personality disorders. New York: Guilford 1995; 287-302.
Placidi GF, Signoretta S, Liguori A, Gervasi R, Maremmani I, Akiskal HS. The semi-structured affective temperament interview (TEMPS-I): Reliability and psychometric properties in 1010 14-26-year-old students. J Affect Disord 1988; 47: 1-10.
Richter G. Depression und Persönlichkeit – Konzepte und Ergebnisse. Psychotherapie 2000; 5: 54-69.
Ryder AG, Bagby RM. Diagnostic viability of depressive personality disorder: Theoretical and conceptual issues. J Pers Disord 1999; 13: 99-117.
Ryder AG, Bagby M, Dion KL. Chronic, low-grade depression in a nonclinical sample: Depressive personality or dysthymia? J Pers Disord 2001; 15: 84-93.
Ryder AG, Bagby RM, Schuller DR. The overlap of depressive personality disorder and dysthymia: A categorical problem with a dimensional solution. Harv Rev Psychiatry 2002; 10: 337-52.
Saß H, Herpertz S, Steinmeyer EM. Subaffective personality disorders. Int Clin Psychopharmacol 1993; 8 (Suppl. 1): 39-46.
Saß H, Wittchen H-U, Zaudig M. Diagnostisches und Statistisches Manual Psychischer Störungen DSM-IV. Übersetzt nach der vierten Auflage des Diagnostic and Statistical Manual of Mental Disorders der American Psychiatric Association. 2., verb. Aufl. Göttingen: Hogrefe 1998.
Schneider K. Die psychopathischen Persönlichkeiten. 9., neubearb. Aufl. (1. Aufl. 1923) Wien: Franz Deuticke 1950.
Schrader GD, Tsourtos G. Role of depressive personality in determining clinical characteristics of chronic depression. J Pers Disord 1996; 10: 370-6.
Shea MT, Hirschfeld RMA. Chronic mood disorder and depressive personality. Psychiatr Clin North Am 1996; 19: 103-20.
Shea MT, Pilkonis PA, Beckham E, Collins JF, Elkin I, Sotsky SM, Docherty JP. Personality disorders and treatment outcome in the NIMH Treatment of Depression Collaborative Research Program. Am J Psychiatry 1990; 147: 711-8.
Skodol AE, Stout RL, McGlashan TH, Grilo CM, Gunderson JG, Shea MT, Morey LC, Zanarini MC, Dyck IR, Oldham JM. Co-occurrence of mood and personality disorders: A report from the collaborative longitudinal personality disorders study (CLPS). Depress Anxiety 1999; 10: 175-82.
Soloff P. Special feature: Psychobiologic perspectives on treatment of personality disorders. J Pers Disord 1997; 11: 336-44.
Veiel HOF. Gender differences in the role of interpersonal dependency in depression. In: Mundt Ch, Goldstein MJ, Hahlweg K, Fiedler P (eds). Interpersonal factors in the origin and course of affective disorders. London: Gaskell 1996; 168-89.

Weissman MM, Bland RC, Canino GJ, Faravelli C, Greenwald S, Hwu H-G, Joyce PR, Karam EG, Lee C-K, Lellouch J, Lépine J-P, Newman SC, Rubio-Stipec M, Wells JE, Wickramaratne P, Wittchen H-U, Yeh E-K. Cross-national epidemiology of major depression and bipolar disorder. JAMA 1996; 276: 293-9.
Widiger TA. Depressive personality traits and dysthymia: A commentary on Ryder and Bagby. J Pers Disord 1999; 13: 135-41.
Wolfersdorf M. Depressive Persönlichkeit/Persönlichkeitsstörung: Aspekte der Struktur, Psychodynamik und Therapie. In: Giernalczyk T (Hrsg). Zur Therapie von Persönlichkeitsstörungen. Tübingen: DGVT-Verlag 1999; 161-70.
World Health Organization (WHO). International Classification of Diseases (9th Revision) (ICD-9). Geneva: World Health Organization 1978.
World Health Organization (WHO). The ICD-10 Classification of Mental and Behavioural Disorders. Geneva: World Health Organization 1992.
von Zerssen D. Development of an integrated model of personality, personality disorders and severe axis I disorders, with special reference to major affective disorders. J Affect Disord 2002; 68: 143-58.

7. Persönlichkeitsänderungen als Folge schwerster Traumatisierungen: die Komplexe Posttraumatische Belastungsstörung

Martin Sack & Friedhelm Lamprecht

Patienten mit Persönlichkeitsstörungen berichten häufig über eine Vorgeschichte körperlicher, psychischer oder sexueller Traumatisierungen (Wöller u. Kruse 2003). Dies trifft in besonderem Maße auf Borderline-Persönlichkeitsstörungen zu, bei denen in verschiedenen Untersuchungen Prävalenzraten von bis über 80 % für schwere kindliche Traumatisierungen gefunden worden sind (Herman et al. 1989; Zanarini et al. 1997). Zudem berichten Patienten mit einer Borderline-Persönlichkeitsstörung häufiger über Erfahrungen von sexuellem Missbrauch in der Kindheit als Patienten mit anderen Persönlichkeitsstörungen (Yen et al. 2002; Zanarini et al. 1997). Diese Befunde legen zumindest für die Borderline-Störung eine Traumaätiologie nahe. Es liegen jedoch auch Berichte vor, die eher dafür sprechen, dass kindliche Traumatisierungen ein allgemeiner Risikofaktor für Persönlichkeitsstörungen sind (Bernstein et al. 1998; Fossati et al. 1999). Zudem wird von verschiedener Seite betont, dass die Rolle von Traumatisierungen in der Genese von Borderline-Persönlichkeitsstörungen wichtig ist, aber weder eine notwendige noch hinreichende ätiologische Bedingung darstellt (Gunderson u. Sabo 1993; Lieb et al. 2004). Wie ist es also um die Spezifität von Traumafolgen im Kontext von Persönlichkeitsstörungen bestellt?

Als traumassoziierte Diagnosen kennt die Diagnoseklassifikation ICD-10 der WHO, neben der akuten Belastungsreaktion und der posttraumatischen Belastungsstörung (PTBS), die Kategorie der „andauernden Persönlichkeitsstörung nach Extrembelastung". Leitsymptomatik der andauernden Persönlichkeitsstörung nach Extrembelastung ist ein unflexibles und unangepasstes Verhalten, das durch Feindseligkeit oder Misstrauen der Welt gegenüber, durch sozialen Rückzug, Gefühle der Leere und Hoffnungslosigkeit und Gefühle der Entfremdung gekennzeichnet ist (Weltgesundheitsorganisation 1994). Als weiteres diagnostisches Kriterium wird eine mindestens 2 Jahre andauernde Veränderung einer zuvor stabilen

Persönlichkeitsorganisation gefordert – dieses Kriterium kann natürlich erst nach der Pubertät verlässlich eingeschätzt werden. Damit ist die andauernde Persönlichkeitsänderung nach Extrembelastung eine Diagnose, die ausschließlich auf die Folgen von Traumatisierungen im Erwachsenenalter anwendbar ist. Die schädigenden Folgen traumatischer Erlebnisse hinsichtlich einer defizitären Entwicklung von Ich-Funktionen, wie der Fähigkeit zur Affektregulation und der Bindungs- und Beziehungsfähigkeit sind jedoch bei frühkindlichen und besonders auch bei chronischen Traumatisierungen als besonders schwerwiegend einzuschätzen. Empirische Daten belegen den Zusammenhang zwischen kindlichen Traumatisierungen und Persönlichkeitsstörungen zudem eindrucksvoll (Schore 2003).
Als Anhaltspunkt für die therapeutische Praxis lässt sich festhalten, dass eine Traumaätiologie bei Patienten mit Persönlichkeitsstörungen wahrscheinlicher wird, wenn zugleich die Diagnose einer PTBS besteht. Besonders Symptome des Wiedererlebens traumatischer Erinnerungen, z. B. in Form von sich aufdrängenden traumatischen Intrusionen oder ständig wiederkehrenden Alpträumen, weisen auf eine hohe Belastung durch traumatische Erlebnisse hin. Zwischen den Diagnosen Borderline-Persönlichkeitsstörung und posttraumatische Belastungsstörung besteht eine hohe Überschneidung mit Komorbiditätsraten von über 60 % (Yen et al. 2002; Zanarini et al. 1998). Beide Diagnosen sind zudem durch ausgesprochen hohe Komorbiditätsraten gekennzeichnet, z. B. mit Angststörungen, depressiven Störungen und mit dissoziativen Störungen (Driessen et al. 2002). Es liegt daher nahe, Patienten mit Persönlichkeitsstörungen und gleichzeitig vorliegender PTBS von Patienten ohne komorbide PTBS zu unterscheiden. Dies ist aus unserer Sicht zumindest ein pragmatischer Vorschlag, der helfen kann, eine Differentialindikation von traumatherapeutischen Therapieangeboten bei Patienten mit Persönlichkeitsstörungen zu treffen. Eine Alternative zu dieser Konstruktion, für deren Wahl es gute konzeptuelle und mittlerweile auch empirische Argumente gibt, ist es, eine eigenständige diagnostische Kategorie für die Folgen lebensgeschichtlich früher, lang andauernder oder sehr schwerer Traumatisierungen einzuführen.
Im Jahr 1976 veröffentlichte die amerikanische Traumaforscherin Judith Herman ein für die Behandlung schwerer traumainduzierter Störungsbilder wegweisendes Buch mit dem deutschen Titel: „Die Narben der Gewalt“ (Herman 1993a). Herman legte in ihrem Buch eine bis heute gültige Systematisierung der Folgen früher Traumatisierungen durch sexuellen Missbrauch, Vernachlässigung und Misshandlung vor. Sie schlug die Bezeichnung „Komplexe Posttraumatische Belastungsstörung“ für ein charakteristisches Syndrom nach chronischen Traumatisierungen vor, das Störungen der Affektregulation, dissoziative Symptome, gestörte Selbstwahrnehmung, Störungen der Sexualität und Beziehungsgestaltung, somatoforme Körperbeschwerden sowie Veränderungen persönlicher Glaubens- und Wertvorstellungen umfasst.
Das Konzept der Komplexen PTBS erfuhr in Vorbereitung der DSM-IV-Klassifikation durch eine Expertengruppe um Judith Herman und Bessel van der Kolk eine weitere Ausarbeitung (Herman 1993b). Die Arbeitsgruppe empfahl, unter Be-

rufung auf Ergebnisse einer Feldstudie an über 500 Patienten mit traumabedingten Störungen, die Komplexe PTBS unter dem Akronym DESNOS (**D**isorders of **E**xtreme **S**tress **N**ot **O**therwise **S**pecified) als diagnostische Kategorie in die DSM-IV einzuführen. Dieser Vorschlag wurde von den entscheidenden Gremien der DSM-IV-Kommission leider nicht aufgegriffen. Letztendlich wurde die Kategorie DESNOS als zusätzliches klinisches Beschreibungsmerkmal der PTBS in den Anhang der DSM-IV aufgenommen. Die Bezeichnung DESNOS wird im amerikanischen Sprachraum synonym mit dem Begriff Komplexe PTBS verwandt. Im Folgenden möchten wir das Symptomspektrum der Komplexen Posttraumatischen Belastungsstörung genauer vorstellen.

Störungen der Affektregulation zählen zu den häufigsten anzutreffenden Problemen bei traumatisierten Patienten und haben besonders weitreichende Konsequenzen für die Funktionsfähigkeit im Alltag der Betroffenen. Von einigen Autoren wird die gestörte Fähigkeit zur Affekt- und Selbstregulation sogar als charakteristische Grundstörung der Komplexen PTBS angesehen (Ford 1999; van der Kolk 1996). In typischer Weise beschreiben Patienten, dass sie schon bei relativ geringen Belastungen zu Überreaktionen mit starker Gefühlsbeteiligung neigen und dass sie große Schwierigkeiten haben, sich anschließend zu beruhigen und wieder Abstand zu gewinnen. Oft ist Beruhigung nur unter Einsatz der ganzen Aufmerksamkeit möglich. Nicht selten werden auch extreme Mittel, wie z. B. exzessiver Alkoholkonsum oder Selbstverletzen eingesetzt, um sich von belastenden und unangenehmen Affekten abzulenken oder um unerträgliche Spannungszustände zu beenden (van der Kolk 1996). Weitere Symptome der gestörten Affektregulation sind Schwierigkeiten, belastende und unangenehme Affekte auszuhalten und Impulse zu steuern. Damit einhergehend können Suizidalität, exzessives Risikoverhalten und andere autoaggressive und fremdaggressive Handlungen auftreten (Brodsky et al. 2001; Zlotnick et al. 1997). Auch Probleme mit Intimität und Nähe, im Sinne einer Vermeidung von Sexualität oder von nahen zwischenmenschlichen Kontakten, lassen sich als Folge einer verminderten Fähigkeit zur Regulation von Affekten und Impulsen verstehen und auf ein Überwiegen angstbesetzter Reaktionen zurückführen. Betroffene berichten, dass sie selbst bei vertrauten Personen körperliche Nähe vermeiden, auch wenn es sich dabei nur um eine Umarmung handelt, aufgrund starker Ängste vor Verlust der persönlichen Integrität. Auch impulsive und selbstschädigende sexuelle Aktivitäten, beispielsweise mit potentiell gewalttätigen Partnern, kommen vor. Mitunter wird über eine zwanghafte Beschäftigung mit sexuellen Vorstellungen berichtet oder der Drang zum Ausleben sexueller Phantasien wird wie ein Zwang erlebt (West et al. 2000).

In engem Bezug zur Problematik der Selbstschädigung – aufgrund fehlender selbstregulatorischer Kompetenzen – steht ein Problembereich, der unzureichenden Selbstschutz in bedrohlichen Situationen und unzureichende Selbstfürsorge in alltäglichen Belangen umfasst. Letzteres kann, im Fall extremer Ausprägung, bis hin zu Vernachlässigung von Ernährung und Körperpflege führen. Als Hintergrund solcher Verhaltensweisen werden oft ausgeprägte Schuldgefühle und Scham berichtet, verbunden mit dem Gefühl, persönlich unwert oder dauerhaft zerstört zu sein. Derartige negative Selbstbeschreibungen und verzerrte Wahrnehmungen sind geradezu kennzeichnend für Selbstbewertungen von früh- und langdauernd traumatisierten Menschen. Es handelt sich dabei um dysfunktionale Kognitionen, die einer therapeutischen Veränderung oft nur schwer zugänglich sind. Bei genauerer Betrachtung lässt sich erkennen, dass Schuldgefühle und Scham eine wichtige stabilisierende Funktion haben und vor psychischer Desintegration bewahren – so bietet die Annahme eigener Schuld ein subjektives Erklärungsmodell für das Geschehene und kann helfen, das Gefühl von eigener Ohnmacht und Hilflosigkeit zu vermindern (Feinauer u. Stuart 1996; McCann u. Pearlman 1990).

Patienten mit Komplexer PTBS zeigen – aufgrund traumatischer Beziehungserfahrungen und der oft gleichzeitig geringen Kompetenz, sich selbst vor Retraumatisierung zu schützen – häufig ein ausgeprägtes Misstrauen oder sogar eine Vermeidung jeglicher sozialer Kontakte. Die Ängste vor sozialen Kontakten verstärkten sich zudem, wenn gleichzeitig geringe soziale Kompetenzen vorhanden sind. Daraus resultierend kann es zu einer Haltung von ständigem Misstrauen und zur Unfähigkeit kommen, anderen zu vertrauen oder nahe Beziehung zu anderen aufzubauen, mit der Folge von sozialem Rückzug und Isolierung. Nicht selten wird dann berichtet, überhaupt keine engen Freunde oder Bezugspersonen zu haben (McCann u. Pearlman 1990; Zoellner et al. 1999). Da das Ausmaß sozialer Unterstützung sehr stark von der Beziehungsfähigkeit abhängig ist, haben Störungen der Beziehungsfähigkeit durch Misstrauen und Rückzugsverhalten eine immens hohe Bedeutung für die Lebensqualität und für die psychische Stabilität von chronisch traumatisierten Patienten. Auch Reinszenierungen traumatischer Erfahrungen – mit der Gefahr, wiederholt zum Opfer von Gewalt oder Ausbeutung zu werden – lassen sich als eine spezifische Beziehungsstörung verstehen. Es handelt sich dabei um eine, in der Regel unbewusst konstellierte Wiederholung traumatischer Beziehungsmuster, die als Bewältigungsversuch der traumatischen Erfahrung verstanden werden kann (Wöller 1998). Das Risiko, immer wieder in ähnliche traumatische Beziehungen verstrickt zu werden, ist umso höher, je weniger bewusst die pathologischen Beziehungsmuster und deren Bewältigungswunsch sind. Auch die Viktimisierung anderer Menschen kann ein Versuch der Bewältigung eigener traumatischer Erfahrungen darstellen. Oft haben Patienten jedoch große Angst davor, dass sie andere zum Opfer eigener destruktiver Impulse und Reaktionen machen könnten. Das Potential zu fremdaggressiven Handlungen ist bei traumatisierten Männern sicher größer als bei Frauen, welche aggressive Impulse eher gegen sich wenden (Dutton 1995; Lisak et al. 1996). Insgesamt wird das Risiko der Viktimisierung anderer Menschen, z. B. der eigenen Kinder durch eine traumatisierte Mutter, wahrscheinlich überschätzt (Glasser et al. 2001; Kaufman u. Zigler 1987).

Dissoziative Symptome werden typischerweise selten spontan berichtet und sind nur durch genaues Nachfragen zu erfahren. Diese manifestieren sich häufig in Form von Depersonalisation und Derealisation, aber auch als ausgeprägte Amnesien in Bezug auf lebensgeschichtliche Ereignisse, als stuporöse dissoziative Zustän-

de oder als dissoziatives Weglaufen (Fugue). Im Alltag können ausgeprägte dissoziative Reaktionen zu erheblichen Problemen führen, da sie weitgehend automatisiert auftreten. Schon bei relativ geringer Belastung (Zeitdruck, Anforderungssituation) kann beispielsweise starkes Depersonalisationserleben in der Form von „neben sich stehen" mit entsprechenden Konzentrations- und Aufmerksamkeitsstörungen auftreten (Gast 2000). Dissoziative Symptome lassen sich als weitgehend der willentlichen Steuerung entzogene Schutzmechanismen vor überfordernden Belastungen verstehen (Krystal et al. 1996). Durch das Ausblenden und Nicht-Wahrnehmen von belastenden Teilen des Erlebens wird ein effektiver Schutz vor Überschwemmung mit belastenden Affekten oder Erinnerungsbildern erreicht.
Bei traumatisierten Menschen sind erhöhte Prävalenzraten von somatoformen Körperbeschwerden empirisch gut belegt (Andreski et al. 1998; Loewenstein u. Goodwin 1999; Walker et al. 1993). Vieles spricht dafür, dass traumatische Erlebnisse ihre Spuren in den zerebralen Repräsentanzen des Körpers, dem „Körpergedächtnis", hinterlassen. Experimentelle Studien zeigen, dass Traumata vor allem in Form somatosensorischer Erinnerungen haften bleiben und weniger in der Form verbaler Erinnerungen (van der Kolk u. Fisler 1995). Dafür spricht auch, dass mitunter sogar Flashback-artige Körpersensationen, beispielsweise plötzlich einsetzende Schmerzen, im Zusammenhang mit traumatischen Erinnerungen auftreten können. In anderen Fällen scheint es, als seien Körperbeschwerden der „Preis", um weiterleben und weiterfunktionieren zu können, und als trage der Körper die Last der traumatischen Erinnerungen (Scaer 2001; van der Kolk 1994).
Ein weiterer wichtiger, bei traumatisierten Patienten oft übersehener Problembereich ist das Fehlen einer Zukunftsperspektive, die sich als resignierte Lebenshaltung sowie als Interesselosigkeit oder Hoffnungslosigkeit äußern kann. Die betroffenen Patienten wirken auch in ihrer Vorstellungskraft und kreativen Phantasie eingeschränkt, z. B. bei der Suche nach Lösungswegen für Alltagsprobleme, als seien sie ganz durch ihre Gefühle von Desillusionierung und Hoffnungslosigkeit eingenommen. Die Lust an aktiver Lebensgestaltung und die Fähigkeit, angenehme Aktivitäten aufzunehmen oder beizubehalten, sind ebenfalls oft stark beeinträchtigt. Entsprechend erscheint den Betroffenen das Leben oft als sinnlos und ohne lohnendes Ziel. Persönliche Grundüberzeugungen, Wertvorstellungen und Glaubeneinstellungen können als Folge von Traumatisierungen entwertet und zerstört sein (Janoff-Bulman 1992). Eine dementsprechend brüchige innere Orientierung und ein fehlender innerer Halt gehen mit einer erhöhten Latenz von Suizidalität und Selbstaufgabe besonders in Krisensituationen einher (Molnar et al. 2001).
Einige Symptombereiche, die durchaus häufig bei schwer traumatisierten Patienten zu finden sind, wurden von der Arbeitsgruppe um Judith Herman nicht in den Kriterienkatalog der Komplexen PTBS aufgenommen. Hierzu zählen an erster Stelle Suchtmittelmissbrauch und Abhängigkeitserkrankungen. Exzessiver Alkoholkonsum, Konsum von Drogen und Medikamenten (McFarlane 1998), lassen sich in den diagnostischen Kriterien der Komplexen PTBS am ehesten unter selbstschädi-

Tab. 7-1: Vergleich der Symptomkriterien von Borderline-Persönlichkeitsstörung und Komplexer Posttraumatischer Belastungsstörung

Borderline-Persönlichkeitsstörung	Komplexe Posttraumatische Belastungsstörung
Impulsivität in mindestens 2 potentiell selbstschädigenden Bereichen	Störung der Affektregulation mit impulsiven und risikoreichen Verhaltensweisen
Wiederholte suizidale Handlungen, Suiziddrohungen	Selbstverletzendes und suizidales Verhalten
Affektive Instabilität und Stimmungsschwankungen	Störung der Affektregulation, Impulsivität und autodestruktives oder risikoreiches Verhalten
Chronisches Gefühl von Leere	
Unangemessene heftige Wut	Schwierigkeiten, Ärger zu modulieren
Ausgeprägte Instabilität des Selbstbildes oder der Selbstwahrnehmung	Selbstvorwürfe, Schuldgefühle, Scham, Gefühl, isoliert von anderen Menschen zu sein
Vorübergehende paranoide oder dissoziative Symptome	Dissoziative Symptomatik
Muster instabiler, aber intensiver zwischenmenschlicher Beziehungen (Idealisierung und Entwertung)	Extremes Misstrauen, Tendenz erneut zum Opfer zu werden
Verzweifeltes Bemühen, Verlassenwerden zu vermeiden	Somatoforme Körperbeschwerden
	Fehlende Zukunftsperspektive, Verlust von persönlichen Grundüberzeugungen

gendem Verhalten subsumieren. Suchtmittel werden von traumatisierten Patienten in der Regel zur Selbstregulation und zur Reduzierung unerträglicher Spannungszustände quasi als Selbstmedikation eingesetzt. Der Suchtmittelmissbrauch tritt dann oft phasenweise auf und ist nicht unbedingt von den typischen Anzeichen einer chronischen Abhängigkeitserkrankung begleitet, zu denen Kontrollverlust oder zunehmender soziale Desintegration gehören.

Die geschilderten Symptomkriterien der Komplexen PTBS überschneiden sich deutlich mit den Symptomkriterien der Borderline-Persönlichkeitsstörung (Driessen et al. 2002). Nicht selten sind die Kriterien für beide Störungsbilder erfüllt. Dennoch lassen sich einige Unterscheidungsmerkmale benennen, anhand derer sich beide Diagnosen differenzieren lassen. Während eine Störung der Affektregulation und Selbstregulation bei beiden Störungsbildern im Vordergrund steht, leiden Patienten mit Komplexer PTBS typischerweise unter Schuld- und Schamgefühlen, sie sind häufig in einer Opferrolle gefangen mit der Gefahr wiederholter Reviktimisierungen und haben eine pessimistische Zukunftssicht. Patienten mit Borderline-Persönlichkeitsstörungen leiden in besonderem Maße an ihrer Impulsivität und den damit assoziierten Problemen und sie berichten charakteristischerweise über ein andauerndes Muster instabiler Beziehungen mit entsprechenden Beziehungsschwierigkeiten.

Die Vielfalt der Beschwerden, an denen Patienten mit Komplexer PTBS leiden, erschließt sich dem Verständnis erst dann, wenn man die Symptomatik als Anpassungsstrategie und kompensatorische Bewältigung von zugrundeliegenden Regulationsdefiziten, Ängsten und traumatischen Beziehungserfahrungen begreift (van der Kolk et al. 1996). Aus der Perspektive von Betroffenen erscheint die Umwelt aufgrund von traumatischen Erfahrungen oft als unsicher und durch nicht vorhersehbare Gefahren gekennzeichnet. Hinzu kommt ein fehlendes Gefühl von Kompetenz und Selbstsicherheit, vermittelt durch die Erfahrung, dass die eigenen Impulse und Affekte schwer steuerbar und beherrschbar sind. Zudem erleben sich Patienten häufig in ihren Albträumen und Intrusionen andrängenden belastenden Erinnerungen in einer sehr quälenden Weise ausgeliefert. In Anpassung an diese selbstregulatorischen Defizite vor dem Hintergrund wiederholter negativer Beziehungserfahrungen entwickeln sich in zunehmendem Maße Misstrauen, Ängste, Rückzugsverhalten, Kontakt- und Beziehungsschwierigkeiten. Diese Symptomatik erreicht schließlich ein so großes Ausmaß und betrifft so viele Lebensbereiche, dass sie als schwere psychische Erkrankung mit dem Rang einer Persönlichkeitsstörung imponiert.

Patienten mit Komplexer PTBS waren in der Regel in der Kindheit über lange Zeit schweren Traumatisierungen ausgesetzt. Dabei sind nicht nur einzelne traumatisierende Handlungen, wie sexueller Missbrauch oder schwere körperliche Misshandlungen als pathogen einzustufen. Auch die häufig mit desolaten Familienverhältnissen einhergehende Vernachlässigung im Sinne fehlender emotionaler Ansprache und Unterstützung sowie psychische Misshandlungen, z. B. in der Form von Beschimpfen oder Anschreien, müssen als kumulativ traumatisierend eingeschätzt werden. Dies trifft besonders dann zu, wenn die Traumatisierungen bereits in den ersten Lebensjahren begannen, da dann besonders vulnerable Entwicklungsphasen betroffen sind.

Ergebnisse der Bindungsforschung zeigen, dass Kinder mit Gewalt-, Verlust- oder Vernachlässigungserfahrungen zu einem hohen Anteil ein desorganisiertes Bindungsmuster aufweisen (Muller et al. 2000). Ein desorganisierter Bindungsstil lässt sich psychologisch als Fehlen einer kohärenten Bewältigungsstrategie für den Umgang mit Stress in Beziehungen verstehen. Die Entwicklung eines kohärenten Weltbildes wird so sehr erschwert. Frühkindliche Traumatisierungen haben sicherlich einen negativen Einfluss auf die Entwicklung der Fähigkeit zur sicheren Bindung, zur Affektregulation und Stressmodulation und damit nicht zuletzt auch auf

die neurobiologischen Voraussetzungen, die Grundlage einer adäquaten Bewältigung von angstbesetzten Reaktionen und von Stress sind (Schore 2002).
Eine traumatherapeutische Behandlung muss auf das Ausmaß der andrängenden intrusiven Erinnerungen abgestimmt werden sowie auf die individuellen Fähigkeiten, mit den zugehörigen intensiven Affekten umzugehen. Dabei sind die vielfältigen Abwehr- und Bewältigungsmechanismen zu berücksichtigen und zu respektieren, die sich in der Folge der Traumatisierungen entwickelt haben. In diesem Kontext hat sich die Einteilung der Traumatherapie in Phasen bewährt, wie sie von Horowitz (Horowitz 1973) vorgeschlagen wurde. Eine Phaseneinteilung der Traumatherapie wird mittlerweile von allen therapeutischen Schulen vertreten. Sie umfasst mindestens die Phasen Stabilisierung, Traumabearbeitung und Wiederanknüpfung.
Gerade bei Patienten mit Persönlichkeitsstörungen kommt – aufgrund der Defizite der Affektregulation und Selbstregulation – der Stabilisierungsphase die größte Bedeutung zu. Ziel der Stabilisierung ist es, wieder Kontrolle über sich und über seine emotionalen Reaktionen zu gewinnen und ein Grundgefühl von persönlicher Sicherheit herzustellen (Regehr et al. 1999). Stabilisierung ist daher in erster Linie Hilfe zur Selbstregulation und Selbstberuhigung, da Patienten mit Komplexer PTBS oft zwischen den Extremen, zu viel zu fühlen oder zu wenig zu fühlen, gefangen sind. Es geht um einen gezielten Aufbau der Fähigkeit zur Affektregulation, d. h. zur Fähigkeit, emotionale Erregung zu ertragen ohne sich selbst zu verletzen, aggressiv zu werden oder zu dissoziieren. Solange diese Fähigkeit noch nicht vorhanden ist, läuft eine Bearbeitung von traumatischen Erinnerungen beispielsweise im Rahmen einer Expositionsbehandlung Gefahr, erfolglos zu bleiben oder sogar zu schaden (van der Kolk 2002).
Die psychotherapeutische Behandlung von Patienten mit Komplexen Traumastörungen ist nach erfolgreicher Traumabearbeitung noch nicht abgeschlossen. Wichtig und oft unterschätzt ist die sogenannte Wiederanknüpfungsphase, deren Ziel eine Neuorientierung auf den Alltag ist. Es kann schwierig sein, eine neue persönliche Orientierung zu finden, wenn die Opferidentität im Zuge einer erfolgreichen Traumatherapie aufgelöst ist. Häufig sind in dieser Therapiephase auch nicht oder nur sehr schwer therapeutisch zu beeinflussende Entwicklungsdefizite Thema, die gleichsam als bleibende Verletzungen und Narben zurückbleiben und in die Persönlichkeit integriert werden müssen,
Nach unserer Erfahrung ist traumazentrierte Psychotherapie bei Patienten mit Persönlichkeitsstörungen von hohem Nutzen. Dies trifft besonders für die Behandlung von Patienten mit Persönlichkeitsstörungen in der Folge frühkindlicher Traumatisierungen zu, die entweder die Kriterien der Komplexen PTBS erfüllen oder als komorbide Symptomatik eine posttraumatische Belastungsstörung aufweisen.

Literatur

Andreski P, Chilcoat H, Breslau N. Post-traumatic stress disorder and somatization symptoms: a prospective study. Psychiatry Res 1998; 79: 131-8.

Bernstein DP, Stein JA, Handelsman L. Predicting personality pathology among adult patients with substance use disorders: effects of childhood maltreatment. Addictive Behaviors 1998; 23: 855-68.

Brodsky BS, Oquendo M, Ellis SP, Haas GL, Malone KM, Mann JJ. The relationship of childhood abuse to impulsivity and suicidal behavior in adults with major depression. Am J Psychiatry 2001; 158: 1871-7.

Driessen M, Beblo T, Reddemann L, Rau H, Lange W, Silva A, Berea RC, Wulff H, Ratzka S. Ist die Borderline-Persönlichkeitsstörung eine komplexe posttraumatische Störung. Nervenarzt 2002; 73: 820-9.

Dutton DG. Trauma symptoms and PTSD-like profiles in perpetrators of intimate abuse. J Trauma Stress 1995; 8: 299-316.

Feinauer LL, Stuart DA. Blame and resilience in women sexually abused as children. Am J Family Ther 1996; 24: 31- 40.

Ford JD. Disorders of extreme stress following war-zone military trauma: associated features of posttraumatic stress disorder or comorbid but distinct syndromes? J Consult Clin Psychol 1999; 67: 3-12.

Fossati A, Madeddu F, Maffei C. Borderline Personality Disorder and childhood sexual abuse: a meta-analytic study. J Personal Disord 1999; 13: 268-80.

Gast U. Diagnostik und Behandlung Dissoziativer Störungen. In: Lamprecht F (Hrsg). Praxis der Traumatherapie. Stuttgart: Pfeiffer bei Klett-Cotta 2000; 164-211.

Glasser M, Kolvin I, Campbell D, Glasser A., Leitch I, Farrelly S. Cycle of child sexual abuse: links between being a victim and becoming a perpetrator. Br J Psychiatry 2001; 179: 482-94.

Gunderson JG, Sabo AN. The phenomenological and conceptual interface between borderline personality disorder and PTSD [see comments]. Am J Psychiatry 1993; 150: 19-27.

Herman JL. Die Narben der Gewalt. Traumatische Erfahrungen verstehen und überwinden. München: Kindler 1993a.

Herman JL. Sequelae of prolonged and repeated trauma: evidence for a complex posttraumatic syndrome (DESNOS). In: Davidson JR und Foa EB (eds). Posttraumatic Stress Disorder – DSM IV and beyond. Washington: American Psychiatric Press 1993b; 213-28.

Herman JL, Perry C, van der Kolk BA. Childhood trauma in borderline personality disorder. Am J Psychiatry 1989; 146: 490-5.

Horowitz MJ. Phase oriented treatment of stress response syndromes. Am J Psychotherapy 1973; 27: 506-15.

Janoff-Bulman R. Shattered assumptions: Towards a new psychology of trauma. New York: Free Press 1992.

Kaufman J, Zigler E. Do abused children become abusive parents? Am J Orthopsychiatry 1987; 57: 186-92.

Krystal JH, Bennett A, Bremner JD, Southwick SM, Charney DS. Recent developments in the neurobiology of dissociation: implications for posttraumatic stress dis-

order. In: Michelson LK, Ray WJ (eds). Handbook of dissociation: theoretical, empirical and clinical perspectives. New York: Plenum Press 1996; 163-190.
Lieb K, Zanarini MC, Schmahl C, Linehan MM, Bohus M. Borderline personality disorder. Lancet 2004; 364: 453-61.
Lisak D, Hopper J, Song P. Factors in the cycle of violence: gender rigidity and emotional constriction. J Trauma Stress 1996; 9: 721-43.
Loewenstein RJ, Goodwin J. Assessment and management of somatoform symptoms in traumatized patients: conceptual overview and pragmatic guide. In: Goodwin J, Attias R (eds). Splintered reflections: images of the body in trauma. New York: Basic Books 1999; 67-88.
McCann DL, Pearlman LA. Psychological trauma and the adult survivor: Theory, therapy and transformation. New York: Brunner & Mazel 1990.
McFarlane AC. Epidemiological evidence about the relationship between PTSD and alcohol abuse: the nature of the association. Addictive Behaviors 1998; 23: 813-25.
Molnar BE, Berkman LF, Buka SL. Psychopathology, childhood sexual abuse and other childhood adversities: relative links to subsequent suicidal behaviour in the US. Psychol Med 2001; 31: 965-77.
Muller RT, Sicoli LA, Lemieux KE. Relationship between attachment style and posttraumatic stress symptomatology among adults who report the experience of childhood abuse. J Trauma Stress 2000; 13: 321-32.
Regehr C, Cadell S, Jansen K. Perceptions of control and long-term recovery from rape. Am J of Orthopsychiatry 1999; 69: 110-5.
Scaer RC. The body bears the burden: trauma, dissociation, and disease. New York: Haworth Press 2001.
Schore AN. Dysregulation of the right brain: a fundamental mechanism of traumatic attachment and the psychopathogenesis of posttraumatic stress disorder. Aust N Z J Psychiatry 2002; 36: 9-30.
Schore AN. Early relational trauma, disorganized attachment, and the development of a predisposition to violence. In: Solomon FM, Siegel DJ (eds). Healing trauma: Attachment, trauma, and the brain. New York: WW Norton 2003; 107-67.
van der Kolk BA. The body keeps the score: memory and the evolving psychobiology of posttraumatic stress. Harvard Rev Psychiatry 1994; 1: 253-65.
van der Kolk BA. The complexity of adaptation to trauma: self-regulation, stimulus discrimination, and characterological development. In: van der Kolk BA, McFarlane A C, Weisaeth L (eds). Traumatic stress. The effects of overwhelming experience on mind, body, and society. New York, London: Guilford Press 1996; 182-214.
van der Kolk BA. The assessment and treatment of complex PTSD. In: Yehuda R (ed). Traumatic stress. New York: American Psychiatric Press 2002; 1-29.
van der Kolk BA, Fisler R. Dissociation and the fragmentary nature of traumatic memories: overview and exploratory study. J Trauma Stress 1995; 8: 505-25.
van der Kolk BA, Pelcovitz D, Roth S, Mandel FS, McFarlane A, Herman JL. Dissociation, somatization, and affect dysregulation: the complexity of adaptation to trauma. Am. J. Psychiatry 1996; 153: 83-93.
Walker EA, Katon WJ, Roy-Byrne PP, Ron P, Russo J. Histories of sexual victimization in patients with irritable bowel syndrome or inflammatory bowel disease. Am J Psychiatry 1993; 150: 1502-6.

Weltgesundheitsorganisation. Internationale Klassifikation psychischer Störungen. ICD-10 Kapitel V (F), Forschungskriterien. Bern: Huber 1994.

West CM, Williams LM, Siegel JA. Adult sexual revictimization among black women sexually abused in childhood: a prospective examination of serious consequences of abuse. Child Maltreat 2000; 5: 49-57.

Wöller W. Die Bindung des Missbrauchsopfers an den Missbraucher. Psychotherapeut 1998; 43: 117-20.

Wöller W, Kruse J. Persönlichkeitsstörungen und die Psychopathologie in der Folge von Traumen – Überlegungen zur diagnostischen Klassifikation. Nervenarzt 2003; 74: 976.

Yen S, Shea MT, Battle CL, Johnson DM, Zlotnick C, Dolan-Sewell R, Skodol AE, Grilo CM, Gunderson JG, Sanislow CA, Zanarini MC, Bender DS, Rettew JB, McGlashan TH. Traumatic exposure and posttraumatic stress disorder in borderline, schizotypal, avoidant, and obsessive-compulsive personality disorders: findings from the collaborative longitudinal personality disorders study. J Nerv Ment Dis 2002; 190: 510-8.

Zanarini MC, Frankenburg FR, Dubo ED, Sickel AE, Trikha A, Levin A, Reynolds V. Axis I comorbidity of borderline personality disorder. Am J Psychiatry 1998; 155: 1733-9.

Zanarini MC, Williams AA, Lewis RE, Reich RB, Vera SC, Marino MF, Levin A, Yong L, Frankenburg FR. Reported pathological childhood experiences associated with the development of borderline personality disorder. Am J Psychiatry 1997; 154: 1101-6.

Zlotnick C, Shea MT, Recupero P, Bidadi K, Pearlstein T, Brown P. Trauma, dissociation, impulsivity, and self-mutilation among substance abuse patients. Am J Orthopsychiatry 1997; 67: 650-4.

Zoellner LA, Foa EB, Brigidi BD. Interpersonal friction and PTSD in female victims of sexual and nonsexual assault. J Trauma Stress 1999; 12: 689-700.

8. Persönlichkeitsstörungen und sexuelle Funktionsstörungen

Uwe Hartmann & Torsten Passie

8.1 Einleitung

Es wäre wohl mehr als verwunderlich, wenn zwei für die menschliche Existenz so grundlegende Aspekte wie die Sexualität und die Entwicklung und Struktur der Persönlichkeit nicht vielfältige Bezüge zueinander aufweisen würden. Vielleicht ist gerade der Umstand, dass das Wechselspiel zwischen beiden eben derart komplex und schwer durchschaubar ist, mit dafür verantwortlich, dass wir tatsächlich nur über geringe empirisch fundierte Kenntnisse über den Zusammenhang zwischen Persönlichkeitsmerkmalen bzw. Persönlichkeitsstörungen und sexuellen Störungen verfügen. Man kann ohne große Übertreibung feststellen, dass Sexualität bei der Mehrzahl der Persönlichkeitsstörungen bislang „kein Thema" ist und umgekehrt Persönlichkeitsstörungen in der Literatur zu den Sexualstörungen kaum vorkommen, jeweils mit bestimmten Ausnahmen, die es weiter unten zu erörtern gilt. Zudem ist jedes der beiden Konstrukte für sich in seinen phänomenologischen, definitorischen bzw. klassifikatorischen und entwicklungsbezogenen Facetten so vielschichtig, dass es wissenschaftlich kaum ganzheitlich, sondern nur immer in bestimmten Ausschnitten zu erfassen ist. Der hier gewählte Fokus besteht darin, dass der Zusammenhang zwischen Persönlichkeitsstörungen und Sexualstörungen schwerpunktmäßig vom Standpunkt der sexuellen Störungen aus betrachtet wird, d.h. es wird der Frage nachgegangen, welche Bedeutung Persönlichkeitsstörungen für die sexuellen Störungen, insbesondere für die quantitativ und praktisch wichtigste Gruppe der sexuellen Funktionsstörungen, haben.

8.2 Allgemeine Gesichtspunkte zum Zusammenhang von Persönlichkeitsstörungen und sexuellen Störungen

Das sexuelle Erleben und Verhalten des Menschen lässt sich in verschiedene Dimensionen oder Funktionen unterteilen: Die Lustdimension, die reproduktive Dimension und die beziehungsorientierte Dimension (Beier et al. 2001). Verglichen mit anderen Spezies ist die beziehungsorientierte Dimension, die auch als sozialkommunikative oder Bindungs-Dimension bezeichnet werden kann, für die menschliche Sexualität von überragender Bedeutung, und das sowohl bezüglich der sexuellen Entwicklung als auch im Hinblick auf das resultierende Muster sexuellen Erlebens und Verhaltens. Sexualität erhält ihre Prägungen aus den grundlegenden Beziehungserfahrungen und ist zeitlebens auf den anderen hin orientiert, selbst in der Phantasie oder bei der Masturbation. Umgekehrt sind es die emotionalen, aber immer auch über den Körper vermittelten Basiserlebnisse, die die Matrix der Befriedigungserfahrung unserer Grundbedürfnisse bestimmen, die wiederum neurobiologisch wie psychologisch strukturbildend für die Persönlichkeitsentwicklung sind (vgl. Deneke 1999; Grawe 2004). Persönlichkeitsmerkmale lassen sich so als „geronnene Erfahrungen", etwa des Angenommen-Werdens oder Gehalten-Werdens, beschreiben, die ihren Ursprung ganz wesentlich in den individuellen interpersonalen Beziehungen haben. Aus diesen Prozessen geht auch das hervor, was in der Freud'schen Psychoanalyse als sexuelles „Triebschicksal" bezeichnet wurde, einen Begriff, den man heute sicher zu einem „Schicksal der Grundbedürfnisse" erweitern muss. Deutlich wird, wie unauflösbar ineinander verwoben sich die Entwicklungen von Sexualität und Persönlichkeit vollziehen. Sexuelle Entwicklung ist Persönlichkeitsentwicklung und Persönlichkeitsentwicklung ist sexuelle Entwicklung.

In keinem anderen Modell der menschlichen Entwicklung wurde dies so radikal umgesetzt wie in der Psychoanalyse Sigmund Freuds. Die Auseinandersetzung mit dem „Sexualtrieb", diesem Grenzbegriff des Körperlichen und Psychischen, der für Freud immer auch eine „Anforderung des Körperlichen an das Seelenleben" umfasste, wird dort zum pivotalen Moment der Persönlichkeitsbildung, das schon erwähnte „Triebschicksal" zum Zentrum der Charakterbildung. Dreh- und Angelpunkt und entscheidende Weichenstellung ist dabei die Bewältigung der ödipalen Konstellation während der genitalen bzw. phallischen Phase der kindlichen Entwicklung. Gelingt diese, stehen die Chancen für eine ungestörte Entwicklung von Sexualität und Persönlichkeit gut. Misslingt dieser Prozess, bleiben Fixierungen – gleichsam als „Achillesferse" – zurück, die später als re-aktualisierte Entwicklungskonflikte die Symptomkerne psychischer Störungen bilden. Die Bedeutung dieser Auseinandersetzung mit der Sexualität als zentralem Moment der Persönlichkeitsentwicklung wurde von den Erweiterungen der Psychoanalyse, etwa der Ich-Psychologie, dem Narzissmuskonzept oder der Objektbeziehungstheorie, zwar nicht unbedingt grundsätzlich in Frage gestellt, aber doch entscheidend relativiert. Der zunehmende Fokus auf die sog. prä-ödipalen Entwicklungsprozesse und prä-ödipalen Störungen machte deutlich, dass für die Bewältigung der ödipalen Konstellation bereits Voraussetzungen im Sinne von Grunderfahrungen und Strukturbildungen in vorhergehenden Entwicklungsphasen geschaffen sein müssen, ohne die ein erfolgreiches Meistern der ödipalen Situation nicht gelingen kann. Stichworte sind hier etwa Urvertrauen, initiale Objektbeziehungen oder Bindung.

Folgt man Annahmen, dass durch ungünstige Erfahrungen und Lebensbedingungen – im Zusammenspiel mit bestimmten konstitutionellen Faktoren – in diesen frühen Entwicklungsphasen auch die Herausbildung von Persönlichkeitsstörungen ihren Ursprung hat, wird nachvollziehbar, dass davon auch mittelbar oder unmittelbar die Sexualität betroffen sein muss. Wer hier Defizite oder „Defekte" in der Entwicklung von Ich-Funktionen oder Ich-Strukturen davongetragen hat (etwa durch erlittene Traumata), wird nicht nur Probleme haben, die ödipale Konstellation „erfolgreich" zu durchlaufen, sondern wird auch darüber hinaus große Schwierigkeiten haben, die vielfältigen Anforderungen, die die Sexualität – insbesondere in ihrer beziehungsorientierten oder interpersonalen Dimension – an die Persönlichkeit eines Menschen stellt, konstruktiv zu bewältigen. Auch unter diesem Blickwinkel eröffnet sich also ein dichtes Zusammenhangsgeflecht zwischen Persönlichkeitsstörungen und sexuellen Störungen.

Nicht nur die älteren triebtheoretischen Konzepte, sondern auch die neueren interpersonalen Modelle der Persönlichkeitsentwicklung haben allerdings durchaus Schnittflächen zum gestörten und ungestörten sexuellen Erleben und Verhalten. So ließen sich Zusammenhänge zwischen den verschiedenen Bindungsstilen und sexuellen Verhaltensmustern nachweisen, was wenig verwunderlich ist, da Bindungsstile auf (erwachsene) Partnerbeziehungen übertragen werden bzw. sich in diesen manifestieren und die Sexualität wiederum in enger Wechselwirkung zu Partnerschaftsfaktoren steht (Hazan u. Zeifman 1999; Strauß 2001).

Bereits dieser kurze und eher grobschnittige Ausflug in theoretische Konzepte lässt die Einschränkungen und Handicaps erahnen, die Persönlichkeitsstörungen in Bezug auf die Sexualität mit sich bringen. Die Fähigkeit zum positiven Erleben von Sexualität setzt eine ausreichend integrierte, gleichzeitig stabile und genügend durchlässige, autonome und zur Selbstregulation und Selbstfürsorge fähige Persönlichkeit voraus. Weitere wichtige Merkmale sind Beziehungs- und Bindungsfähigkeit, ein positives Selbst- und Körperbild, Hingabefähigkeit und die Möglichkeit, intensiven Kontakt und Nähe angstfrei erleben zu können. Grob vereinfacht kann man feststellen, dass bei Persönlichkeitsstörungen die Sexualität sehr häufig im Dienste anderer, nicht-sexueller Motive oder Ich-Leistungen „funktionalisiert" wird (sehr häufig für Zwecke der Abwehr oder des Selbstschutzes). Sie wird gebraucht und eingesetzt, um Funktionsdefizite zu kompensieren oder Struktur-Lücken zu füllen, wie es schon Morgenthaler (1987) in seiner viel zitierten Formel von der „Plombe" in der Psyche für die Perversion herausgestellt hat. Während Sexualität, wenn auch in funktionalisierter und oftmals eingeschränkter Weise, hier letztlich doch noch gelebt werden kann, ist dies beim Vorliegen schwerer Traumatisierungen in vielen Fällen nicht mehr, oder nur in stark verzerrter Form, möglich. Aus den angesprochenen Gründen beeinträchtigen Persönlichkeitsstörungen oftmals weniger die sexuellen Funktionen i. e. S., sondern die Liebesfähigkeit sowie die Fähigkeit, Intimität zuzulassen und stabile Bindungen aufzubauen. Die bei vielen Persönlichkeitsstörungen manifest oder latent vorhandene Furcht vor Ich- oder Kontrollverlust schränkt zudem die Hingabefähigkeit ein und führt zu einer Angst vor Kontrollverlust, die das Erleben von hoher sexueller Erregung und Orgasmus zur Gefahr werden lässt und behindert. Aus den gleichen Gründen ist die Möglich-

keit zur Ausschöpfung des erotischen Potenzials, des eigenen wie des partnerschaftlichen, stark limitiert.
Eine weitere bedeutsame Brücke zwischen Persönlichkeitsstörungen und sexuellen Störungen sind Missbrauchs- und Traumaerfahrungen. Die Prävalenz von traumatischen Erfahrungen im Sinne der psychischen Überforderung oder Unmöglichkeit, überwältigende Ereignisse zu integrieren (Rudolf 2000), und von Missbrauchserlebnissen ist sowohl bei Patienten mit Persönlichkeitsstörungen als auch bei Patienten mit sexuellen Störungen erhöht. Wenngleich die Verursachung beider (in sich heterogener) Krankheitsbilder als komplexes Bedingungsgefüge aufgefasst werden muss, zeigt die aus klinischer Erfahrung und empirischen Studien stammende Evidenz, dass Missbrauchserfahrungen ein bedeutsamer ätiopathogenetischer Faktor in der Entstehung von Persönlichkeitsstörungen (insbesondere bei der Borderline-Persönlichkeitsstörung) sind (Gast 2000).
Betrachtet man die Rolle der Traumatisierung in der Verursachung sexueller Störungen, so ist grundsätzlich mit Richter-Appelt (1997, 2001) zwischen Traumatisierung durch Sexualität und Traumatisierung der Sexualität zu unterscheiden. Konkret bedeutet das, dass die Sexualität des Kindes oder Heranwachsenden nicht nur durch sexuellen Missbrauch geschädigt werden kann, sondern genauso durch Missbrauchserfahrungen und Traumatisierungen anderer Art. Ebenfalls mit Richter-Appelt ist aber darauf hinzuweisen, dass sexueller Missbrauch an sich keine Diagnose ist und ganz sicher nicht von einem einfach determinierten Zusammenhang zwischen der Erfahrung sexuellen Missbrauchs und einer bestimmten, daraus resultierenden psychischen Symptomatik ausgegangen werden kann. Sexueller Missbrauch darf also nicht isoliert gesehen werden, sondern hängt in seinen Auswirkungen von einer Reihe kontextueller Faktoren ab:
- Dem Alter des Opfers
- Der Schwere, Häufigkeit und Dauer des Missbrauchs
- Der Person des Täters
- Der zusätzlichen körperlichen und seelischen Misshandlung oder Vernachlässigung
- Der allgemeinen Funktionalität des Familien- und Sozialsystems.

Je nach Ausprägung dieser Faktoren kann eine sexuelle Missbrauchserfahrung in ihren Auswirkungen gemildert oder gar kompensiert, aber auch verschärft werden. Nach Strauß und Mette-Zillessen (2000) kann man generell feststellen, dass es bei Missbrauchsopfern, die in stabilen Partnerbeziehungen leben, eher zu Tendenzen der Vermeidung von oder Aversion gegenüber Sexualität kommt. Dagegen finden sich bei Personen, die keine längerfristigen Partnerbindungen eingehen bzw. eingehen können, eher sexualisierte (etwa promiskuitive) Verhaltensmuster. Der Übersicht von Strauß und Mette-Zillessen ist darüber hinaus zu entnehmen, dass in verschiedenen kontrollierten Studien gezeigt werden konnte, dass körperliche und/oder sexuelle Missbrauchserfahrungen tatsächlich bei einem signifikanten Anteil der Betroffenen sexuelle Störungen oder klinisch bedeutsame Einschränkungen des sexuellen Erlebens bedingen.

8.3 Sexuelle Funktionsstörungen und Persönlichkeitsstörungen: Ergebnisse empirischer Studien

Der wissenschaftliche Kenntnisstand über den Zusammenhang zwischen den verschiedenen Prägnanztypen von Persönlichkeitsstörungen und der Gruppe der sexuellen Funktionsstörungen ist, wie bereits mehrfach angesprochen, sehr unbefriedigend. Nur zu einigen wenigen Kategorien von Persönlichkeitsstörungen gibt es vereinzelte empirische Untersuchungen, die wir im nächsten Abschnitt zusammenfassen werden. Stärker beschäftigt hat sich die Sexualforschung mit der Wechselbeziehung zwischen sexuellen Dysfunktionen und der generellen Ausprägung bzw. dem Vorhandensein psychopathologischer Merkmale.

8.3.1 Zwanghafte Persönlichkeitsstörungen und sexuelle Dysfunktionen

In den wenigen vorliegenden Studien wird nicht dezidiert und exakt zwischen Zwangsstörungen (OCD = obsessive compulsive disorders) und zwanghaften Persönlichkeitsstörungen unterschieden. Gleichwohl verdienen die Resultate Interesse. In der von Monteiro et al. (1987) untersuchten Stichprobe von Patienten mit OCD berichteten 25 von 46 Personen über sexuelle Probleme. In einer anderen Studie (Staebler et al. 1993) beklagten 60% der OCD-Patienten mangelnde sexuelle Befriedigung mit ihren augenblicklichen Partnern. Diese hohe Prävalenz sexueller Probleme wird durch die Studie von Freund und Steketee (1989) bestätigt, in der 73% sexuelle Schwierigkeiten angaben. In einer Folgestudie fand Steketee (1997), dass Zwangssymptome zu signifikanten Beeinträchtigungen im Familienleben und in den sexuellen Beziehungen führen. In der Untersuchung von Rasmussen und Tsuang (1986) berichteten 30% der OCD-Patienten über einen Verlust der Libido seit dem Beginn der Störung. Staebler et al. (1993) fanden zwar, dass die Mehrzahl (59%) der von ihnen untersuchten OCD-Patienten unzufrieden mit ihrem Sexualleben waren; es ergaben sich aber keine signifikanten Unterschiede zu Patienten mit Panikstörungen oder Depressionen, so dass die Spezifität der Auswirkungen einer Zwangsstörung zu hinterfragen ist.
Van Minnen und Kampman (2000) führten verschiedene Erklärungen auf, warum partnerschaftliche und sexuelle Probleme in dieser Patientengruppe vermehrt vorkommen. (1) Einige Theorien gehen davon aus, dass sich eine OCD als Folgeerscheinung schwerwiegender sexueller Konflikte im Patienten selbst oder in der Herkunftsfamilie herausbilden kann. Während Hoover und Insel (1984) in den von ihnen untersuchten Herkunftsfamilien von OCD-Patienten tatsächlich eine

erhöhte Prävalenz von Beziehungs- und sexuellen Problemen bei den Eltern der Patienten fanden, ergab sich in der Studie von Staebler et al. (1993) kein Unterschied in der Sexualanamnese von OCD-Patienten im Vergleich zu Patienten mit Depressionen und Panikstörungen. Staebler et al. zogen die Schlussfolgerung, dass ein Zusammenhang zwischen sexuellem Erfahrungshintergrund und aktuellen sexuellen Problemen bei OCD-Patienten zweifelhaft erscheint und sicher nicht störungsspezifisch ist. (2) Ein zweiter Erklärungsansatz bezieht sich auf einen möglichen sexuellen Inhalt der Zwangsgedanken, die so zu direkten Interferenzen mit dem Sexualleben der Patienten führen können. In einer deskriptiven Studie an 44 OCD-Patienten (Rasmussen u. Tsuang 1986) gaben 32% sexuelle Vorstellungen und Impulse an, die mit ihrem Wertesystem im Konflikt standen. In einer vergleichbaren Studie (Freund u. Steketee 1989) hatten 36% der Patienten Zwangsgedanken sexuellen Inhalts. Darüber hinaus gibt es empirische Belege, dass OCD-Patienten dazu neigen, sexuelle Intimität zu vermeiden, um so Ansteckung, Versagen oder Kontrollverlust zu vermeiden (Salzman 1982).

In ihrer eigenen empirischen Untersuchung verglichen van Minnen und Kampman (2000) Patientinnen, die entweder eine Panikstörung oder eine OCD aufwiesen, mit Kontrollprobandinnen und fanden in der Gruppe der OCD-Patientinnen ein geringeres sexuelles Verlangen und eine geringere Frequenz sexueller Kontakte als bei den Normalprobandinnen. In einigen Bereichen schienen die OCD-Patientinnen von sexuellen Problemen in stärkerem Maße betroffen zu sein als die Frauen mit Panikstörungen und die nicht gestörten Frauen. So berichteten sie über ein höheres Gesamtvorkommen sexueller Dysfunktionen und waren weniger zufrieden mit ihrem Sexualleben. Als Schlussfolgerung aus ihrer Untersuchung verwiesen van Minnen und Kampman darauf, dass das sexuelle Erleben und Verhalten in die bewährten Therapiestrategien für Zwangsstörungen integriert werden sollte.

In einer weiteren Studie untersuchten Aksaray et al. (2001) die Auswirkungen einer OCD auf die sexuelle Funktion in einer Gruppe von 23 OCD-Patientinnen, die mit einer Gruppe von 26 Patientinnen mit generalisierter Angststörung (GAD) verglichen wurde. Es stellte sich heraus, dass die OCD-Patientinnen im sexuellen Bereich „unsinnlicher“ und stärker vermeidend waren und mehr Orgasmusprobleme aufwiesen als die Frauen mit GAD. Die Autoren interpretierten ihre Ergebnisse dahingehend, dass eine OCD als spezifischer Risikofaktor für sexuelle Probleme von Frauen einzustufen ist.

8.3.2 Borderline-Persönlichkeitsstörungen und sexuelle Dysfunktionen

Wissenschaftliche Untersuchungen zum Zusammenhang zwischen Borderline-Persönlichkeitsstörungen (BPS) und sexuellen Dysfunktionen haben ganz überwiegend die bereits thematisierten Aspekte des sexuellen Missbrauchs fokussiert, so dass über andere Facetten der Sexualität von Borderline-Patienten ein eher geringer Kenntnisstand besteht. Aus einer rein klinischen Perspektive diskutierte Kroll (1986) die Schwierigkeiten in der Behandlung von Patienten mit BPS angesichts der dabei oft vorfindbaren brüchigen Grenzen der Sexualität. Er betonte, dass sexuelle Störungen zu den für BPS typischen selbstverletzenden Verhaltensmuster gehören können und verwies auf die Notwendigkeit einer multidimensionalen therapeutischen Strategie mit den Elementen: Behandlung der zugrunde liegenden Störung sowie eines ggf. vorhandenen Alkohol- oder Drogenmissbrauchs; adäquate Therapie für inzestuöse bzw. sexuelle Missbrauchserfahrungen; Behandlung evtl. vorhandener Essstörungen.

In einer empirischen Studie verglichen Hurlbert et al. (1992) 32 Frauen mit BPS und 32 Normalprobandinnen (Altersbereich 23-32 Jahre). In der Borderlinegruppe gaben ca. 50% eine Anamnese von körperlichem und/oder sexuellem Missbrauch an, verglichen mit 15% in der Kontrollgruppe. Die Frauen mit BPS wiesen eine stärkere sexuelle Bestimmtheit auf, eine ausgeprägtere erotophile Einstellung und ein höheres sexuelles Selbstwertgefühl. Gleichzeitig aber berichteten sie über eine eher unangenehme Fokussierung auf sexuelle Themen, über sexuelle Enttäuschung und mangelnde Befriedigung.

8.3.3 Histrionische Persönlichkeitsstörungen und sexuelle Dysfunktionen

Obwohl eine übermäßige Beschäftigung mit Sexualität oder sogar ein hyperaktives Muster sexuellen Verhaltens seit langem als spezifische Merkmale von Personen mit histrionischen Persönlichkeitsstörungen (HPS) angesehen wurde, gibt es kaum Untersuchungen zu den sexuellen Einstellungen, Verhaltensweisen und Beziehungen dieser Patienten. In der Literatur werden verschiedene sexuelle Probleme mit HPS in Zusammenhang gebracht, wobei die oftmals instabilen, dramatischen und tumultuösen interpersonalen Beziehungen dieser Menschen den Gesamteindruck zusätzlich komplizieren.

In einer der wenigen empirischen Studien, die sich speziell mit dieser Persönlichkeitsstörung beschäftigt haben, haben Apt und Hurlbert (1994) die sexuellen Verhaltensweisen und intimen Beziehungen einer Stichprobe von Frauen mit HPS mit einer altersgematchten Kontrollstichprobe (Altersbereich 24-31 Jahre) verglichen. Die Frauen mit HPS wiesen ein signifikant niedrigeres sexuelles Selbstbewusstsein auf, eine stärkere erotophobische Einstellung gegenüber Sexualität und eine größere Unzufriedenheit in ihrer Partnerschaft. Darüber hinaus zeigten sie eine stärkere Fokussierung auf das Thema Sexualität, einen niedrigeren sexuellen Selbstrespekt, ein geringeres sexuelles Verlangen, mehr sexuelle Langeweile, stärkere Orgasmusprobleme sowie eine höhere Wahrscheinlichkeit, eine außereheliche Beziehung einzugehen. Für Apt and Hurlbert zeigten diese Resultate, dass, obwohl HPS-Patientinnen tatsächlich in erheblichem Maße mit ihrer körperlichen Attraktivität und ihrer sexuellen Ausstrahlung beschäftigt sind, ihr sexuelles Verhal-

ten eine große Streubreite aufweist und das ganze Spektrum von aversiv bis promisk umfasst.
Betrachtet man die spärlichen Daten zu Borderline- und histrionischen Persönlichkeitsstörungen im Überblick, so scheint es, dass auf einer Oberflächenebene sexuelles Verhalten und Attraktivität hier überwiegend instrumentellen Funktionen (intra- und interpersonellen) dienen, während auf tiefer liegenden Ebenen deutliche Defizite bezüglich Intimität, sexuellem Lust- und Genusserleben sowie Bindungsfähigkeit erkennbar werden. Damit bestätigen sich die oben dargestellten Erkenntnisse zum Zusammenhang zwischen Missbrauchserfahrungen und sexuellen Dysfunktionen, was angesichts der Rate von Missbrauchserfahrungen bei diesen Persönlichkeitsstörungen nicht verwunderlich ist. Von der Bedeutung dieser Variable abgesehen, erscheint die empirische Evidenz allerdings zu dürftig, um Schlussfolgerungen hinsichtlich kausaler Zusammenhänge zwischen den spezifischen Merkmalen von Persönlichkeitsstörungen und sexuellen Dysfunktionen zu ziehen.

8.3.4 Sexuelle Funktionsstörungen und allgemeine Psychopathologie

Der Umstand, dass sich eine Anzahl von Wissenschaftlern und Forschergruppen in den vergangenen 30 Jahren intensiver mit der Ausprägung psychischer Störungen und psychopathologischer Merkmale bei Patienten mit sexuellen Funktionsstörungen beschäftigt haben, hat nicht nur klinisch-praktische, sondern auch historische Gründe. Vor der Entwicklung der „neuen Sexualtherapie“ durch Masters und Johnson (1970) und Kaplan (1974) waren sexuelle Funktionsstörungen in den allgemeinen Verständniszusammenhang neurotischer Störungen eingereiht, nach dem biographisch angelegte, überwiegend unbewusste Konflikte über unterschiedliche pathogenetische Mechanismen zum Symptom sexuelle Dysfunktion führen. Die Verfechter der neuen Sexualtherapie setzten dem ein alternatives Modell entgegen, in dem Störungen der sexuellen Funktion diskrete Störungen sind, die keineswegs unbedingt Anzeichen tief verwurzelter Konflikte oder psychischer Störungen sein müssen, sondern quasi direkt, durch konkrete negative Erfahrungen und ohne psychopathologischen Unterbau entstehen können. Ihr in Abbildung 8-1 dargestelltes Zwei-Ebenen-Konzept der Entstehung sexueller Funktionsstörungen bezeichnete Helen Kaplan selbst als „duales psychosomatisches Verursachungskonzept“, da es an ätiologische Modelle psychosomatischer Krankheiten angelehnt war. Dieses Konzept berücksichtigte die klinische Erfahrung, nach der nicht jede sexuelle Funktionsstörung auf tiefer liegenden (neurotischen) Konflikten beruht, dies andererseits aber durchaus der Fall sein kann. Gegenüber den psychoanalytischen Vorstellungen wies dieses Modell mehrere Vorteile auf:

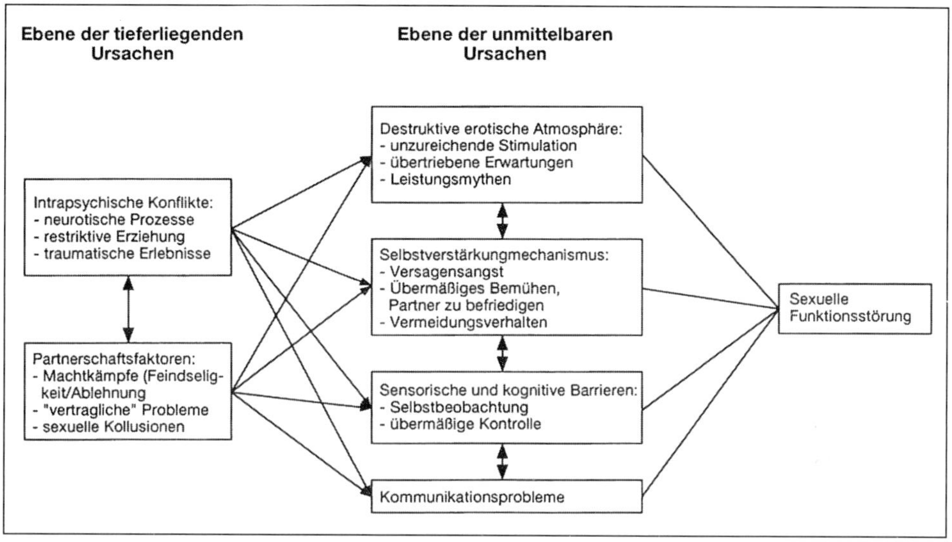

Abb. 8-1: Das Verursachungsschema sexueller Funktionsstörungen nach HS Kaplan (modifiziert nach Langer & Hartmann 1992)

Es führte die praktisch sehr bedeutsame Unterscheidung ein zwischen unspezifischen tiefer liegenden Ursachen (= Ebene 1) in Form von intrapsychischen und Paarkonflikten sowie unmittelbaren Ursachen (= Ebene 2), die in stärkerem Maße spezifisch für die einzelne Störung sind. Für die Pathogenese bedeutet das: Nur wenn es den zugrunde liegenden Konflikten gelingt, über die Ebene der unmittelbaren Ursachen die physiologischen Abläufe der sexuellen Reaktion im Hier und Jetzt, also direkt während einer sexuellen Situation zu stören, kommt es zu einer sexuellen Funktionsstörung. Diese Annahme impliziert, dass eine Reihe von Personen mit tief verwurzelten sexuellen oder interpersonalen Konflikten keine Funktionsstörungen entwickelt, weil es nicht zu einer Störung des sexuellen Reaktionsablaufs kommt, während gerade dies andererseits bei Personen passieren kann, die keine tiefer liegenden Probleme aufweisen.

Darüber hinaus betonte das Modell von Kaplan die enorme Bedeutung von Versagensängsten, ablenkenden Gedanken und Vermeidungsverhalten als ätiopathogenetische Faktoren, die auf einer eher „oberflächlicheren" Ebene operieren.

Die Verursachungskonzepte der neuen Sexualtherapie blieben nicht unwidersprochen und regten verschiedene Forscher zu Studien zu deren kritischen Überprüfung an. In zwei inzwischen klassischen und viel zitierten Untersuchungen unternahmen Derogatis und Meyer (1979) sowie Derogatis et al. (1981) den Versuch, psychologische Merkmale und Symptomprofile von Patienten mit sexuellen Dysfunktionen mit denen von nicht sexuell gestörten Probanden zu vergleichen. In der ersten Studie wurden 47 männliche und 40 weibliche Patienten, die verschiedene sexuelle Funktionsstörungen angaben, mit einem validierten mehrdimensionalen

Fragebogen (DSFI = Derogatis Sexual Functioning Inventory) untersucht und mit einer Gruppe von 200 sexuell ungestörten Probanden und Probandinnen verglichen. Die Ergebnisse zeigten substantielle Gruppenunterschiede in sieben der acht Bereiche des Fragebogens, wobei die Patienten höhere Ausprägungen psychischer Symptombelastung und Dysphorie zeigten als die Kontrollgruppe. Die Autoren schlossen daraus, dass Patienten mit sexuellen Dysfunktionen offenbar doch charakteristische und normabweichende psychologische Profile aufweisen, die sie auf einer Skala der psychopathologischen Belastung „zwischen" psychisch Gesunde und psychiatrische Patienten positionieren würden. Derogatis and Meyer nahmen weiter an, dass es sich bei von ihnen untersuchten Patienten nicht um eine einfache reaktive Dysphorie handelte, sondern um signifikante Minderungen der Stimmungslage sowie verstärkte Ausprägungen von Angst, Depression sowie von Gefühlen der Minderwertigkeit und Entfremdung. Zumindest in einer substantiellen Untergruppe sexuell gestörter Patienten würden demnach also klinisch relevante psychische Störungen vorliegen.
In einer Folgestudie untersuchten Derogatis et al. (1981) daraufhin den aktuellen psychiatrischen Status einer großen Stichprobe (N = 325) von Personen, die Hilfe für ihre sexuelle Dysfunktion suchten, mit der bekannten SCL-90-R sowie zusätzlichen psychiatrischen Untersuchungen. Auch in dieser Studie ergaben sich Anzeichen einer erhöhten psychischen Symptombelastung in der SCL-90-R und zusätzlich erhielten etwa ein Drittel der männlichen und die Hälfte der weiblichen Patienten eine psychiatrische Diagnose. Die Autoren nahmen die Ergebnisse ihrer Studien als Beleg, dass es eine Korrelation zwischen sexuellen Dysfunktionen und psychopathologischen Auffälligkeiten bzw. aktueller psychischer Symptombelastung gibt. Beide Geschlechter zeigten deutlich erhöhte Depressionswerte und es ergaben sich Anhaltspunkte für unterschiedliche Symptomprofile der einzelnen sexuellen Funktionsstörungen. Derogatis et al. sahen durch ihre Ergebnisse die Ansicht der neuen Sexualtherapie, dass Personen mit sexuellen Dysfunktionen typischerweise keine Anzeichen für psychische Störungen aufweisen, als widerlegt an. Fagan et al. (1988) kamen später zu einem ähnlichen, wenn auch etwas anders akzentuierten Ergebnis in einer Studie, in der sie immerhin 592 Patienten mit sexuellen Dysfunktionen und deren Partner über einen Zeitraum von 2 Jahren anhand von DSM-Kriterien bewerteten. Nur 68 der männlichen und 20 der weiblichen Patienten wurde eine zusätzliche Achse-I/II-Diagnose gegeben, bei den Männern überwiegend eine Alkoholproblematik. Während hier also die Mehrzahl der Patienten tatsächlich eine diskrete sexuelle Funktionsstörung aufwies, gab es eine kleinere Gruppe, in der die sexuelle Dysfunktion nur eine von mehreren behandlungsbedürftigen Problemen war.
In einer weiteren Studie (Safir u. Almagor 1991) fanden sich Hinweise darauf, dass sexuelle Dysfunktionen, die frühe Phasen des sexuellen Reaktionszyklus betreffen (also Appetenz und Erregung), möglicherweise mit ausgeprägteren psychischen Symptomen vergesellschaftet sind. Corretti und Fasolo (2002) schließlich fanden in ihrer Untersuchung zur Komorbidität zwischen psychiatrischen Symptomen

und sexuellen Dysfunktionen eine hohe Assoziation mit depressiven Symptomen (bei 47%) und subklinischen Angststörungen (bei 45%) und schlossen daraus, dass psychische Symptome sexuelle Probleme (mit)verursachen, aufrechterhalten oder komplizieren und in jedem Fall zur sexuellen Problematik beitragen. Daher sei ein integrativer Ansatz zur Diagnostik und Behandlung notwendig.

8.3.5 Appetenzstörungen und Psychopathologie

Da Appetenzstörungen, insbesondere bei Frauen, sehr häufig vorkommen und üblicherweise als eher schwierig zu behandeln gelten, wurde in einigen Studien untersucht, ob dies möglicherweise durch eine stärkere Assoziation mit psychischen Störungen erklärbar ist. In der Studie von Murphy and Sullivan (1981) fanden sich bei einer Stichprobe von 20 Frauen mit sexueller Aversion im Vergleich zu einer Kontrollgruppe stärkere Angstsymptome sowie ausgeprägtere Probleme mit der Identität und Selbstakzeptanz. Darüber hinaus berichteten die Patientinnen, dass sie ihren Körper sowie ihre Genitalregion als unattraktiv empfinden. In einer Untersuchung von Stuart et al. (1986) fanden sich demgegenüber im MMPI keine Anzeichen ernsthafterer psychopathologischer Störungen in einer Gruppe von 59 appetenzgestörten Frauen.

In einer viel zitierten Studie untersuchten Schreiner-Engel and Schiavi (1986) die psychologischen Merkmale von appetenzgestörten Frauen und Männern sowohl hinsichtlich ihrer aktuellen Ausprägung als auch unter einer Lebenslauf-Perspektive. Während sich im Vergleich zu einer Kontrollgruppe keine signifikanten Unterschiede in den aktuellen psychologischen Merkmalsprofilen fanden, wiesen die Patienten eine deutlich erhöhte Lebenszeitprävalenz affektiver Störungen auf. So hatten die Patienten im Vergleich zu der Kontrollgruppe doppelt so häufig eine Anamnese von majorer und/oder intermittierender Depression, wobei die initiale Episode fast immer der Appetenzstörung vorausging oder gleichzeitig mit ihr auftrat und so eine kausale Rolle in der Pathogenese nahe legte. In einer weiteren Studie fanden Donahey & Carroll (1993) in einer Stichprobe von 69 appetenzgestörten Männern und Frauen zwar keine eindeutigen Anzeichen ernsthafter Psychopathologie, die Werte der Patienten waren aber näher an den Scores psychiatrischer Patienten als an denen von Normalprobanden und wurden so als Hinweis auf zumindest subklinische Niveaus psychischer Symptome interpretiert.

In einer eigenen Untersuchung (Hartmann et al. 2002) wurden in einem umfassenden diagnostischen Evaluationsprocedere 50 appetenzgestörte Frauen mit 100 sexuell nicht gestörten Frauen verglichen. Zum Einsatz kamen sowohl semistrukturierte klinische Interviews als auch ein umfängliches Fragebogenset mit einem speziellen Fokus auf Aspekten der narzisstischen Selbstregulation. Die Ergebnisse zeigten, dass die appetenzgestörten Frauen unserer Stichprobe deutliche Symptome von Stimmungslabilität aufweisen und eine brüchige und defizitäre Selbstregulation, verbunden mit einer geringen Selbstachtung. Darüber hinaus fanden sich

bei den Patientinnen im Vergleich zu den Kontrollprobandinnen stärker ausgeprägte Merkmale von Besorgtheit, Angst, Introversion und Konventionalität.
Auch die Resultate unserer Studie lassen sich als Beleg dafür interpretieren, dass bei Frauen, die professionelle Hilfe für ihr geringes sexuelles Interesse suchen, in substantiellem Maße zumindest subklinische bzw. grenzwertige psychische Symptome wie eine instabile, depressiv gedämpfte Stimmungslage, ein geringes Selbstwertgefühl und Schuldgefühle vorliegen. Die Resultate der semi-strukturierten Interviews ließen erkennen, dass diese Probleme zumeist tief verwurzelt sind und vor allem die Selbstwertregulation und die innere Balance der Persönlichkeit betreffen. Insgesamt können die Ergebnisse dieser und der anderen aufgeführten Studien als Belege gewertet werden, dass sexuelle Dysfunktionen, zumindest Störungen der Appetenz, nicht ohne weiteres als diskrete Störungseinheiten gesehen werden können, sondern eher als globale Hemmungen sexueller Reaktionen in Verbindung mit einer Anamnese von affektiven Störungen, spezifischen Persönlichkeitsmerkmalen und einem erhöhten psychischen Stresslevel. Die Resultate sprechen weiter dafür, dass die weit verbreitete Komorbidität, sowohl innerhalb der sexuellen Dysfunktionen selbst als auch mit anderen psychischen Störungsbildern, sowie die Entwicklungsperspektive der sexuellen Probleme in der Planung von Behandlungsstrategien adäquat berücksichtigt werden müssen.

8.3.6 Sexuelle Dysfunktionen des Mannes und psychopathologische Merkmale

Bei sexuell gestörten Männern sind die empirischen Befunde zu spezifischen Persönlichkeitsfaktoren oder psychischen Symptomen eher noch spärlicher als bei Frauen. In einer älteren Studie fanden Munjack et al. (1981) unter Verwendung standardisierter Fragebögen (MMPI, SCL), dass die sexuell dysfunktionalen Männer „zwischen“ die Normalprobanden und die psychiatrischen Patienten fallen und demnach offensichtlich emotional gestörter als Männer ohne sexuelle Dysfunktionen sind. Norm abweichende Werte fanden sich auf einer Reihe von Subskalen, am deutlichsten auf den Depressionsskalen.
Zu anderen Ergebnissen kamen dagegen Fagan et al. (1991) in einem Vergleich der Persönlichkeitsprofile (Fragebogen NEO-PI zur Messung der „Big Five“-Merkmale) von einer Gruppe von Männern mit sexuellen Dysfunktionen mit einer Gruppe von Männern mit Paraphilien. Beide Gruppen unterschieden sich signifikant in den beiden Dimensionen Neurotizismus und Verträglichkeit, wobei das Profil der Männer mit sexuellen Funktionsstörungen sich bis auf eine leichte Erhöhung des Merkmals Neurotizismus vollständig im Normbereich des NEO-PI bewegte. Damit sprach diese Studie eher wieder für eine Sichtweise sexueller Dysfunktionen als diskrete Störungen ohne nennenswerte Begleitpsychopathologie und ohne charakteristisches Muster von Persönlichkeitseigenschaften.

Zusammenfassend betrachtet zeigt die Übersicht über die vorhandenen empirischen Studien, dass sexuelle Funktionsstörungen insgesamt nicht notwendigerweise mit klinisch relevanten psychischen Störungen assoziiert sind. Andererseits sprechen die Ergebnisse einer Reihe von Untersuchungen doch dafür, dass bei sexuell dysfunktionalen Patienten eine stärkere Belastung durch psychische Symptome vorhanden ist und es zumindest einen Überlappungsbereich mit psychischen Störungen gibt. Die bei Patienten mit sexuellen Funktionsstörungen am häufigsten vorfindbaren Probleme sind depressive Störungen bzw. Symptome sowie Defizite hinsichtlich Selbst-Regulation und Selbst-Respekt mit einer tendenziell stärkeren Ausprägung bei weiblichen Patienten. In den Studien, die versucht haben, die einzelnen sexuellen Funktionsstörungen zu differenzieren, zeigte sich, dass Störungen des sexuellen Verlangens und ein Teil der erektilen Dysfunktionen mit prononcierteren psychischen Symptomen vergesellschaftet sind. Während die Resultate hinsichtlich akuter psychischer Symptome widersprüchlich sind, gibt es konsistente Anhaltspunkte einer höheren Lebenszeitprävalenz psychischer Belastung, speziell in Patienten mit hypoaktivem sexuellem Verlangen.

Generell und vor allem auch bei der Betrachtung des Zusammenhangs depressiver Störungen und sexueller Dysfunktionen muss eine kategoriale von einer dimensionalen Perspektive unterschieden werden. Unter einer kategorialen Perspektive erfüllt nur eine Minderheit sexuell dysfunktionaler Patienten, wahrscheinlich im Bereich von 20-35%, die etablierten ICD-10- oder DSM-IV-Kriterien eines bestimmten psychischen Krankheitsbildes. Da alle vorliegenden Studien retrospektive, Korrelations- oder Querschnittsstudien sind, können keine eindeutigen Kausalaussagen getroffen werden. Theoretisch ist es daher möglich, dass (1) die psychische Störung der sexuellen Dysfunktion vorausgegangen ist, (2) sie kann sich sekundär, als Folge der sexuellen Dysfunktion entwickelt haben oder (3) die psychopathologischen Symptome liegen gleichzeitig mit den sexuellen Problemen vor, ohne dass eine dynamische Verbindung zwischen beiden besteht.

Betrachtet man den Zusammenhang nicht unter einer kategorialen, sondern unter einer dimensionalen Perspektive, so bedeutet das, dass man nicht die Frage im Blick hat, ob eine bestimmte psychische Störung vorliegt oder nicht, sondern ob man eine Ausprägung der entsprechenden, z. B. depressiven, Symptome bei Patienten mit sexuellen Funktionsstörungen vorfindet, die über den Normbereich hinausgeht. In einer solchen Perspektive ergibt sich ein anderes Bild, da die Studien insgesamt doch eine substantielle psychische Belastung bei einer Mehrheit der sexuell dysfunktionalen Patienten erkennen lässt. Mehrere Untersuchungen konnten zeigen, dass Patienten mit sexuellen Funktionsstörungen bezüglich der Ausprägung psychischer Symptome in gewisser Weise „zwischen" Normalprobanden und psychiatrische Patienten fallen, ein Umstand, der – unabhängig von allen Kausalitätsüberlegungen – therapeutisch angemessen berücksichtigt werden muss.

8.4 Diagnostische und therapeutische Aspekte

Was folgt aus den bisher dargestellten allgemeinen Überlegungen und empirischen Ergebnissen zum Zusammenhang von sexuellen Funktionsstörungen und Persönlichkeitsstörungen nun für das konkrete therapeutische Vorgehen? Was muss der Therapeut beachten, der eine sexuelle Dysfunktion bei einem persönlichkeitsgestörten Patienten behandeln will, über welche Fertigkeiten, über welches „Handwerkszeug" sollte er verfügen?
Grundsätzlich muss er über das bewährte Instrumentarium der Therapie sexueller Funktionsstörungen verfügen, das sich aus dem psychotherapeutischen Methodeninventar, für welches sich international der Terminus „Sexualtherapie" eingebürgert hat, sowie aus pharmakotherapeutischen Optionen (für einzelne Störungen verfügbar) zusammensetzt. Da Konzept und Technik der Sexualtherapie von uns (Beier et al. 2001; Hartmann 2001: Hartmann u. Kockott 2000; Langer u. Hartmann 1992) und anderen Autoren (z. B. Hauch et al. 2006; Leiblum 2007) in einer Reihe von Standardwerken dargestellt sind, werden hier nur die wichtigsten Grundzüge beschrieben. Neben den Erfahrungen und Fertigkeiten des sexualtherapeutischen Basisvorgehens wird zur Behandlung sexueller Funktionsstörungen bei persönlichkeitsgestörten Frauen und Männern ein spezielles diagnostisches und therapeutisches Know-How benötigt, um es mit den Besonderheiten dieser Störungen aufnehmen zu können. Als konzeptioneller Rahmen dafür haben sich in unseren Händen das von Sachse (2004) beschriebene Modell der doppelten Handlungsregulation sowie die von Grawe (2004) herausgearbeiteten Prinzipien einer „Neuropsychotherapie" gut bewährt. Auf beide Ansätze soll daher hier kurz eingegangen werden. Besonders wichtig ist nach unseren Erfahrungen in diesem Bereich allerdings eine fachgerechte und sorgfältige Diagnostik, da nur diese die adäquate Grundlage einer Erfolg versprechenden Behandlungsplanung bilden kann. Der diagnostischen Abklärung wird nach unserer Auffassung in der Behandlung sexueller Funktionsstörungen generell zu wenig Beachtung geschenkt, da häufig zu schnell zu einer „Standardbehandlung", sei es eine sexualtherapeutische oder eine pharmakotherapeutische, gegriffen wird. Wenn dies bei einigen der „einfacheren" sexuellen Dysfunktionen ohne komplizierende Faktoren vielleicht noch vertretbar sein mag, gilt das für den hier im Fokus stehenden Überschneidungsbereich ganz sicher nicht. Der Therapeut ist deshalb gut beraten, sowohl für die sexuelle Problematik als auch für Persönlichkeitsstruktur und -störung eine angemessene Evaluation durchzuführen. Für beide Aufgaben sind Befunderhebung und Anamnesegespräch die zentralen Instrumente, die von Fragebögen ergänzt werden sollten.

8.4.1 Zur Evaluation sexueller Funktionsstörungen

Die Inhalte der Sexualanamnese
Die Sexualanamnese sollte sich primär auf den sexuellen Symptomstatus und die konkreten Entstehungsbedingungen der Problematik konzentrieren und ein möglichst genaues Bild über die folgenden Bereiche liefern (Hartmann 2002):

Sexueller Status und Symptomgeschichte
Unter diesen Punkt fallen zunächst wichtige Basisinformationen, die zur diagnostischen Einordnung unerlässlich sind: die Dauer und der Grad der Chronizität der Störung sowie die formalen Beschreibungsmerkmale, die in den folgenden Fragen erfasst werden können:
- Besteht die sexuelle Dysfunktion seit Beginn der sexuellen Erfahrungen (primäre Störung) oder
- Ist sie nach einer längeren symptomfreien Phase entstanden (sekundäre Störung)?
- Haben sich symptomfreie und symptombelastete Intervalle abgewechselt (phasische Störung)?
- Ist die Störung auf bestimmte, isolierbare Bedingungen begrenzt (situative Störung)?
- Ist die Problematik auf eine bestimmte Partnerin oder einen bestimmten Typus von Partnerin beschränkt (partnerabhängige Störung).

Ist die sexuelle Dysfunktion nicht primär, muss geklärt werden, ob die Störung allmählich und schleichend eingetreten ist oder sich plötzlich eingestellt hat nach einem für den Patienten erkennbaren Ereignis, wie etwa Verlust des Partners (Scheidung, Tod), berufliche Krise oder Überbeanspruchung etc. Darüber hinaus ist zu ermitteln, ob ggf. eine Komorbidität mit einer anderen sexuellen Funktionsstörung vorliegt (z. B. erektile Dysfunktion plus Libidoreduzierung).
Noch wichtiger als die genannten Punkte ist jedoch die Diagnostik und Bewertung der unmittelbaren Ursachen der Störung entsprechend dem oben beschriebenen Verursachungskonzept von Kaplan. Meist bittet man den Patienten um eine möglichst detaillierte Schilderung des „typischen" Ablaufs der sexuellen Interaktion und richtet den Fokus dabei sowohl auf das sexuellen Geschehen als auch auf das subjektive Erleben und die emotionale Befindlichkeit des Patienten. Wichtige Fragen:
- Welche Gefühle und Kognitionen bestehen zu Beginn der sexuellen Interaktion und wie ist die Entwicklung im weiteren Verlauf?
- In welcher Phase treten Versagensängste oder andere ablenkende Kognitionen (Selbstbeobachtung) auf und welches sind die besonders kritischen Phasen (oftmals die Immissio), in denen es meist zur Manifestation der Dysfunktion kommt?

- Wie ist das Verhältnis von subjektiver Erregung und genitalphysiologischer Reaktion (gegenläufig oder parallel)?
- Welchen Einfluss hat das sexuelle Erregungsniveau der Partnerin/des Partners? So kann eine sexuell desinteressierte und unerregte Partnerin dämpfend auf die Erregung des Mannes wirken, eine sexuell erlebnisfähige und stark erregte Partnerin wirkt auf viele erektionsgestörte Männer Angst auslösend.
- Erhält der Patient von seiner Partnerin ausreichende Stimulation (besonders wichtig bei älteren Patienten mit höherem physischen Stimulationsbedarf)?
- Wie ist die Reaktion beider Partner auf die sexuelle Dysfunktion?

Ein letzter Komplex zum sexuellen Status betrifft die sexuelle Reaktionsfähigkeit außerhalb von Partnerkontakten, also vor allem bei der Masturbation. Treten dabei die sexuellen Probleme nicht auf, lässt das Rückschlüsse auf die Verursachung zu und ist auch wichtig für die Therapieplanung. Unter dem Stichwort sexuelles Selbstkonzept schließlich sind überzogene Leistungserwartungen und Mythen zu fokussieren, wie sie nach wie vor für das sexuelle Skript vieler Männer, aber auch nicht weniger Frauen (Philippsohn u. Hartmann 2002), typisch sind (vgl. die Sexualmythen von Zilbergeld 1994).

Tiefer liegende Ursachen der sexuellen Dysfunktion
Entsprechend den oben skizzierten aktuellen Verursachungsmodellen hat nicht jede sexuelle Dysfunktion tiefere intrapsychische oder partnerdynamische Wurzeln. Gerade deshalb und wegen der Bedeutung für therapeutische Überlegungen ist eine Bewertung der tiefer liegenden Ursachen aber wichtig. Die psychodynamische Infrastruktur der sexuellen Problematik kann meist nicht direkt erfragt werden, da Gefühle oder psychische Vorgänge beteiligt sind, die dem Patienten nicht bewusst sind. Die folgenden Punkte sind im klinischen Interview wichtig:
- Hat es traumatische sexuelle Erlebnisse gegeben?
- War die Sexualerziehung besonders rigide oder religiös geprägt?
- Wie waren die prägenden Erfahrungen mit Intimität und Körperkontakt?

In der Praxis müssen tiefer liegende Störungsursachen vor allem bei Patienten mit primären oder schwergradigeren sexuellen Dysfunktionen beachtet werden, wobei diese Faktoren allerdings nicht selten erst im Laufe der Therapie erkennbar werden. Auch aus diesem Grund sollte zu Beginn der Fokus auf die unmittelbaren Verursachungskomponenten gelegt werden.

Psychometrische Instrumente und Fragebögen
Für die spezielle Diagnostik sexueller Funktionsstörungen sind im deutschsprachigen Raum nur sehr wenige Instrumente verfügbar. Von den international gebräuchlichen Verfahren liegen vom „International Index of Erectile Function (IIEF)“ sowie vom „Female Sexual Function Index (FSFI)“ deutsche Versionen

vor[1]. Beide Fragebögen wurden speziell für multizentrische klinische Studien entworfen. Durch seine weite Verbreitung in klinischen Studien hat sich der IIEF zu einer Art Standardinstrument bei Erektionsstörungen entwickelt, was nicht ohne Kritik geblieben ist (Vroege 1999). Seine Konzentration auf wenige, speziell für Medikamentenwirkungen relevante Variablen und seine Einschränkung auf den Geschlechtsverkehr als „sexuellen Endzweck" (vor allem in der 5-Item-Kurzversion) lassen seinen praktischen Wert außerhalb klinischer Studien eher als gering erscheinen. Das Gleiche trifft für den FSFI zu, der zudem für seine starke Konzentration auf die in der Praxis selten in „Reinform" vorliegenden weiblichen Erregungsstörungen kritisiert worden ist.
Der von uns selbst entwickelte Kurzfragebogen für sexuelle Probleme liegt in einer Version für Männer und einer Version für Frauen vor (KFSP-M bzw. KSFP-F)[2]. Die beiden Fragebögen sind mit ca. 20 Items nur etwas umfangreicher, bieten dem Kliniker aber einen besseren Überblick über die vorliegende sexuelle Störung und erfassen einen breiteren Kontext. Der KFSP wird derzeit normiert und soll dann für den Kliniker verfügbar sein. Ein wichtiger Vorzug derartiger standardisierter Spezialfragebögen liegt darin, dass es für den Kliniker dann möglich ist, mit Hilfe entsprechender Normentabellen die Resultate seines Patienten mit einer Referenzgruppe von sexuell gestörten und nicht sexuell gestörten Personen zu vergleichen.
Für die psychometrische Diagnostik von Persönlichkeitsstörungen existieren verschiedene Inventare und Beurteilungsverfahren, über die der Leser sich in den entsprechenden Publikationen und Testkatalogen informieren kann. Entsprechend dem oben beschriebenen dimensionalen Konzept psychischer und Persönlichkeitsstörungen bewährt sich in eigenen Händen das Inventar Klinischer Persönlichkeitsakzentuierungen (IKP; Andresen 2006) sehr gut, da es die prägenden Auslenkungen einer Persönlichkeit entlang der bekannten Formen von Persönlichkeitsstörungen abbildet, ohne Urteile über kategoriale Zuordnungen zu einer bestimmten Persönlichkeitsstörung zu treffen.

8.4.2 Konzepte und Techniken der Behandlung

Grundzüge der Sexualtherapie

Das wesentliche Merkmal der Sexualtherapie besteht in der Integration von systematisch aufgebauten, therapeutisch strukturierten und angeleiteten sexuellen Erfahrungen mit der psychotherapeutischen Bearbeitung der intrapsychischen und partnerschaftlichen Verursachungsdimensionen der sexuellen Störung. Sie verfolgt das psychotherapeutische Grundprinzip der Veränderung durch korrigierende

[1] Über den Außendienst verschiedener Pharmafirmen erhältlich.
[2] Auf Anfrage von den Verfassern erhältlich.

emotionale Erlebnisse und setzt dafür neben einem variablen und flexiblen psychotherapeutischen „Standardinventar“ ein bewährtes Repertoire von Interventionen und Verhaltensanleitungen ein. Diese weithin populär gewordenen sexualtherapeutischen „Hausaufgaben“ oder „Übungen“ dienen als Katalysator der korrigierenden emotionalen Erfahrungen und erfüllen darüber hinaus vielfältige therapeutische Funktionen.

Der Grundansatz der Sexualtherapie ist erfahrungsorientiert, zielgerichtet und zeitbegrenzt. Dabei werden in der Regel zunächst die Faktoren therapeutisch bearbeitet, die unmittelbar, während des sexuellen Reaktionsablaufs zur Manifestation der sexuellen Störung führen. Fast immer sind dabei Versagensängste, negative Erwartungen, Leistungsdruck, ablenkende Gedanken, Selbstbeobachtung, ungünstige situative Bedingungen und destruktive Paarinteraktionen entscheidend beteiligt. Unmittelbar bedeutet dabei im Übrigen keineswegs leichtgradig oder oberflächlich, sondern kennzeichnet lediglich den Umstand, dass diese Faktoren direkt pathogenetisch wirken, als Endglieder einer ganz verschieden langen Verursachungskette. Nur wenn es gelingt, die unmittelbar wirkenden Faktoren günstig zu beeinflussen, kann die sexuelle Problematik verbessert werden. Inwieweit dies möglich ist, ist abhängig von den intrapsychischen und/oder paardynamischen Konflikten, die der Sexualstörung zugrunde liegen, und – oft noch stärker – von der funktionalen Bedeutung des Symptoms für den Patienten selbst und die Partnerschaft. Nur wenn die entsprechenden Interventionen und Behandlungsschritte zur Modifikation dieser unmittelbar wirkenden Faktoren nicht ausreichen bzw. auf Widerstände und Hemmnisse stoßen, die einer Symptomverbesserung im Wege stehen, muss mehr „in die Tiefe“ gearbeitet werden. Inwieweit dies notwendig wird, lässt sich am Anfang einer Behandlung oft nicht abschätzen, ein Umstand, der vom Therapeuten ein waches Auge und weit reichende psychotherapeutische Kompetenzen erfordert, um mit dem sich oft – vor allem im paartherapeutischen Setting – dynamisch entwickelnden Therapiegeschehen umgehen zu können.

Das Basisvorgehen der Sexualtherapie in ihrer Kombination von verhaltensorientierten und aufdeckenden, konfliktbearbeitenden Elementen lässt sich schematisch so darstellen:

Der Vorgabe einer für die individuelle Problematik angemessenen Verhaltensanleitung und deren praktischen Umsetzung folgt die Analyse der Erfahrungen des Paares bzw. des Patienten, in der die Hindernisse und unmittelbaren Ursachen der Störung fokussiert werden sollten.

Der entscheidende (psycho-)therapeutische Schritt besteht dann in der Hilfestellung bei der Modifizierung bzw. Reduzierung dieser Hindernisse, bevor die nächste Verhaltensanleitung gegeben werden kann. Von diesem Hauptweg zweigen zahlreiche Seitenwege ab, die u. U. spezifische Interventionen notwendig machen (Details bei Beier et al. 2001).

In der Praxis umfasst die Sexualtherapie eine Reihe von Wirkfaktoren, darunter verhaltensmodifizierende Komponenten, die vor allem in den „Übungen“ zur Anwendung kommen, ein gezieltes Einwirken auf Kommunikationsstrukturen, kognitive, edukative („aufklären“ und Informationen geben), paartherapeutische und psychodynamische Elemente. Sexualtherapie lege artis ist jedoch alles andere als ein „Technikmix“, sondern verwendet diese Komponenten gezielt und überlegt im Rahmen einer psychotherapeutischen Gesamtstrategie.

Die Paardynamik

Die Praxis der Paartherapie bei sexuellen Funktionsstörungen ist an anderer Stelle ausführlich beschrieben (Arentewicz u. Schmidt 1993; Beier et al. 2001; Kaplan 1974 1995) und kann hier nicht im Detail dargestellt werden. Wir wollen uns daher auf einige Kernpunkte konzentrieren, die aus der Paardynamik und Paarinteraktion in die Sexualtherapie hineinspielen. Grundsätzlich muss bei jeder therapeutischen Intervention deren Auswirkung auf die Paardynamik oder, wie Althof (1989) und Levine (1992) es ausdrücken, das „sexuelle Equilibrium“ des Paares mitbedacht und registriert werden. Ebenso wie die Störung selbst die Paarbalance strukturiert und ihrerseits von dieser geprägt wird, wird jede therapeutische Veränderung dieses sensible und komplexe Gleichgewicht beeinflussen. Die bewussten und unbewussten Anteile und Interessen beider Partner können zu schwer einschätzbaren, überraschenden Konsequenzen führen, deren deutlichste die Symptomverschiebung von einem Partner auf den anderen ist. Dieses „hot potato syndrome“ (Althof 1989) kann dann so aussehen, dass die Partnerin, die bis dahin offensiv, drängend, und auf einwandfreien Erektionen bestehend auftrat, bei einer Symptomverbesserung ihres Partners „plötzlich“ ihr sexuelles Begehren verliert. Dieser Prozess kann in den unterschiedlichsten Gestalten auftreten und ist umso stärker, je mehr die Paardynamik von unbewussten Verclinchungen bzw. Kollusionen (Willi 1975) geprägt ist. Doch auch bei weniger dramatischen Konstellationen gilt der Satz, dass jede Veränderung bei einem Partner eine Veränderung beim anderen Partner bewirkt.

Sexualtherapie versus Paartherapie

Die in der Literatur oder in der Weiterbildung häufig aufgeworfene Frage, wann bei einer sexuellen Störung doch eher eine nicht sexualbezogene Paartherapie angezeigt ist, stellt sich in der Praxis tatsächlich nur sehr selten. In der großen Mehrzahl der Fälle, bei denen sich eine enge, bezüglich ihrer Kausalität nicht mehr entwirrbare Verknüpfung von sexueller Störung und Paarkonflikten vorfindet, ist ein sexualtherapeutischer Ansatz durchaus lohnend und ein sexualtherapeutischer Zugang kann oft sogar erfolgversprechender sein als ein allgemein paartherapeutischer. Folgt man dem hier vorgeschlagenen Vorgehen, nach dem verhaltensmodifizierende Interventionen auf der Basis eines Verstehens des Symptoms und dessen funktionaler Bedeutung gegeben werden, wird die gezielte Behandlung der sexuellen Störung ohnehin die Paarkonflikte nicht ausblenden können, kann diese aber oft durch die Verbesserung der sexuellen Interaktion günstig beeinflussen.

Verhaltensanleitungen und Übungen

Nach den oben beschriebenen Leitlinien gibt es kein psychotherapeutisches Verändern ohne Verstehen, doch andererseits ist gerade bei sexuellen Funktionsstörungen dies allein nicht ausreichend. Um die Problematik wirkungsvoll zu verbessern, verfügt die Sexualtherapie über ein erprobtes Repertoire an erfahrungsorientierten, verhaltensmodifikatorischen Komponenten, die gleichsam ihr zweites Standbein bilden. Diese „Übungen“, die in therapeutisch angeleiteten und strukturierten sinnlich-sexuellen Erfahrungen bestehen, werden heute meist nicht mehr als zeitlich und inhaltlich fest geschnürtes Standardpaket eingesetzt, sondern jeweils individuell bezüglich des Zeitpunktes ihres Einsatzes und ihrer therapeutischen Zielrichtung ausgewählt. Während die Verhaltensanleitungen in der Anfangszeit der Sexualtherapie hauptsächlich als Mittel zum Abbau von Versagensängsten und Aufbau sexueller Fertigkeiten gesehen wurden, hat man später im Zuge einer erweiterten „Techniktheorie“ der Sexualtherapie erkannt, dass das Funktionsspektrum der Übungen viel breiter ist und quasi den Rahmen für eine Fülle verschiedener psychotherapeutischer Intentionen abgeben kann. Im Kontext der Behandlung erektiler Dysfunktionen benennt Althof (1989) die folgenden Ziele und Effekte der Übungen:

- Versagensängste bewältigen,
- die Diagnose und Klärung der zugrundeliegenden Dynamik unterstützen,
- das vorliegende destruktive sexuelle System verändern,
- jeden Partner mit seinen Widerständen konfrontieren,
- die Angst des Paares vor körperlicher Intimität mildern,
- Mythen korrigieren und die Patienten bezüglich sexueller Funktion und Anatomie „aufklären“,
- einem negativen Körperbild entgegensteuern und
- die Sensualität erhöhen.

In der eigenen Praxis werden die Verhaltensanleitungen primär zur Erreichung von zwei Hauptzielen der Therapie eingesetzt:

- Zur Reduzierung von Ängsten und negativen Kognitionen
- Zur Maximierung sexueller Erregung.

Im Zuge der Erfahrungen, die der Patient mit den Übungen macht, können mangelnde sexuelle Fertigkeiten, verzerrte Vorstellungen, rigide Verhaltensskripts, ungünstige Paarinteraktionen negative Erwartungen und innere Monologe und andere Dinge aufgedeckt, korrigiert und modifiziert werden. In der Therapie sexueller Funktionsstörungen werden am Anfang zumeist die bekannten Sensualitätsübungen (Sensate Focus) eingesetzt. Die Sensate Focus-Übungen sollen von Versagensangst und Leistungsdruck entlasten, eingefahrene destruktive Interaktionszirkel unterbrechen und einen neuen Zugang zu körperlich-sinnlicher Erfahrung und (im zweiten Schritt) sexueller Erregung ermöglichen.

Spezielle Aspekte der Behandlung sexueller Dysfunktionen bei Persönlichkeitsstörungen

Lässt sich das gerade umrissene Grundvorgehen der Sexualtherapie nun auch bei Patienten bzw. Paaren anwenden, bei denen Persönlichkeitsstörungen im Spiel sind, sind Modifikationen bzw. Ergänzungen notwendig oder lässt sich diese Methode hier vielleicht gar nicht anwenden? Als Extrakt ihrer immensen klinischen Erfahrung vertrat die amerikanische Sexualtherapie-Pionierin Helen Kaplan (1995) die Ansicht, dass bei Patienten mit vorhandener Persönlichkeitsstörung eine Sexualtherapie nicht notwendigerweise kontraindiziert ist, die Prognose in der Regel aber nicht sehr günstig ist, da der Widerstand der Patienten ausgeprägt und der Therapieverlauf kompliziert und schwierig ist. Nach unseren Erfahrungen ist diese relativ pessimistische Einschätzung nur bedingt zutreffend. Zum einen ist nach der Erfahrung der meisten Praktiker und Fachleute zu konstatieren, dass es in der Behandlung sexueller Dysfunktionen kaum noch „einfache Fälle" zu geben scheint, wie man sie in den Beiträgen aus der Anfangszeit der Sexualtherapie noch häufiger beschrieben findet. In der Mehrzahl der Patienten(paare) ist man mit „komplizierenden Faktoren" konfrontiert, die sowohl aus psychopathologisch/paardynamischen als auch aus somatischen Quellen entstammen können. Jeder Behandler, der sich mit der Therapie sexueller Dysfunktionen beschäftigt, ist daher mehr oder minder gezwungen, über ein Methodeninventar zu verfügen, das es ermöglicht, diesen Faktoren zu begegnen bzw. in einem entsprechenden kollegialen Verbund zu arbeiten. Die hohe Prävalenz von Persönlichkeitsstörungen oder von zumindest problematischen Persönlichkeitsakzentuierungen macht entsprechende therapeutische Fertigkeiten besonders wichtig, da der Therapeut sonst immer wieder frustrierende Erfahrungen in der Durchführung von Sexualtherapien machen wird. Ein nach unserer Erfahrung sehr wertvolles und praxisrelevantes Konzept, welches das sexualtherapeutische Vorgehen sehr gut ergänzen kann, ist der von A.T. Beck (1990, 1997) und J.S. Beck (1995, 1996) entwickelte kognitiv-behaviorale Ansatz der Therapie von Persönlichkeitsstörungen. Das Konzept von Beck & Beck ist in Deutschland von Sachse (2001, 2002, 2004) adaptiert und erweitert worden und soll abschließend hier in seinen für die Behandlung sexueller Dysfunktionen wichtigsten Grundzügen beschrieben werden. Der Leser sei allerdings ausdrücklich auf die Publikationen von Sachse verwiesen, die zahlreiche Beispiele des praktischen Vorgehens enthalten.

Grundzüge des Konzepts von Beck und Sachse

In diesem Modell werden Persönlichkeitsstörungen kernhaft als Beziehungsstörungen aufgefasst, die in der Therapie ausagiert bzw. „gelebt" werden und dadurch besondere Anforderungen an den Therapeuten stellen. Das Verständnis der Persönlichkeitsstörungen folgt dabei dem Konzept der doppelten Handlungsregulation, welches die Entstehung und Aufrechterhaltung von Persönlichkeitsstörungen als Prozess sieht, der sich auf zwei bzw. drei Ebenen vollzieht.

Die erste Ebene ist die Motivebene, die gleichsam die normale, unverformte Regulation der Beziehungsgestaltung umfasst. Hier wird angenommen, dass allen Menschen eine begrenzte Anzahl von zentralen Beziehungsmotiven gemeinsam ist, die im Übrigen viele Parallelen zu den Grundbedürfnissen aufweisen, die auch von Grawe (2004) in den Mittelpunkt seiner Neuropsychotherapie gerückt worden sind. Zu diesen Beziehungsgrundbedürfnissen zählen etwa das Bedürfnis nach Anerkennung und Wertschätzung, das Bedürfnis nach Wichtigkeit, das Bedürfnis nach Verlässlichkeit und Solidarität der Beziehungspartner, das Bedürfnis nach Autonomie oder nach Wahrung der eigenen Grenzen. Die größtmögliche Erfüllung dieser Grundmotive ist für das Wachstum, die Entfaltung der inhärenten Potenziale und das gesamte psychische Wohlergehen einer Person von zentraler Bedeutung. Auf dieser Ebene der „authentischen Handlungsregulation" strebt die Person die Erreichung dieser Ziele mit den ihr zur Verfügung stehenden Beziehungs- und Handlungskompetenzen an. Das Modell geht nun davon aus, dass diese basalen Grundbedürfnisse bei Menschen mit Persönlichkeitsstörungen durch biographische Erfahrungen nachhaltig frustriert worden und dadurch kaum mehr direkt repräsentiert bzw. reflektierbar sind, gleichwohl aber weiterhin der Handlungsregulation zugrunde liegen.

Die zweite Ebene ist die Ebene der Annahmen oder Schemata, in der die aus der biographischen Erfahrung entstandenen Grundüberzeugungen über (a) die eigene Person in Relation zu anderen sowie (b) über Beziehungen abgelegt sind. Bei Menschen mit Persönlichkeitsstörungen sind diese Grundannahmen dysfunktional und negativ geprägt. Es entsteht somit ein Dilemma, in dem sich Grundbedürfnisse und Grundüberzeugungen widersprechen: Es werden Motive angestrebt, die von den Grundannahmen als nicht erreichbar festgesetzt werden. So kann ein Mensch etwa in seinem Leben wiederholt die Erfahrung gemacht haben, nicht wichtig zu sein. Das so frustrierte Beziehungsmotiv „Wichtigkeit" verliert aber nicht an Bedeutung, sondern erstarrt und kann dadurch auch kaum durch andere Motive substituiert werden und wird auf diese Weise zum Quell nagender Unzufriedenheit. Die resultierenden negativen Beziehungsannahmen und -schemata führen dann in einer sich selbst erfüllenden Prophezeiung dazu, dass genau die negativen Beziehungserfahrungen gemacht werden, die die Person auch erwartet. Dieses Dilemma kann nun aber nicht einfach hingenommen werden, sondern die Menschen suchen Lösungen und Strategien, um ihre Beziehungsbedürfnisse trotz des negativen Selbstkonzepts doch noch zu erreichen. An dieser Stelle tritt die dritte Ebene in Aktion, die manipulative Handlungsebene oder „Spielebene", die auch für das Therapiegeschehen besondere Bedeutung hat.

Die dritte Ebene der „Interaktionsspiele" beschreibt Handlungsstrategien, mit deren Hilfe trotz negativer Grundannahmen doch bestimmte Beziehungsmotive erreicht werden sollen. Sachse (2004) nennt das Beispiel, dass ein Mensch sich zwar als nicht wichtig genommen erlebt, aber die Erfahrung macht, Aufmerksamkeit von anderen zu erlangen, wenn er sich besonders lustig, sexy, dramatisch, unterhaltsam etc. verhält. Gleichwohl sind diese Lösungen Not-Lösungen, da sie nicht nur aus der inneren Not geboren sind, sondern die Grundbedürfnisse auch nicht wirklich befriedigen. Daher müssen diese „Spiele" beständig wiederholt werden, was für die Person zum einen hohe „Kosten" verursacht, zum anderen auch mittelfristig negative Reaktionen bei den Beziehungspartnern hervorruft. Genau an dieser Stelle kann es nun zu (erlebtem) Leidensdruck und einer Therapiemotivation kommen. Sachse weist aber auf einen wichtigen und für den weniger erfahrenen Therapeuten auch problematischen Sachverhalt hin: Persönlichkeitsgestörte Patienten kommen nämlich in der Regel in Therapie, um ihr System mit Hilfe des Therapeuten zu stabilisieren und haben daher in der Regel keine Änderungsmotivation, sondern eine Stabilisierungsmotivation. Sie sind zwar zur Therapie motiviert, aber nicht zur Veränderung ihrer Annahmen, Motive und Ziele. Darüber hinaus „leben" sie ihre tief greifenden Beziehungsprobleme in der Therapie, d.h. der Therapeut wird „Teil des Problems". Der Therapeut muss daher über Möglichkeiten verfügen, mit den unmittelbar im Therapieprozess auftretenden Interaktionsproblemen umgehen zu können. Eine unreflektierte und vor allem unvorbereitete Arbeit an der Veränderung dysfunktionalen Erlebens und Verhaltens oder ein rein symptomzentrierter Fokus, z. B. auf der sexuellen Dysfunktion oder auf Kommunikationsstörungen, führt zumeist zu erheblichem Widerstand und Vermeidung. Gefasst muss der Therapeut auch auf die „Tests" seitens des Patienten sein, die je nach dominierenden Handlungsstrategien eher in Kritik bzw. Provokationen oder eher in der Forderung nach Aktionen oder schnellen Lösungen bestehen können. Häufig finden sich auch fortlaufende Diskussionen über die Regeln der Therapie (organisatorischer Rahmen, Bezahlung, Sitzungsfrequenz, Sondertermine etc.).

Die einzelnen Persönlichkeitsstörungen unterscheiden sich nun nach den im Vordergrund stehenden Grundbedürfnissen, die dann auch mit unterschiedlichen Schemata und manipulativen Handlungsstrategien einhergehen. Eine weitere wichtige Unterteilung lässt sich entlang der Dimension Nähe-Distanz vornehmen (Sachse 2004). Die „Nähe-Störungen" wie die narzisstische oder histrionische Persönlichkeitsstörung suchen aktiv Beziehung und Bindung und weisen ein ausgeprägtes Nähebedürfnis auf, sie manipulieren aber auch durch Nähe und versuchen entsprechend auch, den Therapeuten in „ihr System" einzubeziehen. Bei den Distanz-Störungen dagegen (zu ihnen zählen etwa die paranoiden, zwanghaften oder schizoiden Persönlichkeitsstörungen) werden Beziehungen eher vermieden und Grenzen argwöhnisch verteidigt. Hier ist der Beziehungsaufbau für den Therapeuten mühsam und langwierig, stellt dann aber auch bereits einen entscheidenden Therapieschritt dar.

Konsequenzen für die praktische Arbeit

Was lässt sich aus diesem Modell nun für die praktische Arbeit ableiten, was kann der Therapeut, der sich mit der Behandlung sexueller Dysfunktionen bei persönlichkeitsgestörten Patienten konfrontiert sieht, diesem Konzept entnehmen? Zunächst bietet es einen Verständniszugang, der nach unserer Erfahrung äußerst wertvoll ist und viele Situationen und Komplikationen erklärbar und vor allem vorhersagbar macht und so die therapeutischen Freiheitsgrade spürbar erweitert. Die von Sachse (2004) skizzierten therapeutischen Eckpunkte versetzen den Therapeuten in die Lage, eine adäquate Beziehung bzw. ein adäquates Arbeitsbündnis aufzubauen und dabei das sexualtherapeutische Instrumentarium möglichst „gewinnbringend" zur Anwendung zu bringen. Man arbeitet so nicht „gegen" die Schemata und Handlungsstrategien des Patienten, sondern „mit" ihnen, hat aber gleichwohl das Ziel, sie zu verändern. Ein wichtiges Prinzip ist dabei, komplementär zur Motivebene zu arbeiten, d.h. dem Patienten seine „wirklichen" Grundbedürfnisse wieder zugänglich zu machen und sie in der therapeutischen Beziehung zu befriedigen (vgl. dazu die von Grawe 2004 herausgearbeiteten Strategien). Hierfür ist im Übrigen eine entsprechend fokussierte biographische Arbeit sehr nützlich, da man den Patienten nacherleben und verstehen lassen kann, wo und wie seine Grundmotive frustriert wurden und wie und warum er seine Ersatzstrategien bzw. Not-Lösungen entwickelt hat. Die Konfrontation mit den manipulativen Aspekten der Spielebene muss mit Fingerspitzengefühl und gutem Timing erfolgen, da hier rasch therapeutischer Kredit verspielt werden kann. Gleichwohl müssen dem Patienten die Dysfunktionalität seiner „Spiele" und vor allem deren Kosten aufgezeigt werden.

Gerade bei den Distanz-Störungen muss den Patienten häufig erst eine „Gewinnerwartung" bezüglich Sexualität und Intimität vermittelt werden, da diese Bereiche nicht selten geprägt sind von Frustrationen, Ängsten und Versagenserlebnissen. Ist ein Partner/eine Partnerin vorhanden, bietet die Paartherapie hierfür exzellente Möglichkeiten. In der therapeutisch gestalteten intimen Begegnung des Paares können Elemente wie Vertrauen, Hingabe, Nähe, aber auch Autonomie und Grenzwahrung unmittelbar erlebbar werden. Gerade die sexualtherapeutische Sensate Focus-Übung mit ihren vielfältigen sinnlichen Erfahrungsmöglichkeiten bietet einen Rahmen zur unmittelbaren Befriedigung zentraler Grundbedürfnisse und damit zum Kern jeder therapeutischer Veränderung: korrigierenden Erfahrungen. Auf diese Weise kann eine entsprechend vorbereitete und eingebettete Sexualtherapie nicht nur die sexuelle Dysfunktion verbessern, sondern sie kann zum entscheidenden Bestandteil einer wirkungsvollen Therapie von Persönlichkeitsstörungen werden.

Literatur

Aksaray G, Yelken B, Kaptanolu C, Oflu S, Ozaltin M. Sexuality in women with obsessive compulsive disorder. J Sex Marital Ther 2001; 27: 273-7.

Althof SE. Psychogenic impotence: treatment of men and couples. In: Leiblum SR, Rosen RC (eds). Principles and Practice of Sex Therapy: Update for the 1990's. New York: Guilford 1989.

Andresen B. Inventar Klinischer Persönlichkeitsakzentuierungen. Göttingen: Hogrefe 2006.

Apt C, Hurlbert DF. The sexual attitudes, behavior, and relationships of women with histrionic personality disorder. J Sex Marital Ther 1994; 20: 125-33.
Arentewicz G, Schmidt G (Hrsg). Sexuell gestörte Beziehungen. 3. Aufl. Stuttgart: Enke 1993.
Beck AT, Freeman A. et al. Cognitive therapy of personality disorders. New York: Guilford Press 1990.
Beck AT. Cognitive aspects of personality disorders and their relation to syndromal disorders: A psychoevolutionary approach. In: Cloninger RC (ed). Personality and psychopathology. Washington DC: American Psychiatric Press 1997.
Beck JS. Cognitive therapy: Basics and beyond. New York: Guilford Press 1995.
Beck JS. Cognitive therapy of personality disorders. In: Salkvoskis PM (ed). Frontiers of Cognitive Therapy. New York. Guilford Press 1996.
Beier KM, Bosinski HAG, Hartmann U, Loewit K. Sexualmedizin. München: Urban & Fischer 2001.
Corretti G, Fasolo M. Axis I Psychiatric Disorders in Sexuology. Int J Impotence Research 2002; 14: S3.
Deneke FW. Psychische Struktur und Gehirn. Stuttgart: Schattauer 1999.
Derogatis, LR, Meyer JK. A psychological profile of the sexual dysfunctions. Arch Sex Behav 1979; 8: 201-23.
Derogatis LR, Meyer JK, King KM. Psychopathology in Individuals with Sexual Dysfunction. Am J Psychiatry 1981; 138: 757-63.
Donahey KM, Carroll RA. Gender Differences in Factors Associated with Hypoactive Sexual Desire; J Sex Marital Ther 1993; 19: 25-40.
Fagan PJ, Schmidt CW Jr, Wise TN, Derogatis LR. Sexual dysfunction and dual psychiatric diagnoses. Compr Psychiatry 1988; 29: 278-84.
Fagan PJ, Wise TN, Schmidt CW Jr, Ponticas Y, Marshall RD, Costa PT Jr. A comparison of five-factor personality dimensions in males with sexual dysfunction and males with paraphilia. J Personality 1991; 57: 434-48.
Freund B, Steketee G. Sexual history, attitudes and functioning of obsessive-compulsive patients. J Sex Marital Ther 1989; 15: 31-41.
Gast U. Borderline-Persönlichkeitsstörungen. In: Egle UT, Hoffmann SO, Joraschky P (Hrsg). Sexueller Missbrauch, Misshandlung, Vernachlässigung. 2. Aufl. Stuttgart: Schattauer 2000.
Grawe K. Neuropsychotherapie. Göttingen: Hogrefe 2004.
Hartmann U. Psychologische Diagnostik und Sexualanamnese. In: Stief CG, Hartmann U, Truss MC, Jonas U (Hrsg). Zeitgemäße Therapie der erektilen Dysfunktion. 2. Aufl. Berlin: Springer 2002.
Hartmann U. Gegenwart und Zukunft der Lust. Ein Beitrag zu biopsychologischen und klinischen Aspekten sexueller Motivation. Sexuologie 2001; 8: 191- 204.
Hartmann U, Heiser K, Rüffer-Hesse C, Kloth G. Female sexual desire disorders: subtypes, classification, personality factors and new directions for treatment. World J Urology 2002; 20: 79-88.
Hartmann U, Kockott G. Somato-Psychotherapie bei Erektionsstörungen: Ansätze zu einer integrativen Behandlung sexueller Dysfunktionen. Psychotherapie in Psychiatrie, Psychotherapeutischer Medizin und Klinischer Psychologie 2000; 5: 247-54.
Hauch M (Hrsg). Paartherapie bei sexuellen Störungen. Stuttgart: Thieme 2005.

Hazan C, Zeifman D. Pair bonds as attachments. In: Cassidy J, Shaver PR (eds). Handbook of Attachment. New York: Guilford 1999.
Hoover CF, Insel TR. Families of origin in obsessive-compulsive disorder. J Nerv Ment Dis 1984; 172: 207-15.
Hurlbert DF et al. An Empirical Examination into the Sexuality of Women with Borderline personality Disorder. J Sex Marital Ther 1992; 18: 231-42.
Kaplan HS. The new sex therapy, New York: Brunner/Mazel 1974.
Kaplan HS. Sexualtherapie. Ein bewährter Weg für die Praxis. 4. Aufl. Stuttgart: Enke 1995.
Kroll. Sexuality of the borderline patient; Med Aspects Human Sex 1986; 20: 98-111.
Langer D, Hartmann U. Psychosomatik der Impotenz. Stuttgart: Enke 1992.
Leiblum SR (ed). Principles and Practice of Sex Therapy. 4th ed. New York: Guilford 2007.
Levine SB. Sexual life. A clinician's guide. Plenum Press: New York 1992.
Masters WH, Johnson VE. Human sexual inadequacy Boston: Little, Brown and Company 1970.
Morgenthaler F. Homosexualität – Heterosexualität – Perversion. Frankfurt/M.: S. Fischer 1987.
Munjack DJ et al. Psychological Characteristics of Males with Secondary Erectile Failure; Archives of Sexual Behavior 1981; 10: 123-31.
Murphy C, Sullivan M. Anxiety and Self-Concept Correlates of Sexually Aversive Women; Sexuality and Disability 1981; 4: 15-26.
Philippsohn S, Heiser K, Hartmann U. Sexuelle Befriedigung und Sexualmythen bei Frauen: Ergebnisse einer Fragebogenuntersuchung zu den Determinanten sexueller Zufriedenheit. Sexuologie 2002; 9: 148-54.
Rasmussen SA, Tsuang MT. Clinical characteristics and family history in DSM-III obessive-compulsive disorder. Am J Psychiatry 1986; 143: 317-22.
Richter-Appelt H. Differentielle Folgen von sexuellem Missbrauch und körperlicher Misshandlung. In: Amann G, Wipplinger R (Hrsg). Sexueller Missbrauch: Überblick, Forschung, Beratung und Therapie. Tübingen: DGVT-Verlag 1997.
Richter-Appelt H. Psychotherapie nach sexueller Traumatisierung. In: Sigusch V (Hrsg). Sexuelle Störungen und ihre Behandlung. 3. Aufl. Stuttgart: Thieme 2001.
Rudolf G. Die Entstehung psychogener Störungen. Praxis der Kinderpsychologie und Kinderpsychiatrie 2000; 49: 351-66.
Sachse R. Psychologische Psychotherapie der Persönlichkeitsstörungen. Göttingen: Hogrefe 2001.
Sachse R. Klärungsorientierte Psychotherapie. Göttingen: Hogrefe 2002.
Sachse R. Persönlichkeitsstörungen – Leitfaden für die Psychologische Psychotherapie. Göttingen: Hogrefe 2004.
Safir MP, Almagor M. Psychopathology associated with sexual dysfunction. J Clin Psychology 1991; 47: 17-27.
Staebler CR, Pollard CA, Merkel WT. Sexual history and quality of current relationships in patients with obsessive compulsive disorder: a comparison with two other psychiatric samples. J Sex Marital Ther 1993; 19: 147-53.
Steketee G. Disability and family burden in obsessive-compulsive disorder. Can J Psychiatry – Revue Canadienne de Psychiatrie. 1997 ; 42: 919-28.

Strauß B. Sexualität und Persönlichkeitsentwicklung. Persönlichkeitsstörungen 2001; 5: 53-62.
Strauß B, Mette-Zillessen M. Sexuelle Störungen und Verhaltensauffälligkeiten. In: Egle UT, Hoffmann SO, Joraschky P (Hrsg). Sexueller Missbrauch, Misshandlung, Vernachlässigung. 2. Aufl. Stuttgart: Schattauer 2000.
Stuart JR et al. Psychological Characteristics of Women with Inhibited Sexual Desire. J Sex Marital Ther 1986; 12: 108-15.
Van Minnen B, Kampman. The interaction between anxiety and sexual functioning: a controlled study of sexual functioning in women with anxiety disorders; Sexual and Relationship Therapy 2000; 15: 47-57.
Vroege JA. The sexual health inventory for men (IIEF-5). Intern J Impotence Res 1999; 11: 177.
Willi, J. Die Zweierbeziehung, Reinbek: Rowohlt 1975.
Zilbergeld B. Die neue Sexualität der Männer. Tübingen: DGVT 1994.

9. Persönlichkeitsstörungen bei Sucht- und Abhängigkeitserkrankungen

Udo Schneider, Gerhard Schmid-Ott & Horst Haltenhof

Sucht- und Abhängigkeitserkrankungen gehören zu den herausragenden Problemen des neuen Jahrtausends. Menschen können von Drogen, Genussmitteln oder Medikamenten in einer so massiven Weise abhängig werden, dass das gesamte Leben, die Biografie, die Persönlichkeit dabei vollständig zerstört werden. Dies ist in den westlichen Industrienationen zu einem inzwischen so bedeutenden Problem herangewachsen, dass man versucht ist, von einer Erkrankung unserer Gesellschaft zu sprechen. Dabei hat diese Krankheit nicht nur biologische und pharmakologische Wurzeln, die gewissermaßen als empirische Bedingungen erforscht und beschrieben werden. Sucht hat auch philosophisch-anthropologische sowie psychologisch-psychosoziale Aspekte, über die es sich nachzudenken lohnt.

Persönlichkeitsstörungen zeigen festgefügte, krankheitsüberdauernd und tief in der Persönlichkeit verwurzelte Kognitions-, Emotions- und Verhaltensmuster, die sich in starren Reaktionen auf unterschiedliche persönliche und Sozialsituationen des Lebens manifestieren. Diese Muster unterscheiden sich deutlich von den Erwartungen der soziokulturellen Umgebung. Die Einnahme von psychotropen Substanzen, die unsere mentalen Eigenschaften verändern, haben auch immer etwas mit dem grundlegenden Problem des Verhältnisses zwischen Selbstmanipulation und Freiheit zu tun. Wenn uns chemische Substanzen dermaßen beherrschen, dass wir uns ihnen trotz bester Vorsätze nicht entziehen können, scheint es mit der Freiheit des Willens „nicht sehr weit her" zu sein. Insofern finden sich diesbezüglich gewisse Parallelen zwischen den tief verwurzelten Kognitions-, Emotions- und Verhaltensmustern bei Persönlichkeitsstörungen und der Abhängigkeit von psychotropen Substanzen.

Die Persönlichkeit von Suchtkranken ist seit den 50er Jahren des vergangenen Jahrtausends häufig Gegenstand wissenschaftlicher Untersuchungen gewesen. Im Vordergrund standen zunächst Untersuchungen zur Persönlichkeitsstörung bei alkoholkranken Patienten. In den letzten Jahrzehnten wurden auch Untersuchungen bei Abhängigkeit von sogenannten illegalen Drogen durchgeführt.

Der folgende Text ist in zwei Bereiche untergliedert. Zunächst wird zum Thema Persönlichkeitsstörungen und legale Drogen (Alkohol/Nikotin) referiert, im zweiten Teil des Beitrages zum Thema Persönlichkeitsstörungen und Abhängigkeit von sogenannten illegalen Drogen (Opiate/Cannabinoide/Ecstasy) Bezug genommen.

9.1 Alkoholabhängigkeit

In Deutschland sind nach Schätzungen der Deutschen Hauptstelle gegen die Suchtgefahren ca. 1,5 bis 2 Millionen Menschen alkoholabhängig. Der Pro-Kopf-Verbrauch alkoholischer Getränke betrug im Jahr 2003 für Deutschland 147 Liter (10,2 Liter reinen Alkohol) . Im weltweiten Vergleich liegt Deutschland damit weiterhin in der Spitzengruppe. Analysen zu alkoholbezogenen Gesundheitsstörungen und Todesfällen ergaben ca. 73.000 alkoholbedingte Todesfälle.
Ging man in früheren Jahrzehnten von der Vorstellung aus, dass ein bestimmter Persönlichkeitstypus (die so genannte abhängige Persönlichkeit des Alkoholabhängigen) vorliegen müsse, konnte dieser Befund mittels Re- und Meta-Analysen verfügbarer Daten nicht belegt werden (Antons 1981).
Alkoholiker wiesen im MMPI lediglich erhöhte Werte für die Subskalen Depression und Psychopathie auf, die als unspezifische Veränderungen unterschiedlicher Genese aufzufassen sind (Küfner 1981). Die Interpretation von Ergebnissen dimensionaler Persönlichkeitsdiagnostik wird dadurch beeinträchtigt, dass sich bereits wenige Wochen nach erlangter Abstinenz Veränderungen in Richtung einer Normalisierung auf den meisten Ebenen finden lassen (Demel 1974).
Im Gegensatz zu dem Problem der Persönlichkeitstypologie Suchtkranker belegen zahlreiche Untersuchungen eine Häufung von Persönlichkeitsstörungen bei Patienten mit Suchtproblemen (Ross et al. 1988). Dem liegt zugrunde, dass Persönlichkeitsstörungen von einem grundsätzlich anderen Ansatz als die dimensional konzipierten Studien zur Persönlichkeitstypologie ausgehen, indem sie ein kategoriales Krankheitsmodell zugrunde legen. In mehreren großen Untersuchungen in der Allgemeinbevölkerung konnten Prävalenzzahlen zwischen 6 % und 9,8 % für Persönlichkeitsstörungen gefunden werden (Weissman 1993). Untersuchungen zu Persönlichkeitsstörungen bei Alkoholabhängigen ergeben demgegenüber eine deutlich erhöhte Prävalenzrate von bis zu 80% (DeJong et al. 1993; Königsberg et al. 1995; Smyth 1993).
Die überwiegende Anzahl wissenschaftlicher Untersuchungen kommt zu dem Schluss, dass bei alkoholabhängigen Patienten mit einer komorbiden Achse II-Störung von einer ungünstigeren Prognose auszugehen ist, insbesondere, wenn eine antisoziale Persönlichkeitsstörung vorliegt (Andreoli et al. 1989; Benjamin et al. 1997; Reich et al. 1993). Allerdings muss sich – wie wenige Studien zeigen – eine komorbide Persönlichkeitsstörung nicht zwangsläufig negativ auf den Therapieverlauf auswirken und auch Patienten mit einer Persönlichkeitsstörung können von einer suchtspezifischen Therapie profitieren (Cacciola et al. 1995; Powell et al. 1992).

9.1.1 Antisoziale Persönlichkeitsstörung

Alkoholabhängige mit einer antisozialen Persönlichkeitsstörung zeichnen sich meist durch einen frühen Trinkbeginn und eine rasche, aber auch wechselhafte Abhängigkeitsentwicklung bereits im Jugend- oder sehr frühen Erwachsenenalter aus. Häufig kommt es frühzeitig zu alkohol- bzw. suchtspezifischen Behandlungen. Trotzdem zeigen diese Patienten oft einen ungünstigen Verlauf nach Therapien und ein hohes Maß an depressiven Störungen und Suizidalität (Altermann et al. 1991; Herz et al. 1990; Powell et al. 1992). Es handelt sich meist um Männer, die familiär vorbelastet sind durch alkoholabhängige oder antisoziale Väter mit einem geringen Problembewusstsein und weniger Schuldgefühlen als andere Patienten bezogen auf die Abhängigkeit. Therapeutisch wird bei Patienten mit einer antisozialen Persönlichkeitsstörung und Alkoholabhängigkeit ein eher grenzen- und strukturgebendes Setting empfohlen. Sie sollen auch von therapeutischen Gemeinschaften wie den Anonymen Alkoholikern profitieren (DeJong et al. 1993). Allerdings zeigte eine neuere Untersuchung von Verheul et al. (1999), dass alkoholabhängige Patienten mit einer antisozialen Persönlichkeitsstörung von einer Behandlung in gleichem Ausmaß wie Alkoholkranke ohne diese Persönlichkeitsstörung profitieren können.

9.1.2 Borderline-Persönlichkeitsstörung

Die Prävalenzzahlen von Borderline-Störungen bei Alkoholabhängigen schwanken zwischen 17 % und 32 % und liegen damit deutlich über der Häufigkeit in der Allgemeinbevölkerung. Dulit et al. (1990) konnten in einer Studie zeigen, dass 67 % ihrer Patienten mit Borderline-Persönlichkeitsstörung eine substanzbezogene Diagnose aufwiesen. Über den Zusammenhang von Alkoholabhängigkeit und Borderline-Persönlichkeitsstörungen ist wenig bekannt. In der Studie von Nace et al. (1983) berichteten die Betroffenen ein häufigeres Craving. Von der Stein et al. (1994) fanden retrospektiv bei betroffenen Frauen einen früheren Beginn der Alkoholabhängigkeit, einen längeren Verlauf und häufigere Entzugsbehandlungen. In der Studie von Wolwer et al. (2001) hatten Patienten mit einer Borderline-Störung 6 Monate nach Entgiftungsbehandlung eine höhere Rückfallrate als die Kontrollgruppe unabhängig von der angewandten Therapie (coping skill training vs. cognitive-behaviour therapy vs. unspecific supportive control therapy).
Bis auf wenige Prävalenzangaben (Übersicht bei Driessen 1999) gibt es keine systematischen Erkenntnisse über den Zusammenhang von anderen Persönlichkeitsstörungen und Alkoholabhängigkeit, wenn man von einzelnen Kasuistiken absieht.

9.1.3 Therapie

Interessanterweise konnten Bottlender et al. (2002) zeigen, dass alkoholabhängige Patienten mit einer Persönlichkeitsstörung von einem hochstrukturiertem ambulanten Therapiesetting profitierten. Die Unterschiede zwischen den rückfälligen Patienten und den Therapieabbrechern mit bzw. ohne Persönlichkeitsstörung waren nicht signifikant. Die Patienten, die während der Therapie einen Rückfall hatten, zeigten auf deskriptiver Ebene häufiger eine „negativistische Persönlichkeitsstörung". Diese Ergebnisse sind bedeutungsvoll, da in der „Empfehlungsvereinbarung ambulante Rehabilitationsmaßnahmen Sucht" u. a. komorbide psychische Störungen explizit als Ausschlusskriterium genannt sind, da diese nur stationär behandelbar seien. Empirische Belege für die Richtigkeit der gewählten Indikationskriterien für diese Empfehlungsvereinbarung fehlen jedoch noch weitgehend. In einer Untersuchung von Burtscheidt et al. (2002) konnte bei alkoholabhängigen Patienten, die ambulant behandelt wurden, gezeigt werden, dass eine unspezifische supportive Therapie einer differenzierten Verhaltenstherapie beim Vorliegen einer schweren Persönlichkeitsstörung überlegen war.
Zusammenfassend bleibt festzuhalten, dass Alkoholkranke mit einer Persönlichkeitsstörung von ambulanten und stationären Suchttherapien profitieren. Ob eine spezifische Therapie anderen Therapieformen überlegen ist, kann mit den derzeit vorliegenden Daten nicht beantwortet werden.

9.2 Nikotinabhängigkeit

Die Tabakpflanze wurde zu Beginn des 16. Jahrhunderts aus Südamerika nach Europa importiert. In dem folgenden Jahrhundert wurde Tabak zu einem Genuss- und Rauschmittel, das sich in der Konsumform von anderen Genussmitteln unterschied. Bereits Ende des 19. Jahrhunderts warnten Mediziner vermehrt bezüglich der gesundheitlichen Schädlichkeit des Tabakkonsums.
Zwischen 1950 und 1975 stieg die Zahl der jährlich konsumierten Zigaretten in der Bundesrepublik Deutschland rapide von durchschnittlich ca. 500 auf fast 2000 Stück pro Person an. Jüngste Repräsentativerhebungen der Bundeszentrale für gesundheitliche Aufklärung (BgzA 2001) und des Bundesministeriums für Gesundheit zeigen, im Vergleich zu entsprechenden Voruntersuchungen überwiegend positive Tendenzen. In der Altersgruppe der 15-24-Jährigen sind die zwischen 1993 und 1997 stark angestiegenen Raucheranteile im Jahre 2001 rückläufig. Bei den 25-39-Jährigen liegen die Raucheranteile im Jahr 2000 durchweg niedriger als noch 1997. Laut der letzten Repräsentativerhebung der BgzA 2007 rauchten 18% der männlichen und 17% der weiblichen Jugendlichen im Alter zwischen 12 und 17 Jahren. In den vergangenen Jahren wuchs der Raucheranteil in der weiblichen Bevölkerung. Der Verbrauch von Zigaretten erhöhte sich in den letzten 7 Jahren um 9 %. Zigarren und Zigarillos zeigten hier den ausgeprägtesten Trend. Die ne-

gativen Folgen des Rauchens schlagen jährlich mit 117.000 tabakbedingten Todesfällen und ca. 17,5 Milliarden Kosten für Krankenbehandlung, verloren gegangener Produktivität sowie Arbeits- und Erwerbsunfähigkeit zu Buche.
Abhängiges Rauchen kann einerseits über psychologische Modelle, aber auch durch die spezifischen Wirkungen des Nikotins erklärt werden (Joseph et al. 1996). Bei abhängigen Rauchern spielt nicht nur die zentrale Stimulation durch Nikotin eine besondere Rolle, sondern auch die Abwehr von Entzugserscheinungen, die u. a. mit Reizbarkeit, kognitiven Beeinträchtigungen, Angst, Depressivität und Schlafstörungen etc. einhergehen.
Eine Risikopopulation für starken Nikotinkonsum stellen psychisch kranke Personen dar. Die Raucherprävalenz unter allen psychiatrischen Patienten wird in verschiedenen Studien mit 35 – 54 % angegeben und ist damit deutlich höher als in der Allgemeinbevölkerung westlicher Industrieländer mit Raucherquoten zwischen 23 % (Schweden) bis 27 % (Deutschland) (World Health Organisation, 1997). Verschiedene epidemiologische Studien belegen den Zusammenhang zwischen einzelnen psychischen Erkrankungen und einer erhöhten Raucherprävalenz. Zum Beispiel liegen die Prävalenzzahlen sowohl in stationären als auch im ambulanten Bereich für Patienten mit schizophrenen Psychosen deutlich über dem Erwartungswert (Lohr et al. 1992). Die hohe Raucherprävalenz ist im Hinblick auf ihre pathogenetische Bedeutsamkeit für die bekannte Übersterblichkeit psychiatrischer Patienten im Vergleich mit der Allgemeinbevölkerung aus medizinischer Sicht hoch relevant. Untersuchungen zu Übersterblichkeit von Patienten mit affektiven oder schizophrenen Psychosen beziehen sich zumeist auf dauerhospitalisierte Patienten, die gleichzeitig eine Selektion von pflegebedürftigen und multimorbiden Patienten darstellen. Während früher dauerhospitalisierte Patienten häufiger an einer Lungentuberkulose verstarben, wird die Mortalität heute u. a. von der Suizidalität, daneben aber auch von kardiovaskulären Erkrankungen und Atemwegserkrankungen (vor allem Pneumonien), von Verletzungen und Vergiftungen vor allem unter den jüngeren Patienten sowie von plötzlichen Todesfällen an sog. unklaren Todesursachen bestimmt. Die in früheren Arbeiten wiederholt beschriebene verringerte Sterblichkeit der Schizophrenen an Karzinomen muss nach den wissenschaftlichen Diskussionen in den letzten Jahren eher relativiert werden. Die Mortalität schizophrener Patienten an Karzinomen entspricht nach methodischer Bereinigung durchaus der Sterblichkeitsziffer in der Allgemeinbevölkerung (Gulbinat et al. 1992).
Die Ursachen des vermehrten Rauchens bei psychiatrischen Patienten sind bis heute noch nicht aufgeklärt. Zahlreiche Hypothesen berücksichtigen Umgebungsvariablen, spezifische Wirkung des Nikotins, eine ätiologische Relevanz der psychiatrischen Grunderkrankung, Interaktion mit Psychopharmaka sowie biologische Befunde auf Transmitter- und Rezeptorebene sowie genetische Befunde.
Trotz der hohen Prävalenzzahlen von Rauchern in der Allgemeinbevölkerung gibt es nur wenige Untersuchungen, die sich mit der Frage beschäftigen, inwiefern eine Beziehung zwischen Zigaretten rauchen und „mental health“ in der Allgemein-

bevölkerung besteht. Glassmann et al. (1990) beschrieben, dass Raucher im Vergleich zu Nichtrauchern eine erhöhte Lebenszeitprävalenz für folgende Diagnosen haben: Major Depression, Dysthymia, Agoraphobia und Abhängigkeit/schädlicher Gebrauch von Alkohol.

Yates et al. (1998) konnten zeigen, dass Raucher häufiger unter affektiven Störungen, Angststörungen, Alkohol- bzw. Drogenabhängigkeit und Persönlichkeitsstörungen litten. Zu ähnlichen Ergebnissen kamen auch Kandel et al. (1997). Patton et al. (1997) untersuchten Persönlichkeitsmerkmale von 346 Rauchern. Dabei zeigte sich in einem Cluster von 28,8 % der Raucher, dass diese erhöhte Werte im Bereich eines Neurotizissmusscores aufwiesen. Es konnte gezeigt werden, dass Raucher eine höhere Rate an depressiven Störungen, Angststörungen, Substanzabhängigkeiten und Persönlichkeitsstörungen aufwiesen. Die Odds-ratio lag bei Rauchern im Vergleich zu Nichtrauchern für Cluster A-Persönlichkeitsstörungen (paranoid, schizoid, schizotypisch) bei 1,4, die Odds-ratio für Cluster B-Persönlichkeitsstörungen (histrionisch, antisozial, narzisstisch und Borderline) bei 2,9 und für Cluster C (zwanghaft, vermeidend, abhängig, passiv-aggressiv) bei 2,0.

In einer Vergleichsuntersuchung wurden in den USA und in Griechenland Unterschiede zwischen Persönlichkeitsstörungen und Substanzkonsum bei Erwachsenen untersucht. Insgesamt wurden 71 Probanden aus New York City bzw. 50 Probanden aus Heraklion eingeschlossen. Dabei wurde deutlich, dass Probanden mit einer Persönlichkeitsstörung vom Borderline-Typ mehr Zigaretten rauchten und mehr Alkohol tranken als Probanden ohne Borderline-Persönlichkeitsstörung. Auch die antisoziale Persönlichkeitsstörung war mit einem vermehrten Konsum von Alkohol und Zigaretten und illegalen Drogen verbunden. Signifikante Unterschiede zwischen der amerikanischen und der griechischen Stichprobe wurden lediglich im Bereich des Konsums illegaler Drogen festgestellt (Serman et al. 2002).

Interessante Ergebnisse existieren zur Frage, inwieweit Rauchen während der Schwangerschaft bei den Nachkommen Verhaltensstörungen hervorruft. In einer umfangreichen Datenanalyse von Wakschlag et al. (2002) zeigte sich, dass es deutliche Hinweise gibt, dass pränatales Rauchen der Mutter zu einem erhöhten Risiko der Nachkommen, an einer antisozialen Persönlichkeitsstörung zu leiden, führt. Neurobiologische Grundlage für diesen Befund könnte sein, dass Nikotin die Plazentaschranke überwindet und mit einer fetalen Neurotoxizität einhergeht. Nikotinrezeptoren werden in einem frühen Stadium der Gestation exprimiert und scheinen eine wichtige Schlüsselfunktion in der neuronalen Entwicklung zu spielen. Obwohl das fetale Gehirn gegen endogene Neurotoxine relativ geschützt ist, besteht eine Vulnerabilität gegenüber exogenem Nikotin im Hinblick auf die spezifischen nikotinsensitiven Rezeptoren. Tierexperimentelle Daten stützen den Befund, da pränatale Expositionen mit Nikotin oder Kohlenmonoxid zu strukturellen Veränderungen des Gehirns und Verhaltensauffälligkeiten der Tiere führt. Unter diesen Gesichtspunkten ist der Nikotinkonsum Schwangerer ausgesprochen kritisch zu beurteilen.

In einer umfangreichen isländischen Untersuchung (Adalbjarnardottir et al. 2002) wurde in einer longitudinalen Analyse das antisoziale Verhalten unter Substanzkonsum bei Adoleszenten untersucht. Es zeigte sich, dass die 14-Jährigen mit Zeichen eines antisozialen Verhaltens nach einem Follow-up von 3 Jahren im Alter von 17 Jahren vermehrt Alkohol konsumierten, illegale Drogen nahmen und täglich rauchten. Die Autoren vertraten die Auffassung, dass ihre Untersuchung die These stützt, dass antisoziales Verhalten zum Konsum psychotroper Substanzen führt und nicht der primäre Konsum psychotroper Substanzen das antisoziale Verhalten hervorruft. Diese These ist jedoch nach wie vor umstritten.
Die Nikotionabhängigkeit hat sowohl eine psychische wie physische Komponente. Aus diesem Grund fokussiert die Raucherentwöhnungsbehandlung sowohl auf die Minimierung der körperlichen Entzugssymptome (z. B. passagere Nikotinsubstitution) als auch auf die psychotherapeutische Behandlung der psychischen Abhängigkeit. Neben der Abstinenzmotivation steht das Erlernen von Copingmechanismen zur Bewältigung von Versuchungssituationen im Fokus der Raucherentwöhnung. Ergänzende Verfahren wie Akupunktur, Hypnose etc. können angewandt werden. Raucherentwöhnungsprogramme, die auch die eventuell vorliegenden Persönlichkeitsstörungen (z. B. antisoziale Persönlichkeitsstörung) berücksichtigen, existieren bisher nicht (American Psychiatric Association 1996).

9.3 Cannabisabhängigkeit

Aus der ambulanten Drogenhilfe werden immer mehr Konsumenten mit cannabis-bezogenen Problemen berichtet (Gantner 2003). Die Repräsentativerhebungen der vergangenen Jahre zeigten eine deutliche Zunahme der Prävalenz des Cannabiskonsums unter Jugendlichen und jungen Erwachsenen in Deutschland (BzgA 2001). In der Altersgruppe der 12- bis 25-Jährigen haben demnach 26 % mindestens einmal in ihrem Leben Cannabis konsumiert. 1993 waren es noch 16 %. In der gleichen Altersgruppe hat aktuell etwa jeder 8. (13 %) in den zurückliegenden 12 Monaten Cannabis konsumiert (BzgA 2001). Eine weitere Differenzierung nach Altersgruppen zeigt, dass zurzeit 21 % der 16- bis 17-jährigen und 18 % der 18- bis 19-jährigen Bundesbürger einen Konsum illegaler Substanzen, vornehmlich von Cannabis, betreiben. Mit zunehmendem Lebensalter fallen die Prävalenzraten wieder (Kraus et al. 2001).
Eine Trendwende in der Häufigkeit des Cannabiskonsums in Deutschland zeichnete sich erstmals im Jahr 2007 ab. Durch eine Repräsentativerhebung der Bundesregierung im Jahr 2007 bei Jugendlichen im Alter von 14-17 Jahren konnte ein Rückgang des Cannabiskonsums verzeichnet werden. Die Lebenszeitprävalenz für Cannabiskonsum insgesamt sei von 40% im Jahr 2004 auf 32% im Jahr 2007 gesunken und die Lebenszeitprävalenz der Jugendlichen im Alter von 14-17 Jahren von 22% im Jahr 2004 auf 13% im Jahr 2007. Gesundheitliche Risiken des Substanzkonsums sind in aller Regel in Abhängigkeit vom Konsummuster einzuschät-

zen. In der Mehrzahl der Forschungsarbeiten zu Cannabiskonsummustern werden die Maße Konsumfrequenz und Konsumintensität herangezogen. Nach den Daten der aktuellen Repräsentativstudie aus dem Jahr 2001 (Kraus et al. 2001) kann davon ausgegangen werden, dass die Mehrzahl (61 %) aller aktuellen Cannabiskonsumenten einen eher gelegentlichen Konsum (an 1-5 Tagen pro Monat) und etwa 20 % aller aktuellen Cannabiskonsumenten einen (fast) täglichen Konsum (an 20-30 Tagen pro Monat) betreibt.

Epidemiologische Forschungsarbeiten, die Aussagen über die Verbreitung von Cannabismissbrauch und -abhängigkeit in der Allgemeinbevölkerung zulassen, liegen in Deutschland bislang nur begrenzt vor. Nach den Ergebnissen einer repräsentativ angelegten Studie aus München und dem Münchner Umland (Wittchen et al. 1996) kann davon ausgegangen werden, dass etwa 8-9 % aller Cannabiskonsumenten im Alter zwischen 14 und 24 Jahren das diagnostische Kriterium des Cannabismissbrauchs (lifetime) erfüllen und etwa 4-7 % eine Abhängigkeit von Cannabis (lifetime) nach DSM-IV entwickeln.

Etwa 4-7 % aller aktuellen Cannabiskonsumenten entwickeln eine nach DSM-IV diagnostizierte Cannabisabhängigkeit (Perkonigg et al. 1999). In australischen und amerikanischen Studien werden unter den Cannabiskonsumenten 15-22 % gefunden, die Abhängigkeitskriterien nach ICD-10 oder DSM-IV erfüllen (McGee et al. 2000; Swift et al. 2001; Troisi et al. 1998). Ein anhaltender (fast) täglicher Konsum von Cannabis dürfte hierfür eine notwendige, jedoch keine hinreichende Bedingung sein (Swift et al. 1998a; 1998b).

Eine australische Untersuchung fand bei Cannabisabhängigen folgende Häufigkeit der Kriterien (Swift et al. 2001):

- Kontrollverlust (94 %)
- Entzugssymptome (90 %)
- Toleranz (70 %)
- Craving (53 %)
- Soziale und berufliche Einschränkungen (44 %)
- Konsum trotz bekannter Schädigung (35 %)

Wenn innerhalb eines Jahres drei oder mehr dieser Kriterien gleichzeitig erfüllt sind, gilt ein Konsument nach ICD-10 oder DSM-IV als abhängig.

Früheinsteiger (Konsumbeginn um das 13. Lebensjahr) stellen die Hochrisikogruppe derjenigen dar, die von einer langjährigen Schwerstabhängigkeit bedroht sind. Zu den weiteren Risikomerkmalen für die Entwicklung einer Abhängigkeit gehören: männliches Geschlecht, frühadoleszente Dissozialität, substanzmissbrauchende Peers, konfliktreiche Beziehungen zu den Eltern.

Darüber hinaus sind zur Erfassung und Klassifikation der Cannabisabhängigkeit insbesondere in den 90er Jahren eine Reihe von Forschungsarbeiten unternommen worden (Crowley et al. 1998; Grant et al. 1999; Nelson et al. 1999; Swift et al. 1998a; Winters et al. 1999). Nach den Ergebnissen einiger Arbeiten sind die etablierten Klassifikationssysteme (DSM-IV, ICD-10) gut in der Lage, das Phänomen der Cannabisabhängigkeit zu erfassen (Swift 1998a; Swift et al. 1998b), wenngleich empirisch begründete Zweifel an der Konstruktvalidität der Cannabisabhängigkeit in diesen Systemen formuliert wurden (Nelson et al. 1999). Männer sollen ein höheres genetisches Risiko zur Ausbildung einer Cannabisabhängigkeit besitzen als Frauen (Lynskey et al. 2002).

Einer großen bevölkerungsrepräsentativen Untersuchung aus den USA zufolge finden sich komorbide psychische Störungen bei der Mehrzahl der Cannabisabhängigen (Grant et al. 1999). Auch andere Arbeiten zeigen, dass die Komorbidität von Cannabisabhängigen mit ca. 70 % als hoch einzuschätzen ist (Wittchen et al. 2007). Die Mehrzahl aller Cannabisabhängigen soll an Persönlichkeits- und Verhaltensstörungen leiden. Auch werden häufig Angsterkrankungen, Depressionen und seltener schizophrene Psychosen gefunden (Agosti et al. 2002; Grella et al. 2001; Kandel et al. 2000; McGee et al. 2000; Perkonigg et al. 1999; Swift et al. 2001; Troisi et al. 1998; Hölscher et al. 2008). In Persönlichkeitsfragebögen, die gezielt schizotype Merkmale erfassen, erreichen Cannabiskonsumenten im Vergleich zu Nichtkonsumenten signifikant höhere Werte (Dumas et al. 2002).

In einer Berliner Fallanalyse konnte illustriert werden, wie der Konsum von Cannabis zur Bewältigung unterschiedlicher komorbider Störungsbilder eingesetzt wird (Bobbink et al. 2002; Tossmann et al. 1993). Allerdings sind auch andere Kausalbeziehungen möglich (Moggi 2002). Die psychiatrische Komorbidität scheint mit dem

- Einstiegsalter des Cannabiskonsums
- der Stärke des Cannabiskonsums
- der Schwere der Abhängigkeit

korreliert zu sein (Fuergusson et al. 1997, 2002; Kandel et al. 2000; Patton et al. 2002).

Nach klinischen Beobachtungen scheinen Patienten mit schweren Persönlichkeitsstörungen Cannabis zur besseren Affekt- und Impulsregulierung einzusetzen (Hatzitaskos et al. 1999; Johns 2001; Kandel et al. 2000; Simons et al. 2002; Troisi et al. 1998). Ähnliches gilt vermutlich für Patienten, die an einem Aufmerksamkeits-Defizit-Hyperaktivitäts-Syndrom (ADHS) leiden (Grella 2001; Murphy et al. 2001). Verhaltensstörungen sind bei cannabisabhängigen Jugendlichen und jungen Erwachsenen beinahe immer nachweisbar (Crowley et al. 1998).

Primäre Therapieziele sind zum einen die Behandlung und Vermeidung von Intoxikationen und schädlichem Gebrauch sowie die Überwindung der substanzspezifischen Abhängigkeit und zum anderen die Identifizierung und spezifische Behandlung häufig vorliegender komorbider psychischer Störungen oder Folgeschäden. Hierbei sollen die Angebote des bestehenden Suchthilfesystems, der Akutbehandlung (Entzugsbehandlung) und der medizinischen Rehabilitation (Entwöhnungsbehandlung) genutzt werden. (McGee et al. 2000).

Aktuell existieren für Patienten mit cannabisassoziierten Störungen international nur wenige evaluierte Behandlungsprogramme (Budney et al. 2000, 2002; Copeland et al. 2001; Dennis et al. 2002; Hser et al. 2001; Lang et al. 2000; Stephens et

al. 1994, 2000). Übersichen über die Behandlungsstudien finden sich bei Zumdick et al. (2006) und Denis et al (2006).
Obwohl im deutschsprachigen Raum in den letzten Jahren verschiedene regionale Angebote etabliert wurden, liegen bis heute keine ausreichend evaluierten Studien vor, die sich spezifisch mit der Behandlung cannabisbezogener Störungen befasst haben. Die Untersuchung der Bedeutung von komorbiden Persönlichkeitsstörungen auf das therapeutische Outcome der Patienten, die Inanspruchnahmerate des Hilfesystems durch Cannabisabhängige mit Persönlichkeitsstörungen etc. fehlen noch völlig. Diese fehlende empirische Basis erschwert derzeit die Erstellung von Leitlinien für die Behandlung in Deutschland (Bonnet et al. 2004). Zunächst besteht kein Grund, von den allgemeinen Richtlinien für die Behandlung Suchtkranker (Marcea et al. 2001) abzuweichen. Jedoch ist eine regionale Erweiterung und bundesweite Etablierung eines spezifisch auf cannabisbezogene Störungen ausgerichteten diagnostischen und therapeutischen Angebotes dringend erforderlich. Diese Empfehlung wird dadurch gestützt, dass die Evaluation größerer amerikanischer Behandlungsprogramme gezeigt hat, dass die Mehrheit der behandlungssuchenden Cannabiskonsumenten keine Probleme mit anderen illegalen Drogen aufwies, verheiratet war sowie relativ gut ausgebildet im Erwerbsprozess stand und sich schon dadurch von den Klienten anderer Drogenbehandlungsprogramme gravierend unterschied (Stephens et al. 2002). Allerdings müssen auch individuelle Behandlungsprogramme für diejenigen Patienten – meistens Jugendliche und junge Erwachsene – gefordert werden, die früh mit dem Cannabiskonsum beginnen, eine häufigere psychiatrische Komorbidität, stärkere soziale Probleme und oft Behandlungsabbrüche haben (Dennis et al. 2002; Kandel et al. 2000; Venedetti et al. 2002)
Derzeit werden in der Bundesrepublik Deutschland cannabisabhängige Patienten vergleichsweise selten und in aller Regel wenig spezifisch in traditionellen Einrichtungen der Drogenhilfe mitbehandelt. Verstärkt treten sie in den letzten Jahren im ambulanten Bereich (z. B. Drogenberatungsstellen, Institutsambulanzen) auf. Die Behandlungsfälle in ambulanten Einrichtungen sollen nach Hochrechnungen des Institut für Therapieforschung, München auf der Basis des Dokumentationssystems EBIS allein von 1994 bis 1999 von 2350 auf 7800 pro Jahr zugenommen haben (Drogen und Suchtbericht der Bundesregierung Mai 2002; Türk et al. 2000). Allerdings kann nicht ausgeschlossen werden, dass dieser Trend durch eine veränderte Angebotsstruktur der Beratungsstellen beeinflusst wird. Evaluierte Programme zur Behandlung Cannabisabhängiger gibt es in Deutschland noch nicht. Empirisch überprüfte Konzepte zur psychotherapeutischen Behandlung Cannabisabhängiger liegen aus Australien und den USA vor. Dabei zeigen sich insbesondere kognitiv-verhaltenstherapeutische und motivationsfördernde Gruppeninterventionen sowie Social-Support-Gruppen wirkungsvoll. Ähnlich wie bei der Behandlung von Personen mit anderen Suchterkrankungen blieben 20-40 % der Cannabisabhängigen während der o. g. Behandlungen durchweg abstinent, wobei mehr als 50 % eine signifikante Reduktion der konsumierten Cannabismenge und assoziierter

Folgeerscheinungen erreichen konnten (Budney et al. 2000; Stephens et al. 2000). Eine speziell mit Jugendlichen und jungen Erwachsenen (< 20 Jahre) durchgeführte Studie bestätigt bisher die bei Erwachsenen gefundenen Ergebnisse (Dennis et al. 2002). In der Verlaufsbeobachtung der früheren Studie von Stephens et al. (1994) wurde gefunden, dass die Abstinenzrate unabhängig vom Behandlungsprogramm kontinuierlich von 63 % (Behandlungsende) auf 14 % (1 Jahr später) gefallen war (Stephens et al. 2002). Dieser Trend scheint sich in späteren Studien zu bestätigen (Copeland et al. 2001). Frequenz und Dauer der Gruppeninterventionen scheinen das Ergebnis nicht sehr zu beeinflussen (Copeland et al. 2001). Allerdings gibt es Hinweise darauf, dass solche Programme durch an Abstinenz gekoppelte Belohnungen weiter verbessert werden können (Budney et al. 2000). Der Cannabiskonsum scheint durch „motivational interviewing" schwerer beeinflussbar zu sein als Alkohol-, Kokain- und/oder Heroinkonsum (Baker et al. 2000). Etablierte pharmakotherapeutische Konzepte zur Rückfallprophylaxe existieren bisher noch nicht. In diesem Zusammenhang soll allerdings erwähnt werden, dass ein kürzlich entwickelter CB1-Cannabinoid-Rezeptor-Antagonist (SR141716) in der Lage sein soll, z. B. die Euphorie von gesunden Probanden während der Cannabisintoxikation zu reduzieren (Huestis et al. 2001). Möglicherweise zeichnet sich aus dieser Richtung eine pharmakotherapeutisch angelehnte Rückfallprophylaxe ab, die dem antagonistischen Konzept bei der Behandlung von Opiatabhängigen nahekommt.

Die alleinige Cannabisabhängigkeit wird in der Regel ambulant behandelt. Die Notwendigkeit einer qualifizierten stationären Behandlung richtet sich nach der Schwere des Entzugssyndroms und/oder der Folgestörungen, der Rückfallgefährdung bzw. der ambulanten Therapieresistenz und der häufig vorhandenen komorbiden Störungen. Insbesondere bei Kindern, Jugendlichen und jungen Erwachsenen ist eine stationäre Behandlung zu empfehlen. Die qualifizierte stationäre Entzugssyndrombehandlung im Sinne einer Frühintervention scheint für diese Zielgruppe aufgrund der psychischen und sozialen Dimension der Suchterkrankung besonders geeignet. Kontrollierte Studien liegen dazu bisher allerdings nicht vor.

9.4 Opiatabhängigkeit

Auf Grund der Erkenntnisse zur Sicherstellung von Rauschgift und der Anzahl der Drogentoten wird die Anzahl der Konsumenten sog. harter Drogen in Deutschland auf ca. 200.000 bis 250.000 geschätzt. Die Anzahl der erstauffälligen Heroinkonsumenten lag im Jahr 2000 bei 7.914 Personen (Kraus et al. 2001). Die Zahl der Rauschgifttoten (überwiegend Überdosierungen von Heroin bzw. Mischintoxikationen) schwankte zwischen 1491 Personen im Jahr 1990, 2030 Personen im Jahr 2000 und 1635 im Jahr 2003. Insbesondere die Zahl der Aussiedler aus Osteuropa und der ehemaligen Sowjetunion, die an Heroinüberdosierungen starben, stieg in den letzten Jahren deutlich an. Detaillierte Erkenntnisse zur aktuellen Rauschgiftsituation in Deutschland können im Internet unter http://www.bka.de abgefragt werden.

In epidemiologischen Untersuchungen wie der amerikanischen „Epidemiological Catchment Area Study" (Regier et al. 1990) konnte bei Abhängigen von Opioiden eine Lebenszeitprävalenz komorbider psychischer Störungen von ca. 65 % diagnostiziert werden. Diese Rate ist zwei- bis dreimal so hoch wie in der Allgemeinbevölkerung. In Studien von Rounsaville et al. (1982) bzw. Khantzian und Treece (1995) lagen die Lebenszeitprävalenzen für Persönlichkeitsstörungen bei Opiatabhängigen zwischen 35 und 65 %. Die Unterschiede in diesen Prävalenzzahlen sind sicherlich durch die Unterschiede der Untersuchungsinstrumente und des Studiendesigns bedingt. In einer umfangreichen Schweizer Meta-Analyse von Frei und Rehm (2002a) wurden 16 Studien mit insgesamt 3754 opiatabhängigen Patienten eingeschlossen. Die Lebenszeitprävalenz von Persönlichkeitsstörungen lag bei 42,2 %.

In einer eigenen Untersuchung von Frei und Rehm (2002b) wurden 85 opiatabhängige Patienten eingeschlossen, die an einer heroingestützten Behandlung teilnahmen. Dabei lag die Lebenszeitprävalenz für mindestens eine Persönlichkeitsstörung bei 57,6 %. Darunter waren am häufigsten die antisoziale Persönlichkeitsstörung mit 30,6 %, die Borderline-Persönlichkeitsstörung mit 10,6 %, die vermeidend-selbstunsichere Persönlichkeitsstörung mit 10,6 %, die zwanghafte Persönlichkeitsstörung mit 11,8 % und die nicht näher bezeichnete Persönlichkeitsstörung mit 16,5 % vertreten.

Eine psychiatrische Diagnostik sollte angesichts der hohen Komorbiditätsrate als Screeening bei jedem drogenabhängigen Patienten durchgeführt werden. Bei im Screening auffälligen Patienten sollten zur Diagnosesicherung weitere Assessmentverfahren eingesetzt werden. Besonderes Augenmerk sollte dabei affektiven und Angst- sowie Persönlichkeitsstörungen geschenkt werden, die sich besonders häufig bei Drogenabhängigen nachweisen lassen.

Diagnose- bzw. störungsbezogene Verfahren mit Ausrichtung auf die ICD-10 oder das DSM-IV sind das CIDI sowie der SKID, die in modularer Weise störungsspezifische Fragen beinhalten und valide sowie effizient zur Diagnosesicherung beitragen können. Sie erlauben auch die strukturierte Erfassung von Persönlichkeitsstörungen (z. B. durch SKID II). Idealerweise werden diese Verfahren durch psychiatrisch erfahrene Beurteiler als Fremdbeurteilung angewendet, z T. existieren jedoch auch Module zur Selbstbeurteilung.

Die Diagnosestellung komorbider Störungsbilder bei drogenabhängigen Patienten ist in Phasen der Akutbehandlung, die meist von eher kurzer Dauer sind, nicht immer einfach, da Intoxikationsfolgen oder (auch protrahierte) Entzugserscheinungen das klinische Bild wesentlich beeinflussen können. Unter postakuten Bedingungen ist dagegen häufig ein längerer Behandlungsverlauf übersehbar, der im Zusammenhang mit eigen- und fremdanamnestischen Angaben die Diagnosestellung bzw. -überprüfung erleichtert.

Während in Deutschland im stationären Akutbereich psychiatrische Institutionen häufig in die Behandlung Drogenabhängiger involviert sind und bei Überleitung der Patienten in eine postakute Behandlung entsprechende Basisinformationen und psychiatrische Diagnosen weiter geben können, sind im ambulanten Bereich vergleichsweise wenige Psychiater involviert. Sofern bei Hausärzten oder auch in psychosozialen Beratungsstellen psychiatrische Kompetenz fehlt oder auf konsiliarischer Ebene schwer zu erreichen ist, kann die psychiatrische Diagnostik häufig erschwert sein, umso mehr als psychische Störungen häufig einen phasenhaften bzw. wechselhaften Verlauf aufweisen.

Für die Behandlung komorbider Störungen hat die American Society of Addiction Medicine Empfehlungen (ASAM 2000, siehe Anhang) herausgegeben. Da affektive und Angststörungen bei drogenabhängigen Patienten besonders häufig auftreten, ist ihrer Behandlung besondere Aufmerksamkeit zu widmen. Das therapeutische Procedere entspricht hierbei dem allgemeinen Vorgehen bei anderen psychiatrischen Patienten. Speziell bei Substitutionsbehandlungen sollte beachtet werden, dass Antidepressiva und andere Medikamente, die über das Cytochrom P450-System verstoffwechselt werden, Wechselwirkungen mit Substitutionsmitteln wie z. B. Methadon aufweisen können. Relativ wechselwirkungsarme Substanzen sind hier zu bevorzugen.

Psychotische Störungen sind hinsichtlich ihrer Prävalenz bei Drogenabhängigen seltener als affektive oder Angststörungen. Erst nach einer ausreichend langen Zeit der kontrollierten Abstinenz (mindestens 1 Monat) und unter Berücksichtigung der Vorgeschichte sowie des Verlaufs sollte bei Vorliegen produktiver oder negativer Symptome von einer eigenständigen, nicht durch Drogen bedingten, psychotischen Störung ausgegangen werden.

Neben Angst- und affektiven Störungen gehören die Persönlichkeitsstörungen wie oben näher aufgeführt zu den häufigsten zusätzlichen psychischen Störungen bei Drogenabhängigen. Die Behandlung von Persönlichkeitsstörungen stützt sich auf spezielle psychotherapeutische Ansätze. Im Vordergrund steht dabei die Dialektisch-behaviorale Therapie (Linehan 1996), die eines dafür geschulten Personals bedarf.

9.5 Ecstasy

Ecstasy gehört – ebenso wie andere Entaktogene (MDE, MMDA, MBDB) – zur Gruppe der sog. Psychostimulantien. Diese Substanzen können in niedrigen Dosen Gefühle entspannter Aufmerksamkeit, vermehrter Energie und gesteigerten Selbstvertrauens sowie Abnahme von Appetit und Schlafbedürfnis verursachen.

MDMA bzw. Ecstasy ist n-Methyl4-Methyldiox-Amphetamin. MDA und MDMA wurden bereits am 24.12.1912 von der Firma Merck, Darmstadt patentiert. Seit Mitte der 80er Jahre wurde ein steigender Konsum von Ecstasy in den USA, Großbritannien und Deutschland beobachtet. Die Anzahl der sichergestellten

Ecstasy-Konsumeinheiten betrug 1991 4061 und lag im Jahr 2000 bei 1,634,683. Als Herkunftsland für illegale synthetische Drogen wie Ecstasy dominieren unverändert die Niederlande, wobei der Anteil Osteuropas in diesem Bereich weiter zunimmt. Seit den ersten Zeichen eines vermehrten Ecstasykonsums in Westdeutschland seit Anfang der Mitte der 90er Jahre hat sich Ecstasy bei den Jugendlichen und jungen Erwachsenen zur beliebtesten illegalen Droge nach Cannabis entwickelt (Kraus et al. 2001). Interessanterweise ist Ecstasy die einzige Droge, deren 12-Monatsprävalenz in den neuen Bundesländern höher als in den alten Bundesländern ist.

Die Langzeit-MDMA-Konsumenten können in zwei Gruppen differenziert werden. Zum einen Menschen, die täglich hohe Dosen konsumieren, und zum anderen eine Gruppe, die niedrige Dosen gelegentlich, wie z. B. zum Wochenende, einnehmen. Die Langzeit-Hochdosis-Konsumenten, die abhängig sind, konsumieren auch oft Amphetamine als Alternative oder Ergänzung. Bei ihnen kommt es häufig zu Stimmungsschwankungen, emotionaler Labilität, zunehmender Angst, alternierend mit depressiven Zuständen des Entzugs und gelegentlich exogenen Psychosen mit Verfolgungswahn und aggressiven Durchbrüchen. Interessanterweise sind nur 1-2 % der Konsumenten reine Ecstasy-User. Häufig werden weitere illegale Drogen (Cannabis, Amphetamine, Opiate) oder Alkohol bzw. Nikotin konsumiert.

Es existieren nur wenige Untersuchungen zur Komorbidität von Ecstasykonsumenten. Die größte deutsche Studie stammt von Thomasius et al. (2000). In dieser Untersuchung wurden 107 Polytoxikomane mit Ecstasykonsum einer Kontrollgruppe (Polytoxikomane ohne Ecstasykonsum und Abstinente) gegenübergestellt. Gegenüber polytoxikomanen Probanden ohne Ecstasykonsum fiel bei den Politoxikomanen mit Ecstasykonsumenten der relativ hohe Anteil an Diagnosen der Kategorie „Persönlichkeits- und Verhaltensstörungen" (26 vs. 10 %) auf. Außerdem wurden affektive Störungen bei den Ecstasykonsumenten doppelt so häufig diagnostiziert (10 % vs. 5 %). Im Vergleich der verschiedenen Persönlichkeitsstörungen im Kollektiv der Ecstasykonsumenten wird deutlich, dass im Wesentlichen kein einzelner Typus der Persönlichkeitsstörung bevorzugt wird, sondern alle Formen relativ gleichmäßig vorliegen. Eine Ausnahme bildet lediglich die ängstliche (vermeidende) Persönlichkeitsstörung, die besonders bei Dauerkonsumenten gehäuft vorkommt (13,5 % vs. 0 % bei den Probierkonsumenten). Zwischen Konsummuster und Persönlichkeitsstörung besteht ein tendenziell linear steigender Zusammenhang: 10 % der Probier-, 22 % der Gelegenheits- und 32 % der Dauerkonsumenten wiesen eine Persönlichkeitsstörung auf.

Zusammenfassend ist festzuhalten, dass im Gegensatz zu den Untersuchungen bei Opioid- und Kokainabhängigen, bei denen Persönlichkeitsstörungen vom antisozialen bzw. vom Borderlinetypus im Vordergrund stehen, diese Persönlichkeitsstörungen bei den Ecstasykonsumenten nur eine untergeordnete Bedeutung haben. Der größte Anteil an Persönlichkeitsstörungen fiel bei den Ecstasykonsumenten auf den Bereich der ängstlichen (vermeidenden) Persönlichkeitsstörung. Nach der

Studie von Thomasius et al. (2000) ist insbesondere der Anteil an drogeninduzierten psychotischen Störungen bei Ecstasykonsumenten hoch. Mindestens 25 % der Konsumenten wiesen psychotische Störungen wie Halluzinationen, Wahn, Beziehungsideen etc. innerhalb von 12 Monaten auf.
Ecstasykonsumenten weisen nach der Untersuchung von Thomasius et al. (2000) einen starken Leidensdruck auf und schätzen den Stellenwert psychotherapeutischer und somatischer Behandlungen relativ hoch ein. Da Ecstasykonsumenten gute Voraussetzungen bezüglich ihrer Compliance und Einsichtsfähigkeit für psychodynamische Zusammenhänge mitbringen, sollte nach Ansicht der Autoren (Thomasius et al. 2000) bei ihnen eine Psychotherapie in Betracht gezogen werden.
Die alleinige Ecstasyabhängigkeit wird in erster Linie ambulant behandelt. Die Notwendigkeit einer qualifizierten stationären Behandlung richtet sich nach der Schwere der Intoxikation und/oder den psychiatrischen Folgestörungen, der Rückfallgefährdung bzw. ambulanter Therapieresistenz und der häufig vorhandenen komorbiden Störungen. Insbesondere bei Kindern und Jugendlichen ist eine stationäre Behandlung in Erwägung zu ziehen. Es gibt derzeit keine ausreichend kontrollierten Psychotherapiestudien für Ecstasykonsumenten, die insbesondere die häufig vorliegenden komorbiden Störungen berücksichtigen. Verbindet man jedoch den Ecstasykonsum mit dem Oberbegriff Stimulantienkonsum, finden sich in der Literatur einige Therapiestudien (allerdings meist bezogen auf Kokain).
Bei der Behandlung der durch Stimulantien bedingten Störungen hat sich keine spezielle psychotherapeutische Behandlungsmethode einer anderen Methode gegenüber als grundsätzlich überlegen erwiesen. Bei den schweren Suchtstörungen mit psychiatrischer Komorbidität weisen jedoch die kognitiv-behavioralen Verfahren gegenüber anderen Ansätzen eine gewisse Überlegenheit in Bezug auf den kurz- und mittelfristigen Therapieerfolg auf (Carroll et al. 1994). Bei Jugendlichen mit einem schädlichen Substanzgebrauch haben sich familientherapeutische Ansätze gegenüber der Einzelbehandlung als überlegen erwiesen (Shadish et al. 2000).
Psychoedukation und motivationale Interventionen haben zwar ihre Domäne in frühen Behandlungsphasen und in der qualifizierten Entgiftung, sie können und sollen aber auch in der Postakutbehandlung unterstützend eingesetzt werden.
Sowohl einzel- als auch gruppentherapeutische Verfahren sind zu empfehlen. Gruppentherapie fördert die Einsicht in störungsspezifische Abwehrhaltungen wie Verleugnung, Bagatellisierung, Rückfallgefährdung, wirkt sich auf die Differenzierungs- und Verbalisierungsfähigkeit von Affekten günstig aus, verbessert die Introspektionsfähigkeit sowie interaktionelle und kommunikative Kompetenzen und korrigiert eine verzerrte Realitätsorientierung und -prüfung. Wenig strukturierte Formen der Gruppentherapie setzen auf Seiten des Patienten eine hinreichende psychische Stabilität voraus, um die aus dem gruppendynamischen Prozess resultierenden Frustrationen, Ängste und Kränkungen zu tolerieren.
Eine spezifische Pharmakotherapie der Ecstasyabhängigkeit existiert derzeit noch nicht. Tierexperimentelle Studien konnten zeigen, dass nach Gabe von Serotonin-

rückaufnahmehemmern die Langzeiteffekte von Ecstasy, vor allem Angst und Depression, reduziert werden konnten (Thompson et al. 2004).
Da wissenschaftliche Studien in der jüngsten Vergangenheit bezüglich der Toxizität von Ecstasy zurückgezogen werden mussten (Ricaurte et al. 2003), gibt es in den USA, Spanien und Deutschland auch wieder Bemühungen, diese Substanz als Therapeutikum in der Psychotherapie einzusetzen und die entaktogenen Effekte zu nutzen (Doblin 2002).

Anhang

Grundlegende Prinzipien für die Behandlung komorbider Störungen der American Society of Addiction Medicine (ASAM 2000; Übersetzung durch die Verfasser)

1. Klinisch tätige Ärzte in allen medizinischen Bereichen, einschließlich der Primärversorgung, der speziellen psychiatrischen oder suchtmedizinischen Versorgung, anderer medizinischer Fachbereiche oder im öffentlichen Gesundheitswesen sollten über die Prävalenz und Bedeutung zusammen auftretender psychiatrischer Störungen und Suchterkrankungen aufgeklärt werden.
2. Klinisch tätige Ärzte, die Patienten in eine psychiatrische oder suchtmedizinische Behandlung einweisen, sollten an die Möglichkeit kormorbider Störungen bei diesen Patienten denken.
3. Ärzte und andere Therapeuten, die Patienten wegen psychiatrischer oder suchtmedizinischer Störungen behandeln, sollten diese Patienten sorgfältig auf komorbide Störungen hin untersuchen und all diesen Störungen bei der Erstellung eines Behandlungsplans besondere Aufmerksamkeit widmen.
4. Therapeutische Einrichtungen, in denen Patienten mit einer dualen Diagnose behandelt werden, sollten sicherstellen, dass die Ausbildung und Kompetenz ihres Personals ausreichend ist, um effektiv mit diesen Patienten umzugehen. Wo die Fachlichkeit des Personals nicht ausreicht, sollten Patienten mit einer dualen Diagnose in geeignete Behandlungseinrichtungen überwiesen werden, oder die Behandlungsstätte sollte kooperative Behandlungsvereinbarungen mit anderen Behandlungsstätten entwickeln. Wo diese Vereinbarungen abgeschlossen werden, sind häufige Kommunikation und enge Zusammenarbeit zwischen den zwei Behandlungseinrichtungen und zwischen allen klinisch tätigen Ärzten, die den jeweiligen Patienten behandeln, wichtig.
5. Da die Familien mit einem komorbiden Angehörigen sich oft speziellen Problemen gegenübersehen, sollten Familienangehörige in den Behandlungsplan eingebunden werden und angemessene und geeignete Hilfen erhalten.
6. Die Kriterien der American Society of Addiction Medicine für die Zuweisung von Patienten zur Behandlung von substanzbedingten Störungen (2. Auflage, revidiert) sollten zielführend für die therapeutische Zuweisung von Patienten mit einer dualen Diagnose eingesetzt werden.

7. Krankenversicherungen sollten sich der spezifischen Behandlungsbedürfnisse von Patienten mit einer dualen Diagnose bewusst sein und in angemessener Weise die Kosten hierfür übernehmen.
8. Öffentlich geförderte suchtmedizinische und psychiatrische Behandlungsmaßnahmen auf allen Regierungsebenen (Bund, Länder, Kommunen) sollten die spezifischen Bedürfnisse von Patienten mit einer dualen Diagnose bei ihrer Programmplanung und -budgetierung anerkennen und berücksichtigen.
9. Ausbildungsmaßnahmen zum Erkennen und Behandeln von Patienten mit komorbiden Störungen sollten Teil des Curriculums sein, sowohl in psychiatrischen als auch in suchtmedizinischen Ausbildungsprogrammen, auf allen Ebenen und für alle Berufsgruppen.
10. Der Forschung zur Epidemiologie, Neurobiologie, Phänomenologie, zum klinischen Verlauf und zur Behandlung dieser Störungen sollte von Seiten der Regierungen, Universitäten und anderer Forschungseinrichtungen ein hoher Stellenwert eingeräumt werden.

Literatur

Adalbjarnardottir S, Rafnsson FD. Adolescent antisocial behavior and substance use: longitudinal analyses. Addict Behav. 2002;27: 227-40.

Agosti V, Nunes E, Levin F. Rates of psychiatric comorbidity among U.S. residents with lifetime cannabis dependence. Am J Drug Alcohol Abuse. 2002; 28: 643-52.

Altermann AL, Gerstley LJ, Strohmetzt DB, McKay JR: Psychiatric Heterogeneity in Antisocial Alcoholics: Relation to Familial Alcoholism. Compr Psychiat 1991; 32: 423-30.

American Psychiatric Association. Practice Guidelines for the treatment of patients with nicotine dependence. Am J Psychiat 1996; 153: 1-31.

Andreoli A, Gressot G, Aapro N, Tricot L, Gognalons MY. Personality disorders as a predictor outcome. J Personality Disorders 1989; 3: 307-20.

Antons K. Persönlichkeitsmerkmale der Süchtigen. Ursachen oder Folgen? In: Keup (Hrsg): Sucht als Symptom. Stuttgart: Thieme, 1981; 38-43.

Baker A, Lewin T, Reichler H, Clancy R, Carr V, Garrett R, Sly K, Devir H, Terry M. Evaluation of a motivational interview for substance use within psychiatric in-patient services. Addiction 2002; 97: 1329-37.

Benjamin LS, Strand JG. Recognizing comorbid personality disorder can help manage and treat the „untreatable“. Psychiatr Clin North Am 1998; 21: 775-89.

Bobbink AJ, Spohr B. Drogenkonsum und psychische Störungen. Erfahrungen aus der ambulanten Therapie mit Cannabis und Partydrogenmissbrauchern und Abhängigen. In: Bader T (Hrsg). Psychiatrie und Drogensucht. Lengerich: Pabst Verlag 2002, 28-32.

Bonnet U, Harries-Hedder K, Leweke FM, Schneider U, Tossmann P. AWMF-Guideline: Disorders related to cannabis. Fortschr Neurol Psychiat 2004; 72:318-29.

Bottlender M, Bottlender R, Scharfenberg CD, Soyka M. Effectiveness of outpatient treatment for alcoholism – impact of personality disorders on course of treatment. Psychother Psychosom Med Psychol. 2003; 53: 384-9.

Budney AJ, Moore BA. Development and consequences of cannabis dependence. J Clin Pharmacol 2002; 42: 28S-33S.

Budney AJ, Higgins ST, Radonovich KJ, Novy PL. Adding voucher-based incentives to coping skills and motivational enhancement improves outcomes during treatment for marijuana dependence. J Consult Clin Psychology 2000; 68: 1051-61.

Burtscheidt W, Wolwer W, Schwarz R, Strauss W, Gaebel W. Out-patient behaviour therapy in alcoholism: treatment outcome after 2 years. Acta Psychiatr Scand. 2002;106: 227-32.

BzgA: Bundeszentrale für gesundheitliche Aufklärung. Die Drogenaffinität Jugendlicher in der Bundesrepublik Deutschland, Köln 2001.

Cacciola JS, Alterman AI, Rutherford MJ, Snider EC. Treatment response of antisocial substance abusers. J Nerv Ment Dis 1995;183:166-71.

Carroll KM, Rounsaville BJ, Gordon LT, Nich C, Jatlow P, Bisighini RM et al. Psychotherapy and pharmacotherapy for ambulatory cocaine abusers. Arch Gen Psychiatry 1994; 51: 177-87.

Copeland J, Swift W, Roffman RA, Stephens RS. A randomised controlled trial of brief cognitive-behavioral interventions for cannabis use disorder. J Subst Abus Treat 2001; 21: 55-64.

Crowley TJ, Macdonald MJ, Whitmore EA, Mikulich SK. Cannabis dependence, withdrawal, and reinforcement effects among adolescents with conduct symptoms and substance use disorders. Drug Alcohol Depend 1998; 50: 27-37.

DeJong AJ, von den Brink W, Hartefeld FM, van der Wielen EGM. Personality Disorders in Alcoholics and Drug Addicts. Comprehen Psychiat 1993; 34: 87-94.

Demel I. Veränderungen des Persönlichkeitsprofils von Alkoholikern unter Abstinenzbedingungen. Klin Psychol 1974; 3: 221-37.

Dennis M. Godley SH, Diamond GS, Tims FM. Babor T, Donaldson J, Liddle H, Titus JC, Kaminer Y, Webb C, Hamilton N and the CYT steering committee. Main findings of the cannabis youth treatment (CYT) randomized field experiment. 2002; www.chestnut.org/LI/cyt/findings/index.html.

Denis C, Lavie E, Fatseas M, Auriacombe M. Psychotherapeutic interventions for cannabis abuse and/or dependence in outpatient settings. Cochrane Database Syst Rev 2006; 3: CD005336

Doblin R. A clinical plan for MDMA (Ecstasy) in the treatment of posttraumatic stress disorder (PTSD): partnering with the FDA. J Psychoactive Drugs. 2002; 34: 185-94.

Driessen M. Psychiatrische Komorbidität bei Alkoholismus und Verlauf der Abhängigkeit. Steinkopf Verlag, Darmstadt, 1999, 47-57.

Drogen und Suchtbericht der Bundesregierung Mai 2002.

Dulit RA, Fyer MR, Haas GL, Sullivan T, Frances AJ. Substance Use in Borderline Personality Disorder. Am J Psychiat 1990; 147: 1002-7.

Dumas P, Saoud M, Bouafia S, Gutknecht C, Ecochard R, Dalery J, Rochet T, d'Amato T. Cannabis use correlates with schizotypal personality traits in healthy students. Psychiat Res 2002; 31: 27-35.

Fergusson DM, Horwood J. Early onset cannabis use and psychosocial adjustment in young adults. Addiction 1997; 92: 279-96.

Fergusson DM, Horwood LJ, Swain-Campbell N. Cannabis use and psychosocial adjustment in adolescence and young adulthood. Addiction 2002; 97: 1123-35.

Frei A, Rehm J. Die Prävalenz psychischer Komorbidität bei Opiatabhängigen. Eine Meta-Analyse bisheriger Studien. Psychiat Praxis 2002a; 29: 258-62.

Frei A, Rehm J. Komorbidität: Psychische Störungen bei Opiatabhängigen zu Beginn einer heroingestützen Behandlung. Psychiat Praxis 2002b; 29: 251-7r.

Gantner A. Cannabis – vom jugendtypischen Konsum zum problematischen Gebrauch. In: Farke W, Graß H, Hurrelmann K (Hrsg). Drogen bei Kindern und Jugendlichen. Stuttgart: Thieme 2003: 86-93.

Glassman AH, Helzer JE, Covey LS, Cottler LB, Stetner F, Tipp JE, Johnson J. Smoking, smoking cessation, and major depression. JAMA. 1990; 26;264: 1546-9.

Grant BF, Pickering R. The relationship between cannabis use and DSM-IV cannabis abuse and dependence: Results from the National Longitudinal Alcohol Epidemiologic Survey. J Subst Abuse, 1999; 10: 255-64.

Grella CE, Hser YI, Joshi V, Rouds-Bryant J. Drug treatment outcomes for adolescents with comorbid mental and substance use disorders. J Nerv Ment Dis 2001; 189: 384-92.

Gulbinat W Dupont A, Jablensky A, Jensen OM, Marsella A, Nakane Y, Sartorius N. Cancer incidence of schizophrenic patients: Results of record linkage studies in three countries. Br J Psychiat 1992; 161: 75-83.

Hatzitaskos P, Soldatos CR, Kokkevi A, Stefanis CN. Substance abuse patterns and their association with psychopathology and type of hostility in male patients with borderline and antisocial personality disorder. Compr Psychiat 1999; 40: 278-82.

Herz L, Volicer R, D'Angelo N, Gadish D: Additional Psychiatric Illness by Diagnostic Interview Schedule in Male Alcoholics. Compr Psychiat 1990; 30: 72-9.

Hölscher F, Bonnet U, Scherbaum N. Inanspruchnahmepopulation einer Cannabisambulanz. Nervenarzt 2008; 79: 571-576.

Hser YI, Grella CE, Hubbard RL, Hsieh S, Fletcher BW, Brown BS, Anglin MD. An evaluation of drug treatments for adolescents in 4 U.S. cities. Arch Gen Psychiat 2001; 58: 689-95.

Huestis MA, Gorclick DA, Heishman SJ, Preston KL, Nelson RA, Moolchan ET, Frank RA. Blockade of effects of smoked marijuana by the CB1-selective cannabinoid receptor antagonist SR141716. Arch Gen Psychiat 2001; 58: 322-8.

Johns A. Psychiatric effects of cannabis. Brit J Psychiat 2001; 178: 116-22.

Joseph MH, Young AM, Gray JA. Are neurochemistry and reinforcement enough – Can the abuse potential of drugs be explained by common actions on a dopamine reward system in the brain. Human Psychopharmacol 1996; 11:55-63.

Kandel DB, Chen K. Types of marihuana users by longitudinal course. J Stud Alcohol 2000; 61: 367-78.

Kandel DB, Johnson JG, Bird HR, Canino G, Goodman SH, Lahey BB, Regier DA, Schwabe-Stone M. Psychiatric disorders associated with substance use among children and adolescents: Findings from methods for the epidemiology of child and adolescent mental disorders study. J Abn Child Psychol 1997; 25: 121-32.

Khantzian EJ, Treece C. DSM-III psychiatric diagnosis of narcotic addicts. Recent findings. Arch Gen Psychiat. 1985;42: 1067-71.

Koenigsberg, HW, Kaplan RD, Gilmore MM, Cooper AM. The Relationship Between Syndrome and Personality Disorder in DSM-III: Experience With 2462 Patients. Am J Psychiat 1985; 142: 207-12.

Kraus, L., Augustin, R. Repräsentativerhebung zum Gebrauch psychoaktiver Substanzen bei Erwachsenen in Deutschland 2000. Institut für Therapieforschung, München 2001.

Küfner H: Zur Persönlichkeit von Alkoholabhängigen. In: Kirschewski E (Hrsg.): Alkoholismus-Therapie. Kassel, Nicol-Verlag, 1981; 23-39.

Lang E, Engelander M, Brooke T. Report of an integrated brief intervention with self-defined problem cannabis users. J Subst Abus Treat 2000; 19: 111-6.

Linehan MM (1996): Dialektisch-behaviorale Therapie der Borderline-Persönlichkeitsstörung. München:CIP-Medien.

Lohr Jb, Flynn K. Smoking and schizophrenia. Schizophr Res 1992; 8: 93-102.

Lynskey MT, Heath AC, Nelson EC, Bucholz KK, Madden PA, Slutske WS, Statham DJ. Genetic and environmental contributions to cannabis dependence in a national young adult twin sample. Psychol Med. 2002; 32: 195-207.

Marcea IT, Kuhlmann T. Leitlinien für die Erbringung medizinischer Leistungen in der Diagnostik, Behandlung und Rehabilitation von Patienten mit Abhängigkeit und/oder schädlichem Gebrauch von psychotropen Substanzen für das Fachgebiet Psychiatrie/Psychotherapie. Suchttherapie 2001; 2: 45-50.

McGee R, Williams S, Poulton R, Moffitt T. A longitudinal study of cannabis use and mental health from adolescence to early adulthood. Addiction 2000; 95: 491-503.
Moggi F. In: Moggi F (Hrsg.). Doppeldiagnosen. Komorbidität psychischer Störungen und Sucht. Bern: Huber 2002, 65-92.
Murphy KR, Barkley RA, Bush T. Young adults with attention deficit hyperactivity disorder: subtype differences in comorbidity, educational, and clinical history. J Nerv Ment Dis. 2002;190: 147-57.
Nace EP Saxon JJ, Shore N. A comparison of borderline and nonborderline alcoholic patients. Arch Gen Psychiatry 1983; 40: 54-6.
Nelson CB, Rehm J, Ustun TB, Grant B, Chatterji S. Factor structures for DSM-IV substance disorder criteria endorsed by alcohol, cannabis, cocaine and opiate users: results from the WHO reliability and validity study. Addiction 1999; 94: 843-55.
Patton GC, Coffey C, Carlin JB, Degenhardt L, Lynskey M, Hall W. Cannabis use and mental health in young people: cohort study. BMJ 2002; 325: 1195-8.
Patton D, Barnes GE, Murray RP. A personality typology of smokers. Addict Behav 1997; 22: 269-73.
Perkonigg A, Lieb R, Höfler M, Schuster P, Sonntag H, Wittchen H-U. Patterns of cannabis use, abuse and dependence over time: incidence, progression and stability in a sample of 1228 adolescents. Addiction 1999; 94: 1663-78.
Powell B, Penick E, Nickel E, Liskow BI, Riesenmy KE, Campion SL, Brown EF: Outcomes of Co-Morbid Alcoholic Men: A 1-Year Follow-Up. Alcohol Clin Exper Res 1992; 16: 131-8.
Regier DA, Farmer ME, Rae DS, Locke BZ, Keith SJ, Judd LL, Goodwin FK. Comorbidity of mental disorders with alcohol and other drug abuse. Results from the Epidemiologic Catchment Area (ECA) Study. JAMA. 1990; 264: 2511-8.
Reich JH, Vasile RG. Effect of personality disorders on the treatment outcome of axis I conditions: an update. J Nerv Ment Dis. 1993; 181: 475-84.
Ricaurte GA, Yuan J, Hatzidimitriou G, Cord BJ, McCann UD. Retraction. Science. 2003; 30: 1479.
Ross HE, Glaser FB, Germanson T. The Prevalence of Psychiatric disorders in Patients With Alcohol and Other Drug Problems. Arch Gen Psychiat 1988; 45: 1023-31.
Rounsaville BJ, Weissman MM, Kleber H, Wilber C. Heterogeneity of psychiatric diagnosis in treated opiate addicts. Arch Gen Psychiat. 1982; 39: 161-8.
Shadish WR, Matt GE, Navarro AM, Phillips G. The effects of psychological therapies under clinically representative conditions: A meta-analysis. Psychological Bulletin 2000; 126:512-29.
Serman N, Johnson JG, Geller PA, Kanost RE, Zacharapoulou H. Personality disorders associated with substance use among American and Greek adolescents. Adolescence 2002; 37: 841-54.
Simons JS, Carey KB. Risk and vulnerability for marijuana use problems: the role of affect dysregulation. Psychol Addict Behav 2002; 16: 72-5.
Smyth NJ. Differences in Situational Heavy Drinking Among Alcoholics With and Without Comorbid Personality Disorders. VI Congress on the Treatment of Addictive Behavior 1993; Santa Fé, USA (Abstract).
Stephens RS, Roffman RA, Simpson EE. Treating adult marijuana dependence: a test of the relapse prevention model. J Consult Clin Psychol 1994; 62: 92-9.
Stephens RS, Curtin L, Roffman RA. Comparison of extended versus brief treatments for marijuana use. J Consult Clin Psychol 2000; 68: 898-908.
Stephens RS, Babor TF, Kadden R, Miller M; Marijuana Treatment Project Research Group. The Marijuana Treatment Project: rationale, design and participant characteristics. Addiction. 2002; 97 Suppl 1:109-24.
Swift W, Copeland J, Hall W. Choosing a diagnostic cut-off for cannabis dependence. Addiction 1998a; 93: 1681-92.

Swift W, Hall W, Didcott P, Reilly D. Patterns and correlates of cannabis dependence among long-term users in an Australian rural area. Addiction 1998b; 93: 1149-60.
Swift W, Hall W, Teesson M. Characteristics of DSM-IV and ICD-10 cannabis dependence among Australian adults: results from a national survey of mental health and wellbeing. Drug Alcohol Depend 2001; 63: 147-53.
Thomasius R. Ecstasy – Eine Studie zu gesundheitlichen und psychosozialen Folgen des Missbrauchs. Wissenschaftliche Verlagsgesellschaft, Stuttgart 2000.
Thompson MR, Li KM, Clemens KJ, Gurtman CG, Hunt GE, Cornish JL, McGregor IS. Chronic fluoxetine treatment partly attenuates the long-term anxiety and depressive symptoms induced by MDMA ('Ecstasy') in rats. Neuropsychopharmacology. 2004;29: 694-704.
Tossmann HP, Soellner R, Kleiber D. Cannabis – Konsummuster und Gefährdungspotential. In: Deutsche Hauptstelle gegen die Suchtgefahren (Hrsg) Jahrbuch Sucht 94. Neuland, Geesthacht 1993, 103-62.
Tossmann HP, Gantner A. Differentielle Aspekte der Haschischabhängigkeit. Sucht 1993; 4: 276-81.
Troisi A, Pasini A, Saracco M, Spalletta G. Psychiatric symptoms in male cannabis users not using other illicit drugs. Addiction 1998; 93: 487-92.
Türk D, Welsch K. EBIS-Jahresstatistik 1999 der ambulanten Beratungs- und Behandlungsstellen für Suchtkranke in Deutschland und SEDOS-Jahresstatistik 1999 der stationären Suchtkrankenhilfe in Deutschland. Sucht 2000; 46: Sonderheft 1.
Venedetti J, McRee B, Miller M, Christiansen K, Herrell J and the Marijuana Treatment Project Research Group. Correlates of pre-treatment drop-outs among persons with marijuana dependence. Addiction 2002; 97 (suppl 1): 125-34.
Verheul R, van den Brink W, Koeter MW, Hartgers C. Antisocial alcoholic patients show as much improvement at 14-month follow-up as non-antisocial alcoholic patients. Am J Addict. 1999; 8: 24-33.
Von der Stein B, Podoll K. Borderline-Persönlichkeitsstörung bei Patienten mit chronischem Alkoholismus. Sucht 1994; 2: 99-106.
Wakschlag LS, Pickett KE, Cook E Jr, Benowitz NL, Leventhal BL. Maternal smoking during pregnancy and severe antisocial behavior in offspring: a review. Am J Public Health. 2002;92: 966-74.
Weissmann MM. The Epidemiology of Personality Disorders: A 1990 Update. J Personal Dis 1993; Suppl.: 44-62.
Winters KC, Latimer W, Stinchfield RD. The DSM-IV criteria for adolescent alcohol and cannabis use disorders. J Stud Alcohol 1999; 60: 337-44.
Wittchen H-U, Perkonigg A, Reed V. Comorbidity of mental disorders and substance use disorders. Eur Addict Res 1996; 2: 36-47.
Wittchen HU, Fröhlich C, Behrendt , Günther A, Rehm J, Zimmermann P, Lieb R, Perkonigg A. Cannabis use and cannabis use disorders and their relationship to mental disorders: a 10-year prospective-longitudinal community study in adolescents. Drug Alcohol Depend 2007; 88 Suppl 1: 60-70
Wolwer W, Burtscheidt W, Redner C, Schwarz R, Gaebel W. Out-patient behaviour therapy in alcoholism: impact of personality disorders and cognitive impairments. Acta Psychiat Scand. 2001; 103: 30-7.
World Health Organization, Tobacco or Health: A global status report. Genf: WHO, 1997
Yates WR, Cadoret RJ, Troughton E. Axis I and Axis II comorbidity in nicotine dependence. Med Psychiat 1998; 1: 30-5.
Zumdick S, Schneider U, Leweke M, Jülicher A, Tossmann P, Bonnet U. A survey on trials focussing on the treatment of cannabis-dependence. Fortschr Neurol Psychiatr 2006; 74(4:) 211-225.

10. Persönlichkeitsstörungen, Somatoforme Störungen und Stigmatisierung[1,2]

Gerhard Schmid-Ott, Horst Haltenhof & Udo Schneider

10.1 Epidemiologie der Komorbidität von Persönlichkeitsstörungen und Somatoformen Störungen

In der Literatur wird ein hoher Prozentsatz komorbider Persönlichkeitsstörungen bei Patienten mit Somatoformen Störungen, z. B. in der Praxis von Allgemeinmedizinern angegeben: 23 % der Patienten hatten eine Persönlichkeitsstörung, dagegen hatten 37 % zwei oder mehr Formen einer Persönlichkeitsstörung (Rost et al. 1992). Stern et al. (1993) fanden bei Patienten mit Somatoformen Störungen einer Ambulanz für psychologische Medizin eines Allgemeinkrankenhauses bei 72 % (18/25) die Komorbidität einer Persönlichkeitsstörung im Vergleich zu 36 % (9/25) bei Kontrollpersonen, die an Depressionen oder Angststörungen litten. Bei diesen Studien ist allerdings zu berücksichtigen, dass jeweils Inanspruchnahmeprävalenzen und nicht „wahre" Prävalenzen bestimmt wurden, was zu Stichproben- und Selektionseffekten führt. Festzuhalten ist, dass in der Studie von Leibbrand et al. (1999) Patienten mit Somatoformen Störungen mit bzw. ohne komorbide Persönlichkeitsstörungen eine vergleichbare initiale Symptomatik (somatoforme, hypochondrische und depressive Symptomatik, dysfunktionale Kognitionen zu Körper und Gesundheit) zeigten; auch der Therapieerfolg der kognitiv-behavioralen Psychotherapie war in einer Zweijahreskatamnese nicht signifikant unterschiedlich.

---

[1] Mit den in dieser Arbeit verwandten Personen- und Berufsbezeichnungen sind, auch wenn sie nur in einer Form auftreten, gleichwertig beide Geschlechter gemeint.

[2] Für hilfreiche Hinweise zur Ätiologie und Pathogenese Somatoformer Störungen sei Herrn Dipl.-Psych. Dr. A. Kraul, Göttingen, gedankt.

10.2 Entstehung und Aufrechterhaltung der Persönlichkeitsstörungen und Somatoformen Störungen – Zwei Seiten einer Medaille?

Bevor die Entstehung und Aufrechterhaltung von Somatoformen Störungen diskutiert wird, soll auf ihre diagnostische Einordnung eingegangen werden. Hoffmann (1998) hält eine bessere Systematisierung der Beziehungsstörungen, z. B. der regelhaft gestörten Arzt-Patient-Beziehung, als Basis für eine weitergehende Differenzierung Somatoformer Störungen für notwendig. So könnte die rein deskriptive ICD-10-Diagnostik ergänzt werden, in der hohe Reliabilität auf Kosten der Validität geht (Hoffmann 1998). In diesem Kontext ist von Bedeutung, dass vorübergehende Funktionsstörungen verschiedener Körperteile und Körpersysteme, vor allem aber der vollständig oder weitgehend vegetativ kontrollierten Organe oder Systeme, nicht per se pathologisch sind, sondern physiologische Reaktionsweisen darstellen. Es stellt sich in diesem Zusammenhang die Frage, warum und zu welchem Zeitpunkt die Symptome als Krankheit interpretiert werden und die Person damit zum Patienten wird (Hoffmann et al. 2004). Diese Fragestellung kann am ehesten mit der operationalisierten psychodynamischen Diagnostik (OPD, Arbeitskreis OPD 1996) empirisch geklärt werden. Dabei ist die Annahme einer unterschiedlichen Konfliktspezifität nach Alexander (1994) für verschiedene Erkrankungen zu „eng". Allerdings haben unter der Voraussetzung einer genetisch determinierten somatischen wie psychischen Vulnerabilität Modelle kleinerer Reichweite im Sinne „konstellativer Spezifität" heute durchaus noch ihre Berechtigung. Paradigmatisch zur Untersuchung dieses Fragenkomplexes sei die Arbeit von Kraul (2005) genannt, in der das interpersonelle Erleben und Verhalten von 32 Patienten mit Irritable Bowel Syndrome (IBS) mit und ohne Komorbidtät einer anderen psychischen Störung mit Hilfe des OPD-Fremdratings untersucht wird. Im OPD-Rating der Beziehungsachse erfolgt eine *Fremdeinschätzung* des Selbst- und Fremdbildes; in dieser Studie zeigt sich, dass IBS-Patienten mit zusätzlichen psychischen Störungen im (mit Hilfe des OPD fremd gerateten) Selbstbild sich vor allem als „Andere versorgend" wahrnehmen und im Kontrast dazu die Anderen als fordernd und herabsetzend. Bei IBS-Patienten ohne zusätzliche psychische Störungen dagegen trifft diese Typisierung nicht zu, vor allem, weil diese Patienten sich selbst viel stärker als „sich behauptend" denn als „Andere versorgend" sehen und die Anderen als deutlich weniger herabsetzend und fordernd erleben verglichen mit IBS-Patienten mit zusätzlichen psychischen Störungen.

Die theoretischen Konzepte zur psychischen Traumatisierung haben in den letzten Jahren eine deutliche Veränderung erfahren. Die Betrachtung „real" festzustellender traumatisierender Ereignisse bzw. traumatisierender Situationen ist z. B. ebenfalls im Sinne der Bindungstheorie (Bowlby 1975) von Bedeutung. Denn hierdurch können auch Schlussfolgerungen in Bezug auf Störungen des Bindungssystems gemacht werden; allerdings ist damit eine wichtige spezifische Dimension, nämlich

die subjektive intrapsychische Bedeutung und Verarbeitung des Traumas, noch gar nicht erfasst (Brisch 2003). Dem entspricht am ehesten eine so genannte unsichere Bindung, die in den interpersonellen Verhaltensweisen vor allem durch die Themen „Kontrolle", „Entfaltung" und „Schuld" repräsentiert ist (OPD-Rating). Tagay et al. (2004) fanden in der von ihnen untersuchten Stichprobe, dass vor allem traumatisierte Patienten mit einer posttraumatischen Belastungsstörung vermehrt Somatoforme Störungen (vor allem neurologische Symptome, gefolgt von gastrointestinalen und kardiopulmonalen Symptomen) aufweisen, während traumatisierte Patienten, die keine posttraumatische Störung entwickeln, signifikant weniger somatoforme Beschwerden zeigen. Diese Ergebnisse weisen darauf hin, dass die individuelle Traumaverarbeitung für die Entwicklung dieser Symptomatik zentral ist; dabei ist es typisch, dass traumatisierte Patienten ihre körperlichen Beschwerden als Grund für einen Arztbesuch angeben und die psychosozialen Probleme anfangs verschweigen. Inwieweit diese Ergebnisse verallgemeinerbar sind, werden prospektive, epidemiologische Studien klären müssen.
Außerdem müssen in diesem Zusammenhang die Untersuchungsergebnisse von Lackner et al. (2004) berücksichtigt werden: Sie fanden bei 81 IBS-Patienten einen starken Einfluss vor allem des väterlichen Erziehungsverhaltens auf die Somatisierung. Eine stärkere Ausprägung von Ablehnung bzw. Feindseligkeit durch den Vater, nicht jedoch durch die Mutter, korrelierte hoch mit Somatisierung. Dagegen hing ein Missbrauchserlebnis in dieser Studie zwar auch mit Ablehnung seitens der Eltern zusammen, nicht aber mit der Somatisierung. Die Autoren ziehen daraus die Schlussfolgerung, dass nicht nur die Bedeutung der pathologischen Einflüsse von Missbrauch und Traumatisierung, sondern auch die von weniger „extremen Stressoren" im Erziehungsverhalten als Cofaktoren für die Entstehung des IBS erfasst werden sollten. Der Einfluss der Familie auf Entstehung und Verlauf der Erkrankung muss jeweils detailliert untersucht werden. Es muss im Einzelfall geprüft werden, ob die Traumatisierung oder das Erziehungsverhalten einen zentralen ätiologischen Aspekt im Sinne eines verstärkenden oder (im Falle des Erziehungsverhaltens) einen präventiven Faktor in der Interaktion mit den individuellen anderen psychischen und den biologischen Faktoren darstellen (Cierpka et al. 1998).
Angesichts des häufigen chronischen Verlaufs der Hypochondrie oder der Somatisierungsstörung stellt sich die Frage, ob es sich dabei weniger um eine Achse-I-Diagnose als vielmehr um eine Persönlichkeitsstörung, also eine Achse-II-Diagnose handelt (Kapfhammer 2001; Tyrer et al. 1990). Auch die Tatsache, dass Patienten mit einer Somatoformen Störung häufig zusätzlich an einer Persönlichkeitsstörung leiden (vgl. Stern et al. 1993), spricht für diese Annahme und schließlich die Beobachtung, dass die klinisch relevanten psychischen Probleme von Patienten mit Somatoformen Störungen teilweise affektive und kognitive Dysfunktionen reflektieren, wie sie bei Patienten mit Persönlichkeitsstörungen gefunden werden (Bass u. Murphy 1995); auch die Untersuchung der Vorläufer von Somatoformen Störungen in der Kindheit unterstützt die Hypothese, dass diese wie die Persönlichkeitsstörungen entwicklungsbedingte Erkrankungen darstellen. Hoffmann (1998)

schließlich argumentiert, dass Somatoforme Störungen als Persönlichkeitsstörungen anzusehen sind, weil hier ebenfalls überdauernde maladaptive Verhaltensmuster wie z. B. ein pathologisches Krankheitsverhalten beobachtet werden.

10.3 Behandlung und Prognose der Komorbidität von Persönlichkeitsstörungen und Somatoformen Störungen

Ziel des psychotherapeutischen Prozesses muss es sein, die Somatisierung als Möglichkeit zu nutzen, mit dem Patienten eine Beziehung aufzubauen, die zunehmend stärker die Kontrollthematik und die damit einhergehenden Beziehungsängste und -wünsche fokussiert. Dabei geht es vorrangig um einen stabilen Beziehungsaufbau, bei dem der Patient eine hilfreiche Beziehung zum Behandler erlebt, ohne sich unter Druck gesetzt zu fühlen.

Nach Küchenhoff (1994) können Patienten mit Somatoformen Störungen auf der Basis psychoanalytischer Modellvorstellungen in drei Gruppen mit verschiedenen therapeutischen Strategien unterteilt werden: Somatisierungen einmal als (akute) Konfliktreaktionen, zum anderen als (symptomatischer) Ausdruck eines längeren oder wiederkehrenden neurotischen Leidens und schließlich im Rahmen von Persönlichkeitsstörungen. Die Patienten der ersten Gruppe können im Rahmen der psychosomatischen Grundversorgung oder mit kurzen verhaltenstherapeutischen oder psychodynamischen Therapien behandelt werden, die der zweiten Gruppe mit einer psychoanalytischen Psychotherapie und die Patienten mit Somatoformen Störungen im Rahmen einer Persönlichkeitsstörung (dritte Gruppe) machen eine Durcharbeitung der Affekte in der therapeutischen Beziehung sowie die Arbeit mit und an den Körperbeschwerden erforderlich; ggf. kann auch eine nicht-invasive Körpertherapie indiziert sein.

De Waal et al. (2004) führen in Bezug auf die Behandlung von Patienten mit der Komorbidiät einer Somatoformen und einer Angst- bzw. depressiven Störung aus: Um den Patienten für eine Psychotherapie zu motivieren, muss klar unterschieden werden, ob er vor allem unter psychischen oder somatischen Symptomen leidet. Im Zentrum der impliziten Krankheitstheorie von Patienten mit einer Somatoformen Störung steht regelhaft eine körperliche Erkrankung als Ursache der Beschwerden. Deshalb ist ihre initiale Motivation für eine Behandlung psychischer Symptome begrenzt. Um die Betroffenen für eine Psychotherapie zu gewinnen, sollte früh der Circulus vitiosus zwischen körperlichen Beschwerden und seelischen Belastungen fokussiert werden. Dann fällt es dem Patienten leichter, die Beschwerden auch als körperliche Präsentation von Gefühlen bzw. Konflikten zu verstehen. Dieser therapeutische Ansatz ist auch bei der Behandlung von Patienten mit einer Komorbidiät einer Somatoformen Störung und einer Persönlichkeitsstörung hilfreich.

10.4 Stigmatisierung durch die psychischen Störungen bzw. durch ihre psychotherapeutische Behandlung

Das Konzept von Goffman (1975), das er vor allem in der Arbeit „Stigma – Über Techniken der Bewältigung beschädigter Identität" darstellt, hat auf die soziologischen Überlegungen zur Stigmatisierung einen starken Einfluss gehabt, der bis heute andauert. Goffman (1975) differenziert drei Kategorien von Stigmata: „Abscheulichkeiten des Körpers" („abominations of the body"), „individuelle Charakterfehler" („blemishes of individual character") und phylogenetische Stigmata von Rasse, Nation und Religion („tribal stigma of race, nation, and religion"). Auf den ersten Blick wirken zumindest die für die beiden ersten Kategorien von Goffman gewählten Begriffe wiederum selbst stigmatisierend; dieser Eindruck wird jedoch dadurch relativiert, dass Goffman in seinem Konzept nicht darauf eingeht, ob tatsächlich Abscheulichkeiten des Körpers oder individuelle Charakterfehler vorliegen, sondern nur darauf, ob die Personen mit den entsprechenden Eigenschaften von den „Normalen" entsprechend kategorisiert werden; Stigmatisieren bedeutet, jemandem bestimmte, von der Gesellschaft als negativ bewertete Merkmale zuzuordnen. Von Bedeutung ist in diesem Kontext auch, dass die allgemeine Tendenz besteht, Stigmatisierten „eine lange Kette von Unvollkommenheiten auf der Basis der ursprünglichen einen zu unterstellen" (Goffman 1975, S.14). Zu erwähnen ist außerdem die irrige Vorstellung vieler „Normaler", wonach der Träger eines Stigmas moralisch zumindest teilweise für dieses verantwortlich ist. Diese fehlerhafte Annahme ist vor allem bei den „individuellen Charakterfehlern" nach Goffman zu finden; psychische Störungen und speziell Persönlichkeitsstörungen werden häufig unter dieser Kategorie subsummiert. Die Veränderung dieser wiederum selbst diskriminierenden Unterstellung einer individuellen moralischen Verantwortung für das „Anderssein" stellt eine der zentralen Voraussetzungen für eine Verringerung stigmatisierender Einstellungen bzw. Verhaltensweisen dar (Jones et al. 1984).

Schließlich ist in diesem Zusammenhang von zentraler Bedeutung, dass auch das Ausmaß, in dem Menschen wegen bestimmter Eigenschaften oder Erkrankungen stigmatisiert werden, oft systematisch im Sinne einer Unterschätzung verzerrt wird, wenn nur die durchschnittlichen Tendenzen der „Normalen" erfasst werden; denn eine Diskriminierung findet zumindest in der Tendenz am ehesten durch die weniger toleranten Mitglieder der Gesellschaft statt (Sigelman 1991). In der Studie von Sigelman wurde nach der dichtesten („closest") Beziehung gefragt, die man selbst gerne zu jemandem aus der entsprechenden gesellschaftlichen Gruppe, die potentiell diskriminiert werden könnte, haben möchte, sowie nach der Einstellung „der meisten Leute". Die Ergebnisse der Einschätzungen der Probanden in Bezug auf ihre eigene Einstellung widersprechen häufig geäußerten klinischen Beobachtungen: Ein relativ geringer gewünschter sozialer Abstand in einer Skala von 1 bis 9 (maximale gewünschte soziale Distanz) wurde bei den Attributen Alter, Krebs, Epilepsie und „Lähmung" angegeben, Sozialhilfe, geistige Behinderung und „Ex-Strafgefangener" lagen im mittleren Bereich; eher überraschend waren z. B. die

Merkmale „Psychische Störung" und Herpes am diskriminierendsten und damit stigmatisierender als die vorher genannten Merkmale. Sigelman teilte dann die Stichprobe jedoch auch in eine hoch- und in eine weniger tolerante Gruppe (Teilung in Bezug auf jeden Zustand bzw. jede Krankheit am Median). Hier wird deutlich, dass das „Diskriminierungspotential" psychischer Störungen sehr viel höher liegt, als die durchschnittlichen Werte (gewünschter sozialer Abstand „selbst": „5" und „die meisten Leute": „6") vermuten lassen. Zwar lag der gewünschte soziale Abstand für die toleranteren Probanden selbst bei „3" und für „die meisten Leute" bei „6" (wiederum bei einer Skala von „1" bis „9"). Die weniger toleranten Probanden gaben jedoch sowohl für sich selbst als auch für „die meisten Leute" einen gewünschten sozialen Abstand von „7" an. Hier wurde die Annahme der Autorin bestätigt, dass vor allem bei der toleranteren Gruppe ein „Einzigartigkeits-Effekt" („ich bin toleranter als die anderen") und bei der weniger toleranten Gruppe eher ein vermeintlicher „Konsensus-Effekt" auftrat („ich stehe mit meiner distanzierten Haltung in der Mitte der Gesellschaft"). Die Autorin schätzt diesen „Konsensus-Effekt", z. B. Menschen mit psychischen Störungen gegenüber, als ausgesprochen beunruhigend ein, denn er bedeutet, dass die weniger tolerante Gruppe ihre Intoleranz sozial eher annehmbar als inakzeptabel findet und deshalb motiviert sein könnte, sich selbst als jemand zu präsentieren, der solche Personengruppen ungewöhnlich stark zurückweist. Schließlich kann die Überzeugung, dass die anderen die eigene stigmatisierende Einstellung teilen, dazu führen, dass diese Haltung schwerer aufgegeben werden kann.

In der Studie von Stone et al. (2004) wurde die Bedeutung des Wortes „psychosomatisch" in 14 weit verbreiteten US-amerikanischen und englischen Zeitungen systematisch untersucht. „Psychosomatisch" hatte eine abwertende Bedeutung wie „eingebildet" oder „erfunden" in 34 % der Artikel, in dem die Bewertung beurteilt werden konnte. Meist wurde „psychosomatisch" benutzt, um ein Problem zu beschreiben, das psychologisch war oder bei dem die Psyche den Körper beeinflusst (56 %), seltener die umgekehrte Beziehung (5 %). Kroll et al. (2003) untersuchten die Darstellung der Depression in den drei deutschen Tageszeitungen Süddeutsche Tageszeitung, Frankfurter Allgemeine Zeitung und Bild Zeitung in den Jahren 1990 und 2000, in welchen das Suchwort *depress* vorkam. Der Vergleich von 1990 und 2000 zeigt bei keiner der drei ausgewählten Zeitungen eine aus psychotherapeutischer bzw. psychiatrischer Sicht angemessenere Darstellung im Jahre 2000 im Vergleich zu 1990: Der Begriff „Depression" wird oft im übertragenen Sinne verwandt, bei Krankheitsaspekten dominieren Vermutungen über ätiologische Faktoren, bei den seltenen Beschreibungen von Patienten mit depressiven Störungen negative Gesichtspunkte und bei den Fachbeiträgen aus dem Kontext gerissene Details, so dass die Leser oft eher irritiert sind. Zusammenfassend können die Leser dieser drei Zeitungen aus der Lektüre der untersuchten Artikel kaum ein angemessenes Bild der Depression als eine gravierende psychische Störung gewinnen. Folgerichtig fordert Frau Hoffmann-Richter (2003) vermehrte Anstrengungen zur Untersuchung der Stigmatisierung von Patienten mit psychischen Störungen, die sie als Teil unserer Kultur bezeichnet, wie es z. B. die Ergebnisse der Arbeiten von Hoffmann-Richter (2000) sowie Kroll et al. (2003) nahe legen.

Einen Hinweis auf das unterschiedlich ausgeprägte Stigmatisierungspotential psychischer Störungen innerhalb der EU bietet das in den verschiedenen Ländern deutlich verschiedene Krankheitsverhalten von Bürgerinnen und Bürgerinnen mit dieser Art von Erkrankungen. Erst einmal fällt auf, dass überhaupt nur maximal gut 30 % der Betroffenen überhaupt professionelle Hilfe in Anspruch nehmen, dies spricht für eine nach wie vor erhebliche Unter- und Fehlversorgung in diesem Bereich in der EU im Vergleich zu somatischen Störungen. Nur zwei von sieben Bürgern der EU mit psychischen Problemen in den letzten 12 Monaten, die deswegen irgendeine Art einer Gesundheitsdienstleistung in Anspruch nehmen, suchen deswegen einen Spezialisten, d. h. eine(n) Psychiater/in oder eine(n) Psychologen/in, auf (1:3,5), dagegen sind fünf von sieben bei anderen Gesundheitsdienstleistern in Behandlung (Hofmarcher et al. 2003); abgesehen von der deutlich unterschiedlichen absoluten Inanspruchnahme professioneller Hilfe in den verschiedenen Ländern der EU[3] sind die Relationen beachtenswert: Sie reichen von 1:1 bis 1:2 in Schweden, Spanien, Italien, Belgien und Portugal über 1:5 bis 1:6 in Österreich, Ost-Deutschland, West-Deutschland und Großbritannien.

Psychische Störungen sind nicht nur als Krankheit stigmatisierend, sondern ihre Behandlung kann ihrerseits eine soziale Isolierung nach sich ziehen, die auch von den Betroffenen häufig antizipiert wird. Wittchen (2000) weist darauf hin, dass nur etwa 10 % der Betroffenen adäquat (d. h. nach modernen wissenschaftlichen Kriterien) und die überwiegende Mehrzahl überhaupt nicht versorgt werden. Nach der klinisch-epidemiologischen Abschätzung der Versorgungssituation psychischer Störungen (Wittchen u. Jacobi 2002) werden nur 36,4 % aller psychischen Störungen versorgt (vgl. Tab. 1). Des Weiteren wird festgestellt, dass die Behandlungsquoten bundesweit erheblichen Schwankungen unterliegen. Besonders niedrige Behandlungsquoten fanden sich in Regionen ohne Universitäten und psychotherapeutische Ausbildungsinstitutionen. Im Querschnittsbefund der 12-Monats-Prävalenz (Wittchen 2000) zeigten sich am häufigsten (nach den Kriterien der ICD- 10 und DSM-IV) die Somatoformen Störungen (11 %), gefolgt von der Depression

[3] Schweden: Psychiater/in – Psychologe/in 16 %, andere Gesundheitsdienstleistungen 17 % (1:1); Spanien: Psychiater/in – Psychologe/in 11 %, andere Gesundheitsdienstleistungen 12 % (1:1); Italien: Psychiater/in – Psychologe/in 5 %, andere Gesundheitsdienstleistungen 8 % (1:1,5); Belgien: Psychiater/in – Psychologe/in 12 %, andere Gesundheitsdienstleistungen 24 % (1:2); Portugal: Psychiater/in – Psychologe/in 8 %, andere Gesundheitsdienstleistungen 17 % (1:2); EU: Psychiater/in – Psychologe/in 7 %, andere Gesundheitsdienstleistungen 18 % (1:3,5); Österreich: Psychiater/in – Psychologe/in 5 %, andere Gesundheitsdienstleistungen 26 % (1:5); Ost-Deutschland: Psychiater/in – Psychologe/in 5 %, andere Gesundheitsdienstleistungen 25 % (1:5); West-Deutschland: Psychiater/in – Psychologe/in 5 %, andere Gesundheitsdienstleistungen 24 % (1:5);Vereinigtes Königreich: Psychiater/in – Psychologe/in 4 %, andere Gesundheitsdienstleistungen 25 % (1:6, Hofmarcher et al. 2003, gerundete Werte).

Tab. 10-1: Behandlungsquoten bei psychischen Störungen in Deutschland (nach Wittchen und Jacobi 2002)

Diagnose	Behandlungsquote in Deutschland gesamt (N=4181)
Zumindest eine der in der Tabelle angeführten Diagnosen	36,40%
Missbrauch/Abhängigkeit von psychotropen Substanzen (mit Ausnahme Nikotinabhängigkeit)	29,00%
Affektive Störungen (alle affektiven Störungen)	50,10%
Angststörungen (einschließlich der Zwangsstörungen ohne Posttraumatische Belastungsstörung)	43,60%
Panikstörung/Generalisierte Angststörung	67,40%
Phobische Störungen	41,80%
Somatoforme Störungen (Somatisierungsstörung, Anhaltende Somatoforme Schmerzstörung)	40,50%
Andere Störungen (Essstörungen, mögliche psychotische Störungen)	54,20%

unter den affektiven Störungen (8,3 %). Unter den Angststörungen befanden sich vor allem die Phobie (7,6 %) und unter den substanzbedingten Störungen hauptsächlich die alkoholbedingten Störungen (6,2 %). Der Anteil der Frauen ist bei psychischen Erkrankungen fast durchgängig höher als bei Männern (eine Ausnahme bilden die Suchterkrankungen). Wie in Tabelle 10-1 dargestellt, ist die Behandlungsquote für die generalisierte Angststörung mit 67,4 % am höchsten und bei den substanzbedingten Störungen mit 29 % am geringsten (die Prävalenz von Persönlichkeitsstörungen wurde hier nicht angegeben).

10.5 Stigmatisierung durch die Komorbidität von Persönlichkeitsstörungen und Somatoformen Störungen und Implikation für die Psychotherapie dieser Erkrankungen

In einem anderen Zusammenhang wurde bereits eine Doppelstigmatisierung beschrieben; die Stigmatisierung im Kontext mehrerer Erkrankungen kann sich danach im Sinne einer Mehrfachstigmatisierung addieren einschließlich der Zunahme negativer Zuschreibungen durch die soziale Umwelt (Schmid-Ott 2003). Danach sind Patienten mit einer Persönlichkeitsstörung und der Komorbidität einer Somatoformen Störung einmal häufig im Kontext der psychischen Störung bzw.

ihrer Behandlung den Vorurteilen „(moralische) Schwäche" oder „mangelnder Wille", „eigene Schuld", „Fehlen einer ‚wirklichen' Störung von Krankheitswert", „Unberechenbarkeit", „Gefährlichkeit" und „Unheilbarkeit" ausgesetzt (Goffman 1975; Jones et al. 1984); zum anderen wird ihnen oft von Laien, nicht selten aber auch von behandelnden Ärzten, die „Nichtexistenz" oder „Einbildung", aber auch Simulation ihrer körperlichen Beschwerden, für die keine somatische Ursache gefunden werden konnte, unterstellt. Patienten mit Somatoformen Störungen stehen einem potentiellen organischen Befund sehr ambivalent gegenüber. Sie fürchten einerseits eventuelle Konsequenzen und erhoffen andererseits eine organische Diagnose wegen des damit verbundenen Krankheitsgewinns. Im Gegensatz dazu geht mit der Diagnose einer Somatoformen Störung, die definitionsgemäß eine psychische Störung darstellt, häufig eine Beschämung sowie Stigmatisierung als „psychosomatischer Fall" einher (Hoffmann et al. 2004). Die Mitteilung der Diagnose bzw. der wahrscheinlichen Ursache der Symptome ist deshalb bei Somatoformen Störungen ein zentraler Punkt, der wesentlich über Erfolg und Misserfolg der weiteren Behandlung mitentscheidet. Die Komorbidität einer Persönlichkeits- und einer Somatoformen Störung erschwert diese problematische Arzt-Patient-Interaktion häufig zusätzlich.

Die Unübersichtlichkeit der Versorgungsstrukturen im psychiatrischen, psychosomatischen, psychotherapeutischen bzw. psychologischen Bereich in Deutschland (Abb. 10-1) und der nach wie vor häufig schwierige Zugang zu Psychotherapeuten unterstützt Vorbehalte und Vorurteile von potentiellen Psychotherapiepatienten und ihren Bezugspersonen.

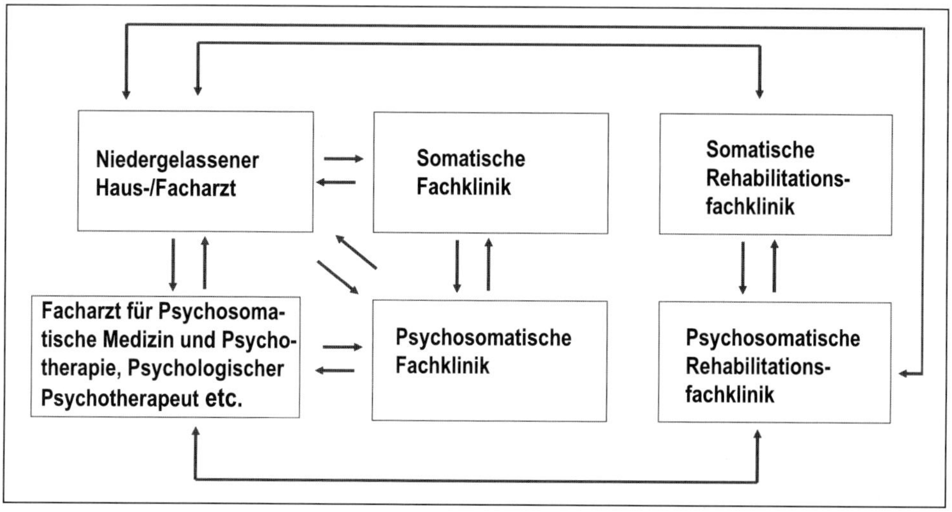

Abb. 10-1: Somatische und psychosomatische Versorgung in der Bundesrepublik Deutschland – Institutionen

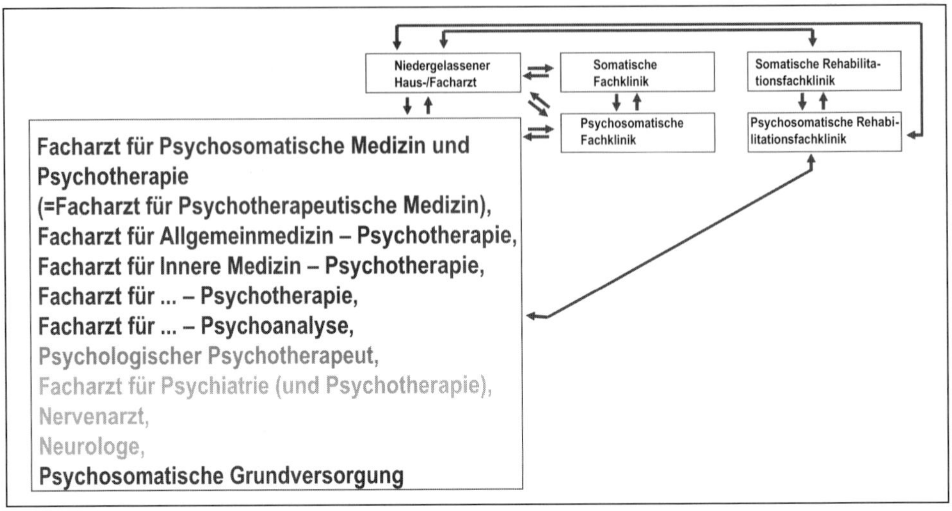

Abb. 10-2: Psychosomatische und psychotherapeutische Versorgung durch Fachärzte verschiedener Gebiete bzw. mit unterschiedlichen Zusatzweiterbildungen und durch psychologische Psychotherapeuten

Nicht nur die Unterschiede zwischen Fachärzten für Psychosomatische Medizin und Psychotherapie (früher Psychotherapeutische Medizin), Fachärzten für Psychiatrie (und Psychotherapie), Nervenärzten, Neurologen, Fachärzten für verschiedene somatische Fachrichtungen mit dem Zusatztitel Psychotherapie bzw. Psychoanalyse sind weithin unbekannt, sondern auch der Unterschied zwischen ärztlichen und psychologischen Psychotherapeuten (Abb. 10-2).

Bei Betrachtung der geschichtlichen Entwicklung des Konzepts der Persönlichkeitsstörungen von Psycho- und Soziopathien über Charakterneurosen zu dem heutigen Verständnis wird die besonders starke Assoziation dieser Erkrankungen mit den Attributen „moralische Schwäche", „mangelnder Wille", „eigene Schuld", „Unberechenbarkeit" „Gefährlichkeit" und „Unheilbarkeit" deutlich und die besondere Angst der Betroffenen vor einer Doppelstigmatisierung bei der gleichzeitigen Diagnose einer Somatoformen Störung. Ein zentraler Behandlungsansatz, um die Diskriminierung von Patienten mit Persönlichkeitsstörungen zu reduzieren und dadurch den therapeutischen Zugang zu erleichtern bzw. teilweise erst zu ermöglichen, besteht darin, die negative Konnotation der verschiedenen Formen von Persönlichkeitsstörungen zu relativieren und außerdem die jeweiligen positiven Aspekte gemeinsam mit dem Patienten herauszuarbeiten.

Die erste Differenzierung von Patienten mit Persönlichkeitsstörungen – bzw. wie er sie nannte, psychopathischen Persönlichkeiten – von Kraepelin (1915) in sieben Haupttypen hatte einen extrem pejorativen Charakter: Er unterschied die Erregbaren, die Haltlosen, die Triebmenschen, die Verschrobenen, die Lügner und Schwindler, die Gesellschaftsfeinde sowie die Streitsüchtigen. Kurt Schneider

(1923) verwendete weiterhin den stigmatisierenden Begriff „psychopathische Persönlichkeiten" (der in der ICD der WHO erst seit 1974 wegen der negativen Konnotation nicht mehr benutzt wurde). Dies relativiert den von Schneider (1923) erreichten diagnostischen Fortschritt im Sinne einer konsequenten Operationalisierung der Kraepelin'schen Psychopathielehre; dies ermöglichte vor allem eine bessere Differentialdiagnose den endogenen Psychosen gegenüber. Schneider differenzierte zwölf Typen von Persönlichkeitsstörungen: die Gemütlosen bzw. die Willenlosen, die Explosiven, die Geltungsbedürftigen, die Fanatischen, die Selbstunsicheren (Unterformen: die Zwanghaften und die Ängstlichen), die Asthenischen, die Hyperthymen, die Depressiven und die Stimmungslabilen (vgl. Tab. 10-2).
Auch von den „modernen" Diagnosekategorien von Persönlichkeitsstörungen suggerieren zumindest Cluster A („sonderbar" bzw. „exzentrisch", englisch „odd") und C („ängstlich" bzw. „furchtsam", englisch „anxious") eine Nähe zu den „individuellen Charakterfehlern" nach Goffman (1975), während Cluster B („dramatisch", „emotional" bzw. „extrovertiert", englisch „dramatic") eher neutral formuliert ist. Dabei ist erstaunlich, wie bestimmte Persönlichkeitszüge auch neutral und damit positiv neutral als persönlicher Stil beschrieben werden können, wie die Formulierungen von Oldham und Morris (1995) und Fiedler (2000) zeigen (vgl. Tab. 2). Durch die Fokussierung auf diese Gesichtspunkte können auch die Ressourcen der Betroffenen wesentlich besser in die Therapie integriert werden als bei einer Beschränkung auf die „pathologischen" Aspekte.

Cluster A: Ein Patient mit einer „Paranoiden Persönlichkeit" (ICD-9: 301.0) bzw. einer „Paranoiden Persönlichkeitsstörung" (ICD-10: F60.0) kann auch positiv als „wachsam" und „misstrauisch" beschrieben werden; mit einer „Schizoiden Persönlichkeit" (ICD-9: 301.2) oder einer „Schizoiden Persönlichkeitsstörung" (ICD-10: F60.1) als „zurückhaltend „und „einsam" und schließlich mit einer „Schizotypen Störung" (ICD-10: F21) als „ahnungsvoll" bzw. „sensibel".

Cluster B: Hier ist die Schneider'sche Kategorie von „psychopathischen Persönlichkeiten" als „Die Gemütlosen" bzw. „Die Willenlosen" ebenso stark diskriminierend wie die Formulierung „Persönlichkeitsstörung mit vorwiegend soziopathischem oder asozialem Verhalten" (ICD-9: 301.7), der Begriff „Dissoziale Persönlichkeitsstörung" (ICD-10: F60.2) ist weniger stigmatisierend, mit der Beschreibung als „abenteuerlich" bzw. „risikofreudig" gelingt es sehr viel leichter, einen therapeutischen Zugang zu den betroffenen Patienten zu bekommen. Gleiches gilt für „Die Explosiven" (Schneider 1923) bzw. die Patienten mit einer neutral positiv „Erregbaren Persönlichkeit" (ICD-9: 301.3) oder einer „Emotional instabilen Persönlichkeitsstörung vom Impulsiven bzw. Borderline-Typus (ICD-10: F60.3), die auch als sprunghaft und spontan charakterisiert werden können. Die negative Konnotation des Begriffes „hysterisch" bzw. „histrionisch" wird besser verständlich, wenn man die ursprüngliche Schneider'sche Diagnose als „Die Geltungsbedürfti-

Tab. 10-2: Gegenüberstellung der Diagnosekategorien von Persönlichkeitsstörungen nach K. Schneider (1923), ICD-9, ICD-10 und des persönlichen Stils (modifiziert nach Mombour u. Bronisch 1998, Oldham u. Morris [1995] und Fiedler [2000])

Cluster	K. Schneider (1923)	ICD-9		ICD-10		Oldham und Morris (1995), Fiedler (2000)
	Psychopathische Persönlichkeiten	Persönlichkeitsstörungen (Psychopathien, Charakterneurosen)	Nr.	Spezifische Persönlichkeitsstörungen	Nr.	Persönlicher Stil
A (sonderbar / exzentrisch / „odd“)	-	Paranoide Persönlichkeit	301.0	Paranoide Persönlichkeitsstörung	F60.0	Wachsam, misstrauisch
A	-	Schizoide Persönlichkeit	301.2	Schizoide Persönlichkeitsstörung	F60.1	Zurückhaltend, einsam
	-	-	-	Schizotype Störung	F21	Ahnungsvoll, sensibel
B (dramatisch / emotional / extravertiert / „dramatic“)	Die Gemütlosen / Die Willenlosen	Persönlichkeitsstörung mit vorwiegend soziopathischem oder asozialem Verhalten	301.7	Dissoziale Persönlichkeitsstörung	F60.2	Abenteuerlich, risikofreudig
	Die Explosiven	Erregbare Persönlichkeit	301.3	Emotional instabile Persönlichkeitsstörung: Impulsiver / Borderline Typus	F60.3	Sprunghaft, spontan
	Die Geltungsbedürftigen	Hysterische Persönlichkeit	301.7	Histrionische Persönlichkeitsstörung	F 60.4	Expressiv, emotional
	-	-	-	Narzisstische Persönlichkeit(sstörung)	Unter F60.8	Ehrgeizig, selbstbewusst
	Die Fanatischen	-	-	-	-	-
C (ängstlich / furchtsam / „anxious“)	Die Selbstunsicheren (Unterform: Die Zwanghaften)	Anankastische Persönlichkeit	301.4	Anankastische Persönlichkeitsstörung	F 60.5	Gewissenhaft, sorgfältig
	Die Selbstunsicheren (Unterform: Die Ängstlichen)	-	-	Ängstliche (Vermeidende) Persönlichkeitsstörung	F 60.6	Selbstkritisch, vorsichtig
	Die Asthenischen	Asthenische Persönlichkeit	301.6	Abhängige Persönlichkeitsstörung	F 60.7	Anhänglich, loyal
	Die Hyperthymen / Die Depressiven / Die Stimmungslabilen	Zyklothyme Persönlichkeit	301.1	Affektive Störungen	F32	-
	-	-	-	Passiv-aggressive Persönlichkeit(sstörung)	Unter F60.8	Kritisch, zögernd
Nicht näher bezeichnete Persönlichkeitsstörung	-	-	-	Nicht näher bezeichnete Charakterneurose	Unter F60.9	-

gen" berücksichtigt (ICD-9: „Hysterische Persönlichkeit", 301.7 und ICD-10: „Histrionische Persönlichkeitsstörung", F 60.4), die Betroffenen können aber auch als „expressiv" und „emotional" beschrieben werden; ein Patient mit einer „Narzisstischen Persönlichkeit bzw. Persönlichkeitsstörung" (ICD-10: unter F60.8) als „ehrgeizig" und „selbstbewusst".

Cluster C: Schneider differenziert bei den „Selbstunsicheren" die Unterform der „Zwanghaften"; dieser Terminus ist genauso entwertend wie „Anankastische Persönlichkeit" (ICD-9: 301.4) bzw. „Anankastische Persönlichkeitsstörung" (ICD-10: F 60.5); dabei können die Betroffenen durchaus mit den positiven und häufig erwünschten Charakterisierungen „gewissenhaft" und „sorgfältig" beschrieben werden. Die zweite Unterform der „Selbstunsicheren" nach Schneider sind „Die Ängstlichen", ein gesellschaftlich genauso wenig akzeptables Attribut wie die „Ängstliche bzw. „Vermeidende Persönlichkeitsstörung" (ICD-10: F 60.6) im Gegensatz zu den Charakteristika „selbstkritisch" und „vorsichtig". „Die Asthenischen" nach Schneider, Patienten mit einer „Asthenischen Persönlichkeit" (ICD-9: 301.6) bzw. einer „Abhängigen Persönlichkeitsstörung" (ICD-10: F 60.7) können mit einer ganz anderen Konnotation auch als „anhänglich" bzw. als „loyal" beschrieben werden und schließlich Patienten mit einer „Passiv-aggressiven Persönlichkeit" bzw. einer „Passiv-aggressiven Persönlichkeitsstörung" (ICD-10: unter F60.8) positiv als „kritisch" und „zögernd".

Literatur

Alexander F. Der Einfluss psychologischer Faktoren auf gastrointestinale Störungen: Ein Symposium. Psychosom Med Psychoanal 1994; 40: 205-35 (Original: Alexander F, Bacon C, Wilson GW, Levey HB, Levine M. The influence of psychological factors upon gastro-intestinal disturbances. Psychoanal Quart 1934; 3: 501-39).

Arbeitskreis OPD (Hrsg). Operationalisierte Psychodynamische Diagnostik. Grundlagen und Manual. 1. Aufl. Bern, Göttingen, Toronto, Seattle: Huber 1996.

Bass C, Murphy M. Somatoform and personality disorders: Syndromal comorbidity and overlapping developmental pathways. J Psychosom Res 1995; 39: 403–27.

Bowlby, J. Bindung. München: Kindler 1975.

Brisch KH. Bindungsstörungen und Trauma. In: Brisch KH, Hellbrügge T (Hrsg). Bindung und Trauma. Stuttgart: Klett-Cotta 2003; 105-35.

Cierpka M, Reich G, Kraul A. Psychosomatic illness and the family. In: L´Abate L (Hrsg). Handbook of Family Psychopathology. New York: Guilford 1998; 311-32.

De Waal MWM, Arnold IA, Eekhof JAH, Van Hemert AM. Somatoform disorders in general practice. Prevalence, functional impairment and comorbidity with anxiety and depressive disorders. Br J Psychiatry 2004; 184: 470-6.

Degkwitz R, Helmchen H, Kockott G, Mombour W (Hrsg). Diagnosenschlüssel und Glossar psychiatrischer Krankheiten, Deutsche Ausgabe der ICD, 9. Revision, Kapitel V. Im Auftrag der Deutschen Gesellschaft für Psychiatrie und Nervenheilkunde (DGPN). 5. Auflage, korrigiert nach der 9. Revision der ICD. Berlin, Heidelberg, New York: Springer 1980.

Dilling H, Mombour W, Schmidt MH (Hrsg). Internationale Klassifikation psychischer Störungen ICD-10, Kapitel V (F). Klinisch-diagnostische Leitlinien. 2. korrigierte und bearbeitete Auflage 1993, Nachdruck 1994. Bern, Göttingen, Toronto, Seattle: Huber 1993.

Fiedler P. Integrative Psychotherapie bei Persönlichkeitsstörungen. Göttingen, Bern, Toronto, Seattle: Hogrefe 2000.

Goffman E. Stigma. Über Techniken der Bewältigung beschädigter Identität. Frankfurt: Suhrkamp 1975.

Hoffmann SO. Somatisierungsstörung und somatoforme Störungen – Herkunft der Konzepte und ihre Abbildung in den neuen diagnostischen Glossaren. In: Rudolf G, Henningsen P (Hrsg). Somatoforme Störungen: theoretisches Verständnis und therapeutische Praxis. Stuttgart, New York: Schattauer, 1998; 3-12.

Hoffmann SO, Hochapfel G, Eckhardt-Henn A, Heuft G. Neurotische Störungen und Psychosomatische Medizin. Stuttgart: Schattauer 2004.

Hoffmann-Richter U. Die Stigmatisierung Psychisch Kranker ist Teil unserer Kultur – Ein Aufruf zu ihrer Erforschung. Psychiat Prax 2003; 30: 353-4.

Hoffmann-Richter U. Psychiatrie in der Zeitung. Urteile und Vorurteile. Bonn: Edition Das Narrenschiff im Psychiatrie Verlag 2000.

Hofmarcher MM, Röhrling G, Riedel M. Schwerpunktthema: Versorgung mit Antidepressiva. Health System Watch – Beilage zur Fachzeitschrift Soziale Sicherheit 2003: IV/Winter.

Jones EE, Farina A, Hastorf A, Hazel M, Miller DT, Scott RA, de French R. Social stigma. The psychology of marked relationship. New York: Freeman 1984.

Kapfhammer HP. Somatoforme Störungen – Historische Entwicklung und moderne diagnostische Konzeptualisierung. Nervenarzt 2001; 72: 487–500.

Kraepelin E. Psychiatrie. 8. Aufl. Leipzig: Johann Ambrosius Barth 1915.

Kraul A. Das interpersonelle Erleben und Verhalten von Patienten mit Irritable Bowel Syndrome (IBS) – eine psychodiagnostische Untersuchung. Hannover: Dissertation zur Erlangung des Doktorgrades der Humanbiologie der Medizinischen Hochschule 2005.

Kroll M, Dietrich S, Angermeyer MC. Die Darstellung der Depression in Deutschen Tageszeitungen – Eine Trendanalyse. Psychiat Prax 2003; 30: 367-71.

Küchenhoff J. Spezifitätsmodelle in der psychosomatischen Medizin: Rückblick auf eine alte Kontroverse. Z Psychosom Med Psychoanal 1994; 40: 236-48.

Lackner JM, Gudleski GD, Blanchard EB. Beyond abuse: the association among parenting style, abdominal pain, and somatization in IBS patients. Behav Res Ther 2004; 42: 41-56.

Leibbrand R, Hiller W, Fichter M. Influence of personality disorders on therapy outcome in somatoform disorders at 2year followup. J Nerv Ment Dis 1999; 187: 50912.

Mombour W, Bronisch T. The Modern Assessment of Personality Disorders. Part 1: Definition and Typology of Personality Disorders. Psychopathology 1998; 31: 274–80.

Oldham JM und Morris LB. Ihr Persönlichkeitsprofil. Warum Sie genau so denken, lieben und sich verhalten, wie Sie es tun. München: Kabel Verlag 1995.

Rost KM, Akins RN, Brown FW, Smith GR. The comorbidity of DSM-III-R personality disorders in somatization disorder. Gen Hosp Psychiatry 1992; 14: 3226.

Schmid-Ott G. Dermatologie. In: Adler R, Herrmann JM, Köhle K, Schonecke OW, Uexküll Th v, Wesiack W (Hrsg). Psychosomatische Medizin/Th. v. Uexküll. 6. Aufl. München: Urban und Fischer 2003; 1159-68.

Schneider K. Die psychopathischen Persönlichkeiten. Wien: Deuticke 1923.

Sigelman CK. Social distance from stigmatized groups: False consensus and false uniqueness effects on responding. Rehabilitation Psychology 1991; 36: 139-51.

Stern J, Murphy M, Bass C. Personality disorders in patients with somatisation disorder. A controlled study. Br J Psychiatry 1993; 163: 7859.

Stone J, Colyer M, Feltbower S, Carson A, Sharpe M. „Psychosomatic“: a systematic review of its meaning in newspaper articles. Psychosomatics 2004; 45: 287-90.

Tagay S, Herpertz S, Langkafel M, Senf W. Trauma, posttraumatische Belastungsstörung und Somatisierung. 2004; 54: 198-205.

Tyrer P, Fowler-Dixon R, Ferguson B, Keleman A. A plea for the diagnosis of hypochondrial patients. Psychol Med 1990; 23: 167-73.

Wittchen HU. Zusatzsurvey „Psychische Störungen“ (Bundesgesundheitssurvey 98). Anlagen zum Schlussbericht. München: Eigenverlag Max Planck Institut für Psychiatrie 2000.

Wittchen HU, Jacobi F. Die Versorgungssituation Psychischer Störungen in Deutschland. Eine klinisch-epidemiologische Abschätzung anhand des Bundes-Gesundheitssurveys 1998. Psychotherapeutenjournal 2002; 0: 6-15.

11. Suizidalität bei Persönlichkeitsstörungen

Horst Haltenhof, Udo Schneider & Gerhard Schmid-Ott

11.1 Einleitung

Suizidalität ist eine auf Selbsttötung gerichtete seelische Befindlichkeit, der meist psychosoziale Krisen oder innere Konflikte zugrunde liegen, die durch biologische und psychologische Entwicklungsprozesse (Veränderungskrisen wie Pubertät, Geburt eines Kindes, Berentung), plötzliche schwerwiegende Lebensereignisse (traumatische Krisen wie Partnerverluste, Vergewaltigung), dauerhafte Belastungen (etwa Arbeitslosigkeit, Emigration) oder durch psychische Störungen oder körperliche Krankheiten bedingt oder zumindest ausgelöst werden können (Eink u. Haltenhof 2007; Haltenhof 2004). Dass Abwandlungen des Erlebens im Rahmen psychischer Erkrankungen unmittelbar Suizidalität induzieren können, ist unbestritten, deren Häufigkeit im Vorfeld suizidaler Krisen wird vermutlich aber überschätzt. Als risikoreiche Befindlichkeiten seien in diesem Zusammenhang Hoffnungs- und Perspektivlosigkeit, Schuld- oder Versündigungswahn bei depressiven Episoden oder imperative zum Suizid auffordernde Stimmen bei schizophrenen Störungen genannt (z.B. Haltenhof 2003). Für den Suizid, also die vollendete Beendigung des eigenen Lebens, werden in der deutschen Sprache auch die konträren Begriffe „Selbstmord" (Gruhle 1940; Ringel 1953) bzw. „Freitod" (z. B. Améry 1989) verwendet, denen wir jedoch die beschreibende und Wertungen vermeidende Bezeichnung „Selbsttötung" vorziehen.

Suizidalität kann als Extrempol des breiten Spektrums von Selbstschädigungen verstanden werden (Okasha 1989), wozu nicht nur selbstverletzende Handlungen, sondern auch die Vernachlässigung der Gesundheit (durch Fehlernährung, Missbrauch psychotroper Substanzen oder Vermeiden notwendiger Behandlungsmaßnahmen) und riskantes (Freizeit-)Verhalten (z. B. leichtsinnige Ausübung potentiell gefährlicher Sportarten oder risikoreiches Verhalten im Straßenverkehr) gehören. Den genannten Formen der direkten oder indirekten Selbstschädigung liegen nicht nur unterschiedliche Motive zugrunde, sie unterscheiden sich auch in der Art des bewusst intendierten Ausgangs. So finden sich zwischen der unmittelbaren oder mittelbaren Intention zur Beendigung des eigenen Lebens einerseits und Strategien, die durch Selbstschädigung gerade der Erhaltung des Lebens oder zumindest seiner Bewältigung dienen oder kommunikative Zwecke erfüllen, andererseits

vielfältige Schattierungen und Übergänge (Eckhardt 1989, 1994; Hirsch [Hrsg.] 1989; Pattison u. Kahan 1983; Ross u. McKay 1979). Vordergründig als Suizidversuche imponierende Handlungen werden etwa so angelegt, dass bewusst oder unbewusst ihr „Scheitern" geplant oder zumindest einkalkuliert wird. Die Intention der handelnden Person kann auch ambivalent oder unklar sein, oder der Ausgang wird bewusst – etwa im Sinne eines Gottesurteils – dem Zufall überlassen. Am tödlichen Ende einer selbstschädigenden Handlung allein lässt sich die ursprüngliche Absicht des Betreffenden also nicht sicher ablesen. So kann eine ernsthaft beabsichtigte Selbsttötung „misslingen", ebenso wie eine parasuizidale, nicht auf den Tod zielende Handlung unbeabsichtigt tödlich enden kann.
Suizidale Handlungen werden in der 10. Version der Internationalen Klassifikation psychischer Störungen (ICD-10) der WHO unter X60 bis X84 (= vorsätzliche Selbstbeschädigung, einschließlich selbst zugefügter Vergiftung und Verletzung, Suizid) aufgeführt. In der 4. Auflage des Diagnostischen und Statistischen Manuals Psychischer Störungen (DSM-IV) der amerikanischen psychiatrischen Vereinigung werden sie hingegen nicht gesondert aufgeführt, da sie keine eigenständigen diagnostischen Kategorien darstellen. Im Zusammenhang mit Persönlichkeitsstörungen wird Suizidalität in beiden Klassifikationssystemen nur einmal aufgeführt. So wird Suizidalität zusammen mit Selbstverletzungsverhalten lediglich als ein Kriterium der emotional instabilen bzw. Borderline-Persönlichkeitsstörung genannt. Im älteren DSM-III war manipulative Suizidalität auch noch als Kriterium der histrionischen Persönlichkeitsstörung aufgeführt worden.
Bei Menschen mit Störungen der Persönlichkeitsentwicklung findet sich das gesamte Spektrum der skizzierten selbstschädigenden Verhaltensweisen. Im Folgenden soll aber lediglich auf die Suizidalität im engeren Sinn eingegangen werden.
Der Anteil von Menschen, bei denen eine Persönlichkeitsstörung diagnostiziert wird, schwankt je nach Untersuchungspopulation, aber auch innerhalb vergleichbarer Gruppen, z. T. beträchtlich. Die Prävalenz in der Allgemeinbevölkerung wird mit Werten zwischen 5 % und 15 % angegeben. Auch im Hinblick auf die spezifischen Formen finden sich große Unterschiede. Nach einer Analyse von gepoolten Daten aus 13 Studien (Cramer et al. 2003) sind in der Allgemeinbevölkerung der ängstliche (2,7 %), der anakastische (2,5 %) und der histrionische Typ (2,2 %) am häufigsten, gefolgt vom abhängigen (1,8 %), dissozialen (1,7 %) und paranoiden Typ (1,6 %). Am seltensten werden die Borderline- und die schizoide Persönlichkeitsstörung (je 1,2 %) diagnostiziert. Torgersen et al. (2001) stellten bei 2.053 Personen der Allgemeinbevölkerung nach DSM-III-R in 13,4 % die Diagnose einer Persönlichkeitsstörung. Unterteilt nach den drei DSM-Clustern entfielen (bei Mehrfachzuordnungen) 9,4 % auf Cluster C, 4,1 % auf Cluster A und schließlich 3,1 % auf Cluster B. Diese großen Varianzen verdeutlichen die enormen methodischen Probleme bei der Diagnostik von Persönlichkeitsstörungen, insbesondere auch Unterschiede zwischen ICD und DSM (Bronisch 1999; Duberstein u. Conwell 1997; Saß et al. 1997), und mahnen zum zurückhaltenden Umgang mit diesbezüglichen empirischen Daten.

Die Angaben zur Häufigkeit suizidaler Handlungen, insbesondere von Suizidversuchen, sind mit einer Dunkelziffer belastet, v.a. weil Suizidversuche in Deutschland und vielen anderen Ländern nicht meldepflichtig sind und suizidale Handlungen aus unterschiedlichen Gründen (z.B. Mehrdeutigkeit, Fehldiagnosen, Verschweigen) nicht immer bekannt werden.
Nach WHO-Angaben begehen weltweit jährlich ca. 800.000 Menschen Suizid. Im Jahr 2005 waren es in Deutschland 7.523 Männer und 2.737 Frauen. 1996 lag die Zahl mit 12.225 noch deutlich höher. Die in der BRD zwischen 1950 und 1980 relativ konstante Suizidrate von 15-20/100.000/Jahr ist seither rückläufig, 2005 betrug sie 11,6. Parallel zum Rückgang der Suizidrate findet sich allerdings ein Anstieg unklarer Todesursachen. Während sich zwischen alten und neuen Bundesländern 2005 keine nennenswerten Unterschiede fanden, lag die Suizidrate der Männer mit 17,1 deutlich über der der Frauen mit 6,0. Mit zunehmendem Alter steigt die Suizidrate, insbesondere nach dem 80. Lebensjahr, dramatisch an.
Wie sieht nun die Situation für Menschen mit Persönlichkeitsstörungen aus? Wir wollen uns dieser Frage anhand einiger Studien zuwenden, die zum einen deren Anteil an Gruppen suizidaler Personen und zum anderen die Häufigkeit suizidalen Verhaltens bei Menschen mit der Diagnose einer Persönlichkeitsstörung evaluiert haben.

11.2 Persönlichkeitsstörungen bei Menschen mit Suizidalität

In einer der ersten Studien, in denen Suizidraten nach diagnostischen Gruppen ermittelt wurden, fand Pokorny (1960, 1964) unter 11.585 psychiatrischen Patienten des Veterans Administration Medical Center in Houston bezogen auf einen 15-Jahres-Zeitraum (1949 - 1963) 117 (1,0 %) Suizide. Da dieses Krankenhaus kaum Frauen behandelte, waren die männlichen Suizidenten mit 114 deutlich in Überzahl. Die Suizidrate betrug 165/100.000 Pat./Jahr und lag damit sowohl über dem damaligen Niveau in den USA (ca. 10) als auch über dem altersadjustierten Wert für männliche Veteranen (22,7). Die höchste Rate (566) wiesen Patienten mit depressiven Störungen auf, die niedrigste (78) diejenigen mit organischen psychischen Erkrankungen. Für Persönlichkeitsstörungen betrug die Rate 130. Eine Differenzierung nach spezifischen Persönlichkeitsstörungen erfolgte nicht. Keiner der 13 Suizidenten mit einer Persönlichkeitsstörung (11,1 % der Untersuchungsgruppe) suizidierte sich während der stationären Behandlung, bei 4 Personen lag der Aufenthalt kürzer als einen Monat zurück.
Etwa 20 Jahre später veröffentlichte Pokorny (1983) eine prospektive Studie mit dem Ziel, Suizidindikatoren zu identifizieren. 4.800 ehemals stationär behandelte psychiatrische Patienten der gleichen Institution, davon knapp 98 % Männer, wurden vier bis sechs Jahre nachverfolgt. Die Diagnosen wurden nach DSM-II gestellt. Im Untersuchungszeitraum erfolgten – ausschließlich durch Männer – 67 Suizide, was einer Rate von 279/100.000/Jahr entsprach und 10,1 % aller Todesursachen

ausmachte. Die entsprechenden Angaben für Patienten mit Persönlichkeitsstörungen betrugen 187 und 19,0 %. Da bei der Berechnung prognostischer Faktoren mehrere Diagnosegruppen zusammengefasst wurden, können der Arbeit im Hinblick auf Persönlichkeitsstörungen allein keine spezifischen Aussagen entnommen werden.
Pallis & Birtchnell (1977) verglichen drei nach Alter und Geschlecht gematchte Gruppen hinsichtlich einiger Persönlichkeitsaspekte: 42 Patienten nach einem „ernsthaften“, 42 Patienten nach einem „nicht-ernsthaften“ Suizidversuch und 210 nicht-suizidale psychiatrische Patienten. Unter allen suizidalen Patienten befanden sich 5 (6,0%) mit einer abnormen Persönlichkeit („abnormal personality“), was unter ihrem Anteil (9,0%) an allen untersuchten Patienten lag. Die weiteren Auswertungen erfolgten nicht diagnosebezogen.
In einer am psychiatrischen Universitätskrankenhaus von Iowa durchgeführten Studie (Black et al. 1985) wurde von allen Patienten, die in einem 10-Jahres-Zeitraum (1972 - 1981) aufgenommen worden waren, im Mittel ca. 4,2 Jahre nach der jeweils letzten stationären Behandlung eine Katamnese erhoben. Von 5.412 Personen (45,8 % Männer) waren 332 (6,1 %) verstorben, davon 68 (20,5 %) – 37 Männer (54,4 %) und 31 Frauen – durch Suizid. Die Patienten mit der Diagnose einer Persönlichkeits- oder sexuellen Funktionsstörung machten mit 892 Personen einen Anteil von 16,5 % an der Gesamtgruppe aus. Unter den Suizidenten waren sie mit 7 Personen (10,3 %) unterrepräsentiert. Die standardisierte Mortalitätsrate für Suizide lag für alle nach ICD-9 diagnostizierten Störungen bei 15,0 für Männer und bei 41,3 für Frauen. Für die Patienten mit Persönlichkeits- und sexuellen Funktionsstörungen betrugen die entsprechenden Werte 11,9 bzw. 16,7.
Bei 58 Personen im Alter von 15 bis 29 Jahren, die sich in einem Dreijahreszeitraum in Gothenburg das Leben genommen hatten, wurde mittels unterschiedlicher Quellen neben 55 Achse-I-Diagnosen 19-mal (entsprechend 32,8 %) eine Borderline-Persönlichkeitsstörung und einmal (ensprechend 1,7 %) eine dissoziale Persönlichkeitsstörung festgestellt. Ohne psychiatrische Diagnose verblieb lediglich eine Person (Runeson 1989).
Brent et al. (1994) verglichen auf der Basis von semistrukturierten Interviews mit den Eltern 37 männliche und 6 weibliche Jugendliche im Alter von 13 bis 19 Jahren, die sich von Juli 1989 bis Juli 1993 im westlichen Pennsylvania das Leben genommen hatten, mit 43 nach soziodemographischen Merkmalen gematchten Kontrollen im Hinblick auf psychische Störungen und Suizidalität. Bei den Suizidenten fanden sich gegenüber der Vergleichsgruppe deutlich mehr Achse-II-Diagnosen nach DSM-III-R (41,9 % vs. 12,2 %; $p < .01$). Am häufigsten war Cluster C (einschließlich passiv-aggressiver Typ) mit 26,2 % (vs. 9,5 %; $p < .05$), es folgten Cluster B (einschließlich narzisstischer Typ) und A (einschließlich schizotypischer Typ) mit 20,9 % (vs. 2,4 %; $p < .05$) bzw. 7,0 % (vs. 0 %). Im Einzelnen waren vermeidende (14,0 %), antisoziale (11,9 %) und passiv-aggressive Störungen (11,9 %) am häufigsten, histrionische, schizoide und anankastische Formen waren

mit je 2,3 % relativ selten, bei keinem Suizidenten wurde eine schizotype Störung diagnostiziert.
Von 1.397 Personen, die in einem Einjahreszeitraum in Finnland Suizid begangen haben, hatten 571 (41 %) im Monat zuvor Kontakt mit dem Gesundheitssystem (Isometsä et al. 1995). Für Suizidenten mit einer nach DSM-III-R diagnostizierten Persönlichkeitsstörung lag dieser Anteil in einer Zufallsstichprobe von 229 Suizidenten, unter denen sich 69 (30,1%) Personen mit einer Persönlichkeitsstörung befanden, mit 24,5 % deutlich niedriger.
In einer Zufallsstichprobe (n=229) aller Personen (n=1.397), die sich innerhalb eines Jahres in Finnland suizidiert hatten, wurde mit Hilfe der psychologischen Autopsie in 67 Fällen (29,2 %) eine Persönlichkeitsstörung nach DSM-III-R diagnostiziert (Isometsä et al. 1996). Am häufigsten waren Cluster-B-Störungen (n=43), gefolgt von Störungen der Cluster C (n=23) und A (n=1). Bei fast jedem vierten Suizidenten (n=17) wurde eine Borderline-Persönlichkeitsstörung festgestellt, schizoide, schizotype, histrionische und passiv-aggressive Typen fanden sich nicht. Bei allen 67 Personen wurde zusätzlich mindestens eine Achse-I-Störung diagnostiziert, am häufigsten depressive Syndrome (73 %), Störungen durch psychotrope Substanzen (61 %) oder beides (39 %). Ein Vergleich der Cluster-B- und Cluster-C-Suizidenten mit alters- und geschlechtsgematchten Kontrollpersonen ergab, dass bei ersteren häufiger Substanzmissbrauch und Suizidversuche, aber seltener körperliche Erkrankungen bekannt waren, während sich letztere nicht von ihrer Vergleichsgruppe unterschieden.
Gegenüber einer Kontrollgruppe von 226 Personen fanden sich unter 113 Suizidenten Taiwans in 61,9 % (n=70) gegenüber 23,5 % (n=53) nach ICD-10 diagnostizierte Persönlichkeitsstörungen (Cheng et al. 1997). Lediglich der zwanghafte Typ war unter den Kontrollen etwas häufiger (6,6 % vs. 6,2 %). In allen anderen Fällen war es umgekehrt, so war die emotional-instabile Störung vom Borderline-Typ unter den Suizidenten ca. 13fach erhöht (5,3 % vs. 0,4 %), der insgesamt am häufigsten gefundene impulsive Typ etwa 5fach (40,7 % vs. 7,5 %) und die paranoide Störung fast 9fach (3,5 % vs. 0,4 %). Kombinierte Persönlichkeitsstörungen waren in der Gruppe der Suizidenten wesentlich häufiger als unter den Kontrollpersonen (27,1 % vs. 3,8 %).
Im Rahmen der Northern Ireland Suicide Study wurden 118 Suizidenten einer „psychologischen Autopsiestudie" unterzogen (Foster et al. 1997). Unter Berücksichtigung sowohl von Haupt- als auch von Nebendiagnosen nach DSM-III-R fanden sich mindestens in 86,4% eine Achse-I-Störung und in 44,1 % eine Achse-II-Störung. Unter den Persönlichkeitsstörungen waren – bei Mehrfachnennungen – die des Clusters C (26,3%) häufiger als die der Cluster A (19,5%) und B (15,3%). Am häufigsten waren die ängstliche (19,5%) und die paranoide (14,4%), gefolgt von der Borderline- (9,3 %) und der antisozialen Persönlichkeitsstörung (8,5 %). Zwanghafte (1,9 %), narzisstische (1,9 %), passiv-aggressive (3,8 %) und histrionische Persönlichkeitsstörungen (7,7 %) fanden sich nur selten, schizotypische überhaupt nicht. Die 52 persönlichkeitsgestörten Suizidenten wiesen in 92,3 % eine

Komorbidität mit einer Achse-I-Störung auf. Ein zwei Jahre später publizierter Vergleich der Suizidenten (n=117) mit ebenso vielen soziodemographisch gematchten Kontrollen (Foster et al. 1999) ergab ausgeprägte Unterschiede der beiden Gruppen bezüglich Fehlen einer psychischen Störung (10,4% vs. 75,7%; $p < .0001$), ausschließlich Achse-I-Störungen (45,2% vs. 15,7%; $p < .0001$) sowie Komorbidität von Achse-I- mit ausgewählten Achse-II-Störungen (40,9% vs. 6,1%; $p < .0001$). Eine ausschließliche Persönlichkeitsstörung fand sich in beiden Gruppen nur selten (2,6% bzw. 3,5%). Die Suizidenten wiesen gegenüber den Kontrollpersonen signifikant häufiger Cluster-C-Störungen bzw. im Einzelnen vermeidende, abhängige und antisoziale Formen auf.
Dirks (1998) untersuchte 120 Personen (34 % Männer, Durchschnittsalter 29 Jahre), die nach einem Suizidversuch stationär-psychiatrisch behandelt wurden. Dabei wurden u. a. gute Bekannte der Patienten mit dem strukturierten ICD-10-Interview Standardized Assessment of Personality befragt. Auf diese Weise wurde in 56,6 % eine Persönlichkeitsstörung festgestellt, in absteigender Häufigkeit paranoider (30,8 %), ängstlicher (30,0 %), impulsiver (28,3 %), Borderline- (22,5 %), histrionischer (16,6 %), anankastischer (13,3 %), abhängiger (9,1 %), dissozialer (6,6 %) und schizoider (3,3 %) Typ. Gegenüber 70 Personen mit nur einem Suizidversuch wurde bei den 50 Patienten, die mehrere Suizidversuche durchgeführt hatten, lediglich die Borderline-Persönlichkeitsstörung signifikant häufiger gefunden. In einer für alle Patienten durchgeführten logistischen Regressionsanalyse war nach dem Kriterium „frühere psychiatrische Behandlung" (relatives Risiko 9,4) die Diagnose einer Borderline-Persönlichkeitsstörung (relatives Risiko 4,4) der stärkste Prädiktor für wiederholte Suizidversuche, während die anankastische Persönlichkeitsstörung diesbezüglich mit einem deutlich verminderten relativen Risiko von 0,1 einherging.
Im einem statistisch nicht abgesicherten Vergleich fanden sich bei 68 männlichen und 16 weiblichen Personen im Alter von 13 bis 34 Jahren, die sich zwischen 1.1.1995 und 30.6.1996 in der Region Manchester suizidiert hatten, neben einer höheren Rate von psychischer Krankheit insgesamt (90 % vs. 27 %) auch mehr Persönlichkeitsstörungen (32 % vs. 6 %) gegenüber 64 nach Alter und Geschlecht gematchten Kontrollen (Appleby et al. 1999a).
Von 10.040 Personen, die sich in einem Zweijahreszeitraum in England und Wales suizidierten, hatten 23,6 % im Monat zuvor Kontakt mit dem Gesundheitssystem aufgenommen (Appleby et al. 1999b). 2.177 dieser 2.370 Fälle konnten genauer analysiert werden. In 23,5 % wurde eine Persönlichkeitsstörung festgestellt, in 10,6 % als Haupt- und in 12,8 % als Zweitdiagnose.
In einer Untersuchung zur sog. Basissuizidalität in einem psychiatrischen Krankenhaus fanden Schmölzer et al. (1990) heraus, dass 6,7 % aller an zwei Stichtagen von ihren Therapeuten beurteilten Patienten als akut und 11,2 % als chronisch suizidal eingeschätzt wurden. Suizidale Krisen bzw. Handlungen in der Anamnese fanden sich bei weiteren 20,3 %. Die entsprechenden Zahlen für die 24 Patienten mit Persönlichkeitsstörungen lauten 16,7 %, 20,8 % und 25,0 %. Damit wiesen diese Pa-

tienten den höchsten Anteil an akuter Suizidalität und nach den Patienten mit affektiven Psychosen (74,2 %) die zweithöchste Gesamtsuizidalität (62,5 %) auf. Ferreira de Castro et al. (1998) haben 235 parasuizidale mit 235 nach Alter, Geschlecht und Zivilstand gematchten nicht-parasuizidalen Patienten, die ein Suizidpräventionszentrum bzw. eine psychiatrische Ambulanz aufgesucht haben, verglichen und nach DSM-III-R diagnostiziert. Persönlichkeitsstörungen vom Borderline-, abhängigen und histrionischen Typ fanden sich häufiger, die vom schizoiden Typ hingegen seltener unter den parasuizidalen Patienten, während Patienten mit einer vermeidenden Persönlichkeitsstörung nur unter den Kontrollen vorkamen. Anhand der Suicide Intent Scale von Beck wurde die parasuizidale Gruppe in Patienten mit (n=105) und ohne Todeswunsch (n=130) unterteilt. Die Diagnose einer Borderline-Persönlichkeitsstörung wurde in beiden Gruppen in 9 % gestellt, der abhängige Typ fand sich etwa doppelt so häufig (13 % vs. 7 %), der histrionische Typ mehr als fünfmal so oft (22 % vs. 4 %) in der Gruppe der Patienten ohne Todeswunsch, während der schizoide Typ mehr als doppelt so häufig (5 % vs. 2 %) in der Gruppe mit Todeswunsch vertreten war.
Am Bezirksklinikum Regensburg wurden alle Suizide, die sich zwischen 1989 und 1999 ereignet hatten, analysiert (Hübner-Liebermann et al. 2001). Unter den 18 von Männern und 12 von Frauen begangenen Suiziden, die einer ausgesprochen niedrigen Rate von 76/100.000 Aufnahmen/Jahr entsprechen, fand sich lediglich ein Patient mit einer Persönlichkeitsstörung. Mit 57 lag die Suizidrate damit deutlich unterhalb der von Patienten mit paranoiden, nichtorganischen Psychosen (284), schizophrenen (237) und schizoaffektiven (132) sowie affektiven Psychosen (85).
Von den Übersichtsarbeiten der letzten Jahre sei noch die von Linehan et al. (2000) erwähnt, die über 14 nach 1980 entstandene Studien berichten, in denen die Prävalenz von Persönlichkeitsstörungen bzw. Verhaltensstörungen bei Suizidenten untersucht worden war. In den zehn Untersuchungen zu Persönlichkeitsstörungen fanden sich Anteile von 2,7 % bis 57,3 %, viermal lagen die Werte um 11 %. Einige der referierten Untersuchungen deuten darauf hin, dass Persönlichkeitsstörungen bei Jugendlichen und jungen Erwachsenen einen größeren Anteil an allen Suiziden ausmachen als bei den über 30-Jährigen. In vier Studien mit Kontrollgruppen war der Anteil persönlichkeitsgestörter Patienten zweimal größer, aber auch zweimal niedriger als in der jeweiligen Vergleichsgruppe. In sieben Arbeiten wurden Zahlen für spezifische Persönlichkeitsstörungen angegeben, wobei nicht immer Angaben für alle Formen gemacht werden. Am häufigsten lagen die Borderline- und die antisoziale Persönlichkeitsstörung auf den ersten Plätzen. In mehreren der analysierten Studien wurden auch Zahlen für Suizide bei depressiven, schizophrenen und Substanzstörungen genannt. Der Anteil von Persönlichkeitsstörungen an allen Suiziden lag nahezu immer unter dem der Depressionen, aber in der Mehrzahl über dem der schizophrenen und substanzinduzierten Störungen.

Abschließend sei noch erwähnt, dass komorbide Persönlichkeitsstörungen das Risiko für Suizidalität bei Achse-I-Störungen z.T. deutlich erhöhen können. Dies betrifft sowohl Störungen, die selbst mit suizidalem Verhalten einhergehen, etwa depressive Episoden oder schizophrene Psychosen (z.B. Hansen et al. 2003; Hawton et al. 2003; Moran et al. 2003), als auch Störungen, die selbst mit keiner relevanten Suizidgefährdung einhergehen, etwa Panikstörung und Agoraphobie (Starcevic et al. 1999).

11.3 Suizidalität bei Menschen mit der Diagnose einer Persönlichkeitsstörung

Wenden wir uns nun der Frage zu, wie häufig Suizidalität bei persönlichkeitsgestörten Menschen vorkommt. Hier überwiegen Studien an Patienten v.a. mit Borderline- und in geringerem Umfang mit antisozialer Persönlichkeitsstörung bei weitem.
In einer häufig zitierten Übersichtsarbeit unternahm Miles 1977, also vor Einführung der operationalisierten Diagnostik von Persönlichkeitsstörungen in ICD und DSM, einen der ersten Versuche, durch Analyse von Follow-up-Studien abzuschätzen, welchen Anteil Suizide in unterschiedlichen psychiatrischen Diagnosegruppen ausmachen. Während er für Depression und Alkoholismus jeweils 15 % und für Schizophrenie 10 % ermittelte, lag der Wert für die „psychopathische Persönlichkeit" bei 5 %. In Abhängigkeit von der zugrunde gelegten Inzidenz dieser Störung in der US-Bevölkerung bedeutete das für den damaligen Zeitraum ca. 2.000 bis 10.000 Suizide/Jahr.
Garvey und Spoden (1980) berichten von 32 Männern und 7 Frauen im Alter von knapp 26 Jahren mit der Diagnose einer antisozialen Persönlichkeitsstörung (Feighner-Kriterien). 28 Personen (72 %) gaben insgesamt 63 Suizidversuche in der Vorgeschichte an, die allerdings nur in drei Fällen eine stationäre Krisenintervention erforderlich gemacht hatten. Dem jeweils letzten Suizidversuch gingen v.a. Beziehungsprobleme (50 %) voraus. Ergänzend sei erwähnt, dass in älteren Studien der Anteil von als antisozial diagnostizierten Menschen mit Suizidversuchen deutlich niedriger lag.
Die Daten von 50.465 schwedischen Männern, die 1969 und 1970 als Wehrpflichtige im Alter von 18 bis 20 Jahren ausführlich untersucht worden waren, wurden 13 Jahre später mit dem nationalen Register für stationäre psychiatrische Behandlung abgeglichen (Allebeck & Allgulander 1990). Von den 1.442 Männern, bei denen anlässlich der Eingangsuntersuchung eine Persönlichkeitsstörung festgestellt worden war, begingen 22 Suizid (1,5%), von den 513 Männern, bei denen im Katamnesezeitraum eine solche Diagnose erfolgte, suizidierten sich 27 (5,3%). Vermutlich befanden sich aber unter letzteren auch 261 Personen, bei denen die Persönlichkeitsstörung bereits zu Beginn des Wehrdienstes festgestellt worden war. Auf jeden Fall lag der Suizidanteil über dem des gesamten Kollektivs (0,49%).

Ahrens & Haug (1996) berichten über 137 männliche und 89 weibliche Patienten im Alter von durchschnittlich 34 Jahren mit der Diagnose einer primären Persönlichkeitsstörung nach ICD-9, die zwischen 1981 und 1994 an der Psychiatrischen Klinik der FU Berlin behandelt worden sind. Definition der Suizidalität waren Suizidversuch als Aufnahmeanlass und klinisch relevantes suizidales Verhalten innerhalb der ersten 24 Stunden nach Aufnahme. 87 (39%) der Patienten wurden in diesem Sinn als suizidal eingestuft, am relativ häufigsten Patienten mit paranoider, zwanghafter und schizoider, am seltensten Patienten mit soziopathischer, asthenischer und explosibler Form (genaue Zahlen werden nicht genannt). Die Diagnose einer komorbiden affektiven Störung wurde nur in 3% gestellt. Suizidale hatten gegenüber nicht-suizidalen Patienten mit Persönlichkeitsstörungen mehr Suizidversuche in der Vorgeschichte und wiesen höhere AMDP-Depressionsscores auf. Keine Unterschiede fanden sich bzgl. Geschlecht und anderer psychopathologischer Syndrome.

Duberstein und Conwall (1997) sowie Linehan et al. (2000) fassen insgesamt neun Studien an ambulant und stationär behandelten Patienten mit einer Borderline-Persönlichkeitsstörung der Jahre 1983 bis 1993 zusammen, die sich auf Zeiträume zwischen sechs Monaten und 32 Jahren bezogen und in denen Suizidraten zwischen ca. 2 % und 9 % gefunden wurden. Bei Katamnesen bis zu drei Jahren lag der Wert um etwa 4 %, wurden vier bis sieben bzw. 13 bis 20 Jahre überblickt, wurden Suizide in ca. 7,5 % ermittelt. Lediglich in zwei Untersuchungen wurden Personen mit anderen Persönlichkeitsstörungen zum Vergleich herangezogen. Weder Modestin und Villinger (1989) noch Mehlum et al. (1991) fanden in ihren 4,5 bzw. 2,8 Jahre umfassenden Studien einen Unterschied in der Häufigkeit der Suizide zwischen 26 bzw. 41 Borderline-Patienten und 27 bzw. 33 Patienten mit anderen spezifischen Persönlichkeitsstörungen.

Yen et al. (2003) untersuchten zahlreiche Merkmale als Prädiktoren von Suizidversuchen bei 621 Patienten mit einer Persönlichkeitsstörung über einen Zweijahreszeitraum. Für die 58 Patienten, die mindestens einen Suizidversuch unternommen hatten, erwiesen sich in der univariaten Analyse selbstverletzendes Verhalten (Odds Ratio [Quotenverhältnis] = OR 7,9), Drogenmissbrauch (OR 3,5) und die Diagnose einer Borderline-Persönlichkeitsstörung (OR 7,7) als signifikante Risikofaktoren. Als negative Prädiktoren stellten sich die anankastische (OR 0,5) und die schizotype Störung (OR 0,6), letztere allerdings nicht auf Signifikanzniveau, heraus. Multivariat blieb lediglich das Ergebnis für selbstverletzendes Verhalten (OR 3,5) und Borderline-Persönlichkeitsstörung (OR 2,8) signifikant. Außerdem zeigte sich, dass die Zunahme von Drogen- (RR 2,1) und Alkoholmissbrauch (RR 1,7) sowie die Verschlechterung einer depressiven Episode (RR 1,6) das Risiko eines Suizidversuchs signifikant erhöhen.

Die Übersichtsarbeit von Links et al. (2003) mit dem Fokus auf antisozialer, Borderline- und narzisstischer Persönlichkeitsstörung unterstreicht zunächst das erhöhte Suizidalitätsrisiko dieser drei Gruppen. Differenzierend weisen sie im weiteren darauf hin, dass bei antisozialer und Borderline-Persönlichkeitsstörung, v.a. Komorbidität von Depression oder Konsum psychotroper Substanzen, negative Lebensereignisse sowie Missbrauch in der Kindheit zu diesem Risiko beitragen, während narzisstisch gestörte Personen auch außerhalb depressiver Episoden suizidale Krisen durchmachen können. Auch müsse bei der antisozialen Persönlichkeitsstörung das Fremdgefährdungspotential berücksichtigt und bei der Borderline-Störung akute von chronischer Suizidalität unterschieden werden.

11.4 Umgang mit suizidalen Krisen bei Personen mit einer Persönlichkeitsstörung

Im Folgenden sei auf einige spezielle Aspekte im Umgang mit suizidalen Krisen bei persönlichkeitsgestörten Menschen eingegangen. Allgemeine Ausführungen zur Behandlung von Persönlichkeitsstörungen finden sich in einigen Kapiteln dieses Buches sowie in der einschlägigen Literatur (z.B. Bronisch et al. 2000, 2002; Fiedler 2001; Herpertz u. Saß [Hrsg.] 2004; Schmitz et al. 2001; Trautmann 2004; Tress et al. [Hrsg.] 2002).

Die Grundsätze von Krisenintervention und Therapie bei Suizidalität (Eink u. Haltenhof 2007) gelten auch für den Umgang mit suizidalen persönlichkeitsgestörten Personen. Die vordringliche Aufgabe besteht selbstverständlich darin, eine akute Gefährdung von Leib und Leben zu verhindern. So ist zunächst, insbesondere nach stattgehabten Selbsttötungsversuchen, die akute Situation gründlich und konkret – weder dramatisierend, noch bagatellisierend – zu beurteilen, um das angemessene Behandlungssetting festlegen zu können. Das unmittelbare Vorgehen orientiert sich an den Prinzipien der Krisenintervention und ist durch raschen Beginn, realistische und umschriebene Ziele sowie verschiedene, v.a. psychotherapeutische, aber auch pharmakologische, pragmatische Strategien charakterisiert. Krisenintervention kann – und muss – sich gelegentlich auf einen Kontakt beschränken, häufig ist jedoch eine ambulante Weiterführung bzw. eine stationäre Aufnahme erforderlich, die in seltenen Fällen – v.a. bei dranghafter Suizidalität oder fehlender Absprachefähigkeit – auch gegen den Willen des Betroffenen gerichtlich erwirkt werden muss.

Die Krisenintervention fokussiert schwerpunktmäßig auf die aktuelle Situation und deren Anlass und ist überwiegend durch schützende, entlastende und stützende Interventionen charakterisiert. Nicht selten ist zusätzlich – zumindest initial – eine syndromorientierte Behandlung mit Psychopharmaka hilfreich. Die über eine Krisenintervention hinausgehenden, insbesondere psychotherapeutischen, Interventionen nehmen die (inneren) Motive, die Psychodynamik und die dysfunktionalen Persönlichkeitszüge in den Blick. Hierzu sind dann auch übende, klärende und konfrontierende Strategien erforderlich.

Welche Besonderheiten gilt es nun zu beachten bei Menschen mit Persönlichkeitsstörungen, die sich in suizidalen Krisen befinden (Bronisch 2000)? Im Folgenden seien einige grundsätzliche Aspekte angesprochen ergänzt um Hinweise, die sich auf die drei Persönlichkeitsstörungscluster bzw. einzelne spezifische Störungen beziehen (Lambert 2003; Mehlum 2001):

- Zunächst gilt der selbstverständliche Grundsatz, dass Suizidalität ernst genommen werden muss. Eine vorschnelle Klassifizierung in demonstrative vs. ernsthafte Formen kann – wie im Hinblick auf andere psychische Störungen auch – fatale Folgen haben. Auch sollte bedacht werden, dass die Anlässe für Suizidalität – etwa bei den narzisstischen, aber auch abhängigen und ängstlichen Formen – auf den ersten Blick nicht selten geringfügig erscheinen mögen, mit Kenntnis von Persönlichkeit und psychodynamischem Hintergrund aber sehr wohl in ihrer für den Betroffenen kritischen Bedeutung verstanden werden können.
- Weiterhin sollten Risikofaktoren, die bekanntermaßen mit einem erhöhten Suizidalitätsrisiko bei Menschen mit Persönlichkeitsstörungen einhergehen, eruiert werden, um sie in Krisenintervention und Therapie angemessen berücksichtigen zu können. Hierzu zählen v.a. Komorbidität mit depressiven und Angststörungen, Missbrauch oder Abhängigkeit von psychotropen Substanzen und Impulsivität, die insbesondere bei Patienten mit Borderline-Persönlichkeitsstörungen zusammen mit deren affektiven Instabilität und geringen Frustrationstoleranz die Behandlung außerordentlich erschweren kann. Als bedeutsame Risikofaktoren sind schließlich auch – wiederum besonders im Zusammenhang mit Borderline-Persönlichkeitsstörungen – traumatisierende Erfahrungen, v.a. sexueller Missbrauch und andere Gewalterfahrungen in der Kindheit, behutsam zu erfragen.
- Suizidalität kann bekanntermaßen im persönlichen Umfeld, aber auch im Kontakt mit Professionellen instrumentalisiert werden. Dies gilt auch für Menschen mit Störungen der Persönlichkeitsentwicklung. Eine solche Motivation ist häufig auf den ersten Blick nicht eindeutig erkennbar und lässt sich im Übrigen gegenüber nicht-instrumentalisierter Suizidalität auch nicht trennscharf abgrenzen. Allerdings legen einige – im Einzelfall freilich nicht beweisende – Anhaltspunkte den Verdacht auf eine Instrumentalisierung suizidalen Verhaltens nahe, etwa dramatische Beschwerdeschilderung, deutlicher sekundärer Krankheitsgewinn, forderndes Verhalten oder aktuelle Konflikte mit dem Gesetz, insbesondere bei drohender Inhaftierung. So konnte in einer – diagnoseübergreifenden – Verlaufsstudie gezeigt werden, dass suizidale Patienten mit den genannten Merkmalen im siebenjährigen Untersuchungszeitraum keinen Suizid begingen, während in der Gruppe mit nicht-instrumentalisierter Suizidalität, die sich durch passives Verhalten, Hoffnungslosigkeit, sozialen Rückzug und Fehlen von fordernden Verhaltensweisen auszeichnete, Suizide in 10% registriert wurden (Lambert 2002).
- Die Indikation zur stationären Krisenintervention orientiert sich auch bei Menschen mit Persönlichkeitsstörungen an den gängigen Kriterien. Allerdings sollten bei chronischer Suizidalität, die sich in dieser Patientengruppe nicht selten findet, die Vor- und Nachteile einer Hospitalisation kritisch abgewogen werden. Insbesondere die Gefahr einer exarzerbierenden Symptomatik und einer zunehmen-

den, ggf. auch malignen Regression darf nicht unterschätzt werden, die dann zu enormen Schwierigkeiten beim Übergang in die teilstationäre oder ambulante Weiterbehandlung führen kann. Dies trifft v.a. für Patienten mit ängstlicher, abhängiger oder Borderline-Persönlichkeitsstörung zu. Gerade bei der zuletzt genannten Gruppe fehlen eindeutige Belege für die Prävention vollendeter Suizide durch Hospitalisierung, so dass bei der Notwendigkeit dichter therapeutischer Kontakte dem tagesklinischen Setting der Vorzug gegeben werden sollte (z.B. Paris 2002, 2004).

- Ist eine stationäre Behandlung – v.a. zum Schutz bei akuter Selbstgefährdung – erforderlich, ist es gerade unter therapeutischen Gesichtspunkten notwendig, dem Patienten immer wieder zu signalisieren, dass ihm die Verantwortung für sein Leben nicht abgenommen werden kann und dass lediglich für einen begrenzten Zeitraum Entlastung und Schutz gewährt werden können. Die Betonung der Eigenverantwortlichkeit, mit der dem Betroffenen nicht nur etwas zugemutet, sondern ebenso auch etwas zugetraut wird, kann einer Entwicklung entgegenwirken, die darin besteht, dass sich der Patient in die Hände der Therapeuten begibt und dadurch seine Hilflosigkeit und das Regressionsrisiko zunehmen. Von Beginn der stationären Behandlung an muss deren Begrenztheit thematisiert und der Übergang in eine weiterführende Therapie gut vorbereitet werden, um umstellungs- und trennungsinduzierten suizidalen Krisen – insbesondere bei abhängigen und ängstlichen Persönlichkeitsstörungen – vorzubeugen.
- Erfolgt die Therapie teilstationär oder ambulant, sollten kurzfristige Kontakte zur fortlaufenden Einschätzung der Gefährdung, insbesondere der Impulsivität und damit zusammenhängend der Bündnis- und Absprachefähigkeit, erfolgen. Außerdem muss das Vorgehen bei zunehmender bzw. erneut auftretender Suizidalität eindeutig und verbindlich mit dem Patienten verabredet werden. Dies betrifft nicht zuletzt die Schwelle für eine (erneute) stationäre Behandlung.
- Nicht selten wird im Umgang mit suizidalen Patienten der Einsatz von sog. Antisuizidverträgen empfohlen, also die – mündlich oder schriftlich vereinbarte – Zusicherung des Patienten, sich bis zum nächsten Tag oder bis zur nächsten Therapiesitzung nichts anzutun bzw. sich bei starker Suizidalität Hilfe zu holen oder sich in die Klinik zu begeben. Ein solches Vorgehen kann v.a. dann sinnvoll und hilfreich sein, wenn der Patient eine solche Absprache als Ausdruck der Fürsorge des Therapeuten versteht oder durch die darin zuerkannte Autonomie in seinem Selbstwerterleben und Selbstbewusstsein gestärkt wird. Nutzt man Antisuizidverträge bei Menschen mit einer dependenten oder zwanghaften Persönlichkeit, sollte man sich bewusst sein, dass man dabei teilweise solche Eigenschaften anspricht, die im Laufe der Therapie gerade problematisiert werden sollten. Auch muss bedacht werden, ob Antisuizidverträge den Patienten überfordern, ihm aktuell also nicht zugemutet werden sollten. Schließlich sind sie kein Mittel zur Entlastung der Therapeuten aus ihrer Verantwortung.

- Vielfach ist nach einer Krisenintervention eine weiterführende, meist ambulante Psychotherapie erforderlich, um über die Abwendung der Gefährdung und eine erste Stabilisierung hinaus die psychodynamischen und persönlichkeitsassoziierten Problematiken bearbeiten zu können, die mit dem Risiko suizidalen Verhaltens verbunden sind. Bereits während der Krisenintervention sollte die Motivation des Patienten für die intensivierte Fortsetzung einer Psychotherapie gefördert werden. Die bekanntermaßen häufig anzutreffende Schwächung der Abwehr in suizidalen Krisen bietet hierfür günstige Bedingungen.
- Da nicht selten dysfunktionale, etwa paranoide, narzisstische oder histrionische, Persönlichkeitsstile zu psychosozialen Problemlagen führen können, ist – v.a. im Rahmen der Krisenintervention – eine Unterstützung durch Sozialarbeiter bei deren Bewältigung ein Beitrag zur Stabilisierung des Patienten und damit zur Prävention von anhaltender oder erneuter Suizidalität. Selbstverständlich aber müssen diese Persönlichkeitsstile im weiteren Therapieverlauf mit dem Ziel ihrer Modifikation und Relativierung problematisiert werden.
- Auch wenn psychotherapeutischen Interventionen ohne Zweifel die größte Bedeutung bei der Krisenintervention von suizidalen Krisen bei Menschen mit Persönlichkeitsstörungen zukommt, können medikamentöse Behandlungsansätze vielfach – zumindest initial und vorübergehend – hilfreich sein. Zielsyndrome sind vor allem depressive Syndrome und Störungen der Impulskontrolle. Am ehesten kommen hierfür Antidepressiva vom Typ der Serotoninwiederaufnahmehemmer infrage. Bei chronisch selbstverletzendem oder suizidalem Verhalten sind gelegentlich auch niedrig dosierte Antipsychotika oder Antikonvulsiva als Stimmungsstabilisatoren vorteilhaft. Bei der Gabe von Benzodiazepinen, die allenfalls zeitlich begrenzt durchgeführt werden darf, sollte deren entspannende und entängstigende Wirkung gegen das Risiko eines Absenkens der Schwelle für suizidale Handlungen abgewogen werden. Selbstverständlich ist auch das Missbrauchsrisiko von Benzodiazepinen, v.a. bei Personen mit abhängiger und ängstlicher Persönlichkeitsstörung, zu beachten.
- Schließlich sei auf die jedem erfahrenen Therapeuten bekannte Tatsache hingewiesen, dass die Behandlung von Menschen mit einer Störung der Persönlichkeitsentwicklung heftige Gegenübertragungsreaktionen hervorrufen kann. Dies betrifft insbesondere Patienten mit Borderline-, narzisstischen, dissozialen oder abhängigen Störungen. Bei der Borderline-Persönlichkeitsstörung gilt es, besonders auf das häufig emotional-widersprüchliche Klima und die manipulative Impulsivität versachlichend zu reagieren, die Bearbeitung der Suizidalität so lange wie erforderlich im Therapiefokus zu halten und die Indikation zu einer stationären Behandlung nicht ohne Not zu stellen. Bei narzisstisch gestörten Patienten, die dazu neigen, den Therapeuten zu entwerten und seine Kompetenz infrage zu stellen, besteht das Risiko darin, deren Kränkbarkeit und Selbstwertproblematik aus dem Auge zu verlieren und durch eigene aggressive Reaktionen suizidalitätsbegünstigend zu agieren. Insbesondere Patienten mit dissozialen Störungen können durch ihr Verhalten über eine unbewusste Ablehnung durch den

Therapeuten die – vielfach ohnehin nur geringe – Chance auf einen Behandlungsfortschritt behindern. Schließlich sollte beachtet werden, dass eine – durch deren anklammerndes Verhalten ausgelöste – vorzeitige oder forcierte Autonomisierung abhängiger Menschen nicht deren ausgeprägtes Sicherheitsbedürfnis untergräbt und so einer suizidalen Krise Vorschub leistet.

Literatur

Ahrens B, Haug HJ. Suicidality in hospitalized patients with a primary diagnosis of personality disorder. Crisis 1996; 17: 59-63.

Allebeck P, Allgulander C. Psychiatric disgnoses as predictors of suicide: A comparison of diagnoses at conscription and in psychiatric care in a cohort of 50.465 young men. Br J Psychiatry 1990; 157: 339-44.

Améry J. Hand an sich legen. Diskurs über den Freitod. 4. Aufl. Stuttgart: Klett-Cotta 1989.

Appleby L, Cooper J, Amos T, Faragher B. Psychological autopsy study of suicides by people aged under 35. Br J Psychiatry 1999a; 175: 168-74.

Appleby J, Shaw J, Amos T et al. Suicide within 12 months of contact with mental health services: national clinical survey. Brit med J 1999b; 318: 1235-9.

Black DW, Warrack G, Winokur G. The Iowa record-linkage study. I: Suicides and accidental deaths among psychiatric patients. Arch Gen Psychiatry 1985; 42: 71-5.

Brent DA, Johnson BA, Perper J et al. Personality disorder, personality traits, impulsive violence, and completed suicide in adolescents. J Am Acad Child Adolesc Psychiatry 1994; 33: 1080-6.

Bronisch T. Diagnostik von Persönlichkeitsstörungen. Persönlichkeitsstörungen 1999; 3: S5-S15.

Bronisch T. Suizidalität. In: Bohus M, Dose M, Reddemann L, Unckel C. Krisenintervention bei Persönlichkeitsstörungen. Stuttgart: Pfeiffer bei Klett-Cotta 2000, 37-67.

Bronisch T, Bohus M, Dose M, Reddemann L, Unckel C. Krisenintervention bei Persönlichkeitsstörungen. Stuttgart: Pfeiffer bei Klett-Cotta 2000.

Bronisch T, Götze P, Schmidtke A, Wolfersdorf M (Hrsg). Suizidalität. Ursachen – Warnsignale – therapeutische Ansätze. Stuttgart, New York: Schattauer 2002.

Cheng ATA, Mann AH, Chan KA. Personality disorder and suicide. A case-control study. Br J Psychiatry 1997; 170: 441-6.

Cramer V, Torgersen S, Kringlen E. Personality disorders, prevalence, socio-demographic correlations, quality of life, dysfunction, and the question of continuity. Persönlichkeitsstörungen 2003; 7: 189-98.

Dirks BL. Repetition of parasuicide – ICD-10 personality disorders and adversity. Acta Psychiatr Scand 1998; 98: 208-13.

Duberstein PR, Conwall Y. Personality disorders and completed suicide: a methodological and conceptual review. Clin Psychol Sci Prac 1997; 4: 359-76.

Eckhardt A. Das Münchhausen-Syndrom. Formen der selbstmanipulierten Krankheit. München, Wien, Baltimore: Urban & Schwarzenberg 1989.

Eckhardt A. Im Krieg mit dem Körper. Autoaggression als Krankheit. Reinbek bei Hamburg: Rowohlt Taschenbuch Verlag 1994.

Eink M, Haltenhof H. Basiswissen: Umgang mit suizidgefährdeten Menschen. 2. Aufl. Bonn: Psychiatrie-Verlag 2007.

Ferreira de Castro E, Cunha MA, Pimenta F, Costa I. Parasuicide and mental disorders. Acta Psychiatr Scand 1998; 97: 25-31.

Fiedler P. Persönlichkeitsstörungen. 5. Aufl. Weinheim: Psychologie Verlags-Union 2001.

Foster T, Gillespie K, McClelland R. Mental disorders and suicide in Northern Ireland. Br J Psychiatry 1997; 170: 447-52.

Foster T, Gillespie K, McClelland R, Patterson C. Risk factors for suicide independent of DSM-III-R axis I disorder. Case-control psychological autopsy study in Northern Ireland. Br J Psychiatry 1999; 175: 175-79.

Garvey MJ, Spoden F. Suicide attempts in antisocial personality disorder. Compr Psychiatry 1980; 21: 146-9.

Gruhle HW. Selbstmord. Leipzig: Thieme 1940.

Haltenhof H. Suizidalität bei Menschen mit einer schizophrenen Psychose. Eine fallbezogene Darstellung. Nervenheilkunde 2003; 22: 318-21.

Haltenhof H. Suizidalität. In: Machleidt W et al (Hrsg). Psychiatrie, Psychosomatik und Psychotherapie. 7. Aufl. Stuttgart, New York: Thieme 2004; 241-7.

Hansen PEB, Wang AG, Stage KB, Kragh-Sorensen P. Comorbid personality disorder predicts suicide after major depression: a 10-year follow-up. Acta Psychiatr Scand 2003; 107: 436-40.

Hawton K, Houston K, Haw C, Townsend E, Harriss L. Comorbidity of axis I and axis II disorders in patients who attempted suicide. Am J Psychiatry 2003; 160: 1494-1500.

Herpertz SC, Saß H (Hrsg). Persönlichkeitsstörungen. Stuttgart, New York: Thieme 2003.

Hirsch M (Hrsg). Der eigene Körper als Objekt. Zur Psychodynamik selbstdestruktiven Körperagierens. Berlin Heidelberg: Springer 1989.

Hübner-Liebermann B, Spießl H, Cording C. Patientensuizide in einer psychiatrischen Klinik. Psychiat Prax 2001; 28: 330-4.

Isometsä ET, Heikkinen ME, Marttunen MJ et al. The last appointment before suicide: Is suicide intent communicated? Am J Psychiatry 1995; 152: 919-22.

Isometsä ET, Henriksson MM, Heikkinen ME et al. Suicide among subjects with personality disorders. Am J Psychiatry 1996; 153: 667-73.

Lambert MT. Seven-year outcomes of patients evaluated for suicidality. Psychiatr Serv 2002; 53: 92-4.

Lambert MT. Suicide risk assessment and management: focus on personality disorders. Curr Opin Psychiatry 2003; 16: 71-6.

Linehan MM, Rizvi SL, Welch SS, Page B. Psychiatric aspects of suicidal behaviour: Personality disorders. In: Hawton K, van Heeringen K (eds). The International Handbook of Suicide and Attempted Suicide. Chichester: Wiley and Sons 2000; 147-78.

Links PS, Gould B, Ratnayake R. Assessing suicidal youth with antisocial, borderline, or narcissistic personality disorder. Can J Psychiatry 2003; 48: 301-10.

Mehlum L. Suicidal behaviour and personality disorder. Curr Opin Psychiatry 2001; 14: 131-5.

Mehlum L, Friis S, Irion T et al. Personality disorders 2-5 years after treatment: a prospective follow-up study. Acta Psychiatr Scand 1991; 84: 72-7.
Miles CP. Conditions predisposing to suicide: a review. J Nerv Ment Dis 1977; 164: 231-46.
Modestin J, Villiger C. Follow-up study on borderline versus nonborderline personality disorders. Compr Psychiatry 1989; 30: 236-44.
Moran P, Walsh E, Tyrer P, Burns T, Creed F, Fahy T. Does co-morbid personality disorder increase the risk of suicidal behaviour in psychosis? Acta Psychiatr Scand 2003; 107: 441-8.
Okasha A. The self-destructive behaviour of everyday life. In: Pichot P et al (eds). Psychiatry. The state of the art. Vol 1: Clinical psychopathology, nomenclature and classification. New York, London: Plenum Press 1989; 883-7.
Pallis DJ, Birtchnell J. Seriousness of suicide attempt in relation to personality. Br J Psychiatry 1977; 130: 253-9.
Paris J. Chronic suicidality among patients with borderline personality disorder. Psychiatr Serv 2002; 53: 738-42.
Paris J. Is hospitalization useful for suicidal patients with borderline personality disorder? J Pers Disord 2004; 18: 240-7.
Pattison EM, Kahan J. The deliberate self-harm syndrome. Am J Psychiatry 1983; 140: 867-72.
Pokorny AD. Characteristics of forty-four patients who subsequently committed suicide. Arch Gen Psychiatry 1960; 2: 314-23.
Pokorny AD. Suicide rates in various psychiatric disorders. J Nerv Ment Dis 1964; 139: 499-5076.
Pokorny AD. Prediction of suicide in psychiatric patients: Report of a prospective study. Arch Gen Psychiatry 1983; 40: 249-57.
Ringel E. Der Selbstmord. Abschluss einer krankhaften psychischen Entwicklung. Eine Untersuchung an 745 geretteten Selbstmördern. Wien: Mandrich 1953.
Ross RR, McKay HB. Self-mutilation. Toronto: DC Heath and Company 1979.
Runeson B. Mental disorders in youth suicide. DSM-III-R axes I and II. Acta Psychiatr Scand 1989; 79: 490-7.
Saß H, Herpertz S, Houben I, Steinmeyer EM. Zur Diagnostik der Persönlichkeitsstörungen. In: Hartwich P, Haas S, Maurer K, Pflug B (Hrsg). Persönlichkeitsstörungen: Psychotherapie und Pharmakotherapie. Sternenfels, Berlin: Verlag Wissenschaft und Praxis 1997; 11-29.
Schmitz B, Fydrich T, Limbacher K (Hrsg). Persönlichkeitsstörungen: Diagnostik und Psychotherapie. Weinheim: Psychologie Verlags-Union 1996.
Schmölzer C, Wolfersdorf M, Hole G. Basissuizidalität in einem psychiatrischen Krankenhaus. Psychiat Prax 1990; 17: 150-5.
Starcevic V, Bogojevic G, Marinkovic J, Kelin K. Axis I and axis II comorbidity in panic/agoraphobia patients with and without suicidal ideation. Psychiatr Res 1999; 88: 153-61.
Torgersen S, Kringlen E, Cramer V. The prevalence of personality disorders in a community sample. Arch Gen Psychiatry 2001; 58: 590-6.
Trautmann RD. Verhaltenstherapie bei Persönlichkeitsstörungen und problematischen Persönlichkeitsstilen. Stuttgart: Pfeiffer bei Klett-Cotta 2004.

Tress W, Wöller W, Hartkamp N et al. (Hrsg). Persönlichkeitsstörungen. Leitlinie und Quellentext. Stuttgart, New York: Schattauer 2002.
Yen S, Shea T, Pagano M et al. Axis and axis II disorders as predictors of prospective suicide attempts: findings from the Collaborative Longitudinal Personality Disorders Study. J Abnorm Psychol 2003; 112: 375-81.

12. Individuation und Vulnerabilität: Persönlichkeitsstörungen im Migrationsprozess

Iris Tatjana Calliess & Wielant Machleidt

12.1 Einleitung

Persönlichkeitsstörungen sind in ätiologischer und pathogenetischer Hinsicht nicht nur durch eine vielschichtige und wechselseitige Beeinflussung von biologischen Dispositionen und genetischen Determinanten, Lernvorgängen und biographisch gewachsenen Haltungen bedingt, sondern auch durch den Einfluss sozialer und kultureller Faktoren gekennzeichnet. Kulturelle Momente können dabei einerseits die Symptombildung beeinflussen, andererseits auch unmittelbar als pathogene Faktoren wirken. Welche Bedeutung dem Einfluss des kulturellen Kontextes zukommt, wird ganz unterschiedlich bewertet und führt dementsprechend zu sehr verschiedenen konzeptionellen, nosologischen und diagnostischen Einordnungen von Persönlichkeitsverfassungen und -störungen unter transkulturellen Gesichtspunkten (Calliess u. Machleidt 2003).

Im DSM-III (APA 1980) wurde mit Einführung der Achse II erstmals die Möglichkeit geschaffen, Persönlichkeitsstörungen gesondert zu kodieren. Dies verlieh der Forschungs- und Publikationstätigkeit auf dem Gebiet der Persönlichkeitsstörungen weltweit Aufwind, so dass es heute eine Vielzahl theoretischer Konzeptionen und therapeutischer Ansätze gibt. Dies gilt allerdings nicht in gleicher Weise für transkulturelle Aspekte bei diesen Störungen. Persönlichkeitsstörungen sind zwar für die meisten Kulturen der Welt nachgewiesen. Aufgrund der konzeptionellen Heterogenität bezüglich des soziokulturellen Kontextes und der hohen Abhängigkeit von soziokulturellen Einflussfaktoren im Hinblick auf Phänomenologie und Prävalenz existieren jedoch kaum wissenschaftlich gesicherte Daten im Kulturvergleich (Tseng 2001).

Die diagnostische Einschätzung von Persönlichkeitsstörungen hängt in entscheidendem Maße davon ab, wie eine Gesellschaft ein bestimmtes Verhalten bewertet. Hier eröffnet sich naturgemäß ein großer Spielraum für transkulturelle Unterschiede und Fehleinschätzungen im diagnostischen Prozess, Letzteres sowohl im Hinblick auf Unter- als auch auf Überbewertung kultureller Einflussfaktoren. Besondere Probleme kann die Beurteilung des Funktionsniveaus einer Persönlichkeit

bei Migranten bereiten, da zum einen Interviewer und Migrant in der Regel zwei verschiedenen Kulturen angehören, zum anderen dem Migrationsprozess selbst eine erhöhte Vulnerabilität und potentielle Pathogenität, wenn nicht gar mögliche Traumatisierung innewohnt. Ausgesprochen erschwert wird die Bewertung der Dysfunktionalität einer Persönlichkeit bei traumatisierten Flüchtlingen, bei denen Komorbiditäten mit und Abgrenzungen von etwaigen posttraumatischen Belastungsstörungen eine Rolle spielen.
Aufgrund von Globalisierung und fortschreitender Öffnung unserer Gesellschaft haben Migranten zunehmend Einzug in psychiatrisch-psychotherapeutische Versorgungssysteme gehalten, wodurch wir in unserem klinischen Alltag mit neuen und zum Teil sehr fremden Problemen konfrontiert sind (Machleidt 2001, 2002; Machleidt u. Calliess 2004; Machleidt et al. 2007). Im Folgenden wird daher zunächst der Versuch eines Überblicks über Persönlichkeitsstörungen im kulturellen Kontext unternommen. Anschließend wird eine Emotionslogik des Migrationsprozesses entworfen, die ein basales Verständnis der Psychodynamik der Akkulturation ermöglichen soll. Ausgehend von der Vorstellung, dass es sich bei der Migration um eine „dritte Individuation" in der psychischen Entwicklung des Menschen handelt, die mit einer potentiellen Vulnerabilität einhergeht, wird schließlich ein Konzept der Genese von Persönlichkeitsstörungen im Migrationsprozess vorgestellt.

12.2 Persönlichkeitsstörungen im kulturellen Kontext

12.2.1 Konzeption

Von der Persönlichkeit zu der von der Außenperspektive als deviant angesehenen Persönlichkeitsstörung bestehen fließende Übergänge. In der Eigenwahrnehmung der Betroffenen wird das abweichende Verhalten vielfach als ich-synton und somit nicht als krankheitswertig erlebt. Die heutige Konzeption der Persönlichkeitsstörungen hat die alte Kontroverse um die eher biographisch geprägten Neurosen einerseits und die eher konstitutionell bedingten Psychopathien andererseits hinter sich gelassen (Saß 2000). In den weitgehend voraussetzungsarmen, deskriptiv-nosologischen Klassifikationssystemen der ICD-10 und des DSM-IV dient der Begriff der Persönlichkeitsstörung als wertneutraler Oberbegriff für alle dysfunktionalen Persönlichkeitsformen. Im Kern gehen die modernen Definitionen in beiden Klassifikationssystemen davon aus, dass eine Persönlichkeitsstörung dann vorliegt, wenn durch den Ausprägungsgrad und die besondere Konstellation psychopathologisch relevanter Persönlichkeitsmerkmale in klinisch bedeutsamer Weise erhebliches subjektives Leiden und nachhaltige Beeinträchtigungen der sozialen Anpassung entstehen. Da die Übergänge zwischen sozial akzeptierter und nicht akzeptierter Abweichung sehr kontextabhängig und fließend sind, betont Fiedler (1998), dass „die Diagnose ‚Persönlichkeitsstörung' fast zwangsläufig in einem Bereich persönlicher und zwischenmenschlicher, wissenschaftlicher und gesellschaftlich-kultureller Streitfragen und Konfliktzonen (erfolgt)".

12.2.2 *Diagnosestellung*

Die diagnostische Einschätzung von Persönlichkeitsstörungen hängt in entscheidendem Maße davon ab, wie eine Gesellschaft ein bestimmtes Verhalten bewertet (Tseng 2001). Mezzich (1995; Mezzich et al. 2001) hebt hervor, dass in jedem Schritt des diagnostischen Prozesses kulturelle Einflussfaktoren eine große Rolle spielen. Dies zeige sich bereits in der Arzt-Patienten-Interaktion, in der eine erhebliche Kultursensibilität notwendig sei, um zwischen Angehörigen verschiedener Ethnien therapeutische Beziehungen aufzunehmen und zu erhalten. Dies werde auch deutlich im Umgang mit Sprachproblemen und unterschiedlichen Sprachkenntnissen und -präferenzen zwischen Arzt und Patient (zur Dolmetscherproblematik siehe ausführlich Salman 2001, 2003). Darüber hinaus komme dies zum Ausdruck in den Fragen, wie man in angemessener Weise Familienangehörige in die Anamneseerhebung mit einbeziehe, wie man intime persönliche Details exploriere, wie man die Patientenaussagen vor einem unterschiedlichen kulturellen Hintergrund im Hinblick auf Bedeutung und Schwere des seelischen Leidens interpretiere und wie man das soziale Funktionsniveau und das Ausmaß und den Wert sozialer Unterstützung bei Menschen aus anderen Kulturkreisen adäquat einschätze. Im US-amerikanischen DSM-IV (APA 1994) finden erstmals kulturelle Faktoren in einem Klassifikationssystem Berücksichtigung, während dies in der ICD-10 noch nicht der Fall ist. Das DSM-IV verfügt über spezielle Abschnitte im Begleittext, die auf kulturspezifische Aspekte bei den jeweiligen Störungsbildern eingehen. Als kulturspezifische Aspekte sind in erster Linie eine große sprachliche und auch somatische Variationsbreite in der Affektäußerung, ethnographische Unterschiede bezüglich des kulturellen Kontextes und die Frage des Einflusses der Persönlichkeit als kulturspezifischer Ausdruck im Hinblick auf symptomatologische Ausdrucksformen hervorzuheben (Alarcon 1995). Daneben findet sich ein Leitfaden zur Beurteilung kultureller Einflussfaktoren bei der Anamneseerhebung und Diagnostik.

Alarcon (1995) weist darauf hin, dass das DSM-IV insbesondere im Zusammenhang mit Persönlichkeits- und Anpassungsstörungen eine erstaunlich kulturrelativistische Position vertrete. So wird im DSM-IV betont, dass bei der Diagnostik von Persönlichkeitsauffälligkeiten und Verhaltensstörungen der entsprechende soziokulturelle Kontext von entscheidender Bedeutung sei. Bei Menschen aus fremden Kulturkreisen müsse bedacht werden, inwieweit Sitten und Gebräuche, religiöse Vorstellungen und politische Überzeugungen aus der Ursprungskultur zum Ausdruck kommen. Darüber hinaus wird im Begleittext des DSM-IV zu den Persönlichkeitsstörungen deutlich gemacht, dass diese differentialdiagnostisch nicht verwechselt werden dürfen mit Problemen, die im Zusammenhang mit der Akkultu-

ration bei Migration entstehen. Diese eher allgemein gehaltenen Aussagen über kulturspezifische Faktoren bei Persönlichkeitsstörungen werden im DSM-IV jedoch nicht vertieft. Daher kritisiert Alarcon (1996) grundsätzlich, dass nur etwa ein Drittel der von einer Expertenkommission gemachten Vorschläge für die Berücksichtigung transkultureller Aspekte bei Persönlichkeitsstörungen letztlich in die aktuelle Version des DSM-IV Eingang gefunden hätte. Dies gelte insbesondere für die narzisstische, histrionische und vermeidende Persönlichkeitsstörung. Wichtige Aspekte kultureller Dimensionen wie Selbstbild, Anpassung oder sozialer Kontext seien vernachlässigt worden.
Auch Foulks (1996) betont, dass verschiedene Kulturen tendenziell unterschiedliche Persönlichkeitszüge als „ideal" erachten. Daher sei die Beurteilung der Frage der Abweichung einer Persönlichkeit von der sozial akzeptierten Norm in hohem Maße von den Werten, Vorstellungen und Normen der jeweiligen Kultur und den sozialen Strukturen der jeweiligen Gesellschaft abhängig. Dieser eher kulturrelativistischen Position der kulturellen Psychiatrie (siehe ausführlich Fabrega 2001) stehen Studien gegenüber, die eine kulturübergreifende Anwendbarkeit der Konstrukte der Achse-II des DSM-IV zeigen. So haben beispielsweise Yang et al. (2000) das „Personality Diagnostic Questionnaire" (PDQ) und das „Personality Disorders Interview" (PDI-IV) für eine chinesische psychiatrische Patientenpopulation adaptiert (n = 2451) und die Reliabilität, Validität und Faktorenstruktur der beiden genannten Instrumente im Kulturvergleich untersucht. Ihre Ergebnisse wiesen darauf hin, dass die Konzeptionen von und diagnostischen Kriterien für Persönlichkeitsstörungen im DSM-IV auf die chinesische Patientenpopulation übertragbar waren, obwohl berechtigte Bedenken bestehen, dass kulturvariante Psychopathologie und kulturspezifische Selbstkonzepte solche Messinstrumente unbrauchbar machen könnten.
Eine weitere viel zitierte Studie in diesem Zusammenhang ist die von Loranger et al. (1994), die im Auftrag der WHO als weltweite Pilotstudie in 11 Ländern durchgeführt wurde. Es handelte sich dabei um klinische Stichproben (behandelte Prävalenzen) mit insgesamt 716 Patienten (364 Männer, 352 Frauen), die sich wegen unterschiedlicher psychischer Störungen (67,2 %) oder ausschließlich wegen Persönlichkeitsstörungen (32,8 %) in ambulanter oder stationärer Behandlung befanden. An der Erhebung beteiligten sich Forscher aus Indien (47 Patienten), Holland (65 Patienten), Großbritannien (102 Patienten), Luxemburg (52 Patienten), Deutschland (113 Patienten), Kenia (50 Patienten), Norwegen (48 Patienten), Japan (57 Patienten), Österreich (50 Patienten), den USA (100 Patienten) und der Schweiz (32 Patienten). Die Erhebung wurde mit dem „International Personality Disorder Examination" (IPDE) durchgeführt. Hierbei handelt es sich um ein semistrukturiertes Interviewverfahren, welches die Kriterien beider Klassifikationssysteme, der ICD-10 und des DSM-III-R, enthält. Die Ergebnisse zeigten, dass die Interviewer aller beteiligten Zentren anhand des IPDE beide Klassifikationssysteme mit zufrieden stellender Interrater-Reliabilität auf ihre jeweilige Kultur und Sprache anwenden konnten. Da es im Hinblick auf die Beurteilung von Verhal-

tensweisen eine besondere kulturelle Variabilität gibt, waren die Interviewer angehalten, die Bedeutung von auffälligem Verhalten im Kontext ihrer jeweiligen Kultur zu bewerten. Dies wurde erstaunlicherweise jedoch nur in wenigen Fällen relevant. Dennoch kamen in der vorliegenden WHO-Pilotstudie beträchtliche kulturelle Unterschiede bei Persönlichkeitsstörungen zum Vorschein (zu den spezifischen Persönlichkeitsstörungen siehe ausführlich Calliess u. Machleidt 2003).

12.2.3 Prävalenz und Epidemiologie

Es gibt nur wenige verlässliche epidemiologische Daten über Persönlichkeitsstörungen im transkulturellen Vergleich. Die epidemiologische Forschung auf diesem Gebiet wird durch eine Vielzahl kulturell determinierter Faktoren erschwert: Diese sind in erster Linie kulturspezifische Konzeptionen und Definitionen von Persönlichkeitsstörungen und kulturvariante Unterschiede bezüglich der sozialen Toleranz psychischer Symptome sowie hinsichtlich der Beurteilung von Risiko und Schaden für die Mitglieder einer sozialen Gemeinschaft (Überblick bei Alarcon et al. 1998). Darüber hinaus erschwert eine immense Heterogenität innerhalb der verschiedenen Ethnien auf der Welt eine Differenzierung der Prävalenz für bestimmte Persönlichkeitsstörungen in bestimmten Bevölkerungsgruppen (Briken u. Kraus 2000). Sofern in Untersuchungen nicht dieselben Methoden und Kriterien Anwendung finden, ist ein transkultureller Vergleich der Ergebnisse ohnehin zwecklos. Ohne Kenntnis der jeweiligen kulturellen Bedeutung und Implikationen verwendeter Methoden bleibt das Datenmaterial schwierig zu interpretieren (Tseng 2001). So wurde beispielsweise im Zusammenhang mit der „Epidemiological Catchment Area Study“ (ECA-Studie) (Nestadt et al. 1994) eine vergleichbare Studie in Taiwan durchgeführt mit dem Ziel, die Prävalenz der antisozialen Persönlichkeitsstörung zwischen Amerika und Taiwan zu vergleichen (Compton et al. 1991). Die Ergebnisse zeigten, dass die Prävalenz für die antisoziale Persönlichkeitsstörung in Taiwan bei 0,2 % lag, in den Vereinigten Staaten hingegen bei 3 %. Obwohl der Studie ähnliche methodische Instrumente und vergleichbare Patientenpopulationen zugrunde lagen, ist nicht klar, ob die Daten tatsächliche Unterschiede in der Prävalenzrate widerspiegeln oder vielmehr kulturelle Unterschiede wie die Tendenz der Taiwanesen, aufgrund einer besonderen gesellschaftlichen Geringschätzung gegenüber antisozialem Verhalten sozial erwünschte Antworten zu geben (Tseng 2001).

In einem ähnlichen Sinne argumentieren Tang und Huang (1995), die hervorheben, dass die berichteten Prävalenzraten von Persönlichkeitsstörungen in China im Vergleich zu westlichen Ländern ungewöhnlich niedrig ausfielen. Die Autoren führen dies in erster Linie auf Unterschiede in den verwendeten Klassifikationssystemen zurück: Im Gegensatz zu DSM-IV und ICD-10 sind in dem offiziellen chinesischen Klassifikationssystem „Chinese Classification of Mental Disorders, Second Edition, Revised“ (CCMD-2-R, 1995) die selbstunsicher-vermeidende, die

abhängige und die Borderline-Persönlichkeitsstörung als diagnostische Einheiten nicht aufgeführt (Lee 1996).
Nach der WHO-Pilotstudie von Loranger et al. (1994) hingegen wurden die einzelnen Typen der Persönlichkeitsstörungen in praktisch allen teilnehmenden Ländern diagnostiziert. Die fast durchgängig höchsten Prävalenzraten wiesen in den meisten Ländern die Borderline- und die selbstunsicher-vermeidende Persönlichkeitsstörung auf; lediglich in Indien wurde keine vermeidende Persönlichkeitsstörung diagnostiziert, in Kenia keine Borderline-Persönlichkeitsstörung. Die sadistische und die narzisstische Persönlichkeitsstörung (1,3 %) wiesen die geringsten Prävalenzraten in der untersuchten Stichprobe auf. Interessanterweise war selbst die konzeptuell umstrittene passiv-aggressive Persönlichkeitsstörung mit einer Gesamtprävalenz von 5 % mit einer Ausnahme in allen teilnehmenden Ländern diagnostizierbar.

12.2.4 Äthiopathogenese und Symptomatologie

Es herrscht heute Konsens über die Annahme einer multifaktoriellen Äthiopathogenese von Persönlichkeitsstörungen. Nach Fabrega (1994) sind in der modernen psychiatrischen Theoriebildung insbesondere biologische, historische und kulturelle Faktoren in ihrem „dialektischen Zusammenspiel" bei der Entwicklung von Persönlichkeitsstörungen bedeutsam. Kulturelle Momente können dabei einerseits pathoplastisch die Symptombildung beeinflussen, andererseits aber auch direkt als pathogene Faktoren wirken. Als pathogener Faktor kann Kultur hierbei in zweierlei Hinsicht fungieren: Zum einen können Elemente der mikro- (Familie) und makrokulturellen Umgebung (Gesellschaft) der klinischen Manifestation von Persönlichkeitsstörungen zum Ausbruch verhelfen. Zum anderen können Persönlichkeitsstörungen über kulturvariante Merkmale entscheidend zur Symptomatik von Achse-I-Diagnosen beitragen (Alarcon et al. 1998).
Die pathoplastische Funktion kultureller Faktoren in der Symptombildung wird deutlich an dem Einfluss, den Tradition, Kindererziehung, Religion, Überzeugungen und Mythen, Normen und Werte und wirtschaftliche Situation auf der Makroebene ebenso wie familiäre Regeln und Erwartungen, Traditionen der Ursprungsfamilie, Lebensumstände und signifikante Lebensereignisse auf der Mikroebene auf ein Individuum haben. Inter- und transkulturelle Erfahrungen, wie beispielsweise bei der Migration, tragen zum Entstehen und zum Ausdruck von Symptomen bei Persönlichkeitsstörungen bei. Migration ist eng verbunden mit den Phänomenen Rassismus (Fernando 1991) und Akkulturation (Fernando 1995; Krause 1998), welche ihrerseits sowohl einen pathogenen als auch einen pathoplastischen Faktor darstellen können.

12.3 Vulnerabilität und Individuation im Migrationsprozess

12.3.1 Dynamische Faktoren des Migrationsprozesses

Migrationsprozesse haben eine kultur- und situationsübergreifende Regelhaftigkeit (Sluzki 2001) und lassen sich in ihrer „Emotionslogik“ (Lungwitz 1993; Machleidt 2004) in zwei Zyklen unterteilen, nämlich den meist kürzeren des Migrationsaktes einschließlich seiner Vor- und Nachbereitung und den über mehr als ein Jahrzehnt laufenden Prozess der Akkulturation im Aufnahmeland. Die psychischen Befindlichkeiten und Erkrankungsrisiken sind in den Stadien beider Zyklen im Rahmen des Migrationsprozesses sehr unterschiedlich. Dem Migrationsakt voraus gehen das Interesse an dem und die Neugier auf das Zielland der Migration einschließlich der Möglichkeiten, die es dem Migranten bietet. Allerdings ist die Faszination an dem Neuen auch verbunden mit einer Angst vor dem Neuen, welches Planung notwendig macht und eine Abwägung von Chancen und Risiken erfordert. Der Migrationsakt per se wird einerseits als schmerzhafte Ablösung bewusst erlebt, andererseits aber auch als notwendiger Schritt, der Wachstum ermöglichen kann. Nach vollzogener Trennung folgen Rückblick auf das Zurückgelassene sowie Trauer um die damit einhergehenden Verluste, was Elias (1969) als ein Gefühl des „kollektiven Sterbens“ bezeichnete. Bei der geglückten Ankunft in der Aufnahmekultur treten Erfolgsgefühle auf, die die Begegnung mit der neuen Kultur als eine Art „Honeymoon“ erscheinen lassen. Diese Emotionsdynamik, die in unterschiedlichster Weise individuell variieren kann, ist prototypisch zu verstehen und lässt sich auch bei sehr unterschiedlichen Migrationsbedingungen wiederfinden. In diesem ersten Zyklus wird im Allgemeinen keine psychiatrisch-psychotherapeutische Hilfe in Anspruch genommen. Im Gegensatz hierzu ist dies im zweiten Zyklus des Migrationsprozesses, der sich über viele Jahre und ggf. mehr als ein Jahrzehnt erstrecken kann, nämlich in der Phase der Akkulturation, häufig der Fall. Der Prozess der Akkulturation, das heißt der Integration in die Aufnahmekultur, folgt – ebenso wie der Migrationsakt selbst – einer zyklischen Emotionslogik, lediglich mit anderen Akzentuierungen (Machleidt 2004; Sluzki 2001). Die euphorische Ankunftsphase in der Aufnahmekultur geht mit einem großen Objekthunger auf die noch fremde, aber auch als faszinierend erlebte Kultur sowie einer großen Übernahmebereitschaft kulturell erwünschter Verhaltenselemente einher. Dieser Initialphase ist daher eine hohe Integrationsbereitschaft inhärent, die sich durch ein generell großes Bemühen auszeichnet, in die Aufnahmegesellschaft hineinzufinden. Nach Ablauf von etwa zwei Jahren folgt die Phase der kritischen Integration. Diese ist eine anhaltende Periode des Ringens um die Absicherung der Existenz in den Bereichen Arbeit, Wohnen und Familie. Gleichzeitig sieht sich der Migrant an dieser Stelle mit Identitätsfragen konfrontiert. Psychische und soziale Beanspruchungen haben überstarke Ängste, Frustrationen, Aggressionen, Trennungsschmerz oder Verlust- und Trauergefühle zur Folge. Die emotionalen Anforderungen und sozialen Bemühungen um Akzeptanz in dieser Phase stellen einen erheblichen Stressfaktor dar, aufgrund dessen nach der initialen Euphorie infolge der Auseinandersetzung mit Lebens- und Überlebensgrundlagen eine gewisse Ernüchterung im Migrationsprozess eintritt. Eine weitere psychische Belastung stellen die Infragestellung der alten und die Suche nach einer neuen Identität dar. Es herrschen starke Ambivalenzen in dieser Frage, die aus einer Konfrontation mit dem Fremden einerseits und dem Wunsch nach Anpassung und Übernahme neuer kultureller Angebote andererseits bestehen. Psychodynamisch mündet dies in einem Konflikt zwischen dem Bewahren kultureller Traditionen auf der einen Seite und der Übernahme neuen kulturellen Zugewinns auf der anderen Seite. Wie sich zeigen ließ, stellt die Phase der kritischen Integration einen Individuationsschritt mit erhöhter Vulnerabilität dar, aufgrund dessen das Risiko für die Entwicklung einer psychischen Krise oder seelischen Erkrankung steigt, die eine Inanspruchnahme psychiatrisch-psychotherapeutischer Kompetenz nach sich ziehen kann (Abb. 12-1).

12.3.2 Migration als dritte Individuation

Migranten wechseln von einer relativ eindeutigen Wirklichkeit ihrer Ursprungskultur unter Aufgabe bekannter Verhaltens- und Erlebnismuster in eine relativ mehrdeutige Wirklichkeit mit der Notwendigkeit des Erwerbs neuer Verhaltens-

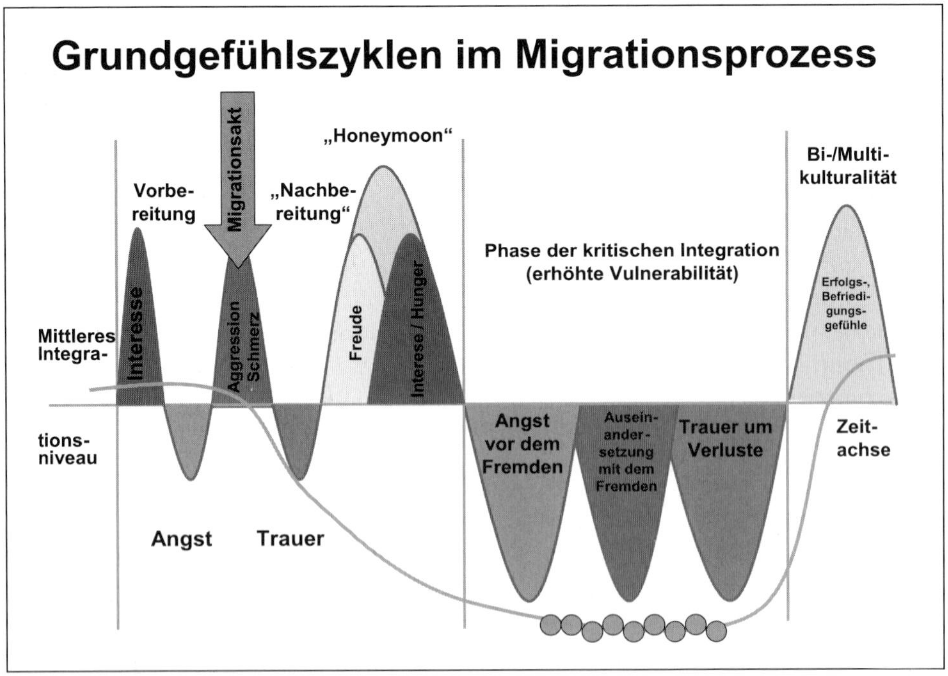

Abb. 12-1: Emotionslogik des Migrationsprozesses

weisen. Diese Transition verändert die Identität der betroffenen Individuen und geht mit einer Entwicklung einher, die sich als die dritte Individuation im Leben eines Menschen bezeichnen lässt.

Mit Identität wird in Anlehnung an Erdheim (1992) eine psychische Struktur bezeichnet, „die Orientierungshilfen anbietet, indem sie die Kategorien des Eigenen und des Fremden in ein Verhältnis zueinander bringt (...) und zur Orientierung innerhalb sozialer Beziehungen eingesetzt wird (...)". Kulturelle Identität ist für das Selbstwertgefühl eines Individuums essentiell: Jede Ethnie grenzt sich zur Wahrung ihrer eigenen Identität von der Nachbarkultur ab. Es bestehen Vorstellungen oder Vorurteile gegenüber dem Fremden und es werden Handlungsanweisungen für den Umgang mit dem Fremden entworfen. Das Konstrukt der kulturellen Identität stellt somit das Herzstück einer von psychodynamischen Überlegungen geleiteten Arbeit mit Migranten dar. Von besonderem Interesse ist für die folgenden Überlegungen die Frage, wie Menschen die Aneignungsprozesse des Fremden bewältigen und welche Wandlungen sie dabei selbst durchmachen.

„Metaphorisch können wir die Entwicklung eines Menschenlebens als eine Abfolge von ‚Migrationen' betrachten, durch die der Mensch sich fortschreitend von seinen Primärobjekten entfernt" (Grinberg u. Grinberg 1990). Migration, das sind neben den großen Migrationsschritten die kleinen Schritte. Die biographische Wanderungsbewegung eines Menschen durchläuft entwicklungspsychologisch zwei Individuationsphasen: die Geburt und die Adoleszenz. Dieses sind die beiden großen Individuationsschritte. Davon zu unterscheiden sind – häufig auch als kritisch erlebte Übergänge in der Individualentwicklung – in der frühen Kindheit die Entwöhnung, das Laufen- und Sprechenlernen, die Eingliederung in den Kindergarten, die Einschulung etc. Im Erwachsenenalter sind es z. B. das Verlassen des Elternhauses, Beginn oder/und Abschluss der Berufsausbildung, Berufsbeginn, feste Partnerbindung, Geburt eigener Kinder, Übernahme leitender Funktionen im Beruf, Tod der Eltern etc. Diese Schritte lassen sich als „Binnenmigration" verstehen. Das Gemeinsame der beiden großen Individuationsphasen und der Schwellensituationen ist die Anforderung an das Individuum, sich von seinen ursprünglichen Primärobjekten schrittweise zu entfernen und so zunehmend zu verselbständigen. Beide Entwicklungsschritte, sowohl der der „Geburt als Individuum" als auch der der „Geburt als Erwachsener" erfordern Ablösung und bieten einen Zugewinn an Freiheitsgraden. Wie ist dies bei der Migration als der dritten Individuation, der „Geburt als Weltbürger" zu verstehen, bei der das Verlassen der Ursprungskultur und die Integration in eine fremde Kultur bewältigt werden müssen? Die Entfernung von den Primärobjekten nimmt bei der Migration in eine fremde Kultur dramatisch und häufig unumkehrbar zu. Das Verlassen des eigenen Kulturraumes erfordert ähnlich wie in der Adoleszenz die Ablösung von den kulturtypischen Beziehungsobjekten, die als mütterlich/väterliche Ersatzobjekte (z. B. Muttersprache, Vaterland) Surrogatcharakter haben. Die kulturtypischen Elternsurrogate müssen durch kulturfremde Elternsurrogate ersetzt werden. Die kulturtypischen Bezugsobjekte sind Repräsentanten des eigenen nationalen kulturellen Universums, das ja ein mehr oder minder geschlossener Raum ist, in dem das Individuum bisher Geborgenheit, Vertrautheit, Sicherheit und Befriedigung erfahren hat. Das Verlassen dieses Raumes durch Migration ist eine Grenzüberschreitung in ein fremdes, unbekanntes Terrain, vergleichbar dem Verlassen des familiären Raumes in der Adoleszenz oder des Uterus unter der Geburt. Diese Grenzüberschreitungen sind im Fall von Geburt und Adoleszenz entwicklungspsychologisch determiniert und kennzeichnen einen Übergang von einem „Drinnen" zu einem „Draußen". Bei der Geburt wird das „Drinnen" des Uterus verlassen und „draußen" erfolgt die Aufnahme in die Familie. In der Adoleszenz wird das „Drinnen" der Familie verlassen und „draußen" erfolgt die Aufnahme in die Gesellschaft. Genau dieses Phänomen lässt sich im Fall der Migration wiederfinden, wobei das „Drinnen" der Ursprungsgesellschaft verlassen wird und „draußen" die Aufnahme in eine andere Kultur erfolgt. Die Bewältigung jeder der drei Individuationsphasen ist eine Geburt bzw. eine Art Wiedergeburt.

Diese Entwicklungsprozesse sind durch die innere Bewältigung des Konflikts zwischen „Drinnen" und „Draußen" gekennzeichnet und beinhalten die Überwindung des ihm innewohnenden Antagonismus zwischen Familie, Kultur und Gesellschaft. Erdheim (1992) wies auf diesen Antagonismus zwischen Familie und Kultur in Freuds Schrift „Das Unbehagen in der Kultur" (1930) hin. Dort heißt es: „Die Familie will aber das Individuum nicht freigeben. Je inniger der Zusammenhalt der Familienmitglieder ist, desto mehr sind sie oft geneigt, sich von den anderen abzuschließen, desto schwieriger wird ihnen der Eintritt in den größeren Lebenskreis (...). Die Ablösung von der Familie wird für jeden Jugendlichen zur Aufgabe, bei deren Lösung ihn die Gesellschaft oft durch Pubertäts- und Aufnahmeriten unterstützt." Erdheim fasst den Antagonismus zwischen Familie und Kultur wie folgt zusammen: „Die Familie ist der Ort des Aufwachsens, der Tradition, der Intimität im Guten und im Bösen, der Pietät und der Verfemung. Die Kultur hingegen ist der Ort der Innovation, der Revolution, der Öffentlichkeit und der Vernunft (...). Der Antagonismus schafft den objektiven Raum, in welchen die Adoleszenz sich erfüllen kann. Der zweite Triebschub ist eine der Voraussetzungen für den Kulturwandel: Eben weil das Individuum nicht in dem aufgeht, was die Familie ihm vorgegeben hat, ist ein Wandel möglich (...)" (1992).

Der Individuationsschritt der Migration findet auf einer abstrakteren symbolischen Ebene des libidinös besetzten Fremden statt mit der Konsequenz der Ablösung von der Ursprungskultur, symbolisiert durch Begriffe wie Muttersprache oder Vaterland, und dem Verlassen des primären kulturellen Raumes. Nicht jedes Individuum findet endgültige Erfüllung in dem, was die eigene Kultur ihm vorgegeben hat. Die Analogie zur Adoleszenz besteht in der größeren Sublimierung des Libidinösen. Die zurückgelassenen Symbole der Ursprungskultur wie Sprache, soziale Interaktionsmuster, Religion, Geschichte, Politik oder Alltagsrituale besitzen keine Gültigkeit mehr. Sinn und Bedeutung der Symbole des neuen Kulturraumes müssen erlernt und in ihrem Gebrauch erprobt werden. Dies bedeutet einen Neuanfang auf der Grundlage der bisher erreichten Individuation unter Verflüssigung der

Struktur des Selbst und die Entstehung von etwas, das ein höheres Integrations- und Individuationsniveau erfordert als das zuvor erreichte.

12.3.3 Protektive und pathogene Funktionen von Kultur

Kultur kann hinsichtlich der klinischen Manifestation von Persönlichkeitsstörungen eine protektive Funktion haben. Bei Migration in eine neue kulturelle Umgebung fällt die Schutzfunktion der Ursprungskultur weg. Dies hat zur Folge, dass die Vulnerabilität eines Individuums in der Gastgesellschaft exponiert ist, was zur Manifestation von Persönlichkeitsauffälligkeiten führen kann. Paris (1996, 1998) hat insbesondere für die emotional instabilen Persönlichkeitsstörungen des Clusters B herausgearbeitet, dass die Lebensbedingungen traditioneller Gesellschaften soziale und kulturelle protektive Faktoren aufweisen, die trotz biologisch determinierter Vulnerabilität die Entwicklung emotional instabiler Persönlichkeitsstörungen verhindern.
Traditionelle Gesellschaften sind nach dieser Ansicht charakterisiert durch langsamen sozialen Wandel, Kontinuität zwischen den Generationen, hohe familiäre und gesellschaftliche Kohäsion und eindeutige soziale Rollen. Im Gegensatz dazu zeichnen sich moderne Gesellschaften durch schnellen sozialen Wandel, Diskontinuität zwischen den Generationen, geringe familiäre und gesellschaftliche Kohäsion und unklare soziale Rollen aus (Paris 1998). Obwohl es große Unterschiede zwischen traditionellen Gesellschaften gibt, ist ihnen allen gemeinsam, dass klare Erwartungen an und eindeutige und vorhersagbare soziale Rollen für die Mitglieder einer solchen kulturellen Gemeinschaft existieren. Im Ergebnis werden vulnerable Individuen davor geschützt, sich nutzlos oder sozial isoliert zu fühlen. In modernen Gesellschaften hingegen hat der Wegfall stabiler sozialer Strukturen zu rapidem gesellschaftlichem Wandel mit einem Verlust sicherer sozialer Rollenmodelle geführt. Modernität verlangt ein hohes Maß an Autonomie und erlegt den Menschen auf, ihre sozialen Rollen selbst zu schaffen und zu gestalten. Diese Instabilität in den sozialen Strukturen ist ein hoher Risikofaktor für Persönlichkeitsstörungen.
In traditionellen Gesellschaften können dysfunktionale Familienverhältnisse durch Großfamilien und starke Bezüge zur sozialen und religiösen Gemeinschaft aufgefangen werden (Paris 1996). Darüber hinaus unterdrücken die genannten sozialen Strukturen generell aufgrund ausgeprägter Familien- und Gruppenkohäsion Phänomene von Impulsivität oder emotionaler Instabilität, d. h. Verhaltenszüge, die in erster Linie mit modernen Gesellschaften in Verbindung gebracht werden. Bei der Migration von einer traditionellen in eine moderne Gesellschaft wird der historische und soziale Prozess der Modernisierung Teil einer persönlichen Erfahrung von Individuen. In diesem Prozess sind Migranten einem höheren Risiko für die Entwicklung von Psychopathologie ausgesetzt. Paris (1996) hat für die Borderline-Persönlichkeitsstörung gezeigt, dass Patienten mit entsprechender Prädisposition

und Vulnerabilität in traditionellen Herkunftskulturen aufgrund soziokultureller protektiver Faktoren vor der Manifestation der Erkrankung geschützt waren und erst nach Migration in eine moderne Gastkultur eine klinisch relevante Borderline-Persönlichkeitsstörung entwickelten. Umgekehrt können Menschen mit einer zurückhaltenden Persönlichkeitsstruktur in ihrer Ursprungskultur gut funktioniert haben und erst mit der Migration und konsekutiven Exposition in einer aggressiven Gastkultur inadäquate passive Persönlichkeitsauffälligkeiten präsentieren.

12.4 Persönlichkeitsstörungen im Migrationsprozess

12.4.1 Zur Genese von Persönlichkeitsstörungen im Migrationsprozess

Nach dem bisher Gesagten kann Migration als potentieller Induktor für Persönlichkeitsstörungen aufgefasst werden. Migration als kulturelles, soziales und geographisches Phänomen kann darüber hinaus wegen der dem Prozess inhärenten Vulnerabilität auch direkt als pathogener Faktor für Persönlichkeitsstörungen fungieren (Alarcon et al. 1998). Es ist daher verständlich, dass viele, insbesondere psychoanalytische Autoren (z. B. Ardjomandi 1998; Grinberg u. Grinberg 1990; Kohte-Meyer 1993) Migration wegen der damit einhergehenden basalen Verunsicherung und existentiellen Identitätskrisen und -störungen als Trauma beschreiben. Grinberg und Grinberg (1990) machen deutlich, dass „Migration keine isolierte traumatische Erfahrung (ist), die sich im Moment der Trennung, der Abreise vom Herkunftsort oder im Moment der Ankunft im neuen, unbekannten Ort, wo sich das Individuum niederlassen wird, ereignet. (...) Die Reaktion des Individuums im Augenblick des traumatischen Ereignisses entscheidet nicht darüber, ob das Geschehen in seinen Folgen traumatisch sein wird oder nicht, da dies von der schon vorhandenen Persönlichkeit des Subjekts und von zahlreichen anderen Umständen abhängt. Im Allgemeinen ist es eher so, dass es eine (...) variable ‚Latenzperiode' zwischen den traumatischen Ereignissen und ihren feststellbaren Folgen gibt – so wie man oft in migratorischen Erfahrungen etwas beobachten kann, das wir ‚übergangene Trauer' genannt haben".

Ein psychisches Trauma kann mit Fischer und Riedesser (1999) definiert werden als „vitales Diskrepanzerlebnis zwischen bedrohlichen Situationsfaktoren und den individuellen Bewältigungsmöglichkeiten, das mit Gefühlen von Hilflosigkeit und schutzloser Preisgabe einhergeht und so eine dauerhafte Erschütterung von Selbst- und Weltverständnis bewirkt". Bohleber (2000) hat herausgearbeitet, dass insbesondere eine vernichtende Angst, das Moment der Überwältigung und das Einbrechen des Unerwartbaren in den seelischen Verstehenszusammenhang das Individuum dem traumatischen Geschehen gegenüber so hilflos und passiv ausgeliefert sein lassen.

Insbesondere in der oben beschriebenen Phase der kritischen Integration ist eine hochgradige Emotionalisierung des Individuums zu verzeichnen, die mit heftigen emotionellen Wechselbädern einhergeht. Je mehr der Stress der Akkulturation nicht mehr als Herausforderung, sondern als existentielle und nicht mehr kompensierbare Bedrohung erlebt wird, umso leichter entstehen Stresssymptome. Diese Phase ist daher verbunden mit einer erhöhten Vulnerabilität für psychische Fehlverarbeitungen und Traumatisierungen sowie für die Aktualisierung latenter neurotischer oder psychotischer Persönlichkeitsanteile, da die Resilienz als flexible Widerstandskraft überfordert wird (Maoz 2004). Die Spur des Affektiven kann dann beispielsweise ins Somatische führen. Bei Migranten sind nicht selten somatoforme Syndrome zu finden. Bei deren Ursachen geht es häufig um die Abwehr erlittener Verluste, deren Bewältigung nicht gelingt. Nach Enttäuschungen und weiteren Verlusten in der Aufnahmekultur sowie rassistischer Abwertung und dem Verlust der alten Identität können depressive Syndrome entstehen. Deren Verleugnung kann zur paradoxen Bewältigung in Form eines manischen Syndroms führen, das aus dem Leid und der Selbstwertkrise ein grandioses Überlegenheitsgefühl macht. Ein Kohärenzverlust des Ich durch schizoide Ängste macht es vulnerabel für Fragmentierungsprozesse und psychotische Dekompensationen. Bei zunehmend gelingender und erfolgreicher Bewältigung der Alltagsaufgaben und der Integration entsteht schrittweise eine neue bikulturelle Identität, die zu einer Re-Stabilisierung und Kohärenzerhöhung des Selbst führt. Wenn aber Identitätskrisen und Kohärenzeinbußen die Kompensationsmöglichkeiten des Ich übersteigen und es nicht gelingt, die Konflikte und Ambivalenzen in dieser vulnerablen Phase zu integrieren, kann es bei entsprechender Disposition zu massiven Irritationen der Gesamtpersönlichkeit des Migranten kommen. Wesentliche Aspekte kultureller Dimensionen bei Persönlichkeitsstörungen sind Selbstbild und Selbstkonzept, Anpassung und sozialer Kontext. In den Persönlichkeitsdimensionen Individualismus versus Kollektivismus, Abhängigkeit versus Unabhängigkeit und Idiozentrizität versus Allozentrizität kommt diese Kulturspezifität zum Ausdruck (siehe auch Calliess u. Machleidt 2003; Triandis 1989, 1993, 1995; Triandis et al. 1985). Es findet sich hier der Grundkonflikt der Individuationsstufen und somit auch der dritten Individuation, welche die Migration darstellt, wieder: das ambivalente Oszillieren zwischen Festhalten und Loslassen, Bindung und Trennung, „Drinnen“ und „Draußen“. Gerade weil sich in dem Individuationsschritt der Migration psychische Strukturen verflüssigen und Selbstbild und Selbstkonzept als zentrale Schlüsselmechanismen von Identität zur Disposition stehen, ist die Gefahr einer anhaltenden Schwächung des Ich diesem Prozess immanent. Eine mangelhafte Bewältigung dieser basalen Identitätskrisen kann daher in der Entwicklung einer Persönlichkeitsstörung münden. Der Individuationsschritt mit Integration einer neuen kulturellen Herausforderung ist misslungen. Eine neue, wie auch immer geartete bikulturelle Identität kann nicht ausgebildet werden, das Individuum bleibt zwischen den Welten, das Ich fragmentiert und das Selbstbild wird brüchig.

12.4.2 *Zur Diagnostik und Differentialdiagnostik von Persönlichkeitsstörungen im Migrationsprozess*

Diagnose und Differentialdiagnose von Persönlichkeitsstörungen bei Migranten sind eine Herausforderung, da posttraumatische Belastungsreaktionen, Anpassungsstörungen im Migrationsprozess und unbewältigte Identitätskrisen mit konsekutiver Entwicklung von Persönlichkeitsstörungen sich gegenseitig bedingen, unterhalten und verschärfen können. Migranten mit Persönlichkeitsstörungen weisen häufig kulturelle Abwehrmechanismen auf, die für den kulturfremden Therapeuten nur schwer von kulturvarianten normalpsychologischen Verhaltensweisen abzugrenzen sind. Traumatisierte Flüchtlinge zeigen aufgrund leidvoller Erfahrung zuweilen vehemente projektive Mechanismen gegenüber dem Interviewer, was die differentialdiagnostische Abgrenzung zu und die Einschätzung einer etwaigen Komorbidität mit Persönlichkeitsstörungen besonders erschweren kann. Viele traumatisierte Menschen erleiden nicht nur einmal, sondern mehrmals in ihrem Leben eine posttraumatische Symptomatik. Es ist daher wichtig, zwischen einer aktuellen („current") und einer irgendwann im Leben auftretenden („lifetime") posttraumatischen Störung zu unterscheiden (van der Kolk et al. 1996). Wesentlich ist, dass eine posttraumatische Belastungsreaktion auch nach Monaten, manchmal gar erst nach Jahren als so genanntes verzögertes posttraumatisches Belastungssyndrom in Erscheinung treten kann. Einem früheren Erlebnis wird dann bedingt durch eine Wiederholung von Komponenten der traumatischen Situation oder durch Lebenskrisen nachträglich eine existentiell bedrohliche Bedeutung verliehen (Fischer u. Riedesser 1999). Dieser Zusammenhang ist bei traumatisierten Migranten erheblich, da Psychopathologie und Verhaltensauffälligkeiten in Unkenntnis der Möglichkeit eines verzögerten posttraumatischen Belastungssyndroms mit Anpassungsstörungen im Rahmen des migratorischen Prozesses verwechselt werden können und somit der traumatische Hintergrund der Problematik unerkannt bleibt. Aus eigener klinischer Erfahrung wissen wir, dass insbesondere bei jugendlichen Migranten erst im Zusammenhang mit der Migration und möglichen Folgetraumatisierungen Kindheitstraumata wie sexueller Missbrauch psychopathologisch relevante Bedeutung erlangen können.

Aufgrund der besonderen Charakteristika von Menschen, die Opfer organisierter Gewalt wurden, haben Herman und van der Kolk das Konzept des komplexen posttraumatischen Belastungssyndroms entwickelt (Herman 1992). Dieses versucht in erster Linie Folgen von schwerster, lang anhaltender und wiederholter Traumatisierung wie etwa nach Folter, Haft und fortgesetzter Misshandlung zu beschreiben. Insbesondere die Veränderungen der Affektregulierung mit anhaltenden dysphorischen Verstimmungen, chronischer Beschäftigung mit Suizidideen, Neigung zu Selbstverletzungen, explosiver oder extrem unterdrückter Wut und zwanghafter oder extrem gehemmter Sexualität, aber auch mit dissoziativen Episoden, Depersonalisations- und Derealisationserleben sowie Abbruch von intimen Beziehungen machen die differentialdiagnostische Abgrenzung des komplexen

posttraumatischen Belastungssyndroms von der Borderline-Persönlichkeitsstörung extrem schwierig, wenn nicht gar manchmal unmöglich (siehe auch Bronisch 2001; Gunderson u. Sabo 1993; Overkamp et al. 1997).
Die sich gegenseitig bedingenden und beeinflussenden Aspekte im Spannungsfeld von Trauma, Migration und Persönlichkeitsstörung können abschließend in folgendem Interaktionskreis dargestellt werden (siehe Abb. 12-2):

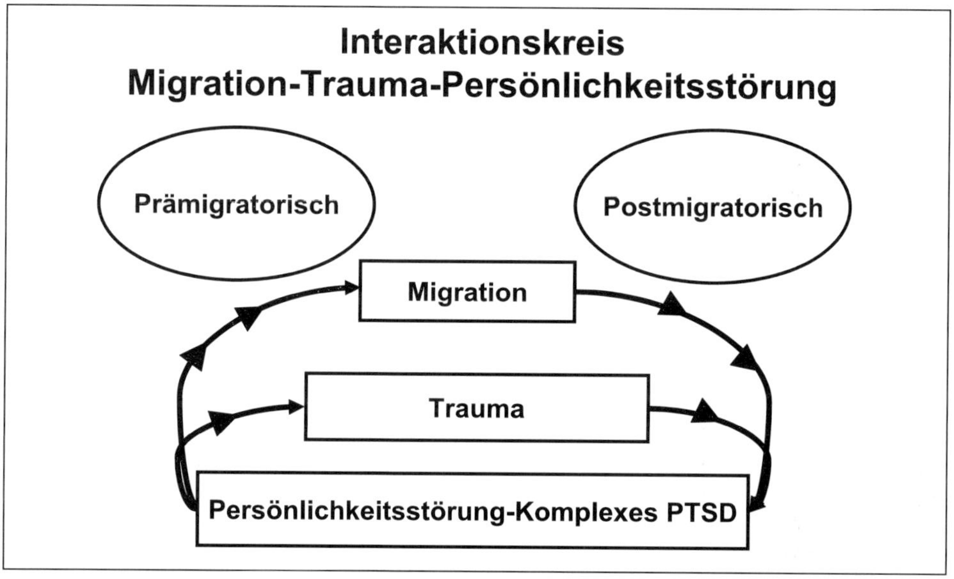

Abb. 12-2: Interaktionskreis Migration-Trauma-Persönlichkeitsstörung

Der Interaktionskreis symbolisiert das komplexe Spannungsfeld, in dem sich Diagnostik und Differentialdiagnostik von Persönlichkeitsstörungen bei Migranten bewegen: Bereits vor der Migration kann eine klinisch manifeste Persönlichkeitsstörung oder zumindest ihre latente Disposition vorliegen. Diese können auf Primärtraumata in Kindheit und Jugend zurückgehen. Eine prämigratorische Persönlichkeitsstörung wird im Sinne eines biographischen Risikofaktors die Verarbeitung von Folgetraumata und von Migration negativ beeinflussen. Postmigratorisch können schwere Traumatisierungen und Identitätskrisen aufgrund von Migration eine Persönlichkeitsstörung induzieren, verursachen oder aggravieren und/oder ein komplexes posttraumatisches Belastungssyndrom hervorrufen. Hierdurch können Akkulturation und Anpassung im weiteren Migrationsprozess wiederum erschwert sein und die Ausbildung einer neuen bi- oder multikulturellen Identität verunmöglicht sein. Kindheitstraumata können sekundär wieder reaktiviert werden und als verzögerte posttraumatische Belastungsreaktion eine neue subjektive Bedeutung erlangen.

12.5 Schlussfolgerungen

Persönlichkeitsstörungen sind in entscheidendem Maße von dem soziokulturellen Hintergrund beeinflusst, vor dem sie auftreten. Diese Hypothese wird unterstützt durch die Tatsache, dass Achse-II-Diagnosen in verschiedenen Gesellschaften unterschiedliche Prävalenzen aufweisen und dass manche Persönlichkeitsstörungen, insbesondere die Borderline-Persönlichkeitsstörung, einen gewissen Kohorteneffekt aufweisen, der in einem Wechsel von einem traditionellen in ein modernes gesellschaftliches Umfeld begründet sein könnte (Paris 1998). Die beiden für die Selbstorganisation und Identität eines Individuums relevanten Persönlichkeitsdimensionen sind Autonomie und Abhängigkeit. Diese sind kulturübergreifend im Kern für das psychische Wohlbefinden eines Menschen verantwortlich. Das Verhältnis von Abhängigkeit versus Unabhängigkeit, das zur Aufrechterhaltung von seelischer Gesundheit in einer bestimmten Gesellschaft notwendig ist, wird hingegen maßgeblich von kulturellen Werten und Normen bestimmt. Menschen aus kollektivistischen Kulturen (in der Regel nicht-westliche) benötigen ein hohes Maß an Abhängigkeit und ein geringes Maß an Unabhängigkeit, während sich das bei Menschen aus individualistischen Kulturen (vorwiegend westliche) umgekehrt verhält (Sato 2001). Dies hat erhebliche therapeutische Implikationen für die Behandlung von Persönlichkeitsstörungen im transkulturellen Kontext: Das westlichen Psychotherapien zugrunde liegende Weltbild und theoretische Konzept ist auf Stärkung und Förderung von Autonomie und Unabhängigkeit ausgerichtet, was zum Teil drastisch mit dem Bedürfnis nach interindividueller Bezogenheit und Einbindung in familiäre und soziale Kontexte bei Migranten kollidieren kann (Littlewood 2001). Im Ergebnis kann dies die Beziehungsaufnahme zu Migranten erschweren oder verunmöglichen und therapeutische Prozesse scheitern oder gar eskalieren lassen. Dies zu verhindern, erfordert von Klinikern und Therapeuten ein hohes Maß an Flexibilität und Offenheit im therapeutischen Raum sowie ein entsprechend feinsinniges transkulturelles Verständnis und Reflektionsvermögen. Kim (1998) geht soweit, eine Zusammenarbeit zwischen Therapeuten aus kollektivistisch und individualistisch orientierten Gesellschaften zu fordern, um ein umfassendes und fundiertes Psychotherapiekonzept zu entwickeln. Fischer-Kern et al. (2004) haben ein kontextorientiertes Behandlungsmodell zur Therapie von schweren Persönlichkeitsstörungen vorgeschlagen, welches sowohl systemische als auch psychoanalytische Ansätze vereint und von Anfang an sowohl familien- als auch individuumzentriert vorgeht. So verstandene, kultursensible Psychotherapie von Persönlichkeitsstörungen kann nach Alarcon und Leetz (1998) pathogene Elemente der Ursprungskultur des Patienten korrigieren und pathoplastische Symptombildung offenlegen. Voraussetzung hierfür ist ein therapeutischer Raum, der die Entwicklungsanforderungen in den vulnerablen Stadien des Migrationsprozesses anerkennt. Dabei sind Patient und Therapeut mit einer Vielzahl kulturell determinierter Situationen konfrontiert. Kultursensible Interventionen stellen eine angemessene Kombination dar aus erlernten therapeutischen Konzepten, auf Erfahrung basierenden Technikmodifikationen und gesundem Menschenverstand, der die aktuellen Realitäten und Sachzwänge des Migranten mit im Auge behält. Kulturell erwünschte Erfolgserlebnisse im interkulturellen therapeutischen Setting können so zu einer Erhöhung des Selbstwertgefühls und einer Stärkung und Stabilisierung des Ich führen, was schließlich dem Patienten zu der Erlangung einer Identität verhelfen kann, mit der er sich in der Gastkultur wohl fühlt.

Literatur

Alarcon R. Culture and psychiatric diagnosis: impact on DSM-IV and ICD-10. Psychiatr Clin North Am 1995; 18: 449-65.

Alarcon R. Personality disorders and culture in DSM-IV: a critique. J Pers Dis 1996; 3: 260-70.

Alarcon RD, Foulks EF and Vakkur M. Personality disorders and culture: Clinical and conceptual interactions. New York: Wiley 1998.

Alarcon RD, Leetz KL. Cultural intersections in the psychotherapy of borderline personality disorder. Am J Psychother 1998; 2: 176-90.

APA (American Psychiatric Association). Diagnostic and Statistical Manual of Mental Disorders, Third Edition. DSM-III. Washington, DC: American Psychiatric Association 1980.

APA (American Psychiatric Association). Diagnostic and Statistical Manual of Mental Disorders, Fourth Edition. DSM-IV. Washington, DC: American Psychiatric Association 1994.

Ardjomandi ME. Migration – ein Trauma? In: Schlösser A, Höhfeld K (Hrsg). Trauma und Konflikt. Gießen: Psychosozial-Verlag 1998; 309-22.

Bohleber W. Die Entwicklung der Traumatheorie in der Psychoanalyse. Psyche 2000; 9/10: 797-839.

Briken P, Kraus C. Persönlichkeitsstörungen. In: Haasen C, Yagdiran O (Hrsg). Beurteilung psychischer Störungen in einer multikulturellen Gesellschaft. Freiburg: Lambertus-Verlag 2000; 125-44.

Bronisch T. Neurobiologie der Persönlichkeitsstörungen mit dem Schwerpunkt Borderline-Persönlichkeitsstörungen. Psychotherapie 2001; 2: 233-46.

Calliess I, Machleidt W. Transkulturelle Aspekte bei Persönlichkeitsstörungen. Persönlichkeitsstörungen 2003; 7: 117-33.

Compton W, Helzer J, Hwu HG et al. New methods in cross-cultural psychiatry: Psychiatric illness in Taiwan and the US. Am J Psychiatry 1991; 148: 1697-704.

Elias N. Über den Prozess der Zivilisation: Soziogenetische und psychogenetische Überlegungen. Zweiter Band: Wandlungen der Gesellschaft. Entwurf zu einer Theorie der Zivilisation. Bern, München: Francke Verlag 1969.

Erdheim M. Das Eigene und das Fremde. Über ethnische Identität. Psyche 1992; 46: 730-44.

Fabrega H. International systems of diagnosis. Psychiatry 1994; 182: 256-63.

Fabrega H. Culture and History in Psychiatric Diagnosis and Practice. Psychiatr Clin North Am 2001; 3: 391-405.

Fernando S. Mental Health, Race and Culture. Houndmills and London: Macmillan Press 1991.

Fernando S. Mental Health in a Multi-ethnic Society. London, New York: Routledge 1995.

Fiedler P. Persönlichkeitsstörungen. Weinheim: Psychologie Verlags Union 1998.

Fischer G, Riedesser P. Lehrbuch der Psychotraumatologie. München, Basel: Ernst Reinhardt Verlag 1999.

Fischer-Kern M, Leithner K, Hilger E, Loffler-Stastka H, Schuster P. Context-oriented Model Development in Psychotherapy Planning (‚COMEPP'): a useful adjunct to diagnosis and therapy of severe personality disorders. Acta Psychiatr Scand 2004; 3: 235-8.

Foulks EF. Culture and personality disorders. In: Mezzich JE, Kleinman A, Fabrega H and Parron DL (eds). Culture and psychiatric diagnosis: a DSM-IV perspective. Washington, DC: American Psychiatric Press 1996; 243-52.

Freud S. Das Unbehagen in der Kultur (1930). In: Sigmund Freud: Studienausgabe, Band IX: Fragen der Gesellschaft. Ursprünge der Religion. Frankfurt am Main: S. Fischer Verlag 1997; 197-270.

Grinberg L, Grinberg R. Psychoanalyse der Migration und des Exils. München, Wien: Verlag Internationale Psychoanalyse 1990.

Gunderson JG, Sabo AN. The phenomenological and conceptual interface between borderline personality disorder and PTSD. Am J Psychiatry 1993; 150: 19-27.

Herman JL. Trauma and recovery. New York: Basic Books 1992.

Kim HA. Theoretical and treatment issues of personality disorders in individualistic and collectivistic societies. Psychiatry Clin Neurosci 1998; 52 (Suppl): 242-5.

Kohte-Meyer I. "Ich bin fremd, so wie ich bin". Migrationserleben, Ich-Identität und Neurose. In: Streeck U (Hrsg). Das Fremde in der Psychoanalyse. Erkundungen über das „andere" in Seele, Körper und Kultur. München: Pfeiffer 1993; 119-32.

Krause IB. Therapy Across Culture. London: Sage 1998.

Lee S. Cultures in psychiatric nosology: The CCMD-2-R and international classification of mental disorders. Cult Med Psychiatry 1996; 20: 421-72.

Littlewood R. Psychotherapy in cultural contexts. Psychiatr Clin North Am 2001; 3: 507-22.

Loranger AW et al. The International Personality Disorder Examination (IPDE). The WHO/ADAMHA International Pilot Study of Personality Disorders. Arch Gen Psychiatry 1994; 51: 215-24.

Lungwitz H. Psychobiology and Cognitive Therapy of the Neuroses. Revised and edited by Reinhold Becker. Translated from German by Norman MacLean. Basel, Boston, Berlin: Brinkhäuser Verlag 1993.

Machleidt W. Transcultural Problems in Psychiatric Care. Acta Esp Psyquiater 2001; 29 (Num Extraordin 1): 3.

Machleidt W. Die 12 Sonnenberger Leitlinien zur psychiatrisch-psychotherapeutischen Versorgung von MigrantInnen in Deutschland. Nervenarzt 2002; 73: 1208-9.

Machleidt W. Das Fremde im Ich – das Ich in der Fremde. Psychotherapie mit Migranten. In: Gunkel S, Kruse G (Hrsg). Salutogenese, Resilienz und Psychotherapie. Hannover: Ärzte-Verlags-Union 2004; 295-308.

Machleidt W, Calliess I. Psychiatrisch-psychotherapeutische Behandlung von Migranten und transkulturelle Psychiatrie. In: Berger M (Hrsg). Psychische Erkrankungen. München, Jena: Urban & Fischer 2004; 1161-83.
Machleidt W, Behrens K, Calliess IT. Integration von Migranten in die psychiatrisch-psychotherapeutische Versorgung in Deutschland. Psychiat Praxis 2007; 34: 325-331.
Maoz B. Salutogenese - Die Entwicklungsgeschichte einer Idee und ihre Anwendung in Medizin und Psychotherapie. In: Gunkel S, Kruse G (Hrsg.). Salutogenese und Resilienz und Psychotherapie. Reihe: Impulse für die Psychotherapie. Bd. 9. Hannoversche Ärzte-Verlags-Union 2004; 69-98.
Mezzich J. Cultural Formulation and Comprehensive Diagnosis. Psychiatr Clin North Am 1995; 18: 649-57.
Mezzich JE, Berganza CE, Ruiperez MA. Culture in DSM-IV, ICD-10 and Evolving Diagnostic Systems. Psychiatr Clin North Am 2001; 3: 407-19.
Nestadt G, Samuels J, Romanowski A et al. DSM-III personality disorders in the community. Am J Psychiatry 1994; 151: 1055-62.
Overkamp B, Hofmann A, Huber M, Dammann G. Dissoziative Identitätsstörung (DIS) – eine Persönlichkeitsstörung? Persönlichkeitsstörungen 1997; 2: 74-84.
Paris J. Cultural factors in the emergence of borderline pathology. Psychiatry 1996; 59: 185-92.
Paris J. Personality disorders in sociocultural perspective. J Pers Disord 1998; 4: 289-301.
Salman R. Sprach- und Kulturvermittlung. Konzepte und Methoden der Arbeit mit Dolmetschern in therapeutischen Prozessen. In: Hegemann T, Salman R (Hrsg). Transkulturelle Psychiatrie – Konzepte für die Arbeit mit Menschen aus anderen Kulturen. Bonn: Psychiatrie-Verlag 2001; 169-90.
Salman R. Sprachliche Verständigung. In: Gesunde Integration. Dokumentation der Fachtagung am 20. und 21. Februar 2003 in Berlin. Bundesweiter Arbeitskreis Migration und öffentliche Gesundheit. Berlin, Bonn 2003; 157-62.
Sass H. Persönlichkeitsstörungen. In: Helmchen H, Henn F, Lauter H, Sartorius N (Hrsg). Psychiatrie der Gegenwart, Band 6. Berlin, Heidelberg: Springer 2000; 227-330.
Sato T. Autonomy and relatedness in psychopathology and treatment: a cross-cultural formulation. Genet Soc Psychol Monogr 2001; 1: 89-127.
Sluzki CE. Psychologische Phasen der Migration und ihre Auswirkungen. In: Hegemann TR, Salman R (Hrsg). Transkulturelle Psychiatrie. Bonn: Psychiatrie-Verlag 2001; 101-15.
Tang SW, Huang Y. Diagnosing personality disorders in China. Intern Med J 1995; 2: 291-7.
Triandis HC. The self and social behaviour in differing cultural contexts. Psychol Rev 1989; 96: 506-20.
Triandis HC. Collectivism and individualism as cultural syndromes. J Cross-Cult Res 1993; 27: 155-180.
Triandis HC. Individualism and collectivism. Boulder: Westview Press 1995.
Triandis HC, Leung K, Villareal MV, Clack FL. Allocentric versus idiocentric tendencies: Convergent and discriminant validation. J Res Personality 1985; 19: 395-415.

Tseng WS. Handbook of Cultural Psychiatry. San Diego, London, Boston, New York, Sydney, Tokyo, Toronto: Academic Press 2001.
van der Kolk BA, McFarlane A, Weisaeth L. Traumatic Stress: The Effects of Overwhelming Experience on Mind, Body and Society. New York: Guilford 1996.
Yang J, McCrae RR, Costa PT, et al. The cross-cultural generalizability of Axis-II constructs: an evaluation of two personality disorder assessment instruments in the People's Republic of China. J Pers Disord 2000: 3: 249-63.

13. Indikation und Kontraindikation für Psychodynamische Psychotherapie bei Persönlichkeitsstörungen[1]

Sven Olaf Hoffmann & Annegret Eckhardt-Henn

Diese Arbeit soll eine Übersicht bieten. Übersichtliches, auf das sie sich stützen könnte, existiert nicht. So kann es sich in der Sache nur um einen Entwurf handeln, welcher der Kritik, Prüfung und Validierung durch Dritte bedarf.

Der nachstehende Beitrag gliedert sich in fünf inhaltliche Schritte:

1. Die Bestimmung des Wesens psychodynamischer Psychotherapie
2. Die Definition von Persönlichkeitsstörungen
3. Anmerkungen zur Indikation
4. Die Erarbeitung von Kontraindikationen nach dynamischen und strukturellen Kriterien
5. Die Erarbeitung von Kontraindikationen nach diagnostischen Störungsbildern.

13.1 Psychodynamische Psychotherapie: Definition und Referenzaspekte

Die Bezeichnung *Psychodynamische Psychotherapie* stammt historisch aus den USA, wo sie im Umfeld der Schule von H. S. Sullivan aufgekommen war. Praktisch wird im internationalen Schrifttum damit eine große Zahl von Therapieformen bezeichnet, deren gemeinsames Merkmal ein wie auch immer gearteter Bezug auf die Psychoanalyse als Referenzsystem ist. Bemerkenswerterweise kennt kein Lexikon der Psychiatrie oder der Psychotherapie den Begriff der „Psychodynamischen Psychotherapie". Alexander u. Selesnick (1969) schreiben in ihrer Geschichte der Psychiatrie, dass „gleichzeitig mit den Reformbewegungen innerhalb der Psychoanalyse ... psychoanalytische Prinzipien mehr und mehr auf andere Formen der

[1] Der Text dieses Beitrags entspricht weitgehend einer früheren Veröffentlichung mit gleichem Titel in PTT 1999, 3, S. 60-65. Kritische Anmerkungen von Hörern eines Vortrags an der MHH Hannover am 30.10.2002 gingen in die aktuelle Fassung ein; den Diskussionsteilnehmen sei dafür herzlich gedankt.

Psychotherapie angewandt" (1969, S. 413) wurden. *Psychoanalytisch orientierte Psychotherapie oder dynamische Psychotherapie* seien Begriffe, um solche Abwandlungen zu beschreiben. Schlägt man eine beliebige angelsächsische Publikation zur Psychotherapieforschung oder zum Psychotherapievergleich auf, dann stößt man unweigerlich auf „psychodynamic psychotherapy", „dynamic psychotherapy", „dynamically oriented psychotherapy" oder vergleichbare Begriffe. So heißt es in der 4. Auflage des Handbuchs von Bergin und Garfield (1994) einfach summarisch „psychodynamic approaches". Die Psychoanalyse spielt hingegen in der empirischen Psychotherapieforschung als direkte Referenz kaum eine Rolle.
Was sind nun theoretische Charakteristika der Psychoanalyse, die sich – in welcher „Verdünnung" auch immer – als gemeinsamer Bezug der verschiedenen Therapieformen eignen könnten, die als psychodynamische zusammengefasst werden? Wir halten die Systematisierung von D. Rapaport für unerreicht, die in einer von uns leicht adaptierten Version hier wiedergegeben wird.
Zum essentiellen Verständnis der Psychoanalyse gehören nach Rapaport (1959) folgende Gesichtspunkte:

- der genetische Gesichtspunkt („Alles Verhalten ist Teil einer genetischen Reihe")
- der psychosoziale Gesichtspunkt („Alles Verhalten ist sozial determiniert und aus sozialen Interaktionen zu bestimmen")
- der dynamische Gesichtspunkt („Alles Verhalten ist durch das Kräftespiel von starken Motiven determiniert")
- der topographische Gesichtspunkt („Alles Verhalten wird durch unbewusste Motive und Emotionen bestimmt")
- der strukturelle Gesichtspunkt („Alles Verhalten hat strukturelle Determinanten")
- der adaptive Gesichtspunkt („Alles Verhalten wird durch die Realität bestimmt")
- der ökonomische Gesichtspunkt („Alles Verhalten führt psychische Energie ab und wird durch psychische Energie reguliert")

Diese Gesichtspunkte (sowie drei weitere, von uns hier nicht aufgenommene) sind nun ihrerseits Grundlage der psychoanalytischen Therapie (Psychoanalyse). Aus diesen theoretischen Grundannahmen und aus den Eigenheiten der psychoanalytischen Behandlungstechnik lassen sich die *gemeinsamen Elemente psychodynamischer Therapieformen* ableiten. Für vermutlich alle von der Psychoanalyse abgeleiteten Verfahren („psychodynamische/tiefenpsychologische") ergeben sich folgende praktische Konsequenzen im Behandlungsarrangement:

- Neben einer je nach der unterschiedlichen Therapieform wechselnden *Strukturiertheit* enthält jedes psychodynamische Setting einen „Freiraum", in dem Einfälle, freie Assoziationen, das Verhalten, Wünsche und Phantasien, Träume und andere wenig geordnete Inhalte zum Thema werden können. Dieser offene Teil wird als bedeutsam für die Entwicklung eines psychoanalytischen Prozesses angesehen.

- Der Therapeut verhält sich deswegen in der Tendenz *nicht aktiv* und ist nur als Ausnahme direktiv.
- Die Therapietechnik überlässt dem Patienten gezielte Eigenaktivität („Die Inhalte der Stunde können Sie frei bestimmen“).
- Je unstrukturierter das Setting, je mehr es der klassischen Analyse gleicht, desto mehr entsteht im Patienten eine Neigung zur Regression.
- Wichtig für das Behandlungsverständnis sind *unbewusste Motive* im Patienten - auch wenn sie möglicherweise in der Therapie nicht zur Sprache kommen (umso weniger je limitierter das Setting).
- *Übertragungsvorgänge* (Greenson „Missverständnisse der Gegenwart in Begriffen der Vergangenheit“, 1967, S. 28) sind in der Therapie von Bedeutung:
  - für das Verständnis und die Bearbeitung innerer Konflikte
  - für die Milderung oder Aufhebung von Therapiehindernissen im Patienten („Widerstände“) und
  - für die Förderung der therapeutischen Arbeit („Arbeitsbündnis“, Stichwort: übertragungsfreier Raum)
- Das Zulassen von Übertragungsvorgängen in der Therapie führt zu manchmal heftigen emotionalen Abläufen in der Therapeut-Patient-Interaktion. Oft entsteht eine ausgeprägte *Abhängigkeit* des Patienten vom Psychotherapeuten.
- Zum Verständnis und letztlich zur Auflösung (ist immer Therapieziel) von Übertragungsabläufen helfen die der Übertragung des Patienten korrespondierenden eigenen Emotionen des Therapeuten *(Gegenübertragung)*.
- Es entsteht ein *therapeutischer Prozess*, der nicht sicher vorhersehbar, nicht im Detail geplant und nicht in allen Aspekten steuerbar ist.

Diese Prozessvariablen werden in der therapeutischen Praxis vor allem in drei Punkten systematisch variiert und zwar umso nachhaltiger, je kürzer und fokussierter der angestrebte Behandlungsansatz geplant ist:
- Die Regression des Patienten wird niedriger gehalten.
- Die strukturierenden Vorgaben des Therapeuten werden erhöht.
- Die Aktivität des Therapeuten hinsichtlich seiner Interventionen wird ebenfalls erhöht.

13.2 Persönlichkeitsstörungen – der Stand der ICD-10

In der psychiatrischen Nomenklatur besteht seit Beginn des 19. Jahrhunderts bis in die jüngste Zeit hinein ein Interesse an der Kennzeichnung von Persönlichkeitsstörungen („Abnorme Persönlichkeiten“; „Psychopathien“), oft auch verbunden mit der Klärung der Frage von Schuldfähigkeit bei abweichendem Verhalten. Seit Einführung des DSM-III (1980) bemühen sich die aktuellen Klassifikationssysteme psychischer Störungen, eine diskriminierende Konnotation von Persönlichkeitsstruktur durch eine wissenschaftlich fundierte professionelle Diagnose zu ersetzen,

die auch Überlegungen zu Behandlungsansätzen einschließt. Im **DSM III/IV** bilden die Symptomstörungen die Achse I und die Persönlichkeitsstörungen die Achse II („Achse II-Störungen"). In der **ICD-10** werden Symptome und Persönlichkeitsstörungen auf der gleichen Ebene abgebildet.
In der ICD-10 gibt es, ohne dass dies so benannt würde, vier „schwerere" Störungsbilder, nämlich
- die *paranoide*,
- die *schizoide* und
- die *dissoziale Persönlichkeitsstörung.*
- Die Borderline-Persönlichkeitsstörung wird als *emotional instabile Persönlichkeitsstörung* beschrieben, mit der Möglichkeit, einen *impulsiven Typus* und einen *Borderline Typus* zu unterscheiden.

Die „leichteren" Persönlichkeitsstörungen sind
- die *histrionische*,
- die *anankastische*,
- die *ängstliche (vermeidende)* und die
- *abhängige* Persönlichkeitsstörung.

Kritisch ist anzumerken, dass das Fehlen einer narzisstischen sowie einer depressiven Persönlichkeitsstörung einen ausgesprochenen Mangel darstellt. Auch die selbstunsichere Persönlichkeit, die nun in der ängstlichen Persönlichkeitsstörung aufgeht, kann man vermissen. Nachstehend werden wir uns auf diese Störungsbilder beziehen.

13.3 Indikation bei Persönlichkeitsstörungen

Die Indikation der Bandbreite psychoanalytischer Therapieverfahren für Persönlichkeitsstörungen versteht sich so selbstredend, dass es einer Differenzierung kaum bedarf. Psychodynamische Therapie ist bei der Mehrzahl von Persönlichkeitsstörungen indiziert und es besteht eine große praktische Erfahrung mit den zugehörigen Therapiezielen („strukturelle Veränderung"). Psychodynamische Therapie war von Anfang an für diesen Indikationsbereich vorgesehen – der Begründung bedarf deswegen vor allem die Kontraindikation. Dass die empirische Effizienzkontrolle ähnlich unzureichend ist wie bei den anderen Störungen, sei der Vollständigkeit halber erwähnt. Der Gerechtigkeit halber ist festzuhalten, dass im Bereich der Persönlichkeitsstörungen ohnehin nur die Borderlinetherapie von Linehan einigermaßen validiert ist. In neuerer Zeit sind positive Evaluationen der übertragungsfokussierten Therapie (Clarkin et al. 2004) und der mentalisationsbasierten Behandlung (Bateman & Fonagy 2004) hinzugekommen.

13.4 Kontraindikation bei Persönlichkeitsstörungen nach dynamischen und strukturellen Kriterien

Schaut man sich die klassische Literatur, insbesondere die allgemeinen Lehrbücher der psychoanalytischen Psychotherapie (Dührssen 1972; Fenichel 1941; Glover 1955; Greenson 1973; König 1991; Langs 1973; Thomä u. Kächele 1985) an, dann überrascht zum einen, wie schmal der diesem Thema überhaupt gewidmete Raum ist, und zum anderen, welche geringe Rolle die Persönlichkeitsstörungen spielen. Breit und mit der genügenden Ausführlichkeit gehen auf die Fragen der Indikation eigentlich nur Glover (1955) und Dührssen (1972) ein. Die Persönlichkeitsstörungen kommen fast überall zu kurz – in der älteren Literatur wohl vor allem wegen des seinerzeit unzureichenden nosologischen Standes der Differenzierung. Kontraindikationen in dem Sinne, dass eine Psychoanalyse dem Patienten schaden könnte, finden sich so gut wie gar nicht. Die erörterten Kontraindikationen sind auf die Therapietechnik bezogen: Es wird zu klären versucht, ob mit dem zur Verfügung stehenden (klassischen) Setting („Standardtechnik") dem Patienten zu helfen ist. Das ist z. B. Greensons (1967) Position: Seine erste und wichtigste Frage gilt der Analysierbarkeit (etwa in dem Sinne von „Kann der Patient die Grundanforderungen des psychoanalytischen Verfahrens leisten?"). Die zweite und sich anschließende Frage richtet sich auf den Nutzen des Patienten („Dient eine psychoanalytische Behandlung den Bedürfnissen des Patienten am *besten*?").
Auch Glovers scheinbar patientenorientierte Einführung des Prinzips der *Zugänglichkeit* für das psychoanalytische Verfahren ist im Kern technikorientiert. Er unterscheidet zugängliche (accessible), mäßig zugängliche und unbehandelbare (intractable) Fälle. Immerhin erörtert Glover bereits die Möglichkeit der Anpassung der Behandlungstechnik und widmet der „aktiven Technik" sogar ein ganzes Kapitel. Die deutschen Autoren Dührssen, Thomä und Kächele (1985) und König (1991) stehen demgegenüber auf einer Position, welche die eingesetzte Technik dezidiert an Nutzen und Bedürfnissen des Patienten gewichtet und nach dieser Leitlinie variiert. Am nachhaltigsten vertritt A. Dührssen diese Sichtweise. Und fast noch bemerkenswerter ist, dass gerade Dührssen, obwohl in der Behandlungstechnik flexibler als fast alle anderen Autoren, der sorgfältigen und in die Tiefe gehenden Erörterung von Indikation und Kontraindikation den breitesten Raum gibt. Der Amerikaner Langs (1973), der sich durchaus einnehmend gegen die technische Beliebigkeit vieler Analytiker wendet – er kritisiert unter anderem den Mythos, dass man in der Therapie „alles" tun könne, wenn man es nur verstehe –, wirkt demgegenüber viel starrer: Auf die Möglichkeit einer von den Bedürfnissen des Patienten gesteuerten Therapie („as needed") kommt er erst bei der Besprechung des nachtherapeutischen Arrangements.
So verwundert eigentlich nicht, dass nach Meinung vieler klassischer Autoren für *schwerere Persönlichkeitsstörungen* – und auf diese wollen wir uns hier beschränken – wegen ihrer Neigung zum Agieren, ihrer Tendenz, zu wiederholen (und nicht zu erinnern), ihrer mangelnden Impulskontrolle, ihrer Suchtneigung und weiterer

Probleme eine Psychoanalyse nicht indiziert sei. Nosologisch wurde meist von „psychotischen oder schwer psychopathischen Charakteren" (Glover, 1955, S. 254) gesprochen, was sich weitgehend mit dem heutigen Begriff der Borderline-Persönlichkeitsstörung deckt und identisch mit den genannten schweren Persönlichkeitsstörungen ist. Umso erstaunlicher, dass in der Argumentation für die aktuell bestehende Richtlinien-Psychotherapie die besondere Indikation der Psychoanalyse für die schweren Persönlichkeitsstörungen betont wird.
Damit kommen wir zu einer ersten Relativierung der Indikationskriterien. *Je größer die therapietechnische Adaptationsbereitschaft des Therapeuten an die Bedingungen des Patienten, desto geringer wird das Gewicht objektivierender Indikationskriterien.* Diese Flexibilität ist im Prinzip unbegrenzt. Sie wird, soweit hier von Bedeutung, durch zwei Bedingungen limitiert:

(a) Die erste Bedingung ist der Nutzen des Patienten. Eine Adaptation der Behandlungstechnik an die Möglichkeiten des Patienten, die zugleich den möglichen therapeutischen Gewinn herabsetzt, ist unproduktiv.
(b) Die zweite Bedingung ist der Bezug auf psychoanalytische Referenzwerte. Man kann eine psychoanalytische Therapie bis zur Unkenntlichkeit modifizieren, sie kann durch diesen Prozess sogar an therapeutischer Effektivität gewinnen, nur ist es dann schon aus Gründen der Verständigung nicht mehr sinnvoll, sie als „psychodynamische" zu bezeichnen.

Nachstehend soll deswegen ausschließlich von produktiven und innerhalb psychodynamischer Eckpunkte bleibenden Anpassungen der Technik die Rede sein.
Mit diesen Fragen hat sich vor allem Kernberg (1981, 1995) auseinandergesetzt. Angesichts der oben bestimmten Eigenarten psychoanalytischer Therapieformen ist auf unterschiedliche Weise versucht worden, sie speziell für schwerere Persönlichkeitsstörungen zu modifizieren, damit nachteilige Auswirkungen psychodynamischer Therapie – bei Erhaltung ihrer Vorteile – möglichst vermieden werden. Ein bekannt gewordenes Beispiel stellt die psychodynamische Therapie für Borderline-Patienten dar, wie sie von Waldinger (1987) beschrieben wurde. Sie basiert – vereinfacht – auf folgenden Prinzipien:

- Auf die Stabilität des Therapierahmens wird besonderer Wert gelegt.
- Die Aktivität des Therapeuten, in erster Linie die verbale, ist größer.
- Negative Übertragungsaspekte des Patienten werden anerkannt und toleriert.
- Autodestruktives Verhalten wird durch ständige Konfrontation und Klärung zu reduzieren versucht.
- Deutungen werden besonders auf die Verbindung von Gefühlen und Handlungen gerichtet.
- Agieren im Außenfeld wird durch einen Therapievertrag eingegrenzt.
- Deutungen erfolgen eher im *Hier und jetzt* als im *Dort und damals.*
- Der Gegenübertragung kommt zum Verständnis des Patienten besondere Bedeutung zu.

Ähnliche Modifikationen finden sich in den Therapielehrbüchern von Masterson (1976; Psychotherapy of the Borderline Adult. A Developmental Approach) und Rockland (1992; Supportive Psychotherapy for Borderline Patients. A Psychodynamic Approach). Auch die Transference Focussed Psychotherapy von Clarkin et al. (1999; Psychotherapy for Borderline Personality), verwendet diese und weitere Therapiemodifikationen. Es scheint also einen zunehmend von Fachleuten akzeptierten Kanon von therapeutischen Verhaltensweisen zu geben, der auf einer gemeinsamen Einsicht, was schwerer gestörten Persönlichkeiten nutzt und was nicht, beruht.

Mit dieser Unterstellung sollte es auch möglich sein, Kontraindikationskriterien zu benennen, die in erster Linie einen *Therapieschaden* für den Patienten ausschließen sollen. (Auf die Übersichtsarbeit von Hoffmann, Rudolf & Strauß (2008) über unerwünschte Wirkungen und Schäden von Psychotherapie kann hier nur hingewiesen werden.) Sie hängen mit einer Unvereinbarkeit von psychodynamischen Essentials und Patientenwohl zusammen. Wir formulieren sie hier als individuelle Patientenqualitäten. Unserer Meinung nach handelt es sich um die Folgenden:

- **Unfähigkeit zur Einhaltung eines Therapierahmens.** Bei dem individuellen Patienten besteht eine narzisstische Persönlichkeitsstruktur oder eine andere Dysfunktion seiner kommunikativen Möglichkeiten, welche die Aufnahme einer *sachorientierten Arbeitsbeziehung* bleibend („Arbeitsbündnis“) verhindert. Inhaltlich heißt dies, dass die Patienten zu einer nichtneurotischen interpersonellen Kommunikation nicht in der Lage sind. Damit ist anderes gemeint als die irrige Freud'sche Annahme (1904, 1905), dass Psychotiker („narzisstische Neurosen“) zur Entwicklung einer Übertragung nicht in der Lage und deswegen nicht therapierbar seien. Hier geht es vielmehr darum, dass ein therapeutischer Rahmen *nicht dauerhaft etablierbar* ist. Auch nicht gemeint sind vorübergehende Gefährdungen dieses Rahmens, wie sie in vielen Behandlungen zeitweise vorkommen; vielmehr geht es um die strukturelle Unfähigkeit des Individuums, ein nicht verhandelbares Therapieumfeld zu akzeptieren bzw. zu erhalten. Wir unterstellen, dass es sich dabei um eine Ich-Schwäche handelt, die sich vor allem als *kommunikatives Defizit* zeigt oder mit der fehlenden Impulskontrolle zusammenhängt.
- **Mangelnde Impulskontrolle.** Traditionell sind es die Konzepte des Agierens (Agieren innerhalb und außerhalb der Therapie), der mangelnden Impulskontrolle, der dissozialen Handlungen, der basalen Unzuverlässigkeit und andere, die damit angesprochen sind. Am ehesten gilt hier Freuds Wort (1905, S. 21), dass zur Durchführung einer Psychoanalyse ein „einigermaßen verlässlicher Charakter“ unverzichtbar sei, bzw. dass „ausgeprägte Charakterverbildungen“ (1904, S. 9) unüberwindbare Widerstände hervorriefen. Diese Einschränkung gilt auch noch, wenn man berücksichtigt, dass Freuds Anforderungen an die moralischen Qualitäten seiner Patienten sicher höher waren, als wir es heute noch zu fordern wagten. Des Weiteren ist eine bald 100 Jahre reichende Erfahrung im Umgang mit verhaltensgestörten Patienten und eine zunehmende Sicherheit in den therapietechnischen Adaptationen hinzugekommen, wie sie in vielen Varianten psy-

chodynamischer Therapie praktiziert werden. Ursächlich für diese Indikationseinschränkung ist ebenfalls eine spezifische Ich-Schwäche, vor allem ein ausgeprägtes Kontrolldefizit.

- **Übertragungspathologie.** Eine Kontraindikation stellt auch eine spezifische Störung dar, die sich im Umgang mit Übertragungsphänomenen zeigt. Während normalerweise der Patient in der Lage ist, Übertragungen im Sinne eines *„als ob"* zu verstehen, bestehen solche Menschen nachhaltig auf Realität und Authentizität der von ihnen wahrgenommenen Empfindungen. Eine Auflösung des „Artefakts der Übertragungsneurose" wird so verunmöglicht. Negative Übertragungsanteile werden dauerhaft und nicht korrigierbar als real, durch den Therapeuten bewirkt, erlebt, positive als eine real mit dem Therapeuten zu realisierende Beziehung missverstanden. Das Kapital aller psychoanalytischen Verfahren, das *Dort und damals* aus der Wiederbelebung im *Hier und jetzt* zu verstehen, verfällt nicht nur ungenutzt, sondern führt in eine weitergehende Verzerrung der Realität, die für den Patienten (und nicht selten auch für den Therapeuten) bedrohliche Ausmaße annehmen kann. Am deutlichsten wird die Übertragungspathologie am Beispiel der wahnhaften Übertragung.
- **Therapie als Bedürfnisbefriedigung.** Einen entscheidenden Punkt stellt schließlich der Umgang mit Bedürfnisbefriedigungen dar. Letztlich erfordern alle Formen der Psychotherapie eine Bedürfnisversagung – schon um das Therapiemotiv mit der Aussicht auf eine qualitativ bessere Befriedigung zu stärken. Wer strukturell unfähig ist, in einer analytischen Therapie Bedürfnisse zumindest partiell aufzuschieben, wird von ihr wenig Gewinn erwarten können. Die gefährlichste Form, weil sie oft sehr lange unverstanden bleibt, entsteht, wenn die Psychoanalyse – gemeint ist das therapeutische Setting – selbst zur verborgenen, aber nachhaltigen Bedürfnisbefriedigung wird. Der vermeintlich so kooperative Patient, der die Stillung seiner Bedürfnisse nach Geborgenheit, die Linderung der Schmerzen seiner Einsamkeit, die Vermeidung seiner Schrecken vor einer Trennung in einer lebensbegleitenden Psychoanalyse findet, ist strukturell unbehandelbar (im Sinne von veränderbar). Für manche Therapiearrangements vermeint man als Außenstehender gelegentlich eine „folie à deux" am Werk zu sehen, wenn auch der Analytiker darauf besteht, dass es noch mehr an Dauer und Tiefe der Regression erfordere, um endlich die erwünschte Veränderung zu bewirken. Zur Verdeutlichung: Gemeint sind hier vorrangig relativ direkte und oft bewusstseinsnahe Befriedigungen, die manchmal auch den Therapeuten einbeziehen und nicht z. B. jene komplexen Abwehrkonstellationen bei schweren narzisstischen Störungen, wie sie z. B. Steiner (1993) als „psychic retreat" beschreibt.
- **Profuse Regressionsneigung.** Der vorangehende Abschnitt kann auch für Patienten gelten, die eine ausgeprägte Regressionsneigung aufweisen. Einmal in einem verbindlichen Therapiearrangement angekommen, stellen sie alle Aktivitäten ein und überlassen sich und ihr Schicksal dem Therapeuten. Jedes Therapie-Setting, das solchen Kranken nicht mit diskussionsunwilliger Entschiedenheit be-

gegnet und ihre Aktivierung schon von der Therapievereinbarung her erzwingt, wird ihnen mehr schaden als nützen – im günstigsten Fall ihr Leiden unnötig protrahieren. Psychoanalytische Verfahren sind zum Umgang mit solchen Patienten nur in Ausnahmefällen geeignet.

- Schließlich gibt es eine Kontraindikation, die allerdings, genau genommen, keine strukturelle ist, sondern eine interaktionelle: Wenn sich frühzeitig – und das ist oft in den allerersten Sitzungen der Fall – eine **negative Gegenübertragung** bemerkbar macht, so sollte dies immer dazu führen, dass eine Therapie nicht begonnen wird. Es kann sich dabei um eine fehlende Passung der Persönlichkeitseigenarten des Patienten und des Therapeuten handeln, es kann aber auch eine der vielen Idiosynkrasien sein, die man gegenüber bestimmten Menschen hat und ein Leben lang mit sich herumträgt. Die Wahrscheinlichkeit, dass solche Behandlungen ein gutes Ende nehmen, nur weil der Patient privatversichert ist, ist gering.

13.5 Kontraindikation mit Bezug auf diagnostische Störungsbilder

Noch weniger als die Indikation und Kontraindikation nach Strukturmerkmalen ist in der dynamischen Psychotherapie die Behandlung nach Störungsbildern ausgearbeitet. Obwohl kein traditioneller Schwerpunkt psychodynamischer Therapieansätze erscheint uns auch die Verbesserung einer störungsbezogenen Indikation wichtig. Sie ermöglichte z. B. dem Nichtfachmann erste Hinweise darauf, welche Persönlichkeitsstörungen vorrangig und welche eher nicht für eine psychodynamische Therapie in Frage kommen.

Nach den Ausführungen über die Regressionsproblematik im vorangehenden Abschnitt ist eine Indikation unter diesem Gesichtspunkt gerade bei den *abhängigen Persönlichkeitsstörungen* streng zu prüfen. Auch bei allen Formen realer *Abhängigkeiten (Süchte)* ist die Indikation für ein psychodynamisches Verfahren stark eingeschränkt, zumal andere Therapieformen hier mehr Erfolg versprechen. Bei Kombination von Abhängigkeiten mit anderen Störungen ist die Indikation von Fall zu Fall zu stellen.

Fast eine absolute Kontraindikation stellt die *paranoide Persönlichkeitsstörung* dar, die Kretschmer (1948) so viel glücklicher als *sensitive Persönlichkeit* bezeichnet hatte. Die Ausführungen über die Übertragungspathologie hatten verdeutlicht, wie es gerade bei so gestörten Persönlichkeiten zu einer ausgesprochen malignen Entgleisung der Therapie kommen kann, die behandlungstechnisch so gut wie nicht beherrschbar ist. *Schizoide Persönlichkeitsstörungen* sind oft einer psychodynamischen Therapie zugänglich – zu fragen ist aber in jedem Falle, ob diese Menschen wegen ihrer defizitären sozialen Kompetenz nicht mehr (oder zusätzlich) von einer dynamischen Gruppentherapie profitieren.

Für Patienten mit *Borderline-Persönlichkeitsstörungen* und *Impulskontrollstörungen* entscheidet sich, wie bereits erörtert, Indikation und Kontraindikation an ihren Möglichkeiten, trotz aller Gestörtheit eine Therapieabsprache einzugehen und – mit allen Einschränkungen – einzuhalten. Die oben angesprochenen Therapiemodifikationen sind in jedem Fall unumgänglich.
Schließlich gibt es eine relative Kontraindikation, die mit der Geschichte der Psychoanalyse zu tun hat. Sie betrifft die *anankastischen Persönlichkeitsstörungen.* Freud hatte, ausgehend von seinen frühen Erfahrungen mit hysterischen Patientinnen, ein relativ striktes therapietechnisches Setting entworfen. Die Abwehr zwanghafter Persönlichkeiten unterläuft gerade diesen Anforderungen spielend: Sie vertreten die „Regeln" oft strikter als der Therapeut und, dass etwas in der Therapie nicht gut läuft, merkt man nicht selten erst an ihrer Irritation, wenn der Behandler selbst die Therapieabsprachen in Frage stellt, locker mit ihnen umgeht oder sonst in irgendeiner Weise unberechenbar wird. Hier besteht zumindest eine relative Kontraindikation; das Setting muss, was selten erörtert wird oder zu geschehen scheint, variiert und der scheinbar so geeignete Patient mehr mit seinen Ängsten konfrontiert werden. Die Aktivität des Therapeuten ist erheblich gefordert. Gleiches gilt für die *vermeidenden Persönlichkeitsstörungen.* Hier hat sich der Therapieumgang an der von Freud (1919) bei phobischen Patienten nachdrücklich empfohlenen therapeutischen Aktivität zu orientieren. Die klassische Behandlungstechnik, über Jahrzehnte trotz Freuds klarer Stellungnahme angewandt, führt bei diesen Patienten zu wenig greifbaren Erfolgen und lässt ihre Störung (weiter) chronifizieren.

Literatur

Alexander FG, Selesnick ST. Geschichte der Psychiatrie. Konstanz: Diana 1969.

Bateman A, Fonagy P. Treatment of Borderline Personality Disorder With Psychoanalytically Oriented Partial Hospitalization: An 18-Month Follow-Up for randomized control trial. Amer J Psychiat 2001; 158: 36-42

Bergin AE, Garfield SL. Handbook of psychotherapy and behavior change. 4th ed. New York: Wiley 1994.

Clarkin JF, Yeomans F, Kernberg OF. Psychotherapy for Borderline Personality. New York: Wiley 1999.

Clarkin, JF, Levy KN, Lenzenweger MF, Kernberg O. The Personality Disorders Institute/Borderline Personality Disorder Research Foundation randomized control trial for borderline personality disorder: Rationale, methods ans patient characteristics. J Pers Dis 2004; 18: 52-72

Dührssen A. Analytische Psychotherapie in Theorie, Praxis und Ergebnissen. Göttingen: Vandenhoeck & Ruprecht 1972.

Fenichel O. Problems of psychoanalytic technique. New York: Psychoanal Quart Inc 1941.

Freud S. Die Freudsche psychoanalytische Methode. 1904; GW Bd. 5: 1-10.

Freud S. Über Psychotherapie. 1905; GW Bd. 5: 11-26.

Freud S. Wege der psychoanalytischen Therapie. 1919; GW Bd. 12: 181-94.

Glover E. The technique of psychoanalysis. New York: Int. Univ. Press 1955.
Greenson RR. Technik und Praxis der Psychoanalyse. Stuttgart: Klett 1973; 28.
Hoffmann SO, Rudolf G, Strauß B. Unerwünschte und schädliche Wirkungen von Psychotheraüie. Eine Übersicht mit dem Entwurf eines eigenen Modells. Psychotherapeut 2008; 53, 4-16.
Kernberg OF. Zur Theorie der psychoanalytischen Psychotherapie. Psyche 1981; 8: 673-704.
Kernberg OF. Die psychotherapeutische Behandlung von Borderline-Patienten. Psychother Psychosom Med Psychol 1995; 45: 73-82.
König K. Praxis der psychoanalytischen Therapie. Göttingen: Vandenhoeck & Ruprecht 1991.
Kretschmer E. Psychiatrie. Wiesbaden: Dieterich 1948.
Langs RJ. The technique of psychoanalytic psychotherapy (Vol. I-II). New York: J Aronson 1973.
Masterson JF. Psychotherapy of the Borderline Adult. A Developmental Approach. New York: Brunner/Mazel 1976.
Rapaport D. Die Struktur der psychoanalytischen Theorie. Stuttgart: Klett 1959.
Rockland LH. Supportive Therapy for Borderline Patients. A Psychodynamic Approach. New York: Guilford Press 1992.
Steiner J. Orte des seelischen Rückzugs (1993). Stuttgart: Klett-Cotta 1998.
Thomä H, Kächele H. Lehrbuch der psychoanalytischen Therapie. Berlin, Heidelberg, New York: Springer 1985.
Waldinger RJ. Intensive psychodynamic psychotherapy with borderline patients. Am J Psychiatry 1987; 144: 267-74.

14. Pharmakologische Ansätze in der Behandlung von Persönlichkeitsstörungen

Matthias Dose

14.1 Einleitung

Schon kurz nach der Entdeckung der wegen ihrer (zunächst für die erwünschte therapeutische Wirkung für unverzichtbar gehaltenen) Wirkungen auf die extrapyramidale Motorik als „Neuroleptika" (griechisch: „die das Nervensystem ergreifen") bezeichneten Gruppe antipsychotisch wirksamer Substanzen (Delay et al. 1954) wurden diese auch zur Behandlung nicht-psychotischer Störungen eingesetzt. Erste Erfahrungsberichte über therapeutische Effekte niedrig-dosierter Neuroleptika bei Persönlichkeitsstörungen liegen aus den 50er Jahren vor (Winkleman 1955) und beschreiben die Besserung von Symptomen wie „Erregung, Ängstlichkeit, Phobien und Zwängen" unter dem (damals üblichen) Chlorpromazin.
Bereits wenige Jahre später schlugen psychoanalytisch orientierte Therapeuten wie Schmideberg (1959) und Kernberg (1968) die Anwendung beruhigender („tranquilizing") Psychopharmaka bei Borderline-Patienten für den Fall vor, dass die Ängstlichkeit der Patienten mit der Analyse „interferiert". In der Folgezeit wurden jeweils neu entwickelte Psychopharmaka zu irgendeinem Zeitpunkt (ab 1960 z. B. die damals entwickelten trizyklischen Antidepressiva) mit unterschiedlichen Erfolgen auch zur Behandlung von Persönlichkeitsstörungen eingesetzt.
Doch obwohl nach einschlägigen Untersuchungen mehr als 50 % aller Patienten mit einer Persönlichkeitsstörung irgendwann im Verlauf ihrer Erkrankung und 90 % aller im Jahr 2003 in der Datenbank des Arzneimittelsicherheitsprogramms in der Psychiatrie (AMSP) erfassten stationär wegen einer Persönlichkeitsstörung behandelten Patienten (n = 344) mit Psychopharmaka behandelt werden bzw. wurden (Heinze et al. 2005; Zanarini et al. 1988), lassen einschlägige Textbücher zur Behandlung von Persönlichkeitsstörungen bezüglich der psychopharmakologischen Behandlung eine ausgesprochen ambivalente Haltung erkennen. So schreibt Kernberg in seinem Buch zur „Psychodynamischen Therapie bei Borderline-Patienten" zum Thema der „Psychopharmakologischen Intervention": „Gegenwärtig überwiegen drei Methoden der psychopharmakologischen Behandlung von Borderline-Zuständen: (1) Das Vermeiden jeglicher medikamentöser Behandlung

während der expressiven Psychotherapie, (2) die Auswahl eines psychotropen Medikaments, um ein spezifisches Zielsymptom oder eine Symptomgruppe zu behandeln oder (3) die Verwendung eines Medikaments, um ein psychiatrisches Syndrom zu behandeln [...]. In der Behandlung von Borderline-Patienten ist es fraglich, ob die Nachteile einer Medikation durch die Vorteile ausgeglichen werden können" (Kernberg 1993). Er beruft sich beim letzten Satz auf Gunderson (1986), der wiederum zwei in der gleichen Ausgabe der „Archives" erschienene Arbeiten (Goldberg et al. 1986; Soloff et al. 1986a) zu Placebo-kontrollierten Psychopharmakastudien bei Borderline-Patienten kommentiert und damit eine (in der Folge in Leserbriefen ausgetragene) Kontroverse (Goldberg 1988; Gunderson 1988) angestoßen hatte, die wegen ihres grundsätzlichen Charakters ausführlicher gewürdigt werden soll.

14.2 Die Goldberg-Gunderson-Kontroverse

Ausgangspunkt der Diskussion war die Publikation zweier Placebo-kontrollierter Studien zur Wirkung des trizyklischen Antidepressivums Amitriptylin und des hochpotenten Neuroleptikums Haloperidol (Soloff et al. 1986a) bzw. des niedrigdosierten Neuroleptikums Thiothixen (Goldberg et al. 1986) bei Patienten mit Borderline- und (im Fall der Thiothixen-Studie) schizotypischer Persönlichkeitsstörung. Während sich in der Soloff-Studie Haloperidol in einer mittleren Dosis von 7,24 mg/Tag therapeutisch gegenüber Amitriptylin und Placebo bei einer Reihe von Symptomen (Depression, Angst, Feindseligkeit, paranoide Gedanken und Psychotizismus) als „mäßig" überlegen erwies (wobei die Selbstbeurteilung positiver als das Fremdrating ausfiel), zeigten sich in der Goldberg-Studie signifikante Unterschiede der Thiothixen-Wirkung (mittlere Dosis 8,7 mg/Tag) gegenüber Placebo auf Illusionen, Beziehungsideen, Psychotizismen, Zwangssymptome und phobische Ängste.

14.2.1 Kontrollierte Studien zur Psychopharmakotherapie bei Persönlichkeitsstörungen

Eine erste kontrollierte Studie prüfte bei 50 ambulanten Patienten, die durch Zeitungsanzeigen rekrutiert worden waren und die DSM-III-Kriterien für BPD oder STP erfüllten (wobei Patienten mit gleichzeitiger Schizophrenie, Melancholie und schwerer körperlicher Krankheit ausgeschlossen waren), die Wirkung des Neuroleptikums Thiothixen gegenüber Placebo (Goldberg et al. 1986). Es zeigte sich, dass Thiothixen eine ausgeprägte Wirkung auf wahnhaftes Denken, Beziehungsideen, Ärger und Feindseligkeit, phobische Ängste und Zwangssymptome hatte. Weniger ausgeprägt war die Wirkung auf Somatisierung, Depersonalisation, Derealisation, Misstrauen und Paranoia. Keine Wirkung zeigte sich mit Bezug auf

Halluzinationen, depressive Feindseligkeit und interpersonelle Zurückweisung. In einer zweiten Untersuchung (Soloff et al. 1986b) wurde Haloperidol (mittlere Tagesdosis 7,24 mg) und Amitriptylin (mittlere Tagesdosis 147 mg) bei einer Gruppe stationärer Patienten mit Borderline-Persönlichkeitsstörung (43 %), schizotypischer Persönlichkeitsstörung (6 %) oder einer Kombination aus beiden (51 %) gegen Placebo verglichen. Bemerkenswerte Unterschiede der Wirkungen von Medikamenten gegenüber Placebo ergaben sich für Haloperidol auf ein breites Spektrum neurotischer und psychotischer Symptome sowie für Impulskontrollstörungen, wobei sich Haloperidol gegenüber Amitriptylin mit Hinblick auf diese Symptome als überlegen erwies. Gleichwertige Wirkungen ergaben sich für antidepressive Effekte nach der Selbstbeurteilung durch die Patienten mit dem Beck-Depressions-Inventar. Die dritte dieser kontrollierten Studien wurde am National Institute of Health (NIH) in den USA durchgeführt (Cowdry u. Gardner 1988). An ihr nahmen 16 ambulante Patientinnen mit einer Borderline-Persönlichkeitsstörung teil. Entsprechend der Chronizität ihrer Störung wurden diese Patientinnen (immer unterbrochen durch eine einwöchige Placebo-Phase) jeweils 6 Wochen lang mit Alprazolam, Carbamazepin, Trifluoperazin, Tranylcypromin oder Placebo behandelt. Das Ergebnis dieser Untersuchung erwies sich als ausgesprochen komplex: Jedes Medikament zeigte auf einzelne Aspekte der Borderline-Persönlichkeitsstörung günstige Wirkungen. Trifluoperazin, das wegen ausgeprägter Nebenwirkungen nur von der Hälfte der Patientinnen über den gesamten Untersuchungszeitraum von 6 Wochen toleriert wurde, führte zu einer deutlichen Abnahme von Suizidversuchen und Impulskontrollstörungen. Tranylcypromin zeigte sich bezüglich selbst- und fremdbeurteilter Stimmungsschwankungen und Impulskontrollstörungen als wirksam. Carbamazepin erwies sich – im Vergleich zu Placebo – als die wirksamste Medikation im Falle von Impulskontrollstörungen. Alprazolam, das sich für zwei der 16 Patientinnen als „bestes Medikament“ erwies, führte bei den restlichen Patientinnen zu einer (selbst gegenüber Placebo) deutlichen Zunahme von Impulskontrollstörungen. In ihrer Gesamtheit haben diese kontrollierten Studien gezeigt, dass es mit großer Wahrscheinlichkeit nicht jeweils eine spezifische medikamentöse Behandlung für eine spezifische Persönlichkeitsstörung gibt, sondern dass es möglich ist, dimensionale Syndrome und Symptome, die – vergleichbar mit Achse-I-Störungen – bei einzelnen Persönlichkeitsstörungen vorhanden sind, spezifisch medikamentös zu behandeln.

In seinem Kommentar zu den beiden Arbeiten „begrüßt“ Gunderson (1986) zwar diese Publikationen als „höchst willkommene und zeitgemäße Entwicklung“, stellt jedoch anschließend die Anwendbarkeit der Ergebnisse, die Signifikanz der therapeutischen Wirkung und den Nutzen der Behandlung angesichts möglicher Risiken deutlich in Frage. Zusammenfassend kommt der Kommentar zu dem Schluss, die Publikationen hätten gezeigt, dass „die kurzzeitige Behandlung mit Neuroleptika als ergänzende („adjunctive“) Behandlung sorgfältig ausgewählter Borderline-Patienten mit andauernden, schweren und spezifischen Symptomen“ angezeigt sein könnte. In einem auf diesen Kommentar bezogenen „Letter to the Editor“ setzen sich wiederum Goldberg und Schulz (1988) kritisch mit den von Gunderson vorgebrachten Argumenten auseinander, wobei rasch der Kernpunkt der Auseinandersetzung deutlich wird: Hauptpunkt ihrer Kritik ist die von Gunderson geprägte Formulierung, die psychopharmakologische Behandlung sei eine „nützliche Ergänzung". Dies lege nach Auffassung der Autoren nahe, es gäbe für Persönlichkeitsstörungen eine in ihrer Wirksamkeit gut belegte und unbestrittene Therapie, die durch Medikamente „ergänzt" werde. Genau dies wird jedoch in Abrede gestellt: Die Psychotherapie, als deren Vertreter Gunderson angesprochen wird, habe bislang keinen Nachweis ihrer Wirksamkeit bei (Borderline-)Persönlichkeitsstörungen erbracht. Gunderson rate dem Praktiker, an den althergebrachten psychotherapeutischen Verfahren festzuhalten und Neuroleptika nur unter besonderen Umständen einzusetzen. Die Botschaft entspreche den Aussagen der Psychotherapeuten nach der Einführung der Neuroleptika zur Behandlung der Schizophrenie. Der Vorschlag, Neuroleptika „kurzzeitig" einzusetzen, entbehre jeglicher empirischen Fundierung. Wenn ein Patient auf eine kurzzeitige Behandlung anspreche, sei doch der Wunsch nach sorgfältig überwachter Fortsetzung der Behandlung nur verständlich. Kernpunkt der Kritik ist der Vorwurf der Aufrechterhaltung der Spaltung zwischen „dynamischer" und „biologischer" Sicht der Borderline-Störung, der – analog zu (vergangenen?) Diskussionen über die Behandlung schizophrener Störungen – der Pharmakotherapie die Rolle der „Symptomreduzierung" zuweise, während die Psychotherapie für „grundlegendere Änderungen", die Lösung eines (bislang ätiologisch und pathophysiologisch ungeklärten) „Kernproblems" zuständig sei.

14.3 Gegenwärtiger Stand der Diskussion

So interessant sich diese Debatte liest und so übertragbar ihre Kernaussagen von den diskutierten Borderline- auf andere spezifische Persönlichkeitsstörungen sein mögen – derart kontrovers wird die Diskussion über die Möglichkeiten der psychopharmakologischen Behandlung von Persönlichkeitsstörungen heute nicht mehr geführt.

Die Erkenntnisse der neurobiologischen Forschung haben zu einer neuen Sicht und einem besseren Verständnis von Persönlichkeitsstörungen und zu der Annahme geführt, dass Pharmako- wie Psychotherapie möglicherweise zwar auf unterschiedlichem Weg, aber mit gemeinsamer neurobiologischer „Endstrecke" gestörte psychische Vorgänge zu beeinflussen vermögen. Unter Berufung auf Freud (1920) wies der Nobelpreisträger Eric Kandel schon 1999 in einem Aufsatz „Biology and the future of psychoanalysis: a new intellectual framework" (Kandel 1999) auf die Notwendigkeit der Rezeption neurobiologischer Forschungsergebnisse durch die Psychoanalyse, der Korrektur überholter und nicht mehr haltbarer Theorien und einer empirischen Evaluation der psychotherapeutischen Praxis hin (Bronisch 2001).

„Die Mängel unserer Beschreibung würden wahrscheinlich verschwinden, wenn wir anstatt der psychologischen Termini schon die physiologischen und chemischen setzen könnten. Diese gehören zwar auch einer Bildersprache an, aber einer uns seit längerer Zeit vertrauten und vielleicht auch einfacheren.
Hingegen wollen wir uns recht klar machen, dass die Unsicherheiten unserer Spekulation zu einem hohen Grade durch Nötigung gesteigert wurden, Anleihen bei der biologischen Wissenschaft zu machen. Die Biologie ist wahrscheinlich ein Reich der unbegrenzten Möglichkeiten, wir haben die überraschendsten Aufklärungen von ihr zu erwarten und können nicht erraten, welche Antworten sie uns auf die von uns an sie gestellten Fragen einige Jahrzehnte später geben würde. Vielleicht gerade solche, durch die unser ganzer künstlicher Bau von Hypothesen umgeblasen würde" (Freud 1920).

14.3.1 Die „chemische und physiologische Bildersprache"

Moderne bildgebende Verfahren wie die Magnet-Resonanztomographie (MRT), die Positronen-emittierende Tomographie (PET) oder die Single Positron Emission Computer Tomography (SPECT), biochemische, neuropharmakologische und -physiologische Forschung sowie Molekulargenetik und Neurobiologie haben in den vergangenen Jahren zu wesentlichen Fortschritten auch auf dem Gebiet der Persönlichkeitsausprägungen und Persönlichkeitsstörungen geführt. In Psychotherapeutenkreisen ist es zu einem wahren „Boom" des Interesses an neurobiologischer Forschung und ihren Ergebnissen gekommen, was zwar erfreulich ist, aber nach jahrelanger Abstinenz und bei zum Teil mangelnder Kenntnis der methodischen Grenzen vieler Untersuchungsansätze die Gefahr einer allzu kritiklosen Übernahme einzelner Hypothesen als bereits wissenschaftlich fundierte Tatsachen birgt. Es übersieht andererseits, dass ein valider Bezug neurobiologischer Befunde nur zu solchen empirisch begründeten Persönlichkeitskonstrukten hergestellt werden kann, die (wie z. B. von Eysenck 1947) faktorenanalytisch gewonnen wurden, während sowohl der Bezug auf andere (psychodynamische, lerntheoretische, kognitive und humanistische) Persönlichkeitstheorien wie auch die operationalisierten, sich z. T. erheblich überlappenden Konstrukte der Persönlichkeitsstörungen nach den Klassifikationssystemen ICD-10 und DSM-IV Unschärfen birgt. Als Beispiel dafür sollen im Folgenden die Konstrukte um den Neurotransmitter Serotonin diskutiert werden.

14.3.2 Serotonin und Persönlichkeit

Das auf Grund seiner peripher gefäßverengenden Wirkung („serum factor influencing blood vessel tonus") Serotonin genannte, von Twarog und Page (1952) entdeckte biogene Amin 5-Hydroxytryptamin (5-HT) wurde zunächst hauptsächlich im Zusammenhang mit der Regulation des Blutdrucks untersucht. Ab den 60er Jahren trat jedoch das Interesse an den zentralen Wirkungen des 5-HT ganz in den Vordergrund, vor allem im Zusammenhang mit der Depressionsforschung. So konnte einerseits gezeigt werden, dass Vorstufen von 5-HT (z. B. L-Tryptophan) antidepressive Wirkungen haben, während andererseits Synthesehemmer des 5-HT (z. B. Fenclonin) die antidepressive Wirkung von Antidepressiva wie Imipramin aufheben können (Übersicht bei Henning u. Netter 2005). Ab den 70er Jahren (Asberg et al. 1976) sorgten Befunde für Aufsehen, wonach sich im Liquor von suizidalen Patienten niedrige Konzentrationen des 5-HT-Metaboliten 5-Hydroxyindolessigsäure (5-HIAA) gefunden hatten. Zahlreiche Replikationsstudien kamen zu ähnlichen Ergebnissen und ergaben darüber hinaus, dass die 5-HIAA-Konzentration umso geringer war, je gewaltsamer die jeweils angewandte Suizidmethode war (Brown et al. 1982). Eine kritische Würdigung dieser Befunde muss jedoch berücksichtigen, dass die im Liquor gemessene Konzentration des Metaboliten 5-HIAA keine valide Basis für eine derartige Hypothesenbildung darstellt. Auf die Messung der Konzentration von 5-HIAA wird deshalb zurückgegriffen, weil sich die direkte Bestimmung der 5-HT-Konzentration als nicht zuverlässig durchführbar erwiesen hat. Zum einen unterliegen die zu messenden Werte einer Streuung, die keine korrekte Konzentrationsbestimmung zulässt. Zum anderen liegen die im Liquor zu messenden 5-HT-Konzentrationen unterhalb der mit den gegenwärtigen Methoden bestimmbaren Grenze. Wenn nun die zu messende Konzentration des Metaboliten 5-HIAA als Indikator für die Konzentration von 5-HT in Beziehung genutzt wird, muss berücksichtigt werden, dass die Konzentration von 5-HIAA ähnlichen Schwankungen unterliegt wie 5-HT selbst. Darüber hinaus unterliegt die 5-HIAA-Konzentration im Liquor verschiedenen Einflüssen (Ernährungsverhalten, Zeitpunkt der Abnahme, körperliche Aktivität vor der Lumbalpunktion), die wiederum zu erheblichen Schwankungen der gemessenen Konzentrationen führen.

Auch die in neueren Arbeiten angewandte Methode, aus Untersuchungen an Serotonintransportern auf Thrombozytenmembranen Aussagen über den Funktionszustand des serotonergen Systems im Gehirn zu gewinnen, unterliegt kritischen Einschränkungen (Müller-Oerlinghausen u. Roggenbach 2002). Zwar haben die Serotonintransporter der Thrombozyten und der Nervenzellen im Gehirn den gleichen genetischen Ursprung, aber zwischen dem Serotoninstoffwechsel des Gehirns und dem der Thrombozyten bestehen gravierende Unterschiede. Das Serotonin im Blutplasma wird von enterochromaffinen Darmzellen freigesetzt und in Thrombozyten gespeichert, wo es von der Mono-Amino-Oxidase-B (MAO-B) nur langsam abgebaut wird. Demgegenüber wird Serotonin im Gehirn autonom aus L-Tryptophan synthetisiert und von den Mono-Amino-Oxidasen A und B abgebaut. Daneben unterliegt Serotonin im Gehirn modulatorischen Einflüssen anderer Neurotransmitter, die in der Peripherie nicht gegeben sind. Somit besteht keine eindeutige und lineare Beziehung zwischen Serotonin im Gehirn und in der Peripherie. Weder korreliert die Zahl der an Gehirnschnitten operierter Epilepsiepatienten untersuchten 5-HT2-Rezeptoren mit der Zahl der 5-HT2-Rezeptoren auf Thrombozyten (Andres et al. 1992), noch der Serotoningehalt der Thrombozyten mit der Konzentration des L-Tryptophan im Plasma, von dem jedoch die Serotoninkonzentration im Gehirn abhängt (Karege et al. 1994). Vor diesem Hintergrund ist es spekulativ, am Serotoninstoffwechsel von Thrombozyten erhobene Befunde auf den Serotoninstoffwechsel des Gehirns zu übertragen.

14.3.3 Psychopathologische Konstrukte

Eine weitere Unsicherheit der neurobiologischen Forschung resultiert aus den nur unzureichend validierten psychopathologischen oder Persönlichkeits-Konstrukten, auf die die Ergebnisse der oben zitierten Untersuchungsansätze angewendet werden. So führten die oben genannten Befunde von Asberg et al. (1976) zu der Hypothese, dass der Schweregrad von „Suizidalität“ (exakte Planung des Suizidversuchs, Schwere des davongetragenen Schadens, „Härte“ der Methode des Suizidversuchs, Todesentschlossenheit) mit der „Defizienz“ des 5-HT-Systems korreliere (Mann u. Malone 1997). Die daraus gebildete Hypothese lautet, dass die Wahl der Methode eines Suizidversuches Ausdruck des Grades an Autoaggression des jeweiligen Suizidenten darstellt, der wiederum mit dem Ausmaß der Serotonindefizienz in Beziehung stehen soll. Tatsächlich aber hängt die Wahl der Suizidmethoden in erster Linie von soziokulturellen Gegebenheiten wie z. B. der Verfügbarkeit von Schusswaffen ab (Müller-Oerlinghausen u. Roggenbach 2002): Suizidale Menschen in den USA haben mit hoher Wahrscheinlichkeit kein (wie die hohe Zahl „harter“ Suizidversuche mit Schusswaffen nahe legen würde) höheres „Autoaggressionspotenzial“ als Europäer – Schusswaffen sind dort schlichtweg einfacher zugänglich.
Eine weitere Schwäche der Hypothesenbildung über den Zusammenhang von „Suizidalität“ und 5-HT-System offenbart sich in der Gleichsetzung von Befunden, die an Menschen nach Suizidversuchen und vollendeten Suiziden vorgenommen wird. Der Grund dafür ist einfach nachvollziehbar. Nur selten wird es möglich sein, unmittelbar nach einem Suizid-Tod biologisch verwertbares Untersuchungsmaterial (Blut, Liquor) zu gewinnen. Unmittelbar nach dem Tod setzen außerdem autokatalytische Prozesse ein, die keine aussagekräftigen Untersuchungen erlauben. Doch es ist methodisch zweifelhaft, dieses Hemmnis durch Untersuchungen an Menschen ausgleichen zu wollen, die einen Suizidversuch begangen und überlebt haben: Nur 15 % der Menschen, die sich durch Suizid das Leben nehmen (überwiegend Männer, überwiegend ältere Menschen), haben in der Vorgeschichte schon einmal einen Suizidversuch unternommen, während Suizidversuche (überwiegend Frauen, überwiegend zwischen 20-30 Jahre alt) bis zu 20-mal häufiger sind als vollendete Suizide. Auch die Tatsache, dass die Qualität von Suizidgedanken oder -absichten offensichtlich keine Voraussage darüber zulässt, wie ein Suizidversuch ausgehen wird (Müller-Oerlinghausen u. Roggenbach 2002), spricht

gegen das Konstrukt „Suizidalität" und seine Beziehung zu Störungen des Serotonin-Stoffwechsels im Gehirn. Vor diesem Hintergrund überrascht nicht, dass die Befundlage aus Untersuchungen an Patienten nach Suizidversuchen vs. Patienten mit Suizidgedanken, nach einem vs. mehreren Suizidversuchen, nach gewalttätigen vs. nichtgewalttätigen Suizidversuchen, an Patienten mit suizidalen Verwandten vs. nicht-suizidalen Verwandten oder bei unterschiedlichem Grad der körperlichen Verletzung keinen Zusammenhang zwischen Parametern des 5-HT-Stoffwechsels und dem Grad an Suizidalität ergibt (Übersicht bei Müller-Oerlinghausen u. Roggenbach 2002).

14.3.4 Hypothesengestützte psychopharmakologische Ansätze zur Behandlung von Persönlichkeitsstörungen

Unter Berücksichtigung der Einwände gegen eine unkritische Übertragung experimentell gewonnener neurobiologischer Hypothesen auf die Pathophysiologie und Therapie von Persönlichkeitsstörungen werden im Folgenden pharmakologische Behandlungsansätze bei Patienten mit Persönlichkeitsstörungen dargestellt, die aus diesen Hypothesen entwickelt wurden. Danach werden dimensionale Persönlichkeitseigenschaften wie kognitiv-perzeptive Desorganisation, Impuls- und Verhaltenskontrollstörungen, affektive Instabilität und Ängstlichkeit/Hemmung durch unterschiedliche Transmittersysteme gesteuert, die einer psychopharmakologischen Beeinflussung zugänglich sind. Die jeweilige Zielsymptomatik leitet sich nach diesen Modellen von der symptomatischen Phänomenologie (Symptom-Cluster bzw. Syndrome) der durch zentrale Transmitterstörungen hervorgerufenen Dysregulation ab. Aus Ähnlichkeiten dieser Syndrome mit nach ICD-10 und DSM-IV auf Achse I zu klassifizierenden psychischen Störungen wird auf eine gemeinsame Pathophysiologie und (in bislang nur in wenigen ausreichend kontrollierten Studien validierte) Ansprechbarkeit auf Psychopharmaka geschlossen.
So haben Siever und Davis (1997) eine Klassifikation der Persönlichkeitsstörungen durch vier Dimensionen vorgeschlagen, die gestützt auf entsprechende Befunde der klinischen und Grundlagenforschung die (vermuteten) beteiligten Neurotransmitter einbezieht und darauf aufbauend Rückschlüsse auf psychopharmakologische Behandlungsansätze zieht (Tab. 14-1).
Entsprechend diesem Modell sind Patienten mit einer Störung der Kognition bzw. Perzeption vulnerabel für zeitweise auftretende, stressbedingte psychotische Episoden, Beziehungsideen, Derealisations- oder Depersonalisationserleben, Realitätsverzerrungen, Illusionen und magisches Denken („Minipsychosen") und sollten daher neuroleptisch behandelt werden.
Impulsivität und Aggressivität können zu suizidalen Verhaltensweisen, Selbstverletzungen, Überdosierung verschriebener Medikation, Fressattacken oder Alkoholmissbrauch, Promiskuität und fremdgefährlichen bzw. antisozialen Handlungen führen. Verschiedene präklinische Untersuchungen bringen diese Verhaltensstö-

Tab. 14-1: Dimensionale Symptomatologie von Persönlichkeitsstörungen, neurobiologische Erklärungs- und pharmakologische Behandlungsansätze (nach Siever und Davis 1991)

Dimension	Kognitiv-perzeptive Desorganisation	Impulsivität/ Aggressivität	Affektive Instabilität	Ängstlichkeit/ Hemmung
Klinische Probleme	Vulnerabilität bzgl. psychotischer Dekompensation	Impulsive Reaktion auf interne und externe Stimuli	Ausgeprägte und rasche Stimmungsschwankungen	Empfindlichkeit bzgl. Bestrafung und Zurückweisung
Beteiligter Neurotransmitter (postuliert)	Dopamin (?)	Serotonin (?)	Noradrenerge/ cholinerge Dysfunktion (?)	GABA (?)
Pharmakologie	Antipsychotisch wirksame Substanzen	"Mood stabilizer" (Lithium, Carbamazepin, Valproat, Lamotrigin)	"Mood stabilizer" Antidepressiva, v.a. MAO-Hemmer	Trizyklische Antidepressiva (z. B. Imipramin, Clomipramin), MAO-Hemmer, SSRI (?), Anxiolytika (Buspiron, Opipramol), mit Einschränkungen Benzodiazepine

rungen mit dem Serotoninsystem in Zusammenhang. In einer dieser Studien (Valzelli 1991) führten gezielte Hirnläsionen bei Ratten, die zu einer Unterdrückung der Serotoninproduktion führten, zu einer Zunahme ungehemmter Aggression bis hin zur hemmungslosen Tötung von Mäusen. Eine andere Untersuchung, in deren Rahmen als Indikator der zentralen Serotoninaktivität die Prolaktinerhöhung nach Gabe von Fenfluramin untersucht wurde, ergab eine verringerte Serotoninaktivität bei Patienten mit Borderline-Persönlichkeitsstörung gegenüber Kontrollpersonen. Darüber hinaus hatten Patienten mit suizidalem und/oder aggressivem Verhalten in der Vorgeschichte ebenfalls Anzeichen für eine verringerte Serotoninaktivität im Gehirn (Coccaro et al. 1990).

In Ergänzung zu klinischen Studien, die günstige Effekte von sog. „Mood-Stabilizern" wie Lithium (Rifkin et al. 1972; Sheard et al. 1976), Carbamazepin (Cowdry u. Gardner 1988) und Valproat (Wilcox 1995) gezeigt haben, ist daher der Effekt von Hemmstoffen der Serotoninwiederaufnahme (SSRI) auf Verhaltensprobleme bei Patienten mit Persönlichkeitsstörungen von verschiedenen Gruppen untersucht worden. Dabei konnte in einer placebokontrollierten Doppelblindstudie an 22 Patienten mit einer entsprechenden Vorgeschichte psychiatrischer Behandlungen (Salzman et al. 1995) das Ergebnis offener Studien (Markovitz et al. 1991) bestätigt

werden, dass Fluoxetin (40 mg pro Tag) unabhängig von seinen antidepressiven Wirkungen Impulskontrollstörungen wirksam beeinflussen kann.
Zur Behandlung affektiver Instabilität, die entsprechend dem Modell von Siever und Davis mit einer „Überreagibilität" des noradrenergen und cholinergen Systems zusammenhängen könnte, haben sich „Mood-Stabilizer" und Antidepressiva (trizyklische Antidepressiva und MAO-Hemmer) als wirksam erwiesen. Bei Patienten, deren affektive Instabilität Züge eines bipolaren bzw. phasenhaften Verlaufes zeigt, wird empfohlen, sie nicht ohne Prophylaxe mit einem „Mood-Stabilizer" antidepressiv zu behandeln. Trizyklische Antidepressiva haben sich bei Patienten mit gleichzeitiger Persönlichkeitsstörung im Vergleich zu „rein depressiven" Patienten als weniger wirksam im Hinblick auf depressive Symptome erwiesen (Black et al. 1988). Eine prospektive kontrollierte Doppelblindstudie, in der Amitriptylin gegenüber Placebo und Haloperidol bei Patienten mit Borderline- und schizotyper Persönlichkeitsstörung angewandt wurde, kam zu einem verwirrenden Ergebnis (Soloff et al. 1986a): Die Gesamtgruppe depressiver Patienten, die mit Amitriptylin behandelt wurde, zeigte im Hinblick auf die Hamilton- und Beck-Depressions-Skala keinen signifikanten Unterschied gegenüber Placebo, wohingegen es Patienten unter Haloperidol (auch mit Bezug auf die genannten Skalen) deutlich besser ging. Die Analyse einzelner Fälle zeigte jedoch, dass das Ergebnis der Amitriptylin-Gruppe darauf beruhte, dass es einigen Patienten unter Amitriptylin deutlich besser, einigen anderen jedoch deutlich schlechter ging. In einer weiteren Publikation (Soloff et al. 1986b) wurde ergänzend berichtet, dass die 13 Amitriptylin-Responder sich bezüglich der depressiven Stimmung, aber auch mit Bezug auf Impulskontrolle (einschließlich Temperamentausbrüche, Selbstverletzung und manipulativem Verhalten) gebessert hätten. Demgegenüber hatte sich die Gruppe der Amitriptylin-Non-Responder zunehmend verschlechtert. Sie wurde nach 6 Wochen hinsichtlich Gesamtverhalten, paranoider Verarbeitungen und Impulskontrollstörungen ungünstiger beurteilt als die Placebogruppe, obwohl die Plasmaspiegel von Amitriptylin denen der Responder entsprachen und die Patienten weder unter- noch überdosiert und auch nicht hypomanisch waren.
Ähnlich paradoxe Effekte und Wutausbrüche sind schon in der Vergangenheit, z. B. bei einer Gruppe emotional instabiler Jugendlicher (Klein et al. 1962) und bei vier depressiven Patienten beobachtet worden, die wenige Stunden nach Einnahme eines trizyklischen Antidepressivums mit schweren aggressiven Durchbrüchen reagierten (Rampling 1978). Wegen dieser „paradoxen Wirkungen", die möglicherweise die „Demaskierung" latenter psychotischer Symptome darstellen, wurde bezüglich der Anwendung trizyklischer Antidepressiva gewarnt, dass man sich der Möglichkeit dieser Effekte bewusst sein solle (Soloff et al. 1986b).
Mit Hinblick auf „Ängstlichkeit" sind in verschiedenen Untersuchungen therapeutische Wirkungen verschiedenster Psychopharmaka bei Patienten mit Persönlichkeitsstörungen beschrieben worden. Bereits die frühen, nicht-kontrollierten Studien über die Wirkung niedrigdosierter Neuroleptika beschrieben Effekte auf „Ängstlichkeit, die mit der Analyse interferiert" (Kernberg 1968; Schmiedeberg

1959; Winkleman 1975). Placebo-kontrollierte Untersuchungen der Wirkung von Neuroleptika, Antidepressiva, Carbamazepin und Alprazolam (Cowdry u. Gardner 1988; Goldberg et al. 1986; Soloff et al. 1986b) beschrieben deutliche Wirkungen von Thiothixen (Goldberg et al. 1986), Haloperidol, jedoch nicht Amitriptylin (Soloff et al. 1986b), Tranylcypromin und Trifluoperazin, jedoch nicht Carbamazepin und Alprazolam (Cowdry u. Gardner 1988) auf „Ängstlichkeit". Mit Bezug auf Alprazolam wurde – wie auch für andere Benzodiazepine (Groves 1981; Kutcher u. Blackwood 1989) – eine therapeutisch ungewünschte „Enthemmung" (Zunahme von Suizidalität und Häufigkeit von Episoden des Kontrollverlustes) bei 14 Patienten beschrieben, während 2 der 16 untersuchten Patienten Alprazolam wirksamer als andere Medikamente (Trifluoperazin, Tranylcypromin, Carbamazepin) empfanden (Cowdry u. Gardner 1988). Diese Ergebnisse stehen im Widerspruch zu den gemeinhin günstigen Wirkungen von Benzodiazepinen bei allen Formen von Angststörungen, die lediglich durch ihr Abhängigkeitspotential überschattet sind. Die beschriebene „Enthemmung" könnte daher bei den untersuchten Patienten mit Persönlichkeitsstörungen, besonders Borderline-Persönlichkeitsstörungen, auf die Kombination von Impulsivität, Aggressivität und Impulskontrollstörung zurückzuführen sein, die bei diesen Patienten vorherrschend ist, und bei denen sich die „enthemmende" Wirkung der Benzodiazepine negativ auswirken könnte. Ergänzend zu niedrig-dosierten Neuroleptika, trizyklischen Antidepressiva wie Clomipramin, Imipramin und Desipramin, MAO-Hemmern und SSRI haben sich anxiolytische Medikamente wie Opipramol und Buspiron bei der Behandlung von Ängstlichkeit von Patienten mit Persönlichkeitsstörungen als nützlich erwiesen. Die Anwendung von Benzodiazepinen sollte (für kurze Zeiträume!) auf Patienten mit schweren Angststörungen, die weder zu „paradoxen Reaktionen", noch – zumindest nach ihrer bisherigen Vorgeschichte – zur Entwicklung von Abhängigkeit neigen, beschränkt bleiben.

14.3.5 Neuere Entwicklungen der pharmakologischen Behandlung von Persönlichkeitsstörungen

Die günstigen Erfahrungen mit dem Einsatz von antipsychotisch wirksamen Substanzen bei der Behandlung von Borderline-Persönlichkeitsstörungen haben dazu geführt, dass neu entwickelte („atypische") Neuroleptika auch in der Behandlung von Borderline- und anderen Persönlichkeitsstörungen untersucht wurden. Während Substanzen wie Clozapin (Chengappa et al. 1999; Parker 2002), Risperidon (Rocca et al. 2002) und Quetiapin (Adityanee u. Schulz 2002; Hilger et al. 2003) in offenen Studien bei bis zu 15 Patienten mit Erfolg eingesetzt wurden, erwies sich Olanzapin in einer kontrollierten Studie (n=27, davon 19 Olanzapin, 8 Placebo) als wirksam (Zanarini u. Frankenburg 2001). Während nur 11 % der Placebo-Patienten die 24-wöchige Studie abschlossen, waren es in der Olanzapingruppe 42 %.

Trotz der steigenden Zahl von Veröffentlichungen zum Einsatz atypischer Neuroleptika bei Borderline-Persönlichkeitsstörungen lässt deren methodische Qualität weiter zu wünschen übrig. Eine Übersichtsarbeit, die 14 Publikationen zu diesem Thema analysierte, kommt deshalb zu dem Schluss, dass die veröffentlichten Studien wegen der Qualitätsmängel und hohen Drop-out-Raten mit Vorsicht zu interpretieren seien, auch wenn ein Teil der Patienten mit Borderline-Persönlichkeitsstörung wohl von einer Behandlung mit atypischen Neuroleptika profitiere (Grootens u. Verkes 2005).

Über den Einsatz von Opiatantagonisten (Naltrexon) und neueren Antikonvulsiva (Valproinsäurederivate, Topiramat, Lamotrigin) liegen einzelne Fallberichte vor (Übersicht bei Markovitz 2004). Eine 6-wöchige Studie zum Vergleich von 150-250 mg/d Fluvoxamin (n=20) mit Placebo (n=18) bei Borderline-Patienten ergab eine Abnahme rascher Stimmungsschwankungen, jedoch keine Beeinflussung von Aggressivität und Impulsivität (Rinne et al. 2002). Günstige Wirkungen von Ethyl-Eicosapentatonsäure (E-EPA), einer Omega-3-Fettsäure, auf Aggressivität und Depression zeigte eine Placebo-kontrollierte Doppelblindstudie bei 30 Patientinnen mit „milder bis mäßiger" Borderline-Persönlichkeitsstörung (Zanarini u. Frankenberg 2003).

Ein Vergleich der pharmakologischen Behandlungsansätze bei Patienten, die wegen einer Persönlichkeitsstörung entweder 1996 oder 2003 stationär in einer psychiatrischen Klinik behandelt wurden, ergab, dass sowohl 1996 wie 2003 55 % aller Patienten mit Persönlichkeitsstörungen neuroleptisch behandelt wurden, durchschnittlich mit 1,4 Präparaten, wobei der Anteil atypischer Neuroleptika zwischen 1996 und 2003 von 16 % auf 44 % gestiegen ist (Heinze et al. 2005). Antidepressiva wurden 1996 bei 34 % der Patienten, 2003 bei 60 % der Patienten eingesetzt, wobei der Anteil tri- und tetrazyklischer Substanzen von 51 % auf 20 % fiel, während die SSRI mit 40 % stabil blieben und neue Antidepressiva (vor allem Venlafaxin und Mirtazapin) von 8 % auf 35 % der Verschreibungen anstiegen.

Bei den „Mood-Stabilizern" kam es zwischen 1996 und 2003 zu einem Anstieg von 14 % auf 27 %, wobei 1996 Carbamazepin mit 69 % aller „Mood-Stabilizer"-Verschreibungen den ersten Rang vor Valproat (29 %) einnahm, während 2003 Carbamazepin mit 34 % hinter Valproat (41 %) zurückgetreten ist und der Anteil von Lamotrigin und Gabapentin gering blieb. Lithiumsalze, die 1996 noch bei 9,3 % der Patienten verschrieben worden waren, wurden 2003 nur noch bei 3,2 % der Patienten eingesetzt.

14.4 Empfehlungen für die Praxis

Die aus den Daten des AMSP gewonnene Übersicht über die pharmakologische Behandlungspraxis stationär behandelter Patient/innen mit Persönlichkeitsstörungen zeigt zweierlei:

1. Ein hoher Anteil von Patienten mit Persönlichkeitsstörungen (bis zu 90 % in Kliniken) wird psychopharmakologisch behandelt.
2. Die pharmakologische Behandlungspraxis bei Persönlichkeitsstörungen ist polypragmatisch, wenig evidenzbasiert und in der Regel „Off-label".

Daraus resultiert zum einen der Wunsch, dass – entsprechend weitläufiger Praxis – die psychopharmakologische Behandlung von Persönlichkeitsstörungen Gegenstand kontrollierter Studien als Grundlage für die Entwicklung evidenzbasierter Behandlungsempfehlungen sein sollte.
Zum anderen muss der Tatsache des „Off-label use" sowohl bei der Aufklärung der Patienten wie auch gegenüber den Kostenträgern Rechnung getragen werden. In den Klinken sollte es zur Regel gemacht werden, den „Off-label"-Einsatz eines Medikamentes für den weiterbehandelnden Arzt kurz im Entlassbrief zu begründen, um diesem für eine evtl. Auseinandersetzung mit dem Kostenträger die erforderlichen Argumente zu liefern.
Die Verschreibung von Psychopharmaka für Patienten mit Persönlichkeitsstörungen sollte stets im Kontext einer guten therapeutischen Beziehung vorgenommen werden. Wird die psychotherapeutische und pharmakologische Behandlung von verschiedenen Personen vorgenommen, ist eine enge Absprache zwischen Arzt und Psychotherapeut erforderlich, um eventuellen Spaltungsmanövern der Patienten vorzubeugen. Die Tendenz einiger Patienten mit Persönlichkeitsstörungen, den jeweiligen Therapeuten bzw. die jeweilige Behandlung zu „überidealisieren", kann auch im Rahmen einer pharmakologischen Behandlung zu überzogenen Hoffnungen bezüglich ihrer „Wunderwirkung" führen. Aus diesem Grund sollte die Verschreibung von Medikamenten unter realistischen Erwartungen erfolgen. Bei der Aufklärung der Patienten über erwünschte und unerwünschte Wirkungen muss den Therapeuten bewusst sein, dass die Medikation möglicherweise als „Medium" für agierendes Verhalten, etwa übertriebene Reaktionen auf Nebenwirkungen oder Einnahme von Überdosen, eingesetzt werden kann. Darüber hinaus können die bei Patienten mit Persönlichkeitsstörungen vorhandenen Selbstschädigungstendenzen durch Kombination mit anderen psychoaktiven Substanzen (Alkohol, Drogen), aber auch bei Einnahme von Überdosen, zu Intoxikationen und gefährlichen Wechselwirkungen führen. In diesen Fällen sollte daher die Anwendung von potenziell toxischen Substanzen (trizyklische Antidepressiva, Lithium, Carbamazepin) gemieden bzw. – wenn sie erforderlich scheint – auf die Verschreibung von kleinen Mengen – und damit unter Vermeidung der Möglichkeit des „Hortens" von Medikamenten – beschränkt werden. Da die meisten Patienten mit einer Persönlichkeitsstörung ambulant behandelt werden, sollte die Information über die verschriebene Medikation mögliche Auswirkungen auf Konzentrations- und Reaktionsfähigkeit im Hinblick auf das Führen von Kraftfahrzeugen, Arbeiten an Maschinen etc. einbeziehen.

Literatur

Adityanee S, Schulz C. Clinical uses of quetiapine in disease states other than schizophrenia. J Clin Psychiatry 2002; 63: 32-8.

American Psychiatric Association. Diagnostisches und Statistisches Manual Psychischer Störungen, DSM-III. Deutsche Bearbeitung und Einführung von K. Koehler und H. Saß. Weinheim, Basel: Beltz 1984.

Andreasen NC, Black DM. Lehrbuch Psychiatrie. Weinheim: Beltz 1993.

Andres A, Rao ML, Ostrowwitzki S et al. Human brain cortex and platelet serotonin2 receptor binding properties and their regulation by endogenous serotonin. Life Sci 1992; 52: 313-21.

Androlunis PA, Gluech BC, Stroebel CF. Borderline personality disorder subcategories. J Nerv Ment Dis 1982; 170: 670-9.

Asberg M, Taeskman L, Thoren P. 5-HIAA in the cerebrospinal fluid: a biochemical suicide predictor? Arch Gen Psychiatry 1976; 33: 1193-7.

Benkert O, Hippius H. Psychiatrische Pharmakotherapie. Berlin, Heidelberg: Springer 1996.

Bick PA, Hannah AL. Intramuscular lorazepam to restrain violent patients. Lancet 1986; 6: 206.

Black DW, Bell S, Hulbert J. The importance of Axis II in patients with major depression. J Aff Disord 1988; 14: 115-22.

Brinkley JR, Reitman BD, Friedel RO. Low dose neuroleptic regimes in the treatment of borderline patients. Arch Gen Psychiatry 1979; 36: 319-26.

Bronisch T. Neurobiologie der Persönlichkeitsstörungen mit dem Schwerpunkt Borderline-Persönlichkeitsstörungen. Psychotherapie 2001; 6: 223-46.

Brown GL, Godwin FK, Balenger JC et al. Aggression in humans correlates with cerebrospinal fluid amine metabolites. Psych Res 1979; 1: 131-9.

Chengappa KN, Ebeling T, Kang JS et al. Clozapine reduces severe self-mutilation and aggression in psychotic patients with borderline personality disorder. J Clin Psychiatry 1999; 60: 477-84.

Coccaro EF, Siever LJ, Klar HM et al. Serotonoergic studies in patients with affective and personality disorders: Correlates with suicidal and impulsive aggressive behavior. Arch Gen Psychiatry 1990; 47: 124-36.

Cornelius JR, Soloff PH, Perel JM, Ulrich RF. Fluoxetine trial in borderline personality disorder. Psychopharmacol Bull 1990; 26: 149-52.

Cowdry RW, Gardner DL. Pharmacotherapy of borderline personality disorder. Arch Gen Psychiatry 1988; 45: 111-9.

Delay J, Deniker P, Harl JM. Traitement des etats d‘ excitation et d’ agitation par une methode medicamenteuse derivée de l’ hibernotherapie. Ann Med Psychol 1954; 110: 267-73.

Diagnosenschlüssel und Glossar psychiatrischer Krankheiten: dt. Ausgabe d. internat. Klassifikation d. Krankheiten d. WHO. R Degkwitz, H Helmchen, W Mombour (Hrsg im Auftrag der DGPN). Berlin, Heidelberg: Springer 1980.

Diagnostisches und Statistisches Manual psychischer Störungen (DSM-IV). H. Saß, HU Wittchen, M Zaudig (Deutsche Bearbeitung und Einführung). Göttingen, Bern: Hogrefe 1996.

Dose M, Apelt S, Emrich HM. Carbamazepine as an adjunct of antipsychotic therapy. Psychiatry Res 1987; 22: 203-4.
Eysenck HJ. Dimensions of personality. London: Routledge & Kegan Paul 1974.
Freud S.: Jenseits des Lustprinzips. Ges. Werke XIII. Imago, London 1940.
Gaind R, Jacoby R. Benzodiazepines causing aggression. In: Gaind R, Huson GL (eds). Current themes in psychiatry. McMillan Publishing Co: London 1978; Vol 1: 371-9.
Goldberg SC, Schulz SC. Letter to the Editor. Arch Gen Psychiatry 1988; 45: 195-6.
Goldberg SC, Schulz SC, Schulz PM, Resnick RJ, Hamer RM, Friedel RO. Borderline and Schizotypal Personality Disorders Treated With Low-Dose Thiothixene vs Placebo. Arch Gen Psychiatry 1986; 43: 680-6.
Grootens KP, Verkes RJ. Emerging evidence for the use of atypical antipsychotics in borderline personality disorder. Pharmacopsychiatry 2005; 38: 20-3.
Groves JE. Current concepts in psychiatry: borderline personality disorder. N Engl J Med 1981; 305: 259-62.
Gunderson JG. Pharmacotherapy for Patients With Borderline Personality Disorder. Arch Gen Psychiatry 1986; 43: 698-700.
Gunderson JG. In Reply. Arch Gen Psychiatry 1988; 45: 196.
Hakola HPA, Laulumaa VAO. Carbamazepine in the treatment of violent schizophrenics. Lancet 1982; 12: 1358.
Hedberg DL, Hauch JH, Gleuch BC. Tranylcypromine-trifluoperazine combination in the treatment of schizophrenia. Am J Psychiatry 1971; 127: 1141-6.
Henning J, Netter P. Biopsychologische Grundlagen der Persönlichkeit. München: Elsevier 2005.
Heinze M, Andreae D, Grohmann R. Pharmacotherapy of Personality Disorders in German Speaking Countries: State and Changes in the Last Decade. Pharmacopsychiatry 2005; 38: 201-5.
Jann MW, Ereshefsky L, Sakland SR et al. Effects of carbamazepine on haloperidol levels. J Clin Psychopharmacol 1985; 5: 106-9.
Kandel ER. Biology and the future of psychoanalysis: a new intellectual framework for psychiatry revisited. Am J Psychiatry 1999; 156: 505-24.
Karege F, Widmer J, Bovier P, Gaillard JM. Platelet serotonin and plasma tryptophan in depressed patients: effect of drug treatment and clinical outcome. Neuropsychopharmacol 1994; 10: 207-14.
Kernberg O. The treatment of patients with borderline personality organisation. Int J Psychoanalysis 1968; 49: 600-19.
Kernberg OF. Psychodynamische Therapie bei Borderline-Patienten. Bern: Huber 1993.
Klein DF, Fink M. Psychiatric reaction patterns to imipramine. Am J Psychiatry 1962; 119: 432-8.
Kutcher SP, Blackwood DH. Pharmacotherapy of the borderline patient: a critical review and clinical guidelines. Can J Psychiatry 1989; 34: 347-53.
Lambert PA. Acute and prophylactic therapies of patients with affective disorders using valpromide (dipropylacetamide). In: Emrich HM, Okuma T, Müller AA (eds). Anticonvulsants in affective disorders. Amsterdam: Elsevier 1984; 33-44.
Liebowitz MR, Klein DG. Inter-relationship of hysteroid dysphoria and borderline personality disorder. Psych Clin North America 1981; 4: 67-87.

Mann JJ, Malone KM. Cerebrospinal fluid amines and higher-lethality suicide attempts in depressed inpatients. Biol Psychiatry 1997; 41: 162-71.

Markovitz PJ. Recent trends in the pharmacotherapy of personality disorders. J Pers Dis 2004; 18: 90-101.

Markovitz PJ, Calabrese JR, Schultz SC et al. Fluoxetine in the treatment of borderline and schizotypal personality disorders. Am J Psychiatry 1991; 148: 1064-7.

Müller-Oerlinghausen B, Berghöfer A. Ziele und Ergebnisse der medikamentösen Prophylaxe affektiver Psychosen. Stuttgart, New York: Thieme 1994.

Müller-Oerlinghausen B, Roggenbach J. Concretism in Biological Suicide Research – Are We Eating the Menu Instead of the Meal? Pharmacopsychiatry 2002; 35: 44-9.

Nilsson A. Lithium und menschliche Aggression. In: Müller-Oerlinghausen B, Berghöfer A (eds). Ziele und Ergebnisse der medikamentösen Prophylaxe affektiver Psychosen. Stuttgart, New York: Thieme 1994; 27-33.

Parker GF. Clozapine and borderline personality disorder. Psychiatr Serv 2002; 53: 348-9.

Rampling D. Agression – a paradoxical response to tricyclic antidepressants. Am J Psychiatry 1978; 135: 117-8.

Rifkin A, Quitkin F, Carillo C. et al. Lithium carbonate in emotionally unstable character disorder. Arch Gen Psychiatry 1972; 27: 519-23.

Rinne T, van den Brink W, Wouters I, van Dyck R. SSRI treatment of borderline personality disorder: A randomized, placebo-controlled clinical trial for female patients with BPD. Am J Psychiatry 2002; 159: 2048-54.

Rocca P, Marchiaro L, Cocuzza E, Bogetto E. Treatment of borderline personality disorder with risperidone. J Clin Psychiatry 2002; 63: 241-4.

Rüther E. Wirkungsverlauf der neuroleptischen Therapie. Stuttgart: Fischer 1986.

Saß H. Persönlichkeitsstörungen. In: Faust V (Hrsg). Psychiatrie: Ein Lehrbuch für Klinik, Praxis und Beratung. Stuttgart: Fischer 1995; 215-28.

Salzman C, Wolfson AN, Schatzberg SC et al. Effect of fluoxetine on anger in symptomatic volunteers with borderline personality disorder. J Clin Psychopharmacol 1995; 15: 23-9.

Schmideberg M. The borderline patient. In: Arieti S (ed). American Handbook of Psychiatry. New York: Basic Books 1959; Vol 1: 398-416.

Sheard MH, Marini JL, Bridges CL et al. The effect of lithium on impulsive aggressive behavior in man. Am J Psychiatry 1976; 133: 1409-13.

Siever LJ, Davis KL. A psychobiological perspective on the personality disorders. Am J Psychiatry 1991; 148: 1647-58.

Soloff PH. Pharmacotherapy of borderline disorders. Compr Psychiatry 1981; 43: 691-7.

Soloff PH, Cornelius J, George A., Nathan S, Perel JM, Ulrich RF. Efficacy of Phenelzine and Haloperidol in Borderline Personality Disorder. Arch Gen Psychiatry 1993; 50: 377-85.

Soloff P, George A, Nathan RS, Schulz PM, Ulrich RF, Perel JM. Progress in Pharmacotherapy of Borderline Disorders. Arch Gen Psychiatry 1986a; 43: 691-7.

Soloff PH, George A, Nathan RS et al. Paradoxical effects of amitriptyline on borderline patients. Am J Psychiatry 1986b; 143: 1603-5.

Soloff PH, Nathan RS, George A, Schulz PM. Characterizing depression in borderline patients. J Clin Psychiatry 1987; 48: 155-7.

Stein G. Drug Treatment of the Personality Disorders. Br J Psychiatry 1992; 161: 167-84.
Stone MH. Analytically orientated psychotherapy in schizotypal and borderline patients: at the border of treatability. Yale J Biol Med 1985; 58: 275-88.
Teicher MH, Glod CA, Cole JO. Emergence of intensive suicidal preoccupation during fluoxetine treatment. Am J Psychiatry 1990; 147: 207-10.
Twarog B, Page ICH. Serotonin content of some mammalian tissues and urine and a method for its determination. Am J Physiol 1953; 175: 157-61.
Valzelli L. Psychobiology of aggression and violence. New York: Raven Press 1991.
Weltgesundheitsorganisation. Internationale Klassifikation psychischer Störungen: ICD-10, Kapitel V (F), klinisch-diagnostische Leitlinien. H Dilling, W Mombour, MH Schmidt (Hrsg). Bern, Göttingen: Huber 1991.
Wilcox JA. Divalproex sodium as a treatment for borderline personality disorder. Am J Psychiatry 1995; 7: 33-7.
Winkleman NW. Chlorpromazine in the treatment of neuropsychiatric disorders. J Am Med Ass 1955; 155: 18-21.
Zanarini MC, Frankenburg FR. Olanzapine treatment of female borderline patients: A double-blind, placebo-controlled pilot study. J Clin Psychiatry 2001; 2: 849-54.
Zanarini MC, Frankenburg FR. Omega-3 fatty acid treatment of women with borderline personality disorder: A double-blind, placebo-controlled pilot study. Am J Psychiatry 2003; 160: 167-9.
Zanarini MC, Frankenburg FR, Gunderson JC. Pharmacotherapy of borderline outpatients. Compr Psychiatry 1988; 29: 372-8.

15. Krisenintervention bei Persönlichkeitsstörungen

Matthias Bender & Horst Dörner

15.1 Krise und Krisenintervention

Die psychiatrisch-psychotherapeutische Soforthilfe in einer Krise zielt nicht nur auf deren Überwindung. Die sekundär präventive Ausrichtung einer Krisenintervention intendiert vielmehr auch die Verhinderung einer ungünstigen Weiterentwicklung des Lebens sowie, falls nötig, die Motivierung zu einer längeren Behandlung. Insofern sind neben der Analyse der Bedingungskonstellation und des Verhaltens in der Krisensituation und der differenzialdiagnostischen Einordnung der Symptomatik das ressourcenorientierte Vorgehen und die Vermittlung von Bewältigungsstrategien integraler Bestandteil einer Krisenintervention. Die Krise markiert im Sinne des seit der Antike gebräuchlichen medizinischen Begriffs den Zeitpunkt und Ablauf einer Erkrankung, in dem sich eine rasche Veränderung zum Guten oder Fatalen hin vollzieht. Hippokrates verstand darunter die plötzliche Lösung eines akut lebensbedrohlichen Zustands im Gegensatz zur langsamen Lysis. Krisis (griechisch von ‚krineen' – scheiden) markiert die Notlage, den Zustand, der zu einer Entscheidung drängt.

Es gelten ja nicht nur die biologische, interpersonelle, soziale oder ökonomische Ich-Stabilität erschütternden Lebensereignisse und -situationen als krisenhaft, sondern unter der entwicklungspsychologischen Perspektive auch ganze Lebensabschnitte, Schwellen zu anderen Lebenszyklen, in denen Wendungen nach der einen oder anderen Seite möglich sind im Sinne von Entwicklungskrisen, Übergänge in altersabhängige Lebensphasen z. B. Pubertätskrise, Adoleszentenkrise. Insofern gehören psychosoziale Krisen zur menschlichen Existenz. Aber ob die Krise auch als (Reifungs-)Chance genutzt werden kann, ob aus der Verarbeitung der meist zeitlich begrenzten Krise eine Neuorientierung entstehen kann, wie z. B. bei einer meist phasenhaft verlaufenden gelingenden Trauerarbeit, hängt von den individuellen Bewältigungsmöglichkeiten und der sozialen Unterstützung ab. Die sich plötzlich zuspitzenden psychischen Beschwerden können sich sowohl vor dem Hintergrund einer bestehenden chronischen Erkrankung oder aus dem Gesunden heraus plötzlich als Belastungsreaktion oder Anpassungsstörung bis zu suizidalen Krisen aktualisieren. Sie erfordern dann eine professionelle Krisenintervention, wenn die intrapsychischen und familiär-sozialen Ressourcen ausgeschöpft bzw. mit

der Bewältigung der Belastungen überfordert sind, wie z. B. bei Beziehungs- oder spirituellen Krisen, nach Verlust eines Angehörigen, der Heimat, der Arbeit, der sozialen Gruppe, der Gesundheit, nach Unfällen, Katastrophen, Vergewaltigung, bei materieller Verschuldung oder moralisch schuldhaftem Verhalten, etc.
Basis der therapeutischen Krisenintervention ist die möglichst rasche Beziehungsaufnahme und -gestaltung mit Fokus auf die aktuelle Problematik und den Auslöser der Krise, um ein individualisiertes flexibles Vorgehen mit situationsangemessenen, an realistischen Zielen orientierten Maßnahmen vereinbaren und umsetzen zu können. Systematische Betrachtungen oder gar überindividuelle Empfehlungen zur Krisenintervention bei Menschen mit einer Persönlichkeitsstörung erfordern aufgrund der komplexen und vielgestaltigen Syndrome und Konfliktkonstellationen eine Einteilung nach der Art der Störung und besondere Berücksichtigung der therapeutischen Rahmenbedingungen.
Es ist evident, dass es für den Behandler einen bedeutsamen Unterschied hinsichtlich des Zugangs zu seinem Patienten ausmacht, ob es sich um einen Erstkontakt handelt, d. h. er begegnet einem ihm bis dahin unbekannten Patienten, oder ob er ihm bekannt ist, vielleicht so vertraut, dass er um seine Persönlichkeitsstörung und seine komorbiden Störungen weiß, und er dann vermag, auch ohne erweiterte Exploration die aktuelle Symptombildung in der Krise vor dem Hintergrund der biographischen Entwicklung zugrunde liegenden Konflikte, bestehenden Beziehungen, vorhandenen Ressourcen oder sich wiederholenden maladaptiven Verhaltensmuster einzuordnen. Ebenso werden die Möglichkeiten therapeutischer Kriseninterventionen vom formalen wie inhaltlichen Setting mitbestimmt. Krisenintervention kann im einzel-, familien- oder gruppentherapeutischen Setting stattfinden, in ambulanter oder stationärer Behandlung (auch eingebettet in den Prozess einer Langzeittherapie) akut zum Einsatz kommen. Durch Auseinandersetzung mit besonderen Lebensereignissen oder unter belastenden Situationen wirken persönlichkeitsstörungstypische dysfunktionale Coping-Strategien, was oft zu selbst- oder fremdgefährdenden aggressiven impulsiven Handlungen, zu massiv überflutenden Angst- oder Panikzuständen, zur Intoxikation oder zur Dissoziation führt.
In der laufenden Psychotherapie können aber je nach Behandlungskonzept die Verhaltensweisen, interpersonellen Konfliktmuster oder Kognitionen in den therapeutischen Focus genommen werden (zur Psychotherapie von Persönlichkeitsstörungen siehe u. a. Fiedler 2004; Giernalczyk 2005; Grawe 1998; Kernberg et al. 2001; Merod 2005; Sachsse 2004; Saß u. Herpertz 1999; Tress et al 2002), während in der akuten Krisenintervention ohne entsprechende therapeutische Einbindung sehr symptomorientiert gehandelt werden muss bzw. die Maßnahmen erst neu ausgehandelt und beschlossen werden müssen. Dies gilt für alle drei Säulen der Methodik der Krisenintervention, die in der Praxis der ambulanten und stationären Dienste und Einrichtungen meist in Kombination und multiprofessionell angewandt werden: die Psychotherapie, die Pharmakotherapie und die sozialtherapeutischen Maßnahmen.

Darüber hinaus bedeutsam für die Krisenintervention und die Therapie überhaupt bei Persönlichkeitsstörungen ist der hohe Grad an Komorbidität, was klinische Syndrome im Sinne der Achse-I-Störungen nach DSM-IV wie Sucht, Angst, Depression, Zwang, Somatisierung, Essstörung betrifft, ein nicht unbedeutender Stellenwert kommt außerdem dem ADHS im Erwachsenenalter zu und schließlich sind auch andere komorbide Persönlichkeitsstörungen (bei mindestens 50 %) von Bedeutung, wobei die Kombinationen auch clusterübergreifend auftreten.
Kriseninterventorisches Vorgehen orientiert sich – mindestens bei nicht bekannten Patienten und akuter Symptomatik – an der Rangfolge psychopathologischer Diagnostik: vom Symptom zum Syndrom zum Morbus bzw. zur Störung. Die Akut- oder Notfallsituation erfordert entsprechend der Organmedizin sofortiges psychiatrisch-medizinisches Handeln mit einem symptomorientierten Vorgehen in der Erstversorgung, das bei der unmittelbaren Gefährdung von Gesundheit und Leben sowohl die somatischen als auch die psychischen Symptome im Blick hat. So ist bei bedrohlicher Beeinträchtigung der Vitalfunktionen (z. B. bei deliranten Syndromen, Bewusstseinsstörungen, nach Suizidversuchen) nach intensivmedizinischen Regeln zu verfahren. Bei schweren Erregungszuständen, Selbst- und Fremdaggressivität mit eingeschränkter Kooperations- und Steuerungsfähigkeit oder -bereitschaft des Patienten sind auch Zwangsmaßnahmen gelegentlich unvermeidbar, die dann auch nach klarer Ankündigung zügig und konsequent realisiert – später aber auch mit dem Patienten nachbesprochen und ausgewertet – werden sollten, bis hin zu dem Abschluss von Behandlungsvereinbarungen und Notfallplänen, die solche Akutsituationen und die Reaktion darauf mit einschließen. Bei einer Selbstverletzung z. B. sind zunächst die vital bedrohlichen und somatischen Auswirkungen einzuschätzen, die Wundversorgung durchzuführen nach Abklärung der Schädigungsart und -intensität inklusive Wundreinigung, evtl. Naht (innerhalb von sechs Stunden), Tetanusimpfung, Dokumentation oder bei einem tobenden, expansiv fremdaggressiven Patienten die ggf. auch medikamentöse und körperliche Eingrenzung und Beruhigung zur Abwendung der Gefährdung anderer, um dann zu dem weiteren differenzialdiagnostischen und therapeutischen Prozedere zu kommen.
Denn bei allen verständlichen Bedürfnissen auf professioneller Seiten in Krisensituationen rasch Sicherheit zu gewinnen und allgemeine Regeln und Handlungsanweisungen auf differente und komplexe Probleme anzuwenden, ist die differenzierte individuelle Bedingungs- und Problemanalyse unverzichtbar für eine gelingende Krisenintervention. Feste Regeln und Richtlinien im Umgang mit Krisen haben darin ihren Sinn, uns Helfer emotional zu entlasten, um den Zugang zu dem individuellen Erleben und dem Anliegen des Patienten zu eröffnen.
Im Falle der Selbstverletzung gilt es, eine evtl. Intoxikation festzustellen und die momentane Suizidalität zu beurteilen (zum Umgang mit Suizidalität siehe das Kapitel von Haltenhof et al. in diesem Band sowie Eink u. Haltenhof 2006); ferner differenzialdiagnostisch das Vorliegen einer schizophrenen, affektiven oder hirnorganischen Erkrankung abzuklären und weiter bei Verdacht auf eine Persönlich-

keitsstörung den vorherrschenden Stil bzw. Störungstyp zu eruieren. Die anschließende Verhaltensanalyse, die in der Regel mit dem Patienten anhand eines strukturierten Leitfadens schriftlich erstellt und durchgesprochen wird, zielt auf das Verstehen des gegenwärtigen Problemverhaltens – hier der Selbstverletzung – und dessen aufrechterhaltenden Bedingungen. Hierbei werden u. a. die Auslösefaktoren bestimmt. Auslösereize, die die Selbstverletzung triggern, können je nach individuellem „Selbstregulationssystem" sowohl situative Bedingungen sein, z. B. bestimmte Gerüche oder körperliche Berührungen (externer Stimulus), innere körperliche Wahrnehmungen wie Herzklopfen, Schwindel (somatischer Stimulus) als auch Gedanken oder Emotionen, z. B. die Furcht vor einem Vorstellungsgespräch (kognitiver Stimulus). Auch die positiven kurzfristigen Lernerfahrungen, die als Verstärker wirken, gehören hierzu, wie die gute Erfahrung mit dem raschen Spannungsabbau durch Schnittwunden oder den Anblick von Blut. Darüber hinaus werden die Umgebungsvariablen erfasst, das heißt die Umstände, unter welchen der Betroffene besonders anfällig für die auslösenden Reize ist, z. B. Kopfschmerzen, Müdigkeit, Alkoholkonsum oder Problemsituationen im Erleben wie Langeweile, Überforderung, Einsamkeit, Trennung, Kritik. Ressourcenorientiert erfolgt die Frage, ob es in der Vergangenheit Situationen unter den gleichen Bedingungen gab, die nicht zur Selbstverletzung führten. Hieraus lassen sich dann individuelle Interventionen entwickeln (Auslöser entfernen, Reduktion positiver Konsequenzen, Vermittlung alternativer Strategien und Fertigkeiten) für das weitere Krisenmanagement und die Einleitung oder Fortsetzung der Therapie.

15.2 Die Herborner Schwerpunktstation

Den klinischen Erfahrungshintergrund der Autoren bildet eine Schwerpunktstation für die Behandlung von Persönlichkeitsstörungen im Rahmen einer versorgungspsychiatrischen Klinik, in der seit Ende 2001 alle Stationen einen diagnoseorientierten Behandlungsschwerpunkt ausgewiesen haben. Die Schwerpunktstation für Persönlichkeitsstörung ist eine allgemein-psychiatrische Aufnahmestation mit 20 Betten, auf der die Patienten von der Akutaufnahme bis zur Entlassung ggf. darüber hinaus integriert tagesklinisch oder ambulant, kontinuierlich von demselben Behandlerteam betreut werden. Das Therapiekonzept, in dessen Rahmen überwiegend Patienten mit einer Borderline-Persönlichkeitsstörung behandelt werden, orientiert sich an der dialektisch-behavioralen Therapie (DBT) nach Linehan (1996, 2004) und ist modular gegliedert (Tab. 15-1).
Ca. die Hälfte der Patienten konnte – teilweise nach einem ambulanten Vorgespräch mit diagnostischer Einschätzung und Therapiezielvereinbarung – einen Therapievertrag unterzeichnen und befindet sich als so genannte Schwerpunktpatienten im meist auf 8 - 10 Wochen angelegten Therapieprogramm mit täglicher Basisgruppe, Achtsamkeitstraining, Skilltraining, Spannungsregulation etc. Die andere Hälfte der Patienten wird vor allem zur stationären Krisenintervention aufge-

Tab. 15-1: Therapie der Borderline-Persönlichkeitsstörung in Modulen

Krise	Eingang	Therapie	Evaluation	Entlassung
Risiken minimieren **Therapiebereitschaft** **Medikamente** **Stabilisieren**	Diagnostik Elemente der ITPP nach Fiedler Krankheitsmodell Therapievertrag Info über Therapieinhalte Ziele für stationäre Therapie festlegen	Elemente aus **DBT** in Gruppe Achtsamkeit Notfallkoffer Dairy Card Verhaltensanalysen Time-out Psychoedukation Trauma Kunst Ergo Bewegung	Überprüfung stationäre BB Überprüfung der Therapieziele Überprüfung Psychopathologie Ambulant: DBT-Gruppentherapie Einzeltherapie: Trauma	Loslösung von Station Maßnahmen zur Entlassung vorbereitet Weiterer Weg geklärt und eingeleitet

nommen mit evtl. späterem Übergang in die DBT-Therapiegruppe. Die integrierte Ambulanz arbeitet u. a. mit einer poststationären DBT-Gruppe und einer Angehörigengruppe. Darüber hinaus ist in dem Behandlungsschwerpunkt ein regionales Netzwerk implementiert zur Diagnostik und Therapie von Patienten mit einer Borderline-Persönlichkeitsstörung sowie eine angegliederte Spezialambulanz für ADHS im Erwachsenenalter.

Im Folgenden wird für die Einteilung zur Abhandlung der Krisenintervention bei Persönlichkeitsstörungen zum einen die phänomenologisch-deskriptive Symptom- bzw. Syndromorientierung gewählt, die auch Grundlage für das multiaxiale diagnostische Klassifikationssystem DSM als auch für die Diagnose nach der ICD-10 ist. Die an der DSM orientierte Clustereinteilung A, B, C ist sowohl für die psychotherapeutische als auch die pharmakotherapeutische Krisenintervention und Therapie hilfreich (Tab. 16-2).

Wir gehen zudem von einem dimensionalen (versus kategorialen) Verständnis von Persönlichkeit und Persönlichkeitsstörung aus, welches eine geeignete Grundlage

Tab. 15-2: Klassifizierung der Persönlichkeitsstörungen in drei Cluster (DSM-IV) – Differenzierung der pharmakologischen Strategien

Cluster A	Cluster B	Cluster C
Paranoide schizoide und schizotype Persönlichkeitsstörungen	Dissoziale, emotional-instabile, histrionische und narzisstische Persönlichkeitsstörungen	Anankastische, selbstunsichere und depressive Persönlichkeitsstörungen
Neuroleptika in niedriger Dosierung, SSRI	Lithium, Antiepileptika, SSRI, Betablocker, Neuroleptika	Antidepressiva

ist für die Vermittlung eines Krankheitskonzeptes (‚zu viel des Guten') in der auch für die Krisenintervention wichtigen Psychoedukation (siehe auch Bender 2004; Schmitz u. Schuhler 2005).
Zahlreiche Autoren plädieren für die eher dimensionale Klassifizierung (Barnow et al. 2006; Steinmeyer et al 2002). Hierzu wurden verschiedene Modelle der Persönlichkeit entwickelt und empirisch evaluiert, z. B. Eysencks (1975) Drei-Faktoren-Modell mit Neurotizismus, Extraversion und Psychotizismus, das Fünf-Faktoren-Modell nach Costa und McCrae (1995), das Interpersonal-Circumplex-Model (Wiggins 1982), Livesleys (1998) 18-Faktor-Modell, Clarks (Clark et al. 1993) 22-Faktoren-Modell und das Sieben-Faktoren-Modell nach Cloninger et al. (1993). Letzteres mit gut untersuchten Ansätzen gewinnt in der Forschung zunehmend an Bedeutung und ist hier beispielhaft tabellarisch dargestellt. Dieser psychobiologische Ansatz stellt u. a. eine gute Grundlage für eine empirisch begründete Psychopharmakotherapie der Persönlichkeitsstörung dar (Tab. 15-3).

15.3 Von persönlichen Stilen zu persönlichen Störungen

Entsprechend unseres Ansatzes hängt die Art und Weise, wie eine Person auf Krisen reagiert, nicht nur von objektiven Bedingungen, wie dem Ausmaß der tatsächlichen Bedrohung bzw. Herausforderung, dem Bekanntheits- bzw. Neuigkeitsgrad der objektiven Kontrollierbarkeit, der unmittelbaren Betroffenheit etc., ab. Vielmehr können unter bestimmten Bedingungen subjektive Schemata, in denen verschiedene Aspekte des menschlichen Handelns, wie Kognitionen, Emotionen oder Verhaltenmuster abgebildet sind oder etwa traumabedingte fragmentierte Gedächtnisinhalte, einen das Alltagshandeln leitenden Einfluss gewinnen und so eher situative Einflussfaktoren in den Hintergrund treten lassen (siehe auch Stressforschung, biopsychosoziale Erklärungsansätze, Vulnerabilitäts-Stress-Modelle etc.).

Tab. 15-3: Integratives Persönlichkeitsmodell nach Cloninger et al. (1993)

4 Temperament-Dimensionen Biologisch-genetisch geformt, neurobiologisch ableitbar	*3 Charakter-Dimensionen* Erlernt; Individuum-Umwelt
Schadensvermeidung Harm avoidance *Serotonerges System*	**Selbstgerichtetheit** Das Erfahren des Selbst als autonome Struktur
Neugierverhalten (novelty seeking) *dopaminerges System*	**Kooperativität** Erfahren des Selbst als Bestandteil einer Gruppe, Gesellschaft, Menschheit
Belohnungsabhängigkeit Reward dependence	**Selbsttransparenz** Erfahren des Selbst als Bestandteil des Universums
Beharrungsvermögen (Persistence) *noradrenerges System*	

Situative Einflussfaktoren bilden, wie bereits weiter oben beschrieben, auslösende Reizbedingungen. In Abhängigkeit von verschiedenen Einflussfaktoren, die vor allem den emotionalen Gehalt einer Situation beeinflussen, lösen diese eine mehr oder weniger situationsbezogene adäquate emotionale, kognitive, physiologische und verhaltensmäßige oder eine idiosynkratische, häufig maladaptive und durch persönliche Schemata gesteuerte Krisenreaktion aus. In den meisten Ansätzen zur Krisenintervention werden entweder persönlichkeitsspezifische Reaktions- und Erlebensmuster kaum berücksichtigt oder gehen in einer rein symptomatischen Beschreibung von Interventionen etwa bei emotional instabilen Persönlichkeitsstörungen in Verbindung mit Suizidalität, Selbstverletzung, dissoziativen Störungen etc. auf. Mit welchen Problemen aber ist aufgrund spezifischer Persönlichkeitszüge in der Krisenintervention bzw. mit welchen besonderen Formen von Krisen ist in Abhängigkeit von bekannten Persönlichkeitsstörungen etwa im Rahmen einer Therapie zu rechnen?

15.4 Krisen und persönliche Stile

In Anlehnung an Dross (2001) können Krisensituationen durch deutliche psychische Belastung, ein Gefühl der Unerträglichkeit, emotionale Destabilisierung, das Infragestellen oder Verhindern von Lebensgewohnheiten, -umständen und -zielen sowie nicht ausreichende Möglichkeiten der Problemlösung oder Anpassung gekennzeichnet werden. Entwicklungsaufgaben stellen in der Regel Krisen

dar, die entweder zur Entwicklung einer Identität (Erikson 1966) oder Rollendiffusion, Intimität oder Isolierung, Generativität oder Stagnation oder Ich-Integrität oder Verzweiflung führen können. Die Stressforschung (z. B. Lazarus u. Folkman 1984) betont die stetige Wechselwirkung eigener emotionaler, kognitiver und handelnder Aspekte in der Auseinandersetzung mit einer belastenden Umwelt, die mehrfache Schleifen von Einschätzungsprozessen bezüglich der Bedrohung und dem Bewältigungsvermögen durchläuft und dann entsprechende komplexe Reaktionen nach sich ziehen. Einen drohenden oder tatsächlichen Zusammenbruch dieser üblichen alltagsnahen Bewältigungsstrategien und -bemühungen stellen traumatisierende Ereignisse dar, die außerhalb des üblichen menschlichen Erfahrungsbereiches und damit eingeübter und bekannter Copingstrategien liegen (siehe auch Horowitz 2003). Gerade Menschen mit Persönlichkeitsstörungen sind häufig mit anhaltenden oder sich wiederholenden traumatisierenden oder traumanahen Erfahrungen konfrontiert, die eine sich wiederholende oder anhaltende krisenhafte Entwicklung nach sich ziehen.
In welcher Art und Weise interagieren nun spezifische Persönlichkeitseigenschaften in Krisensituationen mit Merkmalen der Situation und inwieweit sind hier besondere Aspekte der Persönlichkeit, insbesondere der „gestörten" Persönlichkeit zu beachten? Letztere sind gerade durch unflexibles und unangepasstes Verhalten in vielen persönlichen und sozialen Situationen definiert, die relativ stabil und von langer Dauer sind, bereits in der Kindheit oder spätestens in der Adoleszenz auftreten, zu einem persönlichen Leidensdruck führen und nachteiligen Einfluss auf die soziale Umwelt haben. Extrem krisenhafte Verläufe, etwa im Zusammenhang mit Entwicklungsanforderungen, die gerade flexible und angepasste Reaktionsmuster einüben und deren Bewältigung mit persönlichem Wachstum assoziiert ist, können gleichzeitig auch Ausgangs- und Endpunkt problematischer maladaptiver Coping-Prozesse sein. In diesem Lichte sind auch vorschnelle Kriseninterventionen und Therapieangebote sowie ein übertriebener Therapieoptimismus im Zusammenhang mit Krisen basierend auf Persönlichkeitsstörungen kritisch zu bewerten.

15.5 Auslöser für Krisen, persönlichkeitsspezifische Reaktionsmuster und Reaktionen auf Hilfe und Unterstützung

Ausgehend von Tabelle 15-4 werden im Folgenden exemplarisch spezifische Reaktionsmuster in Krisensituationen und auf professionelle Helfer, die im Rahmen der Krisen zu Rate gezogen werden, anhand von Fallbeispielen herausgearbeitet. In einem zweiten Schritt sollen dann Krisen im Rahmen therapeutischer Interventionen zur Darstellung kommen. Auch wenn der Anspruch besteht, ein möglichst breites Spektrum von Persönlichkeitsstörungen abzudecken, konzentrieren wir uns hierbei im Wesentlichen auf die Cluster zwei und drei.

Tab. 15-4: Spezifische Reaktionsmuster in Krisensituationen und auf professionelle Helfer, die im Rahmen der Krisen zu Rate gezogen werden (Fallbeispiele)

Persönlichkeitsstile (vgl. Fiedler 2004)	**Stile** misstrauisch-scharfsinnig ahnungsvoll-sensibel zurückhaltend-einzelgängerisch	**Stile** Abenteuerlich-risikofreudig sprunghaft-spontan expressiv und selbstdar - stellend Ehrgeizig und sich selbst bewusst	**Stile** Selbstkritisch-vorsichtig Anhänglich-loyal Gewissenhaft-sorgfältig Kritisch-zögerlich Passiv-pessimistisch	**Posttraumatische Belastungsstörung**
Cluster von Persönlichkeits-störungen	Paranoide und schizoide Persönlichkeit	Dissoziale, emotional instabile, histrionische und narzisstische Persönlichkeit	Ängstliche, abhängige, anankastische u. passiv-aggressive Persönlichkeit	Komplexe Posttraumatische Belastungsstörung
Bezeichnung der Cluster	Seltsam und exzentrisch	Dramatisch, emotional, launisch	Ängstlich und furchtsam	Vgl. Maercker (2003)
Verhaltensweisen	Seltsames und exzentrisches Verhalten Unter Umständen Gewalttätigkeit	Tendenzen zur Selbstbeschädigung bzw. Suizidversuchen Tendenzen zur Fremdgefährdung (v. a. bei dissozialen und narzisstischen PS)	Übertreibung potenzieller Probleme, körperlicher Gebrechen oder Risiken Übermäßige Gewissenhaftigkeit und fehlende Flexibilität Passive Aggressivität	Selbstzerstörerische Tendenzen Beschäftigung mit Rachephantasien Anfälligkeit für überspannte Ansichten Reviktimisierungsneigung
Affekte	Ausgesprochene Affektarmut, Gefühlskälte	Affektlabilität, -impulsivität Übermäßige starke Wut und Unfähigkeit, die Wut zu kontrollieren	Andauernde Angespanntheit und Besorgtheit Massive Trennungsängste	Feinabstufung gestört Leichte Erregbarkeit Ärger u. Zorn dominiert Dissoziative Tendenzen Somatisierungsstörungen
Reaktion auf Kritik, Kränkung, Bedrohung, Verletzung	Schnelles Umkippen der Stimmung in Wut und Zorn, unter Umständen auch Gewalttätigkeit	Wut, Scham und Demütigung Impulsives Agieren Entwertung	Leichte Verletzbarkeit durch Kritik und Ablehnung	Permanente Schuld- und Schamgefühle Überzeugung, ein geschädigtes Leben zu führen
Allgemeine Beziehungsgestaltung	Misstrauen bis hin zum Gefühl der Bedrohung und paranoiden Vorstellungen Fehlender zwischenmenschlicher Kontakt	Schneller Wechsel von Idealisierung und Entwertung von nahe stehenden Personen Probleme bei der Regulierung von Nähe und Distanz zu anderen Menschen	Gefühl der Hilflosigkeit und Abhängigkeit	Unfähigkeit zu gleichberechtigten partnerschaftlichen Beziehungen

Mögliche Auslöser für Krisen können sein:
- Intrapsychische Faktoren (Suizidalität, affektive Krisen, präpsychotische Entwicklungen);
- Psychosoziale Faktoren (Familie, Beruf, Wohnen);
- Psychosomatische Faktoren (Panikattacken, Anorexie, Selbstverletzung);
- Somatische Faktoren (Konfrontation mit schweren Krankheiten);
- Gerontopsychiatrische Identitätskrisen sowie
- Notfälle durch akute Traumatisierungen.

Eine generelle Problematik für Helfer in solchen Notfall- und Krisensituationen ist die Tendenz, dass eine Notfallsituation eine generelle „Fluchtreaktion" auslöst. Gerade in Notfallsituationen werden professionelle Helfer mit Insuffizienzängsten und Ohnmachtsgefühlen sowie damit zusammenhängenden anderen heftigen Gefühlen konfrontiert. Diese können in der Folge oder parallel zu Größenphantasien („Nur ich kann den Patienten aus der Krise führen") bzw. zu einer massiven Selbstentwertung führen. Die Gefahr besteht, dass im ersten Fall die Bemühungen anderer Beteiligter entwertet oder von vornherein diskreditiert werden. Im zweiten Fall kann ein Rückzug oder vermehrte Anstrengungen die Lage verkomplizieren. Diese allgemeine Problematik des Notfallhelfers dürfte sich im Falle der Krisenintervention und -begleitung bei Patienten mit Persönlichkeitsstörungen in häufig drastischer Art und Weise manifestieren. So tendieren Menschen mit einer Borderline-Persönlichkeitsstörung z. B. häufig zur Glorifizierung und/oder Entwertung und können bestehende Reaktionsmuster auf Seiten des Helfers verstärken. Bei weiteren Kontakten über die Notfallintervention hinaus können diese eine besondere Herausforderung für alle Beteiligten darstellen. Gerade die verfestigten und wenig flexiblen Handlungsmuster und -strukturen persönlichkeitsgestörter Menschen verhindern oder erschweren eine flexible Anpassung und Adaptation an krisenhafte Entwicklungen. So kommt es nicht selten vor, dass auch erfahrene Therapeuten in heftige Verstrickungen mit Patienten geraten, die gerade die Errettungsphantasien der Ersthelfer kurzfristig bedienen und eigene Ohnmachtgefühle in den Hintergrund treten lassen. Mittel- und langfristig ist jedoch eine andauernde krisenhafte Entwicklung zu verzeichnen. Zu denken ist z. B. an die Glorifizierung und „Verführung" durch dissoziale, narzisstische, emotional instabile oder histrionische Persönlichkeiten.
Die bloße Präsenz des Helfers kann kurzfristig eine intensive Bindung und Entlastung ermöglichen. Ohnmachtgefühle des Helfers werden zunächst reduziert und Omnipotenzphantasien bedient. Andererseits sind die anhänglich loyalen, aufopfernden und nicht selten extrem unterwürfigen Verhaltensstile der dependenten Persönlichkeit oder etwa die Gründlichkeit und Genauigkeit der zwanghaften Persönlichkeit kurzfristig Anlass für den Eindruck erfolgreicher Kriseninterventionen und den Aufbau einer fruchtbaren therapeutischen Beziehung. Anpassung an die erwarteten Verhaltens- und Reaktionsweisen gelingt diesen Personen häufig problemlos. Mittel- und langfristig können jedoch eigene Insuffizienzgefühle verstärkt

und der vermutete oder tatsächliche Verlust der „helfenden" Person tiefe Verzweiflung hervorrufen. Diese führt dann erneut und verzögert zu heftigen und weiteren massiven Krisenreaktionen bei vermeintlich gelungener Erstintervention.
Gerade nicht psychotherapeutisch geschulte professionelle, semiprofessionelle, aber auch Laiendienste mit ihren Mitarbeitern sind in psychosozialen Krisen (Familienhelfer, Schuldnerberatungen, Sozialämter), bei Unfällen, Gewalttaten etc. häufig die ersten Ansprechpartner. Sie treffen unvorbereitet auf maladaptive Beziehungsmuster, auf die sie ihrerseits mit gewohnten und eintrainierten Reaktionsmustern reagieren. Sie können so unversehens in ein heftiges Konfliktgeschehen geraten. Hieraus resultierend ergibt sich für krisentherapeutische Notfallinterventionen häufig die Notwendigkeit, das soziale Umfeld einzubeziehen, um entsprechend problematische Beziehungsgefüge in den Fokus der anzustrebenden Problemlösungen zu bekommen.

Beispiel:
Das Jugendamt wird in eine Familienkrise einer Mutter mit einer emotional instabilen Persönlichkeitsstörung hinzugezogen. Die aktive Passivität und scheinbare Kompetenz (siehe auch Linehan 1996) führen einerseits dazu, dass die Familienhelfer verstärkt und massiv in eine Helferrolle geraten und Aufgaben übernehmen, die möglicherweise weit über den Auftrag hinausgehen. Dies führt zwar kurzfristig zu einer Entlastung des Gesamtsystems, verstärkt jedoch gleichzeitig paranoid geprägte Denkmuster bei der Betroffenen. Bei gleichzeitiger Erwartung der Familienhelferin, dass die Betroffene die Krise überwindet und Aufgaben wieder selbst übernimmt, verstärkt sich das Ausagieren durch Misstrauen geprägter Impulse. Es kommt zu einer Überforderung der Ressourcen im Gesamtsystem, gleichzeitig verstärkt sich der Druck auf die Patientin, Aufgaben nun wieder selber lösen zu können. Schließlich wirkt sie kompetent und einsichtsfähig. Das zunehmende implizite und explizite Fordern der Helfer, Aufgaben wieder selbst in die Hand zu nehmen, führt zu einer verstärkten Präsentation von Hilflosigkeit und Angewiesenheit auf Hilfe. Dies setzt einen sich aufschaukelnden Teufelskreis mit tiefen Verletzungen auf beiden Seiten in Gang.
Ein anderes Beispiel stellen Familienkrisen durch Gewalt und Alkoholproblematik dar, die z. B. bei Partnern mit einer eher dependenten und zwanghaften Persönlichkeit mit massiven und für die Helfer häufig nicht nachvollziehbaren Verharrungstendenzen verbunden sind. Helfer werden häufig in das System eingebunden, es entstehen Loyalitätskonflikte sowie verstärktes Drängen auf Ratschläge und stellvertretende Lösungsversuche, die ihrerseits wieder mit Reaktanz und Verharren beantwortet werden. Für Helfer ist die abhängige Struktur häufig schwer zu ertragen, so dass sie dazu tendieren, ihren eigenen Loyalitätskonflikten durch Entweder-oder-Lösungen zu begegnen.
Auf weitere Besonderheiten in der Bewältigung von Extrembelastung in Abhängigkeit von bestimmten Persönlichkeitsstilen verweist Horowitz (2003). Er benennt exemplarisch typische Konfliktkonstellationen für bestimmte Persönlich-

keitsstile (histrionische, zwanghafte und narzisstische Persönlichkeitsstile) in Belastungssituationen, leitet hieraus Besonderheiten der Gedanken- sowie Gefühlskontrolle ab und schlägt darauf aufbauend spezifische Therapietechniken bzw. therapeutische Haltungen für die Bearbeitung von Extrembelastungen vor.
So sieht er einen Positionswechsel (shift) als bevorzugte Strategie des Zwanghaften an, mit bedrohlichen Intrusionen nach Extrembelastungen umzugehen. Dies verhindert die notwendige emotionale Verarbeitung und Durcharbeitung traumatischer Situationen und birgt so die Gefahr der Entwicklung einer chronifizierten posttraumatischen Belastungsstörung in sich. Zwar sind detaillierte Beschreibungen der Belastungssituation nach dem Erleben einer Extrembelastung möglich, gleichzeitig werden jedoch emotionale Aspekte der Situation durch Themenwechsel und Orientierung an rein sachlichen Aspekten vermieden. Auf Besonderheiten in der Informationsverarbeitung verweist er andererseits im Anschluss an Shapiro (1991), wenn er auf die fehlende Aufmerksamkeitsfokussierung sowie den Mangel an sachlichen Details und Definitionen in der Wahrnehmung bei histrionischen Persönlichkeiten hinweist. Deren hauptsächliche Bewältigungsstile und Kontrollbemühungen sieht er in der Vermeidung der Auseinandersetzung mit bedrohlichen Inhalten durch Hemmung innerer Repräsentationen, Vermeidung verbaler Konzepte, die Tod, Erleichterung und Verursachung betreffen, sowie die Bildung gedanklicher Assoziationsketten. Zu denken ist hier auch an das vermehrte Auftreten anhaltend dissoziativer Reaktionsmuster.
Im Hinblick auf narzisstische Persönlichkeiten ist besonders an die Verletzlichkeit und Fragilität des Selbstbildes, dem ein phantasiertes grandioses Selbst entgegengesetzt wird, zu denken. Krisenhafte Entwicklung oder Extrembelastung stellen dieses fragile Selbstbild massiv in Frage. Episoden mit Panik, Scham oder Depersonalisierung sowie Depressivität und Suizidalität oder einer massiven Wut und paranoiden Vorstellungen können Folge sein, die zum Teil innerhalb kürzester Zeit oszillieren.

Beispiele:
- Es ergeben sich Probleme in der Erhebung biographischer Daten bei Patienten mit Extrembelastungen im Lebenslauf.
- Histrionische Persönlichkeitszüge und resultierende Kontrollbemühungen aufgrund vermeidender Verhaltensstile und Abwehroperationen extrem belastender Gefühlsinhalte führen zu Fehldeutungen als Unwillen, geringe Kooperationsbereitschaft und Compliance des Patienten im Erstkontakt.
- Intellektualisierung und Betonung von Pflicht, Durchhalteparolen und Vermeidung emotionaler Inhalte führen bei der zwanghaften Persönlichkeit zur Fehlinterpretation des „Bewältigenkönnens“ sowie zur Zurückweisung von Hilfs- und Betreuungsangeboten durch die Betroffenen. Gleichzeitig entwickeln sich massive Versagens- und Schuldgefühle, sich nicht genug angestrengt zu haben, um die Situation zu bewältigen.

– Unangemessene Wut und Zorn einer narzisstisch gekränkten Persönlichkeit sowie "natürliche" Reaktionen der Umwelt hierauf, führen zu weiteren Folgeproblemen wie Ausgrenzung, Zurückweisung und Verstärkung der narzisstischen Krise.

Während bisher auf spezifische Reaktionsmuster der Helfer in Krisensituationen und mögliche problematische Implikationen und Verschärfung maladaptiver Verstrickung aufgrund des Vorliegens spezifischer Persönlichkeitsstile einerseits sowie exemplarisch auf spezifische Reaktionsmuster ausgesuchter Persönlichkeitsstörungen im Anschluss an Belastungssituationen eingegangen wurde, stellt sich im Weiteren die Frage typischer Krisen in Abhängigkeit von spezifischen Persönlichkeitsstörungen und deren Implikationen für die Ersthilfe. Besonders reichhaltige Literatur findet sich hierfür im Zusammenhang mit emotional instabilen Persönlichkeitsstörungen, vor allem für den Borderline-Typus einerseits und für problematische Reaktionsmuster bei chronischen Missbrauchs- und Misshandlungsfolgen in der Kindheit andererseits.
Prägnant und für Ersthelfer als auch insgesamt für das soziale Umfeld besonders belastend, da Ohnmachtgefühle und Hilflosigkeit sowie in Folge Wut und Zorn als zentrale Gefühle aktiviert werden, stellen die immer wieder auftretenden und anhaltenden Krisen mit Selbstverletzungen, anhaltenden Suizidgedanken, Wut, mangelnder Impulskontrolle und Gewalttätigkeit sowie Grenzverletzungen bei dem Cluster der dramatischen, emotionalen und launischen Persönlichkeiten, insbesondere der emotional instabilen Persönlichkeitsstörung, dar (vgl. z. B. Leitlinien zur Behandlung von Borderline-Persönlichkeitsstörungen der American Psychiatric Assoziation 2001 sowie Bohus u. Höschel 2006; Oldham 2005). Typische Krisenreaktionen von Helfern und Angehörigen sind einerseits heftige Reaktionen, die die Selbstverantwortung und Autonomie des Betroffenen erheblich einschränken und so zu Überreaktionen und stellvertretenden Kontrollbemühungen der Beteiligten führen, „um Schlimmeres" zu vermeiden. Andererseits können sich wiederholende und vergleichbare Erfahrungen mit ein und derselben Person oder einem Krankheitsbild häufig zu routineartigen Reaktionen mit geringer emotionaler Beteiligung führen. In diesem Fall besteht dann die Gefahr, den spezifischen und einmaligen Bedeutungskontext der Krisenreaktionen aus dem Auge zu verlieren und so die Chance einer angemessenen Intervention und eines angemessenen Verständnisses zu verpassen. Zu verweisen ist an dieser Stelle auf den von Linehan (1996, 2004) herausgearbeiteten Umstand, dass invalidierende Umwelten letztlich dazu beitragen, dass spezifische emotionale Regulationsmechanismen nicht gelernt werden können. In der oben beschriebenen Dynamik wiederholt sich die zentrale Erfahrung von Patienten mit emotional instabilen Persönlichkeitsstörungen, eigenen Wahrnehmungen und Einstellungen entweder nicht vertrauen zu können oder in diesen von ihrer Umwelt nicht wahrgenommen und damit existentiell in Frage gestellt zu werden. Während z. B. die Patienten selbst häufig recht gut Selbstverletzungen entweder als maladaptive Bewältigungsstrategien innerer Span-

nungszustände einerseits oder suizidale Handlungen andererseits einordnen können, stellt dies für den verantwortlichen Arzt oder Betreuer eine erhebliche Belastung und Gradwanderung zwischen übertriebener Verantwortungsübernahme und „unterlassener Hilfeleistung" dar.
Diese Gradwanderung wird nicht selten lediglich in Abhängigkeit von eigenen Sicherheitsbedürfnissen oder einem unreflektierten Misstrauen den Aussagen der Betroffenen gegenüber entschieden. Gleichzeitig löst die Tatsache von Selbstverletzungen bereits „Abwehr- und Schutzreflexe" in der Erwartung einer Borderline-Störung aus. Diese Gefahr besteht besonders dann, wenn unreflektierte und sich wiederholende frustrierende Erfahrungen der Hilflosigkeit und Ohnmacht als Primärreaktion ausgelöst werden. Eine nicht selten zu beobachtende rigide Zurückweisung der Patienten oder drastische Reaktionen, um den Patienten loszuwerden, destabilisieren das fragile, bereits durch die Krise ins Chaos geratene Gleichgewicht des Patienten zusätzlich.
Dramatisch kann dies besonders dann verlaufen, wenn erstmalige Selbstverletzungen tatsächlich einen Hilferuf für die Auflösung einer unerträglichen Situation darstellen und weniger als Ausdruck einer Spannungsreduktion im Rahmen einer emotional instabilen Persönlichkeitsstörung zu sehen sind. Nicht selten kommt es vor dem Hintergrund einer chronischen Misshandlungs- oder Missbrauchserfahrung zu Selbstverletzungen. Diese sind dann eher als Ausdruck resultierender Schuldgefühle und Selbstvorwürfe im Sinne eines Selbstbestrafungsimpulses und weniger als Ausdruck maladaptiver Coping-Strategien emotionalen Stresses mit allen daraus resultierenden Behandlungsimplikationen zu werten. In der Regel ist eine differenzierte Diagnostik von Selbstverletzungen, aber auch aggressiver oder gewalttätiger Impulsdurchbrüche etwa im Rahmen einer vertiefenden Verhaltens- und Bedingungsanalyse erforderlich, um mittelfristig eine angemessene Krisenintervention und ein Krisenmanagement durchführen und planen zu können. Eine frühzeitige Stigmatisierung von Verhaltensweisen verhindert nicht selten adäquate Hilfsangebote. So müssen Klienten und Therapeuten nicht selten die Erfahrung machen, dass sie aufgrund ihrer Selbstverletzung und der resultierenden Diagnose einer „Borderline-Störung" häufig von Behandlungsangeboten ausgegrenzt werden.
In diesem Zusammenhang seien die therapeutischen Grundannahmen in der DBT nach Linehan (1996; Bohus 2002) erwähnt, die nach unseren Erfahrungen eine hilfreiche Haltung für die Durchführung von Kriseninterventionen darstellen:
- Jedes Verhalten der Patientinnen macht im subjektiven Kontext Sinn. Sie versuchen das Beste aus ihrer gegenwärtig verheerenden Situation zu machen. Es liegt daher in der Aufgabe des Therapeuten, die jeweiligen Auslöser, Schemata und Konsequenzen herauszuarbeiten.
- Borderline-Patientinnen wollen sich verbessern. Sie müssen sich stärker anstrengen, härter arbeiten und stärker motiviert sein, um sich zu verändern, dies ist ungerecht.

- Borderline-Patientinnen haben ihre Probleme in der Regel nicht alle selbst verursacht, sie müssen sie aber selber lösen.
- Das Leben suizidaler Borderline-Patientinnen ist so, wie es gegenwärtig gelebt wird, in der Regel unerträglich. Sie müssen in fast allen relevanten Dimensionen neues Verhalten erlernen.
- Patientinnen können in der DBT nicht versagen.
- Therapeuten, die mit Borderline-Patientinnen arbeiten, brauchen Unterstützung.

Eine ähnlich schwierige Situation stellen Aspekte der mangelnden Impulskontrolle, instabile Beziehungsmuster, ein ausgeprägtes Misstrauen oder abhängige Persönlichkeitszüge dar, wenn schutzbefohlene Kinder oder andere Personen ins Spiel kommen. Betreuer und Behandler sind oder werden häufig in eine Verantwortungsübernahme mit allen Implikationen für die spätere Beziehungsgestaltung gedrängt. Diese oder ähnliche Konstellationen sind letztlich mit unterschiedlichen Vorzeichen und Implikationen bei allen Persönlichkeitsstörungen möglich und mit einer hohen emotionalen Beteiligung und Belastung verbunden. Nicht selten kommt es zu heftigen Krisenreaktionen, wenn z. B. eine Mutter aufgrund ihrer dependenten Persönlichkeit eine Trennung von einem gewalttätigen oder suchtkranken Mann, bei gleichzeitiger Gefährdung der eigenen Kinder, nicht schafft und das zu Hilfe gerufene Jugendamt mit der Androhung eines erweiterten Suizids konfrontiert wird.

15.6 Von der Krisenintervention zur Therapie

Fallbeispiel: Erstmalig in Behandlung kam die Patientin im Alter von circa 20 Jahren im Rahmen einer Unterbringung nach dem Hessischen Freiheitsentziehungsgesetz. In ihrer Fachoberschule für Soziales hatte sie gedroht, vom Dach zu springen. Bereits im Vorfeld hatte sie mit Mitschülern und Lehrern wiederholt über Tod und Todessehnsucht gesprochen. Weiterhin berichtete sie von Selbstverletzungen, Zuständen, in denen sie sich in ihrem Körper fremd fühlen würde, von innerer Leere, Perspektivlosigkeit, starken Gefühlsschwankungen, dem Gefühl, niemandem richtig nahe kommen zu können, „Spielen“, mit denen sie z. B. ihre Lehrer und andere auf die Probe stellen würde, häufiger starker innerer Wut und Selbsthass sowie Suizidgedanken. In der Schule hatte sie durch provokantes Verhalten für einige Turbulenzen gesorgt und wurde durch ihre Klassenkameraden/-innen abgelehnt, da sie sich häufig bei den Lehrern in den Mittelpunkt rückte. Eine geordnete Aufnahme und Anamneseerhebung war nicht möglich, da die Patientin zunächst in Schweigen verharrte. Ausnahme: Suizidabsichten wies sie weit von sich. Trotz ihres spektakulären Auftritts auf dem Schuldach konnte sie die Unterbringung durch die Polizei nicht nachvollziehen. Sie wirkte emotional auffallend unbeteiligt und flach. Sowohl Lehrer als auch Mitschüler entwickelten, wie von ei-

nem unterrichtenden Psychologen, der von sich aus Kontakt mit uns herstellte, zu erfahren war, eine starke Unsicherheit und Schuldgefühle.
In Folge fiel die Patientin vor allem durch ihr „provokantes Verhalten“ auf, durch das sie alle Mitarbeiter der Station unter hoher Anspannung hielt, gleichzeitig aber nur Gespräche mit dem behandelnden Psychologen zuließ. Die Kontakte waren häufig als „Rätsel“ initiiert, mit denen der Behandler auf die Probe gestellt wurde. Über eine dreimonatige stationäre Behandlungsphase konnte eine erste Stabilisierung der Patientin und eine Entlassung in den elterlichen Haushalt erreicht werden. Eine medikamentöse Behandlung erfolgte erst gegen Ende der Behandlung und lediglich mit niedrigpotenten Neuroleptika im Zusammenhang mit starken inneren Spannungszuständen. Dieser medikamentösen Behandlung stimmte die Patientin erst zu, als sie genügend Vertrauen zu ihren Behandlern entwickelt hatte. Ebenso gelang es in den ersten Monaten nur, ein rudimentäres Bild ihrer biographischen Entwicklung zu erhalten, und die Patientin war nur im Einzelkontakt in der Lage, über aktuelle Gefühle, Gedanken und Verhaltensweisen zu sprechen. In Ansätzen konnten durch systematische Verhaltensanalysen Auslöser für Selbstverletzungen und problematische Verhaltensweisen identifiziert werden. Berichtete Spannungszustände konnten durch ein Skilltraining bzw. vereinzelt durch Bedarfsmedikation aufgefangen werden. Im Falle von Selbsthass als Auslöser für Selbstverletzungen konnten diese Maßnahmen nicht wirken, da die Patientin noch nicht in der Lage war, entsprechende Selbstbestrafungsautomatismen zu unterbrechen.
Zum Therapeuten bestand ein fragiles Therapiebündnis, das jedoch ausreichend stabil war, um die Behandlung im Rahmen eines integrierten ambulanten Behandlungsansatzes weiter zu verfolgen. Gleichzeitig bedurfte sie durch „wiederholte Prüfung des Therapeuten“ der Versicherung seiner „Zuverlässigkeit“, „Gelassenheit“ und „Klarheit“. Häufig begann sie die Therapie mit der Frage: „Was würden Sie tun, wenn ich ....“. Erst im Rahmen einer circa zweijährigen kontinuierlichen therapeutischen Anbindung, die auch die Eltern und zu Beginn auch Lehrer einbezog, konnten biographische Wendepunkte identifiziert werden. Als älteste Tochter einer Migrantenfamilie in zweiter Generation fand sie kaum Möglichkeiten, Kontakte zu Gleichaltrigen zu knüpfen, lebte in einem inneren Konflikt zwischen traditionellen Lebenshaltungen einerseits und moderner Orientierung andererseits. Einen ersten Markstein setzte der Tod einer geliebten Person, deren emotionale Bedeutung in der Familie vor dem Hintergrund eigener Nöte und Probleme der Eltern nicht gemeinsam mit dem heranwachsenden Kind durchlebt werden konnte. Die Patientin entwickelte eine eigene innere Welt mit fiktiven Personen und Gesprächspartnern. Einen weiteren Kernpunkt stellten erste sexuelle Erfahrungen im weiteren Familienkreis mit Gleichaltrigen dar, die später einerseits schuldhaft verarbeitet wurden und sich andererseits im Weiteren immer mehr zu genötigten und erzwungenen Kontakten verselbständigten. In diesem Rahmen wurden auch erstmals auftretende dissoziative Phänomene berichtet. Im Rahmen

der mehrjährigen Therapie konnten die Themen aufgegriffen und bearbeitet werden.
Einen entscheidenden Wendepunkt in der Therapie stellte darüber hinaus der Wechsel von einer reinen Einzeltherapie hin zu einer ergänzenden Gruppentherapie dar, die an den Grundsätzen der Dialektisch-Behavioralen Therapie bei Borderline-Störungen, und hier insbesondere am „Fertigkeitentraining", orientiert war. Aus heutiger Sicht scheint der Therapieverlauf nur dadurch möglich gewesen zu sein, dass alle Therapiephasen, beginnend mit einer stabilisierenden Krisenintervention, einer längeren Einzelpsychotherapiephase und einer später hinzukommenden Gruppentherapie in Personalunion durch einen Therapeuten sowie im stationären Rahmen durch ein Therapeutenteam, das auf der Grundlage eines einheitlichen Therapiekonzeptes arbeitete, durchgeführt wurde. Eine schrittweise Abnabelung vom Therapeuten und vom Therapeutenteam bedurfte entsprechend einer langfristigen, quasi die Therapie begleitenden Vorbereitung. Zwischenzeitlich notwendige stationäre Kriseninterventionen konnten zumeist auf wenige Tage begrenzt werden. Hier stand ein emotional stabilisierendes und problemlöseorientiertes Vorgehen im Vordergrund. Im Mittelpunkt stand dann die Problematik, die eine stationäre Aufnahme erforderte. Mit Hilfe von regelmäßig gemeinsam mit der Patientin durchgeführten Verhaltensanalysen gelang es ihr zunehmend, Auslöser und aufrechterhaltende Bedingungen für problematisches Verhalten oder bedrohliche Gefühle zu identifizieren und frühzeitig gegenzusteuern. Auch nach Abschluss der Therapie zeigte sich die Patientin soweit stabilisiert, dass seit mehr als zwei Jahren keine erneute stationäre Aufnahme mehr erfolgen musste und sie einer regelmäßigen Berufstätigkeit nachgeht. Weiterhin knüpfte sie verstärkt Kontakte zu Gleichaltrigen und baute eine tragfähige Beziehung auf.
In den Tabellen 15-5 und 15-6 sind zum einen die Elemente der Krisenintervention bei häufigen akuten Leitsyndromen bei Persönlichkeitsstörungen stichwortartig zusammengestellt (Tab. 15-5), zum anderen ausgehend von den verschiedenen Persönlichkeitsstörungen die typischerweise in einer Krise führenden Symptome und therapeutischen Interventionen unter Berücksichtigung der Gegenübertragung (siehe auch Hartkamp et al. 2002) aufgelistet (Tab. 15-6).
Die allgemeine Zielsetzung der psychiatrischen Krisenintervention (Aufbau einer tragfähigen therapeutischen Beziehung, emotionale Entlastung, Stabilisierung des Selbstwertgefühls und Minderung psychischer sowie somatischer Beschwerden) gelten hierbei grundsätzlich ebenso wie die Prinzipien der Notfallpsychiatrie mit ihrem sofortigen medizinischen Handlungsbedarf, insbesondere bei Störungen der Vitalfunktionen sowie die Notwendigkeit der körperlichen und indikationsbezogenen technischen Untersuchungen (Labor, EKG, EEG, Bildgebung) und der jeweils differenzialdiagnostischen Maßnahmen hinsichtlich des ätiologischen Einflusses somatischer Erkrankungen oder psychotroper Substanzen (Drogen, Alkohol, Medikamente) unter Einbeziehung der Fremdanamnese und der verfügbaren Vorbefunde (Haltenhof 2004; Keupp 2004; Rupp 2003; Schnyer u. Sauvant 2000; Wienberg 1993).

Tab. 15-5: Elemente der Krisenintervention bei häufigen akuten Leitsyndromen bei Persönlichkeitsstörungen

Leitsymptom der akuten Krisensituation	Formen, z. B.	Akute Intervention	V. a. in Cluster
Angst	Panik Hyperventilationstetanie Erstarrung/ Stupor	Klare, beruhigende zuversichtliche Zuwendung – interpersonelle Sicherheit herstellen; Distanzierungstechniken: Konzentration auf etwas anderes richten, z. B. den Atem, Achtsamkeitsübung (nicht bewertendes Wahrnehmen); Erklärung für die Angst anbieten (Refraiming), Unterscheidung von real bedrohlich Äußerem und innerer Bedrohung; Fähigkeit zur Selbstberuhigung aktivieren; Affektkontrolle: belastende Emotionen wegschließen (Safe); Arbeit mit dem "inneren Kind"; ggfs. anxiolytische Medikation	B,C
Misstrauen	Paranoides Erleben Beziehungsideen	Verständnisvolles, Sicherheit vermittelndes, auch psychoedukatives Gespräch, Perspektivenwechsel anbieten, Überstieg ermöglichen; anxiolytische und/oder antipsychotische Medikation	A,B
Dissoziation	Depersonalisation, Derealisation, Veränderungen diverser Sinnesqualitäten, Absorbtionsphänomene, pseudopsychotisches Erleben, Amnesie, Identitätsstörung	Einsatz von gelernten Fertigkeiten (skills) zur Stresstoleranz (z. B. starke sensorische Reize wie Duftstoffe, Eis, Ammoniak, Meerrettich, Gummibändchen, Igelball; Aktivierung motorischer Muster); Reorientierung im Hier und Jetzt unterstützen; Maßnahmen und Setting genau absprechen; nicht vereinbarte Berührung kann als bedrohlich missverstanden werden; ggfs. Neuroleptika	B PTSD
Selbstverletzung	Schneiden, Brennen, Schlagen, Verätzen, Intoxikation, Wundmanipulationen	Wundversorgung, Sicherung, Detoxikation, ggfs. stationäre medizinische Überwachung, Verhaltensanalyse: durch Auslöser getriggert (entfernen!?) oder durch Konsequenzen gesteuert? (positive Konsequenzen reduzieren bis Nichtbeachtung); strukturierte empathische Zuwendung	B,C

Fortsetzung nächste Seite

Tab. 15-5: Fortsetzung

Leitsymptom der akuten Krisensituation	Formen, z. B.	Akute Intervention	V. a. in Cluster
Suizidalität	Suizidgefährdung, -ankündigung, suizidale Handlungen, Z. n. Suizidversuch	Rasch, flexibel, pragmatisch; Zeit gewinnen; ggfs. stationäre medizinische Überwachung, u. U. auch mittels Zwangsmaßnahmen und Unterbringung; gestufte Suizidprophylaxe (je nach Absprachefähigkeit), Non-Suizid-Vertrag, sofort feste Bezugspersonen; "sichernde Fürsorge"; schützen, entlasten und stützen (Eink und Haltenhof, 2006); abschirmende, anxiolytische Medikation (Benzodiazepine, niedrig potente NL)	B,C
Aggression	Schwere, u.a. dissoziative Erregungszustände, Bedrohungen, tätliche Angriffe, Zerstörungen	Verbale Beruhigung (talk down) mit sachlich-bestimmtem, ruhigem, nicht provozierendem oder bedrohendem Auftreten; ggfs. angekündigte körperliche Eingrenzung auch mit Zwangsmaßnahmen, selten bis zur Zwangsmedikation und Fixierung (ständige 1:1-Betreuung); Sicherung, um die Gefährdung aller Beteiligten zu vermeiden – hierzu u. U. mehrere helfende Personen organisieren, deren bloße Präsenz oft schon weitere Gewaltanwendung verzichtbar macht; fortwährende Strukturierung und Beruhigung zur Förderung der Selbstkontrolle; ggfs. Isolierung, evtl. sedierende Medikation (auch i.m.: z. B. Olanzapin i.m. 10 - 20 mg; Zuclopentixol 25 - 50 mg), zur Angstlösung Lorazepam; bei diss. Zuständen (keine Reaktion auf Umweltreize etc): laute Ansprache, sensorische Reize setzen, z. B. Eis, bei gelingender Kontaktaufnahme Augen nach oben bewegen und Fingerbewegungen folgen lassen; an die Betreuung von Opfern und Zeugen denken! Akutsituation nachbesprechen! auch unter diff. diagnostischer Perspektive	A,B

Tab. 15-6: Typischerweise in einer Krise führende Symptome und therapeutische Interventionen unter Berücksichtigung der Gegenübertragung bei verschiedenen Formen von Persönlichkeitsstörungen

Persönlichkeitsstörung	Cluster	Krisensymptom	Gegenübertragung	Intervention
Schizoide PS	A	Fehlende Affektintegration mit lebhaftem Agieren, Aggressionsausbrüchen, Suizidimpulsen: bei Vermischung von Vermeidungs- und Kampfverhalten mit Mängeln der Affekt- und Impulssteuerung, Kontaktabriss, Misslingen, distanzlose Nähe prägen hier das Kontaktverhalten ("keine Lust; bin lieber allein; Menschen sind ersetzbar; traue niemandem"...)	Ablehnungsimpulse; Gefühl der Mühsal im Aufrechterhalten der Beziehung; Ärger wegen der geringen interpersonellen Wertschätzung, da schizoide Pat. zur Verbindung von Fremdheitsgefühlen und Entfremdungserlebnissen mit einem auffällig vermeidenden Kontakt- und Bindungsverhalten neigen; oft in Kombination mit kämpferischen und narzisstischen Zügen mit einseitiger Selbstbezogenheit, fehlender Empathie, Unfähigkeit zu Vertrauen (aktiver Zerstörung kommunikativer Bezogenheit)	Einfühlsam-warmherzige Haltung sollte durchgehend sein; keine negativen Kommentare zur Interaktionsweise; Kritik sollte immer aufbauend sein; Versuch, auch eine Gruppentherapie einzurichten mit eher psychoedukativer Ausrichtung (z. B. soziales Kompetenztraining); auch kleine Schritte benötigen viel Zeit; psychoedukative Einbeziehung der Angehörigen
Paranoide PS	A	Übersteigertes Misstrauen, Vorwürfe; Wut aus der erlebten Bedrohung heraus (Gegenangriff), gewalttätige Entgleisungen (häufig bei ungerechtfertigtem Misstrauen gegenüber der sexuellen Treue des Partners), dabei Weigerung, Beleidigungen zu verzeihen, ständige Suche nach verborgenen Bedeutungen, streitsüchtig, überempfindlich bei Kritik, stark beschäftigt mit Gedanken an vermeintliche Verschwörungen; passager auch Bezie-	Tendenz zur Distanzierung, Vorsicht, Absicherung; aber auch Angst vor unkontrollierbarer Wut; Ärger auf die selbstunkritische thematische Fixierung und/oder das Gedrängtwerden, grundlos Stellung gegen eine als schädigend wahrgenommene Person zu nehmen; ärgerlicher Rückzug wegen dem arroganten, fordernden, emotional kalten, übermäßig selbstsicheren, leicht erregbaren Verhalten; Gefühl des unabgegrenzten Invol-	Empathisches Verständnis v. a. für den Leidensdruck und die erlebte Kränkung, "Containing" der Projektionen (respektvoll-akzeptierend, nicht! allzu warmherzig-freundlich); Vermeiden von Konfrontation und hartnäckigen Diskussionen über den Realitätsgehalt des Beeinträchtigungserlebens (Bronisch 2005); vertrauensfördernde Absprachen, die auch unmittelbar eingehalten werden können (z. B. zu dem Behandlungsset-

Tab. 15-6: Fortsetzung

Persönlichkeitsstörung	Cluster	Krisensymptom	Gegenübertragung	Intervention
		hungsideen, Beeinträchtigungswahn, illusionäre Verkennungen	viertwerdens (unscharfe Selbst-Objekt-Differenzierung; starre Abwehr, geringe Über-Ich-Integration (Akhtar 1990): zeigt sich z. B. in der Diskrepanz zwischen fanatisch-rigoros vertretenen Moralvorstellungen und komplettem Unverständnis für das eigene amoralische Handeln)	ting); unabhängig von den paranoiden Themen; bei massiver Bedrohung oder Gewalttätigkeit, u. U. Einschalten der Polizei notwendig; Oft Ablehnung einer Medikation wegen dem Gefühl, ungerechtfertigt in die Krankenrolle gedrängt zu werden, nicht ernst genommen zu werden; Angst vor Kontrollverlust/ Manipulation; Angebot einer Medikation zur emotionalen Entlastung und Distanzierung (z. B. Benzodiazepin) und/oder Schlafförderung; bei verfestigtem Wahn hochpotente Antipsychotika
Histrionische PS	B	Dominierende Auftritte mit hohem Leidensdruck (z. B. Angst, sterben zu müssen, körperliche Beschwerden werden akzentuiert) mit theatralischem Verhalten bei übermäßiger Emotionalisierung und Inszenierung zwischenmenschlicher Beziehungen, Verlangen nach Aufregung und im Mittelpunkt zu stehen; der impressionistische (Shapiro 1991) kognitive Stil ist orientiert am unmittelbar Beeindruckenden; die Art der Präsentation dient aus der psychodynamischen Sicht	"Hysteriformes Gegenübertragungsgefälle" nach Haas (1988), das sich zwischen den Polen der verwirrenden Faszination einerseits und der gereizten Enttäuschung andererseits aufspanne. Die Abwehr des Patienten mit der Verschiebung vom Wesentlichen abzulenken mit der Folge, dass mentale Inhalte unangemessene Bedeutung erhalten, kann im Gegenüber Gefühle der Verwirrung, der Ungeduld, eben auch der Verärgerung oder Enttäuschung wachrufen.	Patienten ernst nehmen, ohne auf dessen "Manipulationen" einzugehen; zugewandt bleiben, die Beziehung nicht in Frage stellen, trotz Provokationen; authentische Antwort, passagere Übernahme von Hilfs-Ich-Funktionen (Heigl-Evers u. Ott 2002); verstehender Zugang mit der Hyperemotionalität, um das "innere Theater in ein Äußeres zu verwandeln" (Eckhardt-Henn u Hoffmann 2004); persönliches Engagement verdeutlichen, aber gelassen und begründet Grenzen setzen; ggfs.

Tab. 15-6: Fortsetzung

Persönlichkeitsstörung	Cluster	Krisensymptom	Gegenübertragung	Intervention
		dazu, sich des Gegenübers in der Beziehung zu versichern, indem man ihm zu gefallen sucht	Die Reflexion der hysterischen Verführungsbereitschaft hilft, die enormen Ich-Ideal-Probleme hysterischer Patienten zu erkennen. (Problem für therapeutisch induzierte Veränderungen ist das Gefallenwollen des Patienten). (siehe auch: Küchenhoff 2000)	paradoxe Intention; Distanzierung durch selbstironische Perspektive, gemeinsamer Humor; weitere Termine, festes Setting, Erproben einer Selbstkontrolle (Hausaufgaben, Selbstevaluation) vereinbaren, Übungen, Langeweile zu tolerieren, angefangene Projekte zu Ende zu bringen, Verlockungen spontaner Ideen zu widerstehen (Fiedler 2004)
Narzisstische PS	B	Wütendes Gefühl der inneren Leere, depressive Einbrüche bis zur Suizidalität z. B. bei Verschlechterung zwischenmenschlicher Beziehungen/Verlust des Partners wegen ausbeuterischem, hochmütigem Verhalten, starker Kränkbarkeit, Neid und Ablehnung, die Bedürfnisse und Gefühle anderer anzuerkennen. Bei dem Patienten steht das Bemühen im Vordergrund, eine eigene Selbstidealisierung/Grandiosität bei gleichzeitiger Entwertung des Gegenübers aufrechtzuerhalten. Diese Selbstidealisierung korreliert eng mit der Befürchtung, in beschämender Weise könnte das eigene Unvermögen offenbar werden	Nach Kohut (1975) lassen sich zwei Typen charakteristischer Übertragung unterscheiden: die Spiegelübertragung und die idealisierende Übertragung. Spiegelübertragung: Patient/-in lässt den Therapeuten nicht als eigene Person gelten aus Kränkung resultierende aggressive Gegenübertragungsgefühle/Protestimpulse oder auch Langeweile, Schläfrigkeit (die die Wahrnehmung eigenen Ärgers ersparen). In Reaktion auf eine idealisierende Übertragung: Bedürfnis, den Patienten frühzeitig und uneinfühlsam darauf aufmerksam zu machen: ich bin nicht so grandios, wie du mich siehst, *oder* Verführung, eine Idealisie-	Verstehende und respektvolle Grundhaltung; auf Wertungen verzichten, eigene Fehler eingestehen, Grenzen setzen bei Destruktivität; nicht dem Wunsch nach Sonderbehandlung folgen, Enttäuschungen ankündigen; zentralen Beziehungskonflikt herausarbeiten, positive Ressourcen benennen; bei Suizidalität die vom Pat. häufig verleugnete Endgültigkeit einer Selbsttötung verdeutlichen (Henseler 1974); Entwertungen bearbeiten und damit verdeutlichen, dass die Wut vom Therapeuten wahrgenommen wird; Paargespräche bei narzisstischer Dekompensation durch drohenden Verlust der Partnerin (aufgrund des Empathiemangels und/

Tab. 15-6: Fortsetzung

Persönlichkeitsstörung	Cluster	Krisensymptom	Gegenübertragung	Intervention
			rung zu lange bestehen zu lassen, so dass eine strukturbildende umwandelnde Verinnerlichung nicht entstehen kann	oder einer ausbeuterischen Grundhaltung des Patienten) als eines stets bewundernden Gegenübers
Borderline PS	B	Suizidalität, Selbstverletzungen, selbstschädigendes Verhalten, Dissoziation, aversive Spannungszustände, Suiziddrohungen, affektive Impulsivität, unkontrollierbare Wut und/oder massive Selbstentwertung und Scham, unerträgliches Gefühl der inneren Leere, schneller Wechsel von Idealisierung und Entwertung mit heftigen Beziehungskonflikten, Angst- und Panikzustände, (pseudo-) psychotisches Erleben	Charakteristisch ist, dass i. d. R. massive, wechselnde Gegenübertragungsgefühle auftreten, die oft nur schwer auszuhalten sind, z. B. Verwirrung, Bewunderung, Leergefühle, Schläfrigkeit, Hass, das Bedürfnis den Patienen loszuwerden. Durch die Konfrontation mit dem Hass der BPS-Pat.: abwertende Reaktionen, masochistische Unterwerfung, archaische Ich-Ängste (in Rohde-Dachser 1979). Tendenzen, den Patienten zu kritisieren, lächerlich zu machen, strafend mit ihm umzugehen, sich emotional zu distanzieren; aggressive Reaktionen auf den Patienten – Abwehr eigener depressiver Reaktionen der Ohnmacht und Hilflosigkeit. Cave! Maligne Regression in der Gegenübertragung kann z. B. dazu führen, dass es zu sexuellen Grenzüberschreitungen durch Therapeuten kommt (Gabbard 1994).	Vorsichtige, respektvolle Kontaktaufnahme; eigene Unzulänglichkeiten im Umgang mit dem Patienten, Verständnisprobleme, fehlerhafte Einschätzungen getrost, aber nicht selbstbeschuldigend thematisieren; schon erfolgreich bewältigte Krisensituationen herausarbeiten und betonen; Diagnostik sollte dem Patienten offengelegt werden (PE); zeitlicher Rahmen sollte festgelegt werden; günstige Prognose bei weiterer Therapie betonen ("die Mühe lohnt"); Therapievereinbarungen treffen; Hierachisierung der therapeutischen Foki: suizidales Verhalten, Suizidideen, therapiegefährdendes Verhalten haben Vorrang in der Behandlung; Non-Suizid-Verträge, Notfallplan, Krisentelefon, Fertigkeitentraining bzw. -einsatz v.a. zur Stresstoleranz und Emotionsmodulation (Notfallkoffer mit skills)

Tab. 15-6: Fortsetzung

Persönlichkeitsstörung	Cluster	Krisensymptom	Gegenübertragung	Intervention
Abhängige PS	C	Depressiv-ängstliche Dekompensation nach Trennungserlebnis; als existentiell erlebte Hilflosigkeit; die (unter Frauen häufigste) PS ist von passivem Sich-auf-andere-Verlassen geprägt, ferner große Trennungsangst, Gefühle der Inkompetenz, der Neigung, sich den Wünschen anderer unterzuordnen, Versagen bei täglichen Anforderungen	Auf ein sie führendes Gegenüber angewiesen ("Ich kann das nicht alleine") - initial sehr kooperativ in der Therapie; im Verlauf kommt es oft zu einer Frustration des Therapeuten mit Ärger bis Hass, wenn die Patienten ihr Abhängigkeitsmuster nicht aufgeben (Stirn und Hartkamp 2004). Oder: In Abwehr solcher aggressiven Affekte wird die Abhängigkeit nicht hinreichend thematisiert mit der Folge unangemessen langer Behandlungen ("Wir sind noch nicht so weit")	Haupttherapieziel: Autonomie erarbeiten, die nicht Bindungslosigkeit oder sozialen Rückzug bedeutet; sokratischer Dialog; Futur-II-Perspektive (Blankenburg 1989); Sport- und Körpertherapie, Selbst-fürsorglichkeit lernen, Selbstkontrollstrategien; Abhängigkeit von Einzelpersonen reduzieren; "Partnerentgiftung" (Vogelsang 2005)
Zwanghafte PS	C	Berufliche und/oder familiäre Konflikte mit starker Selbstwertproblematik, Gekränktsein, depressivem Syndrom, Überforderungserleben bei Veränderungen, Umstrukturierungen, neuen Anforderungen; wegen zögerlicher Gewissenhaftigkeit, ausgeprägtem Perfektionismus, Rigidität, Skrupeln, starken Selbstzweifeln ("Ich darf keine Fehler machen, sonst tauge ich nichts"), ständige Kontrolle resultieren Entscheidungsschwäche, Verlust des Überblicks, können Vorhaben nicht beendet werden; Vernachlässigung privater Beziehungen	Der verführerische Charme, z. B. die Bereitwilligkeit oder der Fleiß des Patienten, lässt den Therapeuten "sich einwickeln" in eine untergeordnete Position geraten. (Zwangsneurotisch strukturierte Patienten stehen oft zu Unrecht in dem Ruf, sie seien langweilig und uninteressant.) Das Intellektualisieren und das Zurückhalten von Gefühlen seitens des Patienten (Machtkämpfe), das Bemühen, den Therapeuten interaktionell zu kontrollieren, kann aber auch Langeweile und Missmut hervorrufen (Lang 1998).	Eher sachlicher, problemorientierter Umgang (Versuch, eine engere emotionale Beziehung aufzubauen, kann zum frühen Therapieabbruch führen); kriseninterventorische Sitzungen sollten stark strukturiert sein, um Grübeln und Unentschlossenheit zu überwinden (transparenter Therapieplan, Probleme hierarchisch ordnen, Ziele ordnen, mit kognitivem Modell vertraut machen); Neugier fördern; nicht drängen; Geduld aufbringen; kleine Schritte (Merod 2005), nichtbewertendes Wahrnehmen üben (Achtsamkeit), Medikation: ggfs. SSRI

Tab. 15-6: Fortsetzung

Persönlichkeitsstörung	Cluster	Krisensymptom	Gegenübertragung	Intervention
			Der Umgang mit der Affektisolierung zwanghafter Patienten setzt eine gute Fähigkeit zur Identifizierung eigener Affekte in der Gegenübertragung, aber auch der Affekte des Patienten voraus. In der Gegenübertragung können sich heftige aggressive und sadistische Gefühle oder Impulse einstellen (Macht-Ohnmacht-Spiel, unnötig barsche, strenge, vernachlässigende Begegnung).	
Ängstlich-vermeidende (selbstunsichere) PS	C	Einengende Zuspitzung des Vermeidungsverhaltens sozialer Situationen mit Angst und vegetativen Beschwerden (Völlegefühl, Magenschmerzen etc), ständiger Besorgnis, Angespanntheit, massiven Ängsten vor Ablehnung ("Entschuldigung, dass ich da bin"), Kritik, Zurückweisung durch andere bei negativem Selbstbild (mit hartnäckiger Überzeugung sozial unbeholfen, unattraktiv und minderwertig zu sein)	Bei dem Patienten entsteht dann mit seinen hilfesuchenden, anklammernden Anteilen der Wunsch, den Therapeuten in der Funktion eines mächtigen und idealisierten Objekts festzuhalten. Oft besteht beim Patienten auch die starke misstrauische Befürchtung, der Therapeut werde diesem Ideal nicht entsprechen. Gegenübertragung: Impulse, den Patienten zu schonen oder zu schützen; typischerweise wird dies aber im Verlauf von Aggressionen abgelöst, wenn der Patient zu hohe Ansprüche an den Therapeuten als umfassend verfügbares Objekt stellt. Bei kontraphobischem Redeschwall (Distanzierung und Kontrolle	Ausgehend von den Beschwerden eine vertrauensvolle Beziehung aufbauen; schon in der Krisenintervention lässt sich über das Störungsmodell aufklären und kognitive Schemata, die einen Teufelskreis unterhalten können (Beck und Freeman 1993), herausarbeiten und hinterfragen ("Die Welt ist gefährlich; Kritik = Niederlage; nur wenn ich absolut akzeptiert werde, kann ich in Beziehung treten...") als Vorbereitung und Motivation für weitere therapeutische Maßnahmen wie: systematische Desensibilisierung nach Hierarchien angstauslösender Situationen; progressive Muskelrelaxation nach Jacobson; soziales Fertigkeitentrai-

Tab. 15-6: Fortsetzung

Persönlichkeitsstörung	Cluster	Krisensymptom	Gegenübertragung	Intervention
			des Therapeuten): Gefühle der Verärgerung oder auch der Hilflosigkeit.	ning; Rollenspiele,Expositionsverfahren, Selbstmanagement (Wälte 1999, Merod 2005); Med.: SSRI; DD: soziale Phobie, Depression (PS: Erleben ichdyston; oft bis in die Kindheit zurückverfolgbar)

Wegen der bedeutsamen Komorbidität mit traumabedingten Krisensymptomen bzw. der Differenzialdiagnostik zu der PTSD, insbesondere bei Persönlichkeitsstörungen des Clusters B, wird hier die Traumatherapie kusorisch erwähnt, in deren Rahmen die symptomorientierte Krisenintervention stattfindet oder letztere den Ausgangspunkt einer Traumatherapie bildet. Die tabellarische Darstellung (Tab. 15-7) von bei der Borderline-Störung symptomatischen und aus Bewältigungsmodi bei Traumatisierung entstehenden dysfunktionalen Mustern demonstriert die sowohl ätiopathogenetischen als auch phänomenologischen Überschneidungen (Romer u. Riedesser 2004).
Das implizite Gedächtnis wird damit fortfahren, seine Erfahrungen festzuhalten, um auf gelernte Reize so zu reagieren, als kehre das Trauma wieder, solange das Trauma als sprachloser Stressor erfahren wird. Insofern zielen die meisten therapeutischen Ansätze zur Behandlung posttraumatischer Störungen darauf ab, Verbindungen zwischen impliziten und expliziten Gedächtnisinhalten herzustellen. Es soll eine „Integration" dissoziierter (impliziter) Erlebensbestände mit bewusster (expliziter) Erinnerung und Erfahrung ermöglicht werden. Dabei hat sich die so genannte Traumaexposition als wirksame Behandlungsmöglichkeit erwiesen (Fiedler u. Sachsse 2005). Heute ist nicht mehr die möglichst heftige Abreaktion zur Katharsis, sondern die Traumasynthese (Huber 2003) zur Integration Therapieziel. Also Bild (Kognition), Wort, Affekt und Körpersensation, die durch die Traumatisierung fraktioniert worden sind, werden wieder zu einem ganzheitlichen, gestalthaften Erleben zusammengeführt. Das Trauma ist integriert, wenn es affektgetragen erinnert werden kann, ohne dass durch die Erinnerung Symptome bzw. Krisen ausgelöst werden wie dissoziative oder stuporöse Zustände, Selbstverletzungen, Betäubung mit Alkohol oder Medikamenten oder Stimuli weiter intrusive Zustände triggern.

Tab. 15-7: Aspekte der Differentialdiagnostik Borderline vs. Traumatisierung

Bewältigung in Situation	Aussage	Verfestigte Muster
Verleugnung	"Nur ein böser Traum"	Emotionale Taubheit, Indolenz
Pseudo-Gefügigkeit	"Ich tu nur so, als wenn ich mitspiele..."	Falsches Selbst
Hass nach innen	"Stell mir vor, ich mach in mir alles tot"	Selbstverletzung
Vermeidung von Nähe	"Ich brauche niemanden..."	Pseudo-Autonomie
Regression	"Ich bin wieder so wie früher ..."	Infantile Abhängigkeit
Sexualisierung des präsexuellen Bindungshungers	"Wenn ich ein schönes Mädchen bin, werde ich gemocht ..."	Hysterische Gefallsucht
Selbstbeschuldigung	"... nur weil ich schlecht bin"	Opferidentität
Sexualisierendes Acting out	"Ich hab es selbst in der Hand ..."	Zwanghafte Promiskuität
Identifikation mit Aggressor	"Ich habe auch Macht ..."	Sadismus
Dissoziation	"Ich bin nicht mehr in mir"	Dissoziative Störung

Die Phasen traumazentrierter Behandlungsstrategien (Herman 1993) lassen sich grob einteilen in:
1. Stabilisierungsphase
2. Traumaexposition und „Abtrauern" sowie
3. Neuorientierung.

Zu der Stabilisierungsphase gehören:
- Gründliche Information, Psychoedukation, Schulung der Imaginationsfähigkeit.
- Copingstrategien der Patientin werden genutzt: Dissoziation, Imagination und Spaltung als Grundlage der Therapiestrategie.
- Patientin wird trainiert, nur gute Bilder ihrer inneren Welt zu entwickeln und den nur schlechten Intrusionen und Flash-backs aktiv nur gute Bilder und Körpersensationen entgegenzusetzen.
- Zentrale Imaginationsübung (Reddemann 2003) mit sicherem inneren Ort, innerem Helfer, innerem Tresor (in Letzteren werden vorübergehend alle anflutenden traumatischen Intrusionen gepackt).

– Baumübung: dient dem imaginativen Auftanken in der Natur.
– Lichtübung: imaginative innere Reinigung.

Im Rahmen der traumazentrierten Psychotherapie (Sachsse 2004) findet mit entsprechender Vorbereitung die Traumaexposition statt (z. B. Bildschirmtechnik, Fahrstuhltechnik, EMDR: Eye Movement Desensitization and Reprocessing), die der Traumasynthese dient und mit ressourcenzentrierten, nicht konfliktorientierten Angeboten (Aromatherapie, Konzentrative Bewegungstherapie, Selbstbehauptungstraining) kombiniert ist. Ziel ist die Integration der traumatischen Erfahrung in das bisherige Lebenskonzept.

15.7 Symptomorientierte Psychopharmakotherapie

Das Arzneimittel der Wahl für eine bestimmte Persönlichkeitsstörung gibt es nicht – weder auf evidenzbasierter Grundlage noch aufgrund des Zulassungsstatus. Individuelle Erfahrungen treten in der Praxis an die Stelle empirisch gesicherten Vorgehens mit der Folge, dass individuelle „Rezepturen“ und Polypharmazie vorherrschen. Das erstaunliche Ergebnis empirischer Erhebungen zeigt den über Jahre gleich bleibend hohen Anteil der Neuroleptikaverordnungen bei über 50 % der Patienten mit Persönlichkeitsstörungen und durchschnittlich 1,4 eingesetzten Substanzen pro Patient, 88 % der Pat. erhalten eine Medikation, durchschnittlich 3,1 Medikamente, davon 2,3 Psychopharmaka (Heinze et al. 2004). Theorie (Forderung der Verschreibung nur zugelassener Medikamente) und Praxis (Notwendigkeit eines pragmatischen Umgangs mit den Symptomen der Patienten) liegen hier weit auseinander.
Starke Fluktuationen der psychopathologischen Syndrome bei Persönlichkeitsstörungen, insbesondere des Clusters B, z. B. der BPS, lassen methodisch oft sehr schwierig zwischen therapeutischem „Erfolg“ und „Misserfolg“ unterscheiden. Zudem ist der Aspekt der diagnostischen Subtypen (z. B. ausgeprägte schizotypische Zeichen vs. emotionaler Instabilität) in den Studien i. d. R. nicht klar expliziert. Die Frage der sinnvollen Behandlungsdauer ist letztlich noch unbeantwortet.
Dennoch lässt sich der früher vorherrschende Pessimismus bezüglich der pharmakologischen Beeinflussbarkeit von Persönlichkeitsstörungen angesichts der stetig wachsenden positiven Studienergebnisse (Wedekind et al. 2005) – besonders bei der Borderline-Störung (Schmahl u. Bohus 2001) – nicht aufrechterhalten. Beispielsweise finden sich aktuell 16 Placebo-kontrollierte Studien in der Behandlung von BPS nach Lieb et al. (2004), dabei sechs über drei bis sechs Monate, wenn auch mit relativ kleinen Fallzahlen in den Verum-Gruppen (n: 9-36), sechs zu Antidepressiva (5 SSRI/MAOI), fünf zu Neuroleptika und vier Studien zu „Stimmungsstabilisierern“ (Carbamazepin, Valproat). So finden die Studienergebnisse auch Eingang in die clusterorientierten Behandlungsalgorithmen bei Persönlichkeitsstörungen, z. B. des DSM-IV:

Die Möglichkeiten psychopharmakologischer Behandlung bei Persönlichkeitsstörungen lassen sich nach Kapfhammer (2000) in drei Bereiche gliedern:
- Die psychopharmakologische Behandlung einer spezifischen Persönlichkeitsstörung (z. B. die Behandlung der Borderline-Störung mit Lithium) – Persönlichkeit wird als eine vorrangig biologisch vermittelte Konstitution konzipiert.
- Die Behandlung eines Syndroms oder Verhaltensmusters, welches einen integralen Bestandteil einer spezifischen Persönlichkeitsstörung darstellt (z. B. die Behandlung dissoziativer Phänomene bei Borderline-Störungen mit Naltrexon) – Symptomcluster repräsentieren distinkte psychopathologische Dimensionen der Persönlichkeitsstörung.
- Die medikamentöse Behandlung assoziierter Erkrankungen (Achse I) oder Störungen, die nicht per definitionem Bestandteil der Persönlichkeitsstörung sind (z.B. die Therapie depressiver Episoden bei Borderline-Patienten mit einem Antidepressivum oder der ADHS-Anteile mit Methylphenidat).

Insbesondere im Rahmen der Krisenintervention ist eine symptomorientierte Pharmakotherapie als nützliche Ergänzung der Psycho- und Soziotherapie indiziert (Tab. 15-8).
Die Entscheidung für ein bestimmtes Psychopharmakon orientiert sich vorteilhaft am vorherrschenden psychopathologischen Symptom (Tab. 15-9).
Ein schwerwiegender, im praktischen Alltag jedoch sehr häufiger Fehler ist das Übersehen von pharmakologisch behandlungsbedürftigen psychiatrischen Symptomen, die sich zusätzlich zur vorbestehenden Persönlichkeitsstörung entwickeln (Life-Time-Diagnose einer affektiven Achse-I-Erkrankung bei BPS-Patienten > 90 %; Zanarini et al 1998). Dies gilt insbesondere für depressive Episoden, für die sich unschwer Erklärungsmodelle aus den jeweils spezifischen Verhaltensmustern des betroffenen Patienten konstruieren lassen. Insbesondere bei Patienten mit einer Borderline-Persönlichkeitsstörung ist auf ausreichend hoch (!) dosierte und lange antidepressive Behandlung zu achten, da häufig keine ausreichenden Wirkspiegel aufgebaut werden (Drug-monotoring empfehlenswert). Die Dosierungen sollten bei Antidepressiva (i. d. R.: SSRI) wie bei depressiven Episoden aber eher höher gewählt werden; Neuroleptika sollten initial niedrig dosiert begonnen und ggf. erhöht werden (hierbei eignen sich gut zu titrierende neuere Antipsychotika wie z. B. Quetiapin, aber auch Perazin); Antikonvulsiva (CBZ, VAL, LMG) als „Stimmungsstabilisierer" benötigen für ein Ansprechen eher eine überdurchschnittliche Dosierung; Naltrexon (Nemexin): wie bei Rückfallprophylaxe bei einer Opiatabhängigkeit (50 mg/d); Clonidin zur Reduktion akuter aversiver Spannungszustände mit Selbstverletzungsdruck: 75-150ug/Einzelgabe (Philipsen et al. 2004).

Tab. 15-8: Empfehlungen für die Psychopharmakotherapie

Symptomatik	Substanzen
Depression	SSRI, MAO-I, Venlafaxin, Mirtazapin, atypische NL
Affektlabilität	SSRI, atypische Neuroleptika, Antikonvulsiva
Aggressivität	SSRI (z. B. Sertralin, Paraoxetin)
Impulsivität	SSRI, Antikonvulsiva
Dissoziation	Naltrexon, NL
Suizidalität	SSRI, Lamotringin, Lithium, akut: Benzodiazepine
Schlafstörungen	Mirtazapin, Trimipramin, niedrigpotente NL
Spannungszustände	Clonidin, Perazin
Angst	SSRI, atypische Neuroleptika, akut: Benzodiazepine
Zwang	hochdosiert SSRI
Selbstverletzungen	SSRI, Naltrexon
Unruhe, Erregung	Niedrigpotente NL (u. a. Pipamperon)
Psychotische Symptomatik	v. a. atypische Neuroleptika (z. B. Quetiapin) Olanzapin, Aripiprazol, Clozapin, Risperidon)
ADHS	Methylphenidat, Reboxetin, Atomoxetin

Tab. 15-9: Psychopharmaka bei Persönlichkeitsstörungen

Perzeptiv-kognitive Störungen, Misstrauen, Halluzinationen, Derealisation, psychotische Dekompensationen, prol.dissoziative Zustände	**Affektive Instabilität,** V.a.depressive Stimmungseinbrüche, ärgerliche Dysphorie, Angst, innere Leere, Anhedonie, Suizidalität	**Impulsivität,** Aggressivität, Feindseligkeit, Sucht, geringe Frustrationstoleranz
(Niedrig dosierte?) atypische NL + SSRI	SSRI >>TZA Venlafaxin + NL MAOH oder/+ Valproat (VPA)	SSRI + NL + Carbamazepin (CBZ)/ VPA/ Lamotrigin (LMG)

15.8 Interferenzen von Psycho- und Pharmakotherapie

Es ist trivial zu erwähnen, dass Psychopharmaka nur im Kontext einer Arzt-Patient-Beziehung verabreicht werden können, aber wichtig sich zu vergegenwärtigen, dass und wie sie das Arbeitsbündnis (mit den aktuellen Übertragungs-/Gegenübertragungsmustern) beeinflussen. So ist es bedeutsam, schon zu Beginn einer Krisenintervention oder Therapie den medikamentösen Ansatz zu erörtern (Zielsymptome, evtl. Nebenwirkungen, Einnahmedauer), damit die Pharmakotherapie beispielsweise von einer Borderline-Patientin nicht als Rückzug aus der beziehungsorientierten Psychotherapie verstanden wird und damit Trennungs- und Verlassenheitsängste aktiviert werden, das Medikament als Bestrafung, als Bestätigung eines minderwertigen Selbstbildes erlebt wird. Die Medikation kann auch als Bedrohung der persönlichen Autonomie begriffen werden, magische Heilserwartungen nähren oder Externalisierungstendenzen verstärken, nicht zuletzt – entsprechend der schwankenden Bezogenheit auf den Therapeuten – impulsiv missbraucht und selbstdestruktiv eingesetzt werden. So kann sich das therapeutische Paradoxon einstellen, dass die zur Krisenintervention eingesetzten und hilfreichen Medikamente selbst eine Krise, z. B. eine Intoxikation, hervorbringen.

Die Mühe der Krisenintervention bei Menschen mit Persönlichkeitsstörungen lohnt sich!

Während unbehandelt etliche Persönlichkeitsstörungen, insbesondere die des Clusters B, eine äußerst ungünstige Prognose haben, zeigen Langzeitkatamnesen (McGlashan u. Heinssen 2001; Rothenhäusler u. Kampfhammer 1999; Stone 2001; Zanarini et al. 2003, 2004) ermutigende Verläufe (> 2/3 der Patienten im 4. Lebensjahrzehnt erfüllen in den Langzeitstudien nicht mehr die Kriterien der BPD) und z. B. bei der Borderline-Persönlichkeitsstörung viel höhere und lange Remissionsraten als lange vermutet (ca. 50 % nach 4 J.; 80 % nach 8 J., in 4 - 10 J.-Katamnesen nur 4 - 8 % Wiedererkrankung; > 70 % erreichen wieder ein gutes psychosoziales Funktionsniveau; Zanarini 2005). Therapeuten können durchaus hoffen, dass ihre Interventionen – v. a. in den ersten 5 - 10 Jahren des oft dramatischen Verlaufes – einen natürlichen Prozess psychologischer Differenzierung und sozialer Anpassung stützen, vielleicht sogar beschleunigen. Der Faktor Zeit arbeitet für das psychosoziale Wachstum des Individuums. Sogar kleine Behandlungsmaßnahmen, wie gelegentliche Kriseninterventionen, können hierbei sehr wichtig sein, sofern sie dazu beitragen, das Leben des Patienten und seine soziale Integration zu schützen.

Literatur

Akhtar S. Paranoid personality disorder: synthesis of development, dynamic and descriptive features. Am J Psychother 1990; 44: 5-25.

American Psychiatric Association Practice guideline for the treatment of patients with borderline personality disorder. Am J Psychiatry 2001; 158:1-52.
Barnow S, Herpertz S, Spitzer C, Dudeck M, Grabe HJ, Freyberger HJ. Kategoriale vs. dimensionale Klassifikation von Persönlichkeitsstörungen: Sind dimensionale Modelle die Zukunft? Fortschr Neurol Psychiat 2006; 74: 706-13.
Beck A, Freeman A. Kognitive Therapie der Persönlichkeitsstörungen. Weinheim: Psychologie Verlags-Union 1993.
Bender M. Spektrum und Konsens bei psychoedukativen Interventionen in der Behandlung schizophren Erkrankter. In: Machleidt W, Garlipp P, Haltenhof H (Hrsg). Schizophrenie – Behandlungspraxis zwischen speziellen Methoden und integrativen Konzepten. Stuttgart: Schattauer 2004; 173–81.
Blankenburg W. Futur-II-Perspektive in ihrer Bedeutung für die Erschließung der Lebensgeschichte des Patienten. In: Blankenburg W. Biographie und Krankheit. Stuttgart: Thieme 1989; 76-84.
Bohus M. Borderline-Störungen. Fortschritte der Psychotherapie. Göttingen: Hogrefe 2002.
Bohus M, Höschel K. Psychopathologie und Behandlung der Borderline-Persönlichkeitsstörung. Psychotherapeut 2006; 51: 261-70.
Bronisch T. Therapie der Persönlichkeitsstörungen: Krisenintervention, Psychotherapie und Pharmakotherapie. In: Giernalczyk T (Hrsg). Zur Therapie von Persönlichkeitsstörungen. Tübingen: DGVT-Verlag 2005; 139-58.
Clark LA, McEwen JL, Collard L, Hichcock LG. Symptoms and traits of personality disorder: Two new methods for their assessment. Psychological Assessment 1993; 16: 174-86.
Cloninger CR, Svrakic DN, Przybeck TR. A psychobiological model of temperament and character. Arch Gen Psychiatry 1993; 50: 975-90.
Costa PTJ, McCrae RR. Primary traits of Eysenck's. P-E-N system: three- and five-factor solutions. J Pers Soc Psychol 1995; 69: 308-17.
Dross M. Krisenintervention. Göttingen: Hogrefe 2001.
Eckhardt-Henn A, Hoffmann SO. Dissoziative Bewusstseinsstörungen. Theorie, Symptomatik, Therapie. Stuttgart: Schattauer 2004.
Eink M, Haltenhof H. Umgang mit suizidgefährdeten Menschen. Bonn: Psychiatrie-Verlag 2006.
Erikson EH. Identität und Lebenszyklus. Frankfurt/Main: Suhrkamp 1966.
Eysenck HJ, Eysenck SBG. Manual of the Eysenck personality questionaire. San Diego, CA: Educational and Industrial Testing Service 1975.
Fiedler P. Persönlichkeitsstörungen. Weinheim: Psychologie-Verlags Union 2004.
Fiedler P, Sachsse U. Traumatherapie kontrovers. Persönlichkeitsstörungen 2005; 9: 60-4.
Gabbard GO. Psychotherapists who transgress sexual boundaries with patients. Bull Menninger Clin 1994; 58: 124-35.
Giernalczyk T (Hrsg). Zur Therapie von Persönlichkeitsstörungen. Tübingen: DGVT-Verlag 2005.
Grawe K. Psychologische Therapie. Göttingen: Hogrefe 1998.
Haas JP. Bemerkungen zum sog. „Hysterie-Gefühl". Nervenarzt 1988; 59: 92-8.

Haltenhof H. Krisenintervention und Notfallpsychiatrie. In: Machleidt W, Bauer M, Lamprecht F, Rose HK, Rohde-Dachser C (Hrsg). Psychiatrie, Psychosomatik und Psychotherapie. 7. akt. Aufl. Stuttgart: Thieme 2004; 248-57.

Hartkamp N, Schmitz N, Schulze-Edinghausen A, Ott J, Tress W. Spezifisches Gegenübertragungserleben und interpersonelle Problembeschreibung in psychodynamischer Psychotherapie. Nervenarzt 2002; 73: 272-7.

Heigl-Evers A, Ott J. Die psychoanalytisch-interaktionelle Methode: Theorie und Praxis, 4. Aufl. Göttingen: Vandenhoeck & Ruprecht 2002.

Heinze M, Andreae D, Grohmann R. Empirische Daten zur Pharmakotherapie der Persönlichkeitsstörungen im deutschsprachigen Raum. Krankenhauspsychiatrie 2004; 15: 16-22.

Henseler H. Narzißtische Krisen. Zur Psychodynamik des Selbstmords. Reinbek: Verlag für Sozialwissenschaften 1974.

Herman JL. Die Narben der Gewalt. München: Kindler 1993.

Horowitz MJ. Persönlichkeitsstile und Belastungsfolgen. In: Maercker A (Hrsg). Therapie der posttraumatischen Belastungsstörungen. Berlin, Heidelberg, New York: Springer 2003; 107-28.

Huber M. Trauma und Traumabehandlung. Paderborn: Junfermann 2003.

Kapfhammer HP. Pharmakotherapie bei Persönlichkeitsstörungen. In: Gerhardt Nissen (Hrsg). Persönlichkeitsstörungen: Ursachen, Erkennung, Behandlung. Stuttgart: Kohlhammer 2000; 148-67.

Kernberg OF, Dulz B, Sachsse U. Handbuch der Borderline-Störungen. Stuttgart: Schattauer 2001.

Keupp H. Die Normalität der Krise oder die Krise der Normalität – Krisenpotentiale im globalisierten Netzwerkkapitalismus. In: Müller W, Scheuermann U (Hrsg). Praxis der Krisenintervention. Stuttgart: Kohlhammer 2004; 20-32.

Kohut H. Narzissmus. Eine Theorie der psychoanalytischen Behandlung narzisstischer Persönlichkeitsstörungen. Frankfurt a.M.: Suhrkamp 1975.

Küchenhoff J. Hysterie. In: Rudolf G (Hrsg). Psychotherapeutische Medizin und Psychosomatik. Stuttgart: Thieme 2000; 240-6.

Lang H. Psychodynamik der Zwangsstörungen. In: Ambühl HR (Hrsg). Psychotherapie der Zwangsstörungen. Krankheitsmodelle und Therapiepraxis. Stuttgart: Thieme 1998; 39-49.

Lazarus RS, Folkman S. Stress, appraisal and coping. New York: Springer 1984.

Lieb K, Linehan M, Schmal C et al. Borderline Personality Disorder. Lancet 2004; 364: 453-61.

Linehan M. Manual zur Dialektisch-Behavioralen Therapie der Borderline-Persönlichkeitsstörung. München: ZIP 1996.

Linehan M. Trainingsmanual zur Dialektisch-Behavioralen Therapie der Borderline-Persönlichkeitsstörung. München: ZIP 2004.

Livesley WJ. Suggestions for a framework for an empirically based classification of personality disorder. Can J Psychiatry 1998; 43: 137-47.

McGlashan TH, Heinssen RK. Langzeitverlauf bei narzisstischen, antisozialen und nichtkomorbiden Subgruppen der Borderline-Störung. In: Kernberg OF (Hrsg). Narzisstische Persönlichkeitsstörungen. Stuttgart: Schattauer 2001; 165-88.

Mearcker A. Posttraumatische Belastungsstörungen. Erscheinungsbild, Erklärungsansätze und Therapieforschung. In: Maercker A (Hrsg). Therapie der posttraumatischen Belastungsstörungen, Berlin, Heidelberg, New York: Springer 2003; 4-33.

Merod R (Hrsg). Behandlung von Persönlichkeitsstörungen. Ein schulenübergreifendes Handbuch. Tübingen: DGVT-Verlag 2005.

Oldham JM. Guideline watch: Practice guideline for the treatment of patients with borderline personality disorder. Arlington, VA: American Psychiatric Association 2005 (available online at http://www.psych.org/psych_pract/treatg/pg/pract_guide.cfm).

Philipsen A, Richter H, Schmahl C, Peters J, Rüsch N, Bohus M, Lieb K. Clonidine in acute aversive inner tension and self-injurious behavior in female patients with borderline personality disorder. J Clin Psychiatry 2004; 65: 1414-9.

Reddemann L. Imagination als heilsame Kraft. 9. Aufl. Stuttgart: Clett-Kotta 2003.

Rohde-Dachser C. Das Borderline-Syndrom. Bern: Huber 1979.

Romer G, Riedesser P. Beziehungstrauma und Bewältigung bei sexuellem Kindesmissbrauch. Zschr Psychotraumatol Psychol Med 2004; 2: 47-61.

Rothenhäusler HB, Kapfhammer HP. Der Verlauf von Borderline-Störungen. Fortschr Neurol Psychiat 1999; 67: 200-17.

Rupp M. Notfall Seele: Ambulante Notfall- und Krisenintervention in der Psychiatrie und Psychotherapie. Stuttgart: Thieme 2003.

Sachsse U (Hrsg). Traumazentrierte Psychotherapie. Stuttgart: Schattauer 2004.

Saß H, Herpertz S (Hrsg). Psychotherapie von Persönlichkeitsstörungen. Beiträge zu einem schulenübergreifenden Vorgehen. Stuttgart: Thieme 1999.

Schmahl C, Bohus M. Symptomorientierte Pharmakotherapie bei Borderline-Persönlichkeitsstörung. Fortschr Neurol Psychiat 2001; 69: 310-21.

Schmitz B., Schuhler P. Psychoedukation bei Persönlichkeitsstörungen – Ein gruppentherapeutisches Programm. In: Merod R (Hrsg). Behandlung von Persönlichkeitsstörungen. Ein schulenübergreifendes Handbuch. Tübingen: DGVT-Verlag 2005; 601-22.

Schnyer U, Sauvant JD (Hrsg). Krisenintervention in der Psychiatrie. Bern: Huber 2000.

Shapiro D. Neurotische Stile. Göttingen: Vandenhoeck & Ruprecht 1991.

Steinmeyer EM, Klosterkötter J, Moller HJ, Sass H, Herpertz S, Czernik A, Marcea JT, Matakas F, Mehne J, Bottlander H, Hesse W, Steinbring I, Pukrop R. Persönlichkeit und Persönlichkeitsstörungen. Fortschr Neurol Psychiat 2002; 70: 630-46.

Stone MH. Langzeitkatamnesen von narzisstischen und Borderline-Patienten. In: Kernberg OF (Hrsg). Narzisstische Persönlichkeitsstörungen. Stuttgart: Schattauer 2001; 131-54.

Stirn A, Hartkamp N. Krankheitstypische Gegenübertragungsreaktionen. Psychotherapeut 2004; 49: 203-12.

Tress W, Wöller W, Hartkamp N, Langenbach M, Ott J. Persönlichkeitsstörungen. Leitlinie und Quellentext. Leitlinienentwicklung der Fachvertreter für psychosomatische Medizin und Psychotherapie in Abstimmung mit AWMF-Fachgesellschaften. Stuttgart: Schattauer 2002.

Vogelsang M. Die abhängige/dependente Persönlichkeitsstörung. Lerngeschichte, Funktionalität und Therapie. In: Merod R (Hrsg). Behandlung von Persönlichkeits-

störungen. Ein schulenübergreifendes Handbuch. Tübingen: DGVT-Verlag 2005; 653-65.
Wälte D. Kognitive Verhaltenstherapie bei der selbstunsicheren, vermeidenden Persönlichkeitsstörung. In: Saß H, Herpertz S (Hrsg). Psychotherapie von Persönlichkeitsstörungen. Beiträge zu einem schulenübergreifenden Vorgehen. Stuttgart: Thieme 1999; 144-58.
Wedekind D, Bandelow B, Rüther E. Pharmakotherapie der Persönlichkeitsstörungen. Fortschr Neurol Psychiat 2005; 73: 259-67.
Wienberg G (Hrsg). Bevor es zu spät ist ...: Außerstationäre Kriseninterventionen und Notfallpsychiatrie – Standard und Modelle. Bonn: Psychiatrie-Verlag 1993.
Wiggins J. Circumplex models of interpersonal behaviour in clinical psychology. In: Kendall P, Butcher J (eds). Handbook of research methods in clinical psychology. New York: Wiley 1982; 183-221.
Zanarini, MC. Ten-Year Course of Borderline Personality Disorder. Symposium held during the APA 2005 annual meeting, Atlanta; abstract-book 2005:11-25.
Zanarini MC, Frankenburg FR, Dubo ED, Sickel AE, Trikha A, Levin A, Reynolds V. Axis I. comorbidity of borderline personality disorder. Am J Psychiatry 1998; 155: 1733-9.
Zanarini MC, Frankenburg FR, Hemmen J, Silk KR. The longitudinal course of borderline psychopathology. 6th year prospective follow up of the phenomenology of borderline personality disorder. Am J Psychiatry 2003; 160: 274-83.
Zanarini MC, Frankenburg FR, Hennen J, Silk KR. Mental health service utilization by borderline personality disorder patients and Axis II comparison subjects followed prospectively for 6 years. J Clin Psychiatry 2004; 65: 28-36.

16. Therapie persönlichkeitsgestörter Täter im Maßregelvollzug und ihre gesellschaftspolitische Mystifikation

Martin Schott

16.1 Othello

Einer unserer Patienten hatte wie Othello aus Liebe, Eifersucht und Rache heraus seine Frau getötet und war lange Jahre hochsuizidal. Vor mehreren Jahren entwich er bei einem Gruppenausgang und konnte erst in letzter Minute zurückgerissen werden, als er sich vor einen fahrenden Zug werfen wollte.

Der Patient, ein jünger als Anfang 30, weich und etwas linkisch wirkender Mann mit handwerklicher Ausbildung, ist zu lebenslänglicher Freiheitsstrafe verurteilt worden. Seine Mutter hatte ihn unehelich im Alter von 18 Jahren zur Welt gebracht. Kurz danach heiratete sie und bekam erneut ein Kind. Der Patient lebte anfangs bei den Großeltern und kam dann zurück zu seiner Mutter und zum Stiefvater. Von diesem wurde er als Kleinkind jahrelang unglaublich sadistisch behandelt, bis sich die Mutter vom Stiefvater trennte. Der Patient lebte auch später wieder bei den Großeltern. Von der Mutter hat er sich schwer vernachlässigt gefühlt. Nachdem er in der Adoleszenz durch große Unsicherheit aufgefallen war, die er durch raschen Wechsel geliehener Identitäten zu kompensieren versuchte – unter anderem war er in die Rolle eines Rockers geschlüpft, was bei seiner Schüchternheit überhaupt nicht zu ihm zu passen scheint – lernte er seine große Liebe kennen. Er tat alles für seine Freundin, um sie zu gewinnen, und es kam nach wenigen Monaten zur Eheschließung. Von Anfang an fühlte er sich jedoch von heftigster Eifersucht gequält und seine Frau entzog sich immer mehr seiner Kontrolle. Monate nach der räumlichen Trennung kam es abends in einer Diskothek zu einer tätlichen Auseinandersetzung mit ihr, die inzwischen schwanger war. Er fühlte sich von seiner Frau zutiefst gedemütigt, da sie ihn öffentlich verspottet hatte, dass sie ihn betrog. Einige Zeit später, nachdem sich seine Frau von ihm getrennt hatte und nach der Geburt des gemeinsamen Kindes, stieg er nachts auf den Balkon ihrer Wohnung, verbrachte dort etwa eine Stunde zwischen widerstreitenden Gefühlen und Entschlüssen, brach schließlich in die Wohnung ein und tötete seine Frau mit über 70 Messerstichen, während das gemeinsame Kind nebenan schlief.

Bei einem Sommerfest in Moringen sprach mich plötzlich die Mutter des Patienten an – er selbst stand verlegen daneben – und bat darum, für ihren Sohn Besuchsausgang zu bekommen. Die Mutter war eine ungewöhnlich attraktive und noch jung aussehende Frau, die so zu beeindrucken verstand, dass es mir schwerfiel, ihrem Wunsch nicht sofort zu entsprechen. Der Patient selbst stand den Besuchen seiner Mutter jedoch eher ambivalent gegenüber, und der Kontakt findet weiterhin nur sporadisch statt. Durch diese Begegnung wurde mir die verhängnisvolle Verstrickung des Patienten mit seiner Mutter klar. Ich sah den kleinen Jungen vor mir, der sehnsüchtig-verzweifelt seine Mutter angebetet und sich immer wieder von ihr verlassen gefühlt hat.

Wir haben uns lange Zeit gefragt, welche Therapie dieser junge Mann braucht. Sicherlich hätte es nicht genügt, sein Delikt durchzuarbeiten, wie es oft so schön heißt, oder ihm nur kurzfristig aus seiner Depression zu helfen. Bei unveränderter Persönlichkeitsstruktur war es nicht schwer, sich vorzustellen, dass er sich wieder in ähnlich leidenschaftliche Beziehungen verstricken würde. Wir dachten daran, dass er sich mit der unter längst vergessenen Kindheitserlebnissen verschütteten Sehnsucht nach seiner Mutter auseinandersetzen und lernen müsse, andere wichtige Lebensinhalte narzisstisch zu besetzen, um weniger auf symbiotisch-abhängige Beziehungen angewiesen zu sein. Wir wogen ab, ob die therapeutische Beziehung etwa mit höherer Stundenfrequenz intensiviert werden sollte oder ob dies für ihn zu viel Nähe bedeuten würde. Wäre vielleicht eine Therapeutin besonders geeignet, um an die traumatisierenden Gefühle heranzukommen, oder wäre dies kontraindiziert, damit es nicht zu einer malignen Regression kommen könnte, wie in dem Falle eines österreichischen Strafgefangenen, der wegen einer Eifersuchtstat verurteilt worden war und nach einer dreijährigen Therapie in der letzten Therapiestunde seine Therapeutin getötet hat?

Die Therapie unseres Patienten, eine langjährige Einzeltherapie, in der bisher vor allem sein narzisstischer Umgang mit Beziehungen und sein brüchiges Selbstkonzept bearbeitet wurde, scheint inzwischen in eine stabile und kreative Phase eingetreten zu sein. Er hat seine frühkindlichen Gefühle von Verlassenheit und Wut, die ihn sein ganzes Leben begleitet haben, ein Stück weit erspürt und ausgehalten – diesmal nicht alleine, sondern in der therapeutischen Beziehung. Er hat den Realschulbesuch absolviert, beschäftigt sich viel mit seinem Computer und pflegt seit längerer Zeit eher vorsichtig eine Freundschaft mit einer jungen Frau. Nach einer späteren Entlassung und noch ambulant weitergeführter Therapie sind die Aussichten gut, dass er mit Beziehungen angstfreier umgehen kann, dass er in Krisensituationen weiß, wo er sich Hilfe holen könnte und dass er nie wieder eine so schreckliche Tat begeht.

17.2 Frühe Beziehungsstörungen bei Straftätern mit Persönlichkeitsstörungen

In den Blickpunkt des Interesses sind die Persönlichkeitsstörungen vor allem im Zusammenhang mit der Behandlung von traumatisierten Patienten und bei psychisch kranken Straftätern geraten. Während praktisch alle Persönlichkeitsstörungen, ob dies nun eine paranoide Störung oder eine Borderlinestörung ist, mit erheblicher Belastung der mit ihnen in Beziehung stehenden Mitmenschen verbunden sind, spielt dies im Falle eines Delikts eine zentrale Rolle.

Es stellt sich nun die Frage, ob körperliche Gewalt, Brandstiftung oder ein sexueller Übergriff schon für sich Ausdruck einer Störung, am ehestens eben einer schweren Persönlichkeitsstörung, sind, oder ob man solche Delikte auch als psychisch Gesunder begehen kann. Sicher lässt sich schwer von Krankheit sprechen, wenn Delinquenz durch ein bestimmtes Milieu erlernt wird oder zum Ausdruck kommt. Zweifellos liegen aber auch beim Großteil von Straftätern, die sich in Justizvollzugsanstalten befinden, eine schlimme Biographie und eine relevante psychische Erkrankung bzw. eine Persönlichkeitsstörung vor.

Es ist nicht ganz leicht zu verstehen, wann und warum etwa ein Mensch neurotische Symptome entwickelt und wann eine Persönlichkeitsstörung, insbesondere eine, die sich besonders in schädigendem Verhalten der Umwelt gegenüber äußert. Sehr stark zu vermuten ist allerdings, dass besonders schwerwiegende Beeinträchtigungen der Selbstentwicklung und der Beziehungsfähigkeit dabei eine entscheidende Rolle spielen. Wie vielfach festgestellt und wovon ich aus persönlicher Erfahrung heraus überzeugt bin, liegen die Ursachen späterer Delinquenz als Ausdruck einer Persönlichkeitsstörung fast immer in frühen traumatischen biographischen Szenen und Lebensphasen, die so belastend waren, dass sie auch nicht ansatzweise psychisch verarbeitet werden konnten, sondern insbesondere mit völliger Affektisolierung abgekapselt wurden.

Eine weniger auffällige, aber umso gravierendere Folge dieser frühen Selbst- und Beziehungsstörungen ist in sehr vielen Fällen eine völlige innere Vereinsamung, manchmal auch verbunden mit äußerer Kontaktarmut. Solche Patienten hatten weder jemals eine vertrauensvolle Beziehung in der Familie noch zu Freunden oder Außenstehenden. Selbst wenn später Beziehungen eingegangen werden, handelt es sich um oberflächliche Verhältnisse mit weitgehend abgespaltener Emotionalität. Eine manchmal im Alltag scheinbar unauffällige Anpassung lässt die fehlende Nähe zu Partnern, aber auch zum eigenen Selbst oft nicht sofort erkennen. Es besteht eine schwerste Hingabestörung und die diffusen Sehnsüchte nach Nähe können oft nicht einmal wahrgenommen, geschweige denn benannt werden. Sie werden zutiefst gefürchtet und müssen zynisch abgewehrt werden. Manche Gutachter diagnostizieren dann bisweilen eine Gefühlskälte.

Andererseits können wir solche Störungen selbstverständlich auch bei Patienten ohne delinquente Auffälligkeiten beobachten. Möglicherweise kommt dann aber bei straffälligen Persönlichkeitsgestörten, insbesondere bei Sexualstraftätern, ein

aktives, impulsives Moment hinzu, das sie Übergriffe wagen lässt, von denen andere Menschen nur phantasieren.
Dass Gewaltphantasien ubiquitär und massenweise bestehen, lehrt uns schon die abendliche Fernsehunterhaltung, ja die Menschheitsgeschichte ist zum größten Teil eine Geschichte der Gewalt. Anhand vieler Biographien halte ich es aber für evident, dass eine Neigung zu späteren gewalttätigen Übergriffen besonders dann entsteht, wenn solche Übergriffe als Kind früher selbst erlebt wurden. Oft lassen sich solche Traumata erst nach jahrelanger Behandlung explorieren, manchmal sind die Zusammenhänge so schlagend, dass man sich bei der späteren Tat an die Reinszenierung eines früher erlittenen Geschehens mit jetzt verteilten Rollen von Täter und Opfer erinnert fühlt. Nicht selten werden als Kind erlebte Übergriffe auch ganz bewusst geleugnet oder umgedeutet, sei es aus Scham, sei es aus Loyalität den Eltern gegenüber, auf die man doch stolz sein will und weil man nicht die lebenslange Täuschung aufgeben will, man sei im Grunde uneingeschränkt geliebt worden.
So erzählte einmal die Mutter eines Patienten in seiner Gegenwart fast heiter die Anekdote, dass der Sohn zu Beginn der Pubertät an einer Tourette-ähnlichen Auffälligkeit gelitten habe. Der Sohn habe immer wieder anfallsartig obszöne Worte und Schreie ausgestoßen. Sie, die körperlich sehr füllige Mutter, habe den Jungen dann auf eine Bank gedrückt und habe sich mit ihrem Gesäß auf seinen Kopf gesetzt, um ihn zum Schweigen zu bringen. Der Patient hat später einen Jungen sexuell missbraucht und hat ihn, als dieser zu schreien anfing, erwürgt.
Es liegt nahe, daran zu denken, dass Täter, die selbst als Kind Opfer geworden sind, sich unbewusst mit dem früheren Täter identifizieren mussten, um psychisch zu überleben. Viele der Menschen, die als Kind geschlagen wurden, schlagen später selbst ihre Kinder wieder und rechtfertigen vor allem ihre Eltern, diese seien zwar „hart, aber gerecht" gewesen oder, „es hat mir nicht geschadet". Güte in der Erziehung muss dann als Schwäche denunziert werden. Andernfalls müsste man sich Beschämung und Unterwerfung eingestehen. Arno Gruen (2002) schreibt in seinem Buch „Der Fremde in uns": „Menschen übernehmen die Werte ihrer Peiniger aus Angst vor dem Terror, den ein Erleben eigener Impulse nach sich ziehen würde. Bedürftigkeit und Hilflosigkeit machen uns als Säuglinge abhängig von unseren Eltern (Gruen, 2002). Unser Überleben hängt also davon ab, dass wir uns mit unseren Eltern arrangieren – und zwar auch und vor allem dann, wenn die Eltern tatsächlich kalt und gleichgültig oder grausam und unterdrückend sind."

16.3 Der öffentliche Diskurs über die Therapie

Therapeutisch gibt es Probleme in der Behandlung von persönlichkeitsgestörten Straftätern, von denen eine oft vermutete mangelnde Motivation noch das geringste ist.

Es entsteht jedoch häufig der Eindruck, dass nicht wenige Therapeuten im Umgang mit psychisch kranken Straftätern ganz andere Vorstellungen hegen, als dies sonst in der Psychotherapie der Fall ist. Insbesondere in den letzten Jahren erscheint mir die Behandlung von persönlichkeitsgestörten Straftätern in einen bedenklichen öffentlichen Diskurs geraten zu sein. Während psychotherapeutische Methoden und ihre Wirksamkeit ansonsten vor allem von Fachleuten mit eigener Therapieerfahrung erörtert werden, scheint eine solche Kompetenz bei Fragen der Therapie von Maßregelpatienten nicht mehr als notwendig zu gelten. Theorien über die Diagnostik und Therapie von persönlichkeitsgestörten Tätern geben oft seltsame Meinungen wieder und sind nicht selten von einem ungesunden Menschenverstand geleitet. Ich möchte einige dieser Mystifizierungen kurz erwähnen. Nicht selten führen die Angst und der Abscheu vor einer Tat zu der Vorstellung, man müsse die Täter, wie Kanzler Schröder sagte, „für immer wegschließen". Was liegt näher, als eine vermeintlich fachlich-wissenschaftliche Begründung dafür zu liefern, der Täter mit einer Persönlichkeitsstörung sei eben unbehandelbar. Diese Einschätzung bezieht sich nur scheinbar auf eine psychiatrische Diagnose, meint aber die Täterschaft. So gibt es sogar psychotherapeutische Kollegen, die alle persönlichkeitsgestörten Sexualdelinquenten, und manche, die pädophile Täter für unbehandelbar halten.

Wenn postuliert wird, eine Unbehandelbarkeit läge vor, dann impliziert dies, wie es vielfach in Amerika vertreten wird, dass gar keine Behandlung, sondern nur eine Kontrolle („no cure but control") der kriminellen Verhaltensweisen anzustreben sei, wie abenteuerlich – und undurchführbar – sich dies auch über ein ganzes Leben hinweg gestalten mag.

Während einige Autoren gar herausgefunden zu haben glauben, dass besonders schwer persönlichkeitsgestörte Täter, die „psychopaths", nach einer Therapie sogar noch gefährlicher geworden seien, halten andere eine allzu intensive oder zu lange Therapie für gefährlich oder nutzlos. Um nicht missverstanden zu werden, möchte ich betonen, dass mir selbstverständlich auch Patienten bekannt sind, bei denen wohl auf absehbare Zeit keine erfolgreiche Therapie im Sinne einer Heilung vorstellbar erscheint. Allerdings lässt sich eine solche Einschätzung nur in einem individuellen Fall treffen und kann nicht auf ganze Gruppen von Patienten übertragen werden, denen dadurch von vorne herein die Chance einer erfolgreichen Behandlung verwehrt wird. Darüber hinaus macht es auch Sinn, selbst Patienten mit ganz schlechter Prognose therapeutisch zu begleiten, damit sie innerhalb eines langfristigen Aufenthalts in einer geschlossenen psychiatrischen Einrichtung psychisch überleben können. Verzichtet man darauf, so können von solchen Patienten später oft immense Gefahren ausgehen.

Selbstverständlich ist, dass eine Therapie dann schaden kann, wenn sie mit der falschen Haltung, einem falschen Ansatz oder sonst die Möglichkeiten des Patienten nicht berücksichtigend durchgeführt wird. Es wäre zu fragen, ob bei den Fällen, wo eine Therapie später die Gefährlichkeit eines Täters möglicherweise noch erhöht haben soll, nicht eine falsche Indikation und ein falsches Setting vorgelegen haben.

Beispielsweise ist vielleicht hinter einer gewandten Fassade eine tiefsitzende paranoide Einstellung des Patienten übersehen worden, so dass dieser die Therapie als unerträgliches Eindringen erleben und entwerten musste. Bei Adoleszenten können sich deviante Einstellungen unter Gruppentherapie durch den Einfluss eines subkulturellen Gruppendrucks verstärken.
Merkwürdigerweise ist bei der Psychotherapie von nicht straffällig gewordenen Patienten kaum die Rede davon, dass durch Therapie möglicherweise eine Verschlimmerung eintritt, obwohl dies bei inadäquater Methode selbstverständlich der Fall sein könnte. Es sind verschiedene Ursachen und Zusammenhänge bekannt, die eine Psychotherapie scheitern lassen, man denke nur an die viel untersuchten negativen therapeutischen Reaktionen.

16.4 Therapie als kurzer Prozess

Verschiedentlich wird die Hypothese geäußert, zwei, drei Jahre oder etwa 60 Sitzungen seien für eine Psychotherapie genug, weil in diesem Zeitraum dann alle wesentlichen biographischen und tatrelevanten Aspekte durchgearbeitet worden seien. Eine solche Auffassung geht offenbar von einem ausschließlich konfliktorientierten Therapiemodell aus und berücksichtigt nicht, das es gerade bei der Therapie von Persönlichkeitsstörungen zu allererst auf eine langfristige Arbeit mit der therapeutischen Beziehung, auf Entwicklungen und Nachreifungsprozesse ankommt, die meist wesentlich mehr Zeit brauchen. Nicht nur Freud (1917) hat darauf hingewiesen, dass in der Psychotherapie auch Wiederholen und Durcharbeiten eine unverzichtbare Rolle spielen. Und die Neurobiologie macht uns deutlich, dass es lange Zeit und wiederholtes Training braucht, bestimmte Vernetzungen des Gehirns umzustrukturieren, d. h. ein Umlernen zu ermöglichen. Vermutlich steckt hinter der Vorstellung, die Therapie solle nur zwei, drei Jahre dauern, die Angst, sich näher und länger auf den Patienten einlassen zu müssen.

16.5 Zur Pathogenese und Psychodynamik einer Gewalttat

Die allermeisten Gewalttaten lassen sich ja als extreme Zuspitzung einer gestörten Beziehungsfähigkeit auffassen, und - wie ich schon angedeutet habe - auf frühe Beziehungsstörungen zurückführen. Die Traumatisierung hat so schwere Schäden im Selbst und in der Welt der inneren Objekte verursacht, dass sich solche Menschen später in entsprechenden auslösenden Situationen immer wieder von einer Fragmentation des Selbst und von unerträglichen Dissoziationszuständen, die am ehesten einer Vernichtungsangst entsprechen, bedroht fühlen. Solche Zustände sind mit dem überschwemmenden Gefühl einer Ausweglosigkeit verbunden, wie es auch bei Suiziden beobachtet wird. Durch einen unglaublichen Akt der Realitätsverleugnung und -verzerrung, durch eine oft phantastische, symbolische Inszenierung

eines Delikts kann diese Gefahr der Fragmentation dem subjektiven Gefühl nach umgangen werden. Diese manchmal auch wie präpsychotisch wirkende extreme Spannung oder Panik ist oft mit heftigsten Gefühlen von Wut und Hass verbunden.
Im Grunde geht es um etwas subjektiv Entscheidendes, aber für einen Außenstehenden nur schwer Nachvollziehbares: Das Delikt dient dazu, ein lebenswichtiges archaisches inneres Objekt des Patienten zu schützen, indem beispielsweise Aggressionen gegen die innere Mutter auf eine fremde Frau verschoben werden.
Es macht zwar einen erheblichen Unterschied, ob das Individuum durch zwanghafte, perverse Inszenierungen und Rituale schon im Vorfeld die Fragmentation in Schach halten kann, oder ob es gefährliche auslösende Situationen nicht zu antizipieren vermag und unmittelbar von Impulsen überschwemmt wird. In beiden Fällen muss aber eine Dekompensation durch Wendung zerstörerischer narzisstischer Wut nach außen verhindert werden.
Die Beeinträchtigung einer frühen Bindung und Beziehungsstruktur haben für die Psychopathogenese von unterschiedlichen Störungsbildern entscheidende Bedeutung. Diese Störungen wirken sich auch auf die Gestaltung und den Verlauf einer Psychotherapie aus. Dabei geht es einmal um das therapeutische Arbeitsbündnis und die Fähigkeit, den emotionalen Kern der Beziehungsstörung zu verstehen und dem Patienten verstehbar zu machen. Voraussetzung für eine erfolgreiche Therapie und ein positives Arbeitsbündnis bzw. eine Arbeitsbeziehung ist die adäquate therapeutische Haltung. Diese wird bei der Therapie mit psychisch kranken Straftätern nicht selten auf die Probe gestellt.
Es kann zum Beispiel sein, dass der Therapeut die Ablehnung der Tat auf den Patienten in Gänze überträgt. Der Therapeut identifiziert sich mit einer verurteilenden Instanz und wird zum Verfolger. Der Patient, der diese Reaktion von seinen Mitmenschen her kennt, reagiert oft damit, dass er sich emotional noch mehr zurückzieht, so dass er die verfolgende Haltung des Therapeuten scheinbar rechtfertigt. Man kann aber nur dann einen Menschen gut behandeln, wenn man ihn im Kern seiner Person mag.
Eine weitere fatale Haltung entsteht dann, wenn der Therapeut auf die Unfähigkeit des Patienten zu emotionalen Beziehungen mit verstärktem Eindringen antwortet, also gerade die von Winnicott (2002) beschriebene wichtige therapeutische Eigenschaft der „unobtrusiveness", des Nicht-Bedrängens, missachtet (im Übrigen auch eine Haltung, die gute Eltern auszeichnet). Nicht selten kommt es zu schrecklichen therapeutischen Kollusionen, bei denen der Therapeut jedes Taktgefühl vergisst und den Patienten einer Beschämung aussetzt, die er selbst nie ertragen würde. Manchmal finden solche Beschämungen noch dazu vor Kollegen oder, wie es bei Gutachten der Fall sein kann, vor Gericht statt.
Weniger häufig, aber oft folgenschwer ist eine emotional ausbeuterische oder verführerische Haltung des Therapeuten, der auch selbst der Verführte sein kann. Zu einer solchen Haltung neigen vor allem narzisstisch bedürftige Therapeuten oder

solche, die eigene problematische Triebanteile stellvertretend beim Patienten miterleben möchten.

Es ist selbstverständlich manchmal auch in einem zeitlich kürzeren Therapiesetting bei persönlichkeitsgestörten Patienten möglich, etwa bestimmte Ichfunktionen zu verbessern oder in Form interpersoneller Konflikte deutlich werdende intrapsychische Schwierigkeiten zu bearbeiten und somit dem Patienten bei seiner Reintegration zu helfen. Für eine grundlegende Strukturänderung schwer gestörter Patienten ist aber eine jahrelange Einzeltherapie, die vom Therapeuten viel Geduld erfordert, meist unerlässlich.

Wie ich schon ausgeführt habe, handelt es sich bei vielen persönlichkeitsgestörten Straftätern um Beziehungsstörungen, die fast mit der Unfähigkeit eines emotionalen Austauschs verbunden sind. Mit Balint (1959) könnte man von einem Urmisstrauen sprechen, das den Zugang zu solchen Patienten außerordentlich erschwert. Die oft affektisolierende Abwehr der Patienten lässt über lange Zeit eine eigentümliche Leere in der therapeutischen Beziehung bestehen bleiben, die auch der inneren Leere dieser Patienten entspricht. Diese Leere stellt das Resultat eines Abwehrvorgangs dar, indem nämlich ebenso heftige regressive Sehnsüchte wie massive Angst und zerstörerische Feindseligkeit durch die Abwehr der Verdrängung und Leugnung neutralisiert werden müssen. Es ist daher außerordentlich wichtig, dass solche Abwehrformationen nicht zu früh durch Deutungen oder provozierende Handlungen durchbrochen werden, weil die Angst vor eigenen Impulsen dann noch nicht bewältigt werden kann. Im günstigen Fall bricht der Patient die Therapie ab, ungünstigenfalls kommt es zu einem erneuten Delikt.

In diesem Kontext halte ich therapeutische Strategien für kontraindiziert, die als erstes und bevor eine emotional positiv besetzte Arbeitsbeziehung besteht, zum Inhalt haben, Delikte aufzuarbeiten, ähnlich wie dies in der Kirche nach dem Muster „bekennen, bereuen und büßen“ geschieht. Möglicherweise können dahinter sogar unbewusste sadistische Impulse des Therapeuten stehen, die mit der Schuld des Täters – im Sinne einer Rationalisierung – legitimiert werden. Solche Ansätze sind besonders bei Laien beliebt. Sie lassen sich einerseits mit dem Strafbedürfnis des Therapeuten als einem Vertreter der Gesellschaft erklären, aber auch aus der Verunsicherung ableiten, in die sich der Therapeut durch die vermutete Verstocktheit seines Patienten gebracht fühlt.

Es kommt ein weiteres Problem hinzu, nämlich, dass die Tat und der Täter Angst und Abscheu auslösen und es damit dem Therapeuten schwer machen, sich auf eine Nähe zum Patienten einzulassen. Selbstunsichere Therapeuten fürchten auch den Vorwurf der Komplizenschaft. Das Entstehen von Nähe wird aber durch nichts leichter unterdrückt, als durch ein inadäquates moralisierendes Eingehen auf die Äußerungen des Patienten, etwa von oben herab.

16.6 Die therapeutische Grundhaltung

Wenn der therapeutische Prozess mit den frühesten Verhaltensweisen des Säuglings, nämlich der Nahrungsaufnahme und dem Wahrnehmen, verglichen werden kann, so gilt es, diese Erlebnisweisen beim Patienten adäquat zu unterstützen. Dies bedeutet, dass der Therapeut die oft ganz feinen Signale des Patienten wahrnehmen muss, so dass dieser sich auf den Therapeuten einlassen kann, es wagt, im therapeutischen Sinne zu regredieren, sich also symbolisch füttern lässt und es geschehen lassen kann, vom Therapeuten gehalten zu werden. So lassen sich beim Patienten etwa das Benennen, Verstehen, Wahrnehmen, Orientieren und Sich-selbst-Erleben fördern. Fatal ist es aber, wenn die Phasen des Sich-symbiotisch-Wohlfühlens unterbrochen oder gar nicht zugelassen werden und wenn auf der anderen Seite Einsicht nicht als Heranführen und als Angebot, sondern als Aufdrängen praktiziert wird. Dies geschieht etwa durch unerträgliches pädagogisches Belehren, das in keinem Zusammenhang mit dem aktuellen Erleben und den Verständnismöglichkeiten des Patienten steht.
Die Entwicklung einer verlässlichen Arbeitsbeziehung, an die der Patient wirklich glaubt, kann lange Zeit dauern. Falls es schon in sehr frühen Therapiephasen zu intensiven Behandlungsstunden kommt, in denen man geradezu von einer Fülle von Material überschwemmt wird, sollte nachgedacht werden, ob hier nicht eine Abwehr in der Form besteht, die Therapiebeziehung mit vermeintlicher Offenheit zu zelebrieren, sich in Wirklichkeit aber über die wahren Beziehungsängste zu täuschen. Dass bei so hohen Erwartungen eine Enttäuschung dann fast unvermeidlich ist, kann zum vielleicht unbewusst auf diese Weise inszenierten Abbruch der Beziehung führen. Der Therapeut muss also manchmal auch psychische Schutzfunktionen für den Patienten übernehmen, wenn dieser sich noch nicht ausreichend abgrenzen kann. Ähnliches spielt sich auch bei süchtiger Promiskuität ab. Intimität wird durch zu intensive sexualisierte Nähe gesucht und – ebenso rasch enttäuscht – verworfen.

16.7 Wann besteht und wie wirkt eine Therapiebeziehung?

Hat sich eine Therapiebeziehung aber wirklich hergestellt, so ist dies am Eingeständnis des Patienten zu erkennen, dass ihm Reaktionen des Therapeuten etwas ausmachen. Der Patient kann Gefühle wie Eifersucht oder Traurigkeit zulassen, wenn die Therapie unterbrochen wird. Es scheinen sich dann vor allem zwei grundlegende Veränderungen eingestellt zu haben: Der Patient hat die ihm bisher unbekannte Erfahrung gemacht, vom Therapeuten als Mensch wahrgenommen und respektiert zu werden, und kann solche Empfindungen ansatzweise auch für den Therapeuten und andere Objekte aufbringen. Während der Patient sich zuvor häufig in diffuser Grenzüberschreitung mit seinen Objekten eins gefühlt und letztlich auch in der Szene des Delikts das Opfer nur als Teilobjekt, das ihm völlig zur

Verfügung steht, und nicht als ganzen Menschen wahrgenommen hat, so erlebt er jetzt nach einer geglückten langen Therapiephase der Herstellung einer therapeutischen Beziehung, dass der Therapeut und er selbst zwei verschiedene Menschen sind. Diese Verschiedenheit bedeutet zwar den Verzicht auf die Phantasie eines ausgedehnten, erweiterten, grandiosen Selbst, lässt den Patienten aber ein wirkliches Geben und Nehmen und die Entdeckung des Geliebtwerdens erfahren. Phantasierte Fusion mit Selbstobjekten wird gegen die tief beeindruckende und stabilisierende Bestätigung durch ein reales, selbstständiges Objekt eingetauscht.
Zu diesem Zeitpunkt, an dem der Patient sich als eigenständiges Selbst und ebenso das Objekt als eigenständig wahrnimmt und wertschätzen gelernt hat, kann er seine Empathie zulassen und sich identifizieren. Aus meiner Sicht ist dies der Punkt, wo die Verletzung der Integrität eines anderen Menschen, also seine Entmenschlichung, bewusst nicht mehr möglich ist.
Gleichzeitig kann jetzt eine fruchtbare Phase des therapeutischen Austauschs entstehen, in der eingeschränkte psychische Funktionen entwickelt und gestärkt werden können. Ähnlich wie bei neurotischen Patienten ist jetzt auch bei persönlichkeitsgestörten Patienten die Fähigkeit, sich auszudrücken, zu verbalisieren, ebenso wie die Fähigkeit, etwas zu verstehen und etwas zu ändern, entstanden. Es ist manchmal, als bahne sich eine sprudelnde Quelle ihren Weg. In dieser späteren Therapiephase ist es dann möglich und oft sinnvoll, auch die Straftaten durchzuarbeiten, zu denen jetzt ein emotionaler Zugang möglich ist.

16.8 Delinquenz als psychische Kompensation

Über die Persönlichkeit und die Motive von insbesondere persönlichkeitsgestörten Straftätern existieren die unsäglichsten Vorurteile. So ist etwa bei Sexualstraftätern oft von Triebtätern die Rede, obwohl nur selten etwa ein biologisch gesteigerter Trieb vorliegt und die Szene des Delikts viel mehr mit Verzweiflung, innerer Einsamkeit und panischer Angst vor einem seelischen Zerbrechen, einer Fragmentierung und einer narzisstischen Abwehr zu tun hat. In zahlreichen Fällen lässt sich feststellen, dass der Täter oder die Täterin selbst als Kind unerträglichen Traumata ausgesetzt war. Für viele Täter gilt, was der amerikanische Psychoanalytiker Stoller (2001), über Menschen mit Perversionen schreibt. Sie schaffen sich ein Szenarium, das Reste früherer schmerzhafter Erlebnisse enthält, die nun verhüllt und verändert werden, damit sich das Trauma in einen vermeintlichen Triumph, das Opfer in einen Sieger verwandelt. Tatsächlich haben wir mindestens bei der Hälfte der nach Moringen eingewiesenen Sexualstraftäter in der Vorgeschichte einen selbst erlebten sexuellen Missbrauch festgestellt.

16.9 Therapiebedingungen im Maßregelvollzug

Im sogenannten Maßregelvollzug befinden sich psychisch Kranke, die eine Straftat begangen haben, schuldunfähig oder vermindert schuldfähig sind und von denen weiterhin eine Gefahr ausgeht. Maßregel deshalb, weil im Gesetzestext von einer Maßregel der Besserung und Sicherung die Rede ist, also schlicht von einer Therapie in einem psychiatrischen Krankenhaus.

Seit den 80er Jahren ist in der Forensik in Deutschland ein im Vergleich zur sonstigen Psychiatrie und Psychotherapie zwar begrenzter, manchmal jedoch auch sehr kontroverser Diskurs entstanden, wie denn forensische Patienten behandelt werden sollten. Einige glauben, man müsse die Psychotherapie neu erfinden, andere denken, kurze amerikanische Therapieprogramme seien besonders erfolgversprechend. Es gibt in den höchst unterschiedlichen Maßregeleinrichtungen der Bundesrepublik offenbar ganz verschiedene Auffassungen darüber, was Therapie sei, und bestimmte Konzepte sind auch ganz unterschiedlich verwirklicht. Vielfach werden aber solche Konzepte ganz massiv von außen her beeinflusst – direkt durch politische, administrative und juristische Vorgaben, indirekt durch die Meinung der Öffentlichkeit und der Medien. Wurde man noch in den 80er Jahren als Kerkermeister gescholten, weil man zu wenig für die Patienten tat, so gilt man heutzutage bisweilen schon als Komplize oder als blauäugig, wenn man sich für Patienten einsetzt, ihnen akzeptable Lebensbedingungen verschafft und ihnen Zeit und Anteilnahme in der Therapie widmet. In verquerer Logik wird einem bisweilen vorgehalten, nur an die Täter und nicht an die Opfer zu denken.

Landauf, landab heißt es zwar seit einigen Jahren, Therapie – gar Zwangstherapie, wie manche Fundamentalisten meinen – solle allen Sexualstraftätern verordnet werden. Schwerlich ließe sich sagen „zugutekommen“, denn nicht um Gutes für die Patienten geht es, sondern um Strafe für die Täter. Wie soll aber einer gut werden, der nichts Gutes bekommen hat?

Es bedarf kaum der Erwähnung, dass nicht jeder Maßregelpatient geheilt in ein selbständiges Leben entlassen werden kann, oder dass nicht jeder Patient eine intensive Psychotherapie will und braucht. Aber allzu oft ist andererseits heute auch wieder von „untherapierbaren“ Patienten die Rede, werden Persönlichkeitsstörungen mit längst überholt geglaubten statischen Psychopathiebegriffen charakterisiert.

16.10 Die gesellschaftspolitische Rolle des Maßregelvollzugs

Die Stellung der im Maßregelvollzug Tätigen und ihre therapeutischen Konzepte werden also wie in keiner anderen therapeutischen Institution vielfach und einschneidend aus allen Richtungen bedroht, so wie ja auch die Patienten von überall her abgeschoben und in der Unterbringung massivsten Einflüssen - weit mehr noch als im Strafvollzug - ausgesetzt sind. Umso wichtiger ist es daher, ein thera-

peutisches Modell als Orientierung zu besitzen, mit dem sich die therapeutische Institution am besten identifizieren kann.
Vorstellungen über die Patienten und den Weg, ihnen zu helfen oder sich vor ihnen zu schützen, fließen in die bauliche Ausgestaltung, die innere Organisation und die therapeutische Praxis einer forensisch-psychiatrischen Einrichtung unmittelbar ein. Ängste vor Patienten, ihre Ausgrenzung und Entwertung werden ebenso deutlich ausgedrückt wie Achtung vor dem Patienten und die Idee therapeutischer Nähe.

16.11 Worauf es im Konzept einer forensischen Klinik ankommt

So unterschiedlich die Patienten im Maßregelvollzug sind, so unterschiedlich muss auch das Gesamtkonzept einer Einrichtung sein und muss dennoch eine gemeinsame therapeutische Haltung allen Patienten gegenüber erkennen lassen. Die einzelne Klinik sollte ein Höchstmaß an Binnendifferenzierung aufweisen, um den unterschiedlichen Bedürfnissen der Patienten gerecht zu werden. Es ist also notwendig, Stationen und vor allem Wohngruppen mit unterschiedlichem Charakter anzubieten. Damit meine ich aber nicht, dass es sinnvoll ist, Gruppen von Patienten mit gleichen Straftaten oder Diagnosen zu schaffen.
Da es sich bei der großen Mehrzahl der Patienten im Maßregelvollzug um früh gestörte Patienten handelt, die Konflikte und Defizite vor allem in ihren primären Beziehungsstrukturen haben und die oft narzisstisch auf sich selbst bezogen sind, spielt die Bearbeitung von Beziehungen sowohl im einzel- wie im gruppentherapeutischen Setting eine ausschlaggebende Rolle. Für die Gestaltung solcher Beziehungen muss es aber genügend Raum geben, d. h. für die Beziehungen der Patienten untereinander, für die Beziehungen zu den Mitarbeitern und vor allem auch nach außen. Wenn diese Beziehungen unerwünscht sind oder gar eingeschränkt werden – aus Sicherheitsgründen ist dies ohnehin schon oft genug der Fall – verkümmern die psychische Ausdrucksfähigkeit der Patienten und der soziale Organismus der Institution. Es kommt zu einer Hospitalisierung mit all ihren schädlichen und gefährlichen Folgen. In leeren, toten sozialen Räumen lähmt das Verrinnen der Zeit jede Entwicklung. Durch das Fehlen von Beziehungen wird die Gefährlichkeit von Patienten verstärkt statt vermindert.
Die wichtigste psychotherapeutische und soziotherapeutische Aufgabe ist es aber gerade, die zahlreichen Interaktionen der Patienten zu begleiten und hilfreich, klärend, fördernd oder bremsend einzugreifen, wenn dies notwendig ist. Zahlreiche intra- und extramurale Konzepte der Milieu- und Soziotherapie, der Familien- und Paartherapie, der systemischen Therapie und manch anderer Therapieformen sind dabei nützlich.
Seit den 80er Jahren haben wir in Moringen für unser Behandlungsparadigma das Modell der Familie entwickelt (Familienmodell). Familie hat etwas mit Zusammengehörigkeit und Vertrautheit zu tun. Wie in einer Familie stellen die Rollen

von Eltern, Geschwistern und anderen Familienmitgliedern für die Patienten eine entscheidende Förderung und Herausforderung dar. Besonders zu betonen ist dabei die Beziehung zur Einzeltherapeutin, zum Einzeltherapeuten und zur Bezugsschwester und zum Bezugspfleger. Familienrollen fördern den Zugang zum Patienten und implizieren eine hohe persönliche Verantwortlichkeit. Der Patient, der sich gemocht und verlässlich unterstützt fühlt, gibt seinerseits oft das an Verlässlichkeit und Herzlichkeit zurück, was ihm entgegengebracht wurde. Dass man sich dabei in einer Familie auch streiten kann, ist ebenso selbstverständlich wie aber auch nur möglich auf dem Boden einer tragfähigen Beziehung. Insbesondere geht es ja auch um die Aufdeckung und Bearbeitung pathogener familiärer Beziehungsmuster der Patienten.

Manchem mag ein solches Modell allzu niedlich erscheinen, als nehme man die Abgründe und die Gefährlichkeit mancher Patienten nicht mehr genügend ernst. Tatsächlich wären negative Entwicklungen zu befürchten, würde man statt Nähe Verstrickungen mit den Konflikten des Patienten inszenieren. Entscheidend ist daher, dass auch im Team ein Klima der Nähe und engen Kooperation herrscht, und Selbstreflexion dadurch möglich wird, und dass sich das Team in der Supervision über seine eigene Befindlichkeit klar wird.

In der lebendigen Triade Patient, Mitarbeiter und Außenwelt können etwa Nähe-Distanz-Konflikte schon im Entstehen bearbeitet werden. Es wird dann etwa kaum dazu kommen, dass Patienten die Mitarbeiter in Gegner und Verbündete spalten oder dass Mitarbeiter die Patienten dazu benutzen, um Konflikte auszutragen. Derartige Phänomene treten nämlich regelmäßig dann auf, wenn unter den Mitarbeitern wenig Kontakt, stattdessen aber Spannung und unausgesprochene Rivalität bestehen, und wenn es keine externen Hilfsmöglichkeiten gibt.

Die Einteilung eines Krankenhauses in Stationen, wo viele Patienten über Jahre hinweg leben und wie im Altersheim eine Vollversorgung besteht und Essen auf Rädern serviert wird, ist nicht geeignet, das Ziel der Rehabilitation von Patienten zu erreichen. Von größter Bedeutung ist es daher, die Patienten zu Selbstverantwortung, Selbstgestaltung und Selbstversorgung in allen Lebensbereichen anzuregen (größtmögliche Selbstständigkeit).

Immer wichtiger wurde es auch, Angehörige der Patienten, soweit vorhanden, in die Therapie mit einzubeziehen, da nicht selten zu beobachten war, dass die Patienten, insbesondere viele Sexualstraftäter, immer noch wie durch eine Nabelschnur dem mütterlichen Einfluss unterlagen und unselbständig blieben. Bei fast allen Patienten werden regelmäßig Ausführungen nach Hause ermöglicht, um sie besser verstehen und ihren familiären Hintergrund kennen zu lernen. Angesichts der riesigen Entfernungen in Niedersachsen ist dies oft ein schwieriges Unterfangen und hat nicht zuletzt den Gedanken der Dezentralisierung gefördert.

16.12 Die Wichtigkeit von Lockerungen

Ziel des Maßregelvollzuges ist neben einer notwendigen Sicherung die Therapie und Rehabilitation der Patienten. Die Unterbringung der Patienten soll sich dabei laut niedersächsischem Maßregelvollzugsgesetz von 1982 soweit wie möglich an normale Lebensverhältnisse angleichen. Deshalb ist es notwendig, dass die Patienten so früh wie möglich Lockerungen nach außen – mit und später auch ohne Begleitung – erhalten. Nur so können sie lange vor einer späteren Entlassung in kleinen Schritten wieder an das Leben außerhalb der Institution gewöhnt werden. Erst sehr späte Lockerungen in zu großen Schritten, nach dem Motto „Nach uns die Sintflut", müssen dagegen wegen des dann meist hohen Rückfallrisikos als unverantwortlich bezeichnet werden. Es gibt in Moringen Lockerungen unterschiedlichster Art für fast alle Patienten. Über die Hälfte der Patienten hat freien Ausgang oder Urlaub, und ca. 85 % haben die Genehmigung zu Ausführungen mit Mitarbeitern z. B. in Form von Gruppenausgängen für einen Fahrradausflug oder einzeln zum Einkaufen.

Parallel zu der Entwicklung therapeutischer Konzepte mussten bei allen Berufsgruppen erhebliche Fort- und Weiterbildungsanstrengungen unternommen werden. Angesichts schwierigster Patienten, die für die Mitarbeiter eine große Belastung darstellen, war es besonders wichtig, therapeutische und Teamsupervisionsgruppen unter Leitung auswärtiger Supervisoren einzurichten. In Moringen haben alle Therapeuten die Möglichkeit zur Fallsupervision, und es gibt für fast alle Stationen Teamsupervisionen.

16.13 Sicherheit

Wichtig für die Sicherheitsdiskussion war, dass einerseits auf bestimmte gefährdende Situationen, wie z. B. die Besetzung aller Stationen mit Nachtwachen, konsequent eingegangen wurde, dass aber ein freundschaftliches Klima der Kooperation zwischen Personal und Patienten bestehen blieb und sich festigte. Baulich wurde soweit wie möglich darauf geachtet, dass die sonst in entsprechenden Einrichtungen oft zu beobachtenden bedrohlich wirkenden Sicherungsanlagen, wie Fernsehkameras und Stacheldraht, kaum installiert wurden. Stattdessen wurde etwa der hochgesicherte Bereich mit einer inzwischen übermannshohen, mehrere Meter breiten Dornenhecke versehen. Zu einem großen Teil bilden Gebäude die äußere Begrenzung des Geländes, so dass das Landeskrankenhaus auch innerhalb der Stadt nicht allzu sehr als feindseliger Fremdkörper dominiert.

16.14 Prognose

Bei jeder Lockerung muss selbstverständlich eine sorgfältige und ständig begleitende Diskussion der prognostischen Einschätzung des Patienten stattfinden. Eine solche prognostische Entscheidung ist umso fundierter, je mehr alle Mitarbeiter, die den Patienten kennen, verantwortlich in diese Überlegungen mit einbezogen werden. Durch ein System mehrfacher Überprüfungen, also einer sehr hohen Redundanz, wird ein Höchstmaß von Sicherheit erreicht. Prognostische Einschätzungen basieren selbstverständlich in erster Linie auch auf Erkenntnissen im Rahmen der Psychotherapie, so dass man sich eine Vorstellung von der Psychodynamik des Patienten machen kann und sich nicht etwa bloß auf äußeres Wohlverhalten des Patienten verlässt. Während in den 80er Jahren jährlich noch bis zu 80 Patienten – hauptsächlich im Rahmen von Ausgängen – entwichen sind, hat sich diese Zahl inzwischen auf ca. 10 Entweichungen reduziert. Dabei haben etwa im Jahr 2001 über 18 000 Lockerungen ohne Begleitung durch Bedienstete und ebenso viele in Begleitung stattgefunden, wo den Patienten eine Entweichung möglich gewesen wäre. Im bundesweiten Vergleich von Maßregeleinrichtungen weist Moringen damit eine der mit Abstand niedrigsten Quoten an Entweichungen auf.

16.15 Aufgaben und Strukturen des Maßregelvollzuges

Eine ganz wesentliche Aufgabe ist es, die Patienten nicht nur zu therapieren, sondern ihrem Leben in der Unterbringung Sinn, Inhalte und Perspektive zu geben. Über die frühere Funktion der Arbeitstherapie als bloße Tagesstrukturierung und Beschäftigung hinaus wurden differenziertere Ergotherapieangebote entwickelt, wobei die Förderung chronisch hospitalisierter Patienten ebenso bedeutungsvoll ist wie die Unterstützung eines Fernstudiums. Nicht zuletzt geht es auch um die Betreuung einer kleinen Gruppe von Patienten, die aufgrund ihrer besonderen Gefährlichkeit für noch nicht absehbare Zeit untergebracht bleiben müssen.
Neben den spezifisch therapeutischen Angeboten spielt die Förderung einer offenen und die Geselligkeit anregenden Atmosphäre eine besondere Rolle für die Erweiterung der sozialen Kompetenz der Patienten. Dem dienen unter anderem eine von den Patienten betriebene Teestube, eine Cafeteria, ein Schülercafe und verschiedene andere Treffpunkte. Beziehungen zu Angehörigen, Freundinnen, aber auch zu Mitpatienten können durch den stunden- oder tageweisen Besuch von mehreren Appartements für Besucher aufrechterhalten und intensiviert werden.
Ein Großteil der Maßregelpatienten weist eine extrem gestörte Frühsozialisation auf. Neben Verhaltensstörungen bestehen auch schwerwiegende schulische Defizite. Die Patientenschule bietet daher einem großen Teil der Patienten von der Alphabetisierung über den Hauptschul- und Realschulkurs bis zu einer Abiturbetreuung ein breites pädagogisches Angebot.

Schon seit langem wurde immer deutlicher, dass es keineswegs möglich ist, die Patienten im stationären Setting gewissermaßen wie im Sandkasten soweit zu „heilen“, dass sie gesund und straffrei draußen leben können. Während die ambulante Versorgung in der Allgemeinpsychiatrie durch ein diverses Netzwerk von Tages- und Nachtkliniken, betreuten Wohngemeinschaften und verschiedenster Dienste oft schon hervorragend entwickelt ist, fehlen derartige Strukturen für Maßregelvollzugspatienten leider noch vielfach. Nicht selten weigern sich die Krankenkassen sogar, ambulante Behandlungskosten zu übernehmen.
Während sich also die Verhältnisse im stationären Bereich innerhalb der letzten beiden Jahrzehnte entscheidend verbessert haben, wurde es umso vordringlicher, die Behandlung nach dem stationären Aufenthalt nicht einfach zu beenden. Dann nämlich beginnt erst die entscheidende Erprobungsphase im Leben, und es ist nun erst recht qualifizierte therapeutische Unterstützung notwendig. Es musste daher dringend mit dem auch im Gesetz geforderten offenen Maßregelvollzug als Übergangsphase vor der Entlassung begonnen werden. Inzwischen gehören zum Landeskrankenhaus Moringen 23 Plätze im offenen Vollzug. Die betreffenden Patienten leben ohne ständige Betreuung in kleinen Wohnungen. Standorte sind Moringen und Hannover. Daneben befinden sich 30 - 40 Patienten vor der Entlassung ganz allein, oder in einer externen Institution im sogenannten Probewohnen, wo sie nur noch punktuell von Mitarbeitern betreut werden. Dieses Probewohnen kann ein bis zwei Jahre dauern. 2004 hat das Land Niedersachsen auch eine Ambulanz für entlassene Sexualstraftäter eingerichtet.
Unter anderem im Zusammenhang mit den großen Schwierigkeiten bei der Wiedereingliederung der Patienten in die Heimatregion wurde die Notwendigkeit einer Teildezentralisierung des Maßregelvollzugs in Niedersachsen erkannt. Zwar hat die Unterbringung in einer großen Einrichtung wie in Moringen den Vorteil, dass sehr differenzierte und spezialisierte Angebote entwickelt werden konnten und dass auch das Erscheinungsbild und die psychiatriepolitische Bedeutung einer sinnvollen Maßregelbehandlung durch eine große Einrichtung vielleicht besser vertreten werden kann als durch viele, manchmal wenig beachtete, einer Großklinik angegliederte Abteilungen. Dennoch bestehen gravierende Nachteile: Eine Wiedereingliederung im südniedersächsischen Raum stößt schon wegen der großen Zahl von Patienten auf Schwierigkeiten, und es können wichtige heimatnahe Bezüge schwer aufrechterhalten, wieder erneuert oder neu geschaffen werden. Zudem bleibt die Tendenz der Allgemeinpsychiatrie bestehen, Maßregelpatienten aus dem Blickfeld zu verlieren und die Abschiebefunktion des Maßregelvollzugs zu verstärken. Schließlich ängstigt die Vorstellung, dass ein Patient im Maßregelvollzug auf eine einzige große konkurrenzlose Einrichtung angewiesen ist und kaum eine Möglichkeit hat, im Falle einer Inkompatibilität eine solche Einrichtung zu wechseln.
Es ist damit zu rechnen, dass der öffentliche und der psychiatrische und gesellschaftspolitische Diskurs über den Maßregelvollzug anhält. Angesichts der auch in

Zukunft sicher großen Konflikte und Probleme auf diesem Gebiet ist der Maßregelvollzug auf kritische, aber auch verständnisvolle Unterstützung angewiesen.

Literatur

Balint M. Thrills and Regression. London: The Hogarth Press 1959.

Freud S. Erinnern, Wiederholen und Durcharbeiten. Gesammelte Werke, Band 10. Frankfurt/Main: Fischer 1914; 125-36.

Gruen A. Der Fremde in uns. München: Deutscher Taschenbuch Verlag 2002.

Stoller R.J. Perversion. Die erotische Form von Hass. Gießen: Psychosozial Verlag 2001.

Winnicott DW. Reifungsprozesse und fördernde Umwelt, München: Psychosozial Verlag 2002.

17. Normale oder gestörte Persönlichkeit? Theoretische Überlegungen zur psychiatrischen Grenze der normalen Persönlichkeit und der Persönlichkeitsstörung

Jann E. Schlimme & Hinderk M. Emrich

17.1 Einleitung

Wenn wir Fragen nach der Normalität eines Menschen stellen, bewegen wir uns auf schmalem Grat. Unzweifelhaft ist es eine Frage, die wir *innerhalb* unseres Menschenbildes stellen. Menschenbilder sind Akte der *Selbstvergewisserung*, in denen wir der Frage „Wie ist es, ein Mensch zu sein?“ nachgehen. Bedenken wir also diese Frage nach „normaler oder gestörter Persönlichkeit“ tiefer, so geraten wir in eine Verwunderung darüber, dass wir diese Frage überhaupt stellen können. Zugleich geraten wir damit ins Philosophieren. Dieses „Hineingeraten“ ist für den psychiatrisch-psychologischen Diskurs keineswegs neuartig oder ungewohnt. Vom Anbeginn der Psychiatrie und Psychologie blieb die Nähe zur Philosophie ein Thema – sei es als angenehme Verwandtschaft oder unangenehme Bedrohung. Aktuell kann kaum übersehen werden, dass das Philosophieren innerhalb des Psychiatrischen und Psychologischen an Bedeutung und Wichtigkeit wieder zugenommen hat (Fulford et al. 2004). Dies gilt auch für den deutschsprachigen Raum (Schramme u. Thome 2004). Zentrales Thema dieses Philosophierens scheint dabei die Rehabilitation dessen zu sein, was wir im Folgenden als Selbstheit bezeichnen werden. In einem anderen Sprachgebrauch könnte gesagt werden, dass es auch darum geht, die persönliche Sichtweise und Bewertung des eigenen Lebens als Zentralgestirn des Psychiatrischen zu benennen, zu verstehen und – so nötig – zu rehabilitieren. Ein solches Philosophieren orientiert sich dabei häufig an der Phänomenologie. So soll auch hier eine Orientierung am phänomenologischen Philosophieren erfolgen. Dies macht den Text nicht immer einfacher.

17.2 Verwunderung über die Frage

Strenggenommen sind wir bereits im Philosophieren angekommen. Denn bereits die Frage nach „normaler oder gestörter Persönlichkeit" gerät uns zum Thema. Wir verwundern uns, dass wir diese Frage überhaupt stellen *können*. Diese Verwunderung führt in zwei Aussagen. Zunächst verstehen und vergewissern wir uns in unserer transatlantischen Kultur offenbar je als Einzelner als ein Wesen, welches *Persönlichkeit* hat. Zum anderen *grenzen* sich in dieser Selbstvergewisserung Bereiche *ein* bzw. *aus*, die Normalität und krankheitswertige Störungen darstellen. Die Verwunderung nimmt zu, wenn wir uns eingestehen, dass Verständnisse des Menschen auch heutzutage keineswegs einheitlich und unstrittig sind. Festzustehen scheint zumindest, dass Menschen denkende, mit Selbstbewusstsein ausgestattete Wesen sind, welche ein Verhältnis *zu sich* selbst einnehmen. Ferner scheint festzustehen, dass *Menschen ihrem Leben als Leben unabdingbar und absolut überantwortet* sind – sie also ihrem Leben im Leben nicht ausweichen können – und dass ihr Leben *sich in* ihrem Leben *selbst erweist.* Diese letzten beiden Selbstvergewisserungen erscheinen verglichen mit den ersten beiden Selbstvergewisserungen in dem Sinne basaler, als kaum kulturell gebunden, und zudem freiräumiger und weniger einengend. Es ist allerdings wahrscheinlich, dass diese verschiedenen Selbstvergewisserungen miteinander verschränkt sind.

Das Ziel des Textes ist eine Vergewisserung darüber, welche grundlegenden Vorannahmen eine Selbstvergewisserung bereits im Vorfeld voraussetzen muss, damit in ihr überhaupt die Frage nach „normaler und gestörter Persönlichkeit" gestellt werden kann. Antworten auf diese Frage geben uns Aufschluss über grundlegende Annahmen des psychiatrischen Diskurses. Sie ermöglichen uns zugleich eine Vergewisserung darüber, wie wir Persönlichkeit verstehen können. Sicherlich werden dadurch auch Anforderungen an die psychiatrische Unterscheidung normaler und gestörter Persönlichkeiten formulierbar.

17.3 Persönlichkeit als Selbigkeit personaler Identität

In den aktuellen philosophischen Diskussionen ist der Begriff der personalen Identität derjenige Begriff, der die menschliche Doppelung von *Selbstheit* (Ipseität, Subjektivität) und *Selbigkeit* (Identität, Dasselbe-sein, sameness) am ehesten zu umfassen scheint (Theunissen 1966; Welsen 1999). Selbstheit versteht sich am ehesten im Sinne der berühmten Definition Søren Kierkegaards (1813-1855) von 1846: „Das Selbst ist ein Verhältnis, das sich zu sich selbst verhält, oder ist dasjenige am Verhältnis, dass das Verhältnis sich zu sich selbst verhält; das Selbst ist nicht das Verhältnis, sondern dass das Verhältnis sich zu sich selbst verhält" (Kierkegaard 1992). In Kierkegaards Definition des Selbst wird das Leben selbst angesprochen, welches sich beim Menschen nicht nur in einer Selbstheit, sondern eben auch in einer nicht loszuwerdenden Selbigkeit offenbart (Henry 1992; Theunissen 1993). Auch das

Bemühen einer systematischen Orientierung des Selbst an sich selbst – wie beispielsweise in der Aufklärung unter dem Konzept des Selbstbewusstseins – weist über die reine Selbstheit hinaus. Denn da es um das „Verhältnis zu sich" geht, muss eine Selbigkeit vorausgesetzt werden, wenn der sonst unabschließbare Zirkelschluss des „Ich bin Ich" vermieden werden soll (Henrich 1992).

Selbigkeit meint das unausweichliche So-Sein des Menschen angesichts des Wechsels seiner Verfassungen. Selbigkeit fragt also nach den idealerweise gar nicht veränderlichen „Elementen" bzw. Konstanten von Handeln, Denken, Fühlen und Leiblichkeit, die eine Beständigkeit in der Zeit und in den Situationen aufweisen. Persönlichkeit versteht sich demnach am ehesten als die Selbigkeit des Menschen. Wollten wir Fragen nach der Selbigkeit bzw. Persönlichkeit eines Menschen eindeutig beantworten, würden wir im Idealfall *kontinuierliche Eigenarten* eines Menschen auffinden wollen, die wie ein „Kern" diesen Menschen als genau diesen qualifizieren und festlegen. Bekanntlich herrschte im griechischen und christlichen Selbstverständnis die Vorstellung einer göttlichen, unverrückbaren und unwandelbaren Substanz als Kern und Innerstes des Menschen, welches diesen zugleich qualitativ festlegte – wie insbesondere das Verständnis der Person bei Augustinus (354-430) als den „nicht-bezüglichen Seinsbestand menschlicher Wesen" im Sinne einer „menschlichen Substanz" zeigt (Flasch 1994; Rombach 1993). Angesichts der Unausweichlichkeit des Lebens nahm auch die philosophische Anthropologie des letzten Jahrhunderts eine Zwitterstellung des Menschen zwischen „Natur" und „Geist" an. Insbesondere Max Scheler (1874-1928) betonte die Instinktentbundenheit und Weltoffenheit des Menschen, der als Platzhalter des Geistes insbesondere im Sich-Widersetzen gegen die Eingebundenheit in seine artspezifische Umwelt typisch menschlichen Ausdruck finde (Scheler 1998).

Aus unserer Sicht sind Selbstheit und Selbigkeit jedoch keine zueinander unvereinbaren Paradoxien, sondern ein- und derselbe Vollzug des Lebens. Um dies genauer zu erläutern, sei ein kurzer Exkurs erlaubt: Mit Michel Henry (1922-2002) kann gesagt werden, dass das *Leben sich im Erleben selbst erweist* und dass dieses Erleben nicht verweigert werden kann (Henry 1992). Somit wird die Selbstheit zum zentralen Angelpunkt menschlichen Er-Lebens, aber ohne dass es seine Selbigkeit lebendig verweigern könnte (Henry 1992). Diese Selbigkeit kann wiederum radikal mit Heinrich Rombach (1923-2004) als „genetisch" (i. S. von *genesis* = Werden) verstanden werden. Dieses fundamentale Werden des Selbst in seiner Selbigkeit schließt die Selbstheit mit ein, die der Selbigkeit *ko-konstitutiv* ist. Bei Rombach sind sowohl *die Welt* als auch *das Selbst Konstitutive aus dem lebendigen Geschehen des Lebens selbst heraus,* die in diesem Hervorgang zugleich dieses Verhältnis-zu-sich hervorbringen, welches aus dem Leben ein Erleben werden lässt (Rombach 1993). Selbst meint hier also immer beides: die Selbstheit angesichts des Gewordenen, worin eben zugleich die gewordene (unausweichliche) Selbigkeit gemeint ist (Rombach 1993). Mit Selbigkeit ist also keine „in" der Person angesiedelte Innerlichkeit gemeint, sondern das *Ganze* der jeweilig gewordenen Situation mit all ihren Abstufungen ins Innerste und Äußerste – also auch „die" Welt, „die" Kultur oder „die"

Tiefenstrukturen. In diesen hier nur verkürzt wiedergegebenen Überlegungen wird deutlich, dass die Selbstheit als *Konstitutiv* nicht nur einer Selbigkeit bedarf, sondern die Selbigkeit als Konstitutiv einer *(ko-konstitutiven)* Selbstheit bedarf, um von einem Selbst (auf der Ebene des menschlichen Erlebens) reden zu können. Selbstheit und Selbigkeit verstehen sich so als ein und derselbe Vollzug des Lebens. Kehren wir zum Thema zurück, so stellt sich die Frage, wie sich in einem solchen Menschenbild Selbigkeit bzw. Persönlichkeit versteht?

Persönlichkeit versteht sich als die Eigenart der Vermögen des Fühlens, Meinens und Verhaltens eines Menschen in seiner Welt (Rombach 1993). Diese persönliche Eigenart steht in einem besonderen, als *Überformung* verstehbaren Verhältnis zu (natürlicher und psychosozialer/kultureller) Vererbung und Zufall und weist weitgehende Konstanz im Leben dieses Menschen auf. Ihre weitgehende Konstanz bedeutet keineswegs Unwandelbarkeit, sondern Überformung. *Überformung* meint einen *zweiseitigen, interpretativen Funktionszusammenhang*: Zum einen weisen sie sich *je neu als unausweichlich* aus, worin sie sich lebensmäßig beweisen und als Eigenart hervortreten; zum anderen weisen sie sich *je unausweichlich als neu* aus, worin sie sich neu gewonnen lebensmäßig beweisen und als Eigenart hervortreten. Persönliche Eigenart ist immer anders und bleibt gerade darin immer diesselbe. Sie sind in ihrer Wandlung wiedererkennbar, ohne exakt das Gleiche geblieben zu sein. Persönliche Eigenarten sind dabei nicht primär Ausdruck einer Zuschreibung durch einen selbst oder durch andere, sondern finden Ausdruck in solchen Zuschreibungen, womit zugleich gesagt ist, dass konstante lebenslange Zuschreibungen persönlicher Eigenarten durchaus eine persönliche Eigenart darstellen können. Persönliche Eigenarten sind in situativer Unterschiedlichkeit *lebendige Interpretation* „dieses" Menschen, der sich zwar in jeder Situation anders als dieser Mensch interpretiert, zugleich aber *je als eine Interpretation dieses Menschen* erscheint und so den Eindruck einer „hinter" der Interpretation stehenden „Persönlichkeit" erweckt (Rombach 1993).

Verständnisse der Persönlichkeit im psychiatrischen Diskurs nehmen zumeist zwei wichtige Einschränkungen vor, die im bisher erläuterten Menschenbild als Reduktionen erscheinen: Zum einen erfolgt eine Unterscheidung der Persönlichkeit entlang einer *Innen-Außen-Grenze*, wobei die *Persönlichkeit dem Inneren des Menschen zugewiesen* wird, obwohl sich die Eigenarten eines Menschen ebenso sehr in seiner Welt bzw. seinen Situationen zeigen; zum anderen wird die Selbigkeit des Menschen zunehmend als *Selbstregulation* beschrieben, obwohl Selbstregulation nur eine von vielen anderen Weisen der Interpretation seiner selbst ist. Sicherlich schwingt in solchen Engführungen des Menschen- und Selbstbildes immer auch die Hoffnung mit, etwas Festes und Dauerhaftes zu besitzen, ohne welches wir in unseren heillos vielen Welten steuerlos hin und her geworfen würden. Allerdings gilt – und dies scheint ja gerade bei Persönlichkeitsstörungen der Fall zu sein: Je festgelegter solche Muster sind, desto riskanter wird das persönliche Überformen des aktuell Begegnenden. Denn eine „exakte" Wiederkehr von Erlebens-, Verhaltens- und Denkmustern ist nicht nur oftmals inadäquat, unangemessen und unflexibel, sondern lässt den Sinn der wiederkehrenden Muster fragwürdig werden. Bildlich gesprochen geschieht der Persönlichkeit ein Ausrinnen ihres Sinns. Letzteres kann den „Leidensdruck" ins Unerträgliche und Suizidale steigern lassen, um dieser Unausweichlichkeit entfliehen zu können.

17.4 Zur Persönlichkeit im psychiatrischen Diskurs

Im psychiatrischen Diskurs scheinen aktuell neben dimensionalen Modellen der Persönlichkeit insbesondere psychoanalytische Modelle des „Kern-Selbst" die größte Reichweite zu besitzen. Als bekanntestes dimensionales Modell darf vielleicht die Typologie der Funktionen im Sinne der „Big Five Personality Factors" angesehen werden, die Persönlichkeitszüge in fünf funktionale Dimensionen auflöst (Extraversion, Agreeableness, Conscientiousness, Emotional Stability, Intellect/Openness to Experience; Raad 2000). Diese Dimensionen beschreiben – abgesehen von der „Openness to Experience" und zumindest begrenzt für „Intraversion/Extraversion" – selbstregulative Vermögen. Untersuchungen der letzten Jahre mit dimensionalen Modellen haben einerseits gezeigt, dass insbesondere selbstregulative Fähigkeiten der Affekte bedeutsam sind im Hinblick auf eine Störung der Persönlichkeit, dass aber offenbar keine qualitativ-kategorialen Unterschiede zwischen normalen und gestörten Persönlichkeiten getroffen werden können (Livesley 1998; Parker 2000). Dimensionale Modelle haben wichtige Hinweise auf Wandlungen der Persönlichkeitszüge im Lebenslauf gegeben (Tyrer 1988). Jedoch stellt sich die Frage, ob die Doppeltheit von Selbstheit und Selbigkeit in den dimensionalen Modellen nicht in dem Sinne ausgeblendet wird, als Selbstheit als „Selbstregulation" reduziert wird und Selbstheit insofern „Bestandteil" der Selbigkeit zu werden droht? Und das, obwohl wir im kulturellen Sinne eine intensive Orientierung entlang der Selbstheit betreiben (Postmoderne). Droht hier nicht die Vergewisserung *verloren* zu gehen, dass dimensionale Modelle Selbstvergewisserungen unserer selbst sind?

Als bekanntestes psychonanalytisches Modell darf wohl das selbstpsychologische Funktions-Modell des „Kern-Selbst" angesehen werden, welches mit der empirischen Säuglingsforschung eng verknüpft ist (Kohut 1973). Daniel Stern (1991) unterscheidet betreffend des Kernselbstempfindens die drei selbstregulativen Funktionen Selbst-Wirksamkeit, Selbst-Affektivität und Selbst-Kohärenz, die er einer jeweils eigenen Gedächtnisfunktion zuordnet (self-efficiacy, self-affectivity, self-coherence, self-memory). Das Kernselbstempfinden tauche in den ersten beiden Lebensmonaten auf, um dann bis zum 7.-9. Lebensmonat das Erleben des Säuglings zentral zu strukturieren und zeitlebens zu persistieren. Es ist einsichtig, dass dieses Kernselbstempfinden die Eigentümlichkeit meint, sich zeitlebens als sich selbst zu empfinden (Dornes 1993). Verstehen sich die Funktionen des „Kern-Selbst" nicht am ehesten als kategoriale Bedingungen der Selbstheit – zumal ein Selbstbewusstsein zu diesem Lebenszeitpunkt noch nicht gegeben ist? Offenbar vergewissern wir uns mit dem Modell des „Kern-Selbst" darüber, was ein sich seiner vergewisserndes Bewusstsein als Voraussetzungen seiner Selbigkeit annehmen sollte. Damit aber wären wir doch wieder bei der nachkantianischen Frage nach dem Grunde, der dieses explizite Wissen des Ich zureichend als Wissen begründet. Begründung dieses Wissens kann allein das Leben bzw. Erleben des Menschen selbst geben, welches hingegen kein explizites Wissen ist und sein kann.

Zusammenschauend zeigt sich, dass psychiatrische Modelle der Persönlichkeit dazu tendieren, im Interesse möglichst genauer Festlegung die Selbigkeit *überzubetonen*. Dabei versteht sich Selbigkeit im psychiatrischen Diskurs zunehmend als *Vermögen der Selbstregulation*. Zugleich vergewissert sich dieser Diskurs zunehmend auch der Selbstheit als selbstregulatives Vermögen. Inwiefern diese Reduktion mit einem wissenschaftlichen Anspruch zu tun hat, wie insbesondere Kühn (1999) ausgeführt hat, soll hier nicht weiter untersucht werden. Allerdings kommen die psychiatrischen Modelle konsequent verstanden in dieser Reduktion der Selbstheit auch auf ihren eigenen Widerspruch: Selbstheit wird insbesondere als selbstregulatives Vermögen verstanden, welches streng genommen als Bestandteil der Selbigkeit verstanden wird, welches wiederum dazu dient, genau diese Selbigkeit zu regulieren. Wären solche Modelle zutreffend, wären alle anderen Selbstvergewisserungen – beispielsweise religiöser oder philosophischer Art – ihrerseits nur Ausdruck der auf sich selbst iterierenden Selbstregulation, als welche dann die Selbstheit ja verstanden würde. Hierin wird die *paradigmatische Engführung der Selbstheit* kenntlich, insofern sich diese Modelle der Persönlichkeit *nicht mehr* als eine besondere Weise der Selbstvergewisserung ausweisen – bzw. umgekehrt formuliert: Sie weisen sich als die einzige Weise von Selbstvergewisserung aus, worin sie eben gerade *nicht mehr* als Selbstvergewisserung verständlich wären. Solche Modelle werden problematisch, wenn trotz der Einsicht in diese modellhafte (positivistische) Selbstentfremdung dem Modell gemäß das Modell nicht als eine Erscheinungsweise des Ganzen – genauer: des Ganzen des Einsichtgewinnenden – zurückgewonnen werden kann.

17.5 Zur Grenze von Normalität und Störung im psychiatrischen Diskurs

Wesentlich für die moderne Medizin ist das *Auftrennen von Wohlbefinden und Normalität* bzw. *Gesundheit*. Das „täuschende Gefühl der Gesundheit" ist die zentrale Neuerung der Medizin um 1800, wodurch sich Krankheiten vollkommen neu verstanden (Foucault 1991; Tsouyopoulos 1982, 1984) und auch neue Krankheiten entdeckt bzw. gefunden werden konnten – wie beispielsweise die Abhängigkeitserkrankungen (Schlimme u. Emrich 2004; Wiesemann 2000). Der modernen Auftrennung von Wohlbefinden und medizinischer Gesundheit entspricht letztlich auch die „Verborgenheit der Gesundheit" (Gadamer 1993), die in ihrer fehlenden Feststellbarkeit dem Selbsterweis des Lebens in seiner konkreten Unerschöpflichkeit und wirklichen Unbestimmbarkeit entspricht – was zugegeben nicht der erlebte „Normalfall“ ist und dem Wohlbefinden näher zu stehen scheint. Sie kann auch als „Idealtypus“ fiktiv gefasst werden, wie die WHO-Definition der Gesundheit leitbildartig vorschlägt und was wiederum einer medizinischen Gesundheit näher zu stehen scheint. Für welches Verständnis auch immer wir uns entscheiden, wir können festhalten: Seit 1800 gibt es zwei verschiedene Diskurse – und damit auch *zwei verschiedene Grenzen* – von Normalität und Störung: einerseits einen *Diskurs der Selbsteinschätzung*; andererseits einen *Diskurs der medizinischen Einschätzung*. Wie im „täuschenden Gefühl der Gesundheit“ bereits anklingt, stehen diese beiden Diskurse offenbar in einer aufklärerischen Manier zueinander, in welcher der eine den anderen (vernünftig) durchleuchtet und dessen Aussagen als Täuschung entlarven kann.

Betrachten wir zunächst den *psychiatrischen Diskurs*, der um 1800 begann, seinen Ausgang an genau dieser Differenz genommen hat und in Analogie zum medizinischen Diskurs über Krankheiten verstanden werden kann. Krankheiten wurden nun als pathologisch veränderte organische Prozesse verstanden, die sich entlang den Gesetzen des Organischen ausbilden und des Organismus bedienen, um zu leben und sich zu zeigen (Foucault 1991). Damit zeigten sich subjektive Beschwerden als Krankheitssymptom, als Zeichen des den organischen Gesetzen folgenden Krankheitsprozesses, welche auf diesen Hintergrund des Organischen verwiesen. Der medizinische Diskurs durchleuchtete das organische Geschehen der Krankheit mit Vernunft und nahm dem Körper gegenüber eine abgehobene Beobachter-Position ein. In vergleichbarer Weise entstanden der „psychiatrische“ und „psychologische Blick“. *Er durchleuchtete die „innere Natur“ – das Subliminale – mit Vernunft auf seine ihm eigenen Regelmäßigkeiten.* Hierin vergewisserte sich der derart durchblickende Mensch als *tiefenstrukturiertes Wesen* und bewahrte zugleich die *Autonomie seines Verstandes*. Dieses Blicken griff insbesondere die Selbsterfahrung des aufgeklärten Menschen auf, aus dem eigenen „Inneren“ heraus unvernünftig bedrängt zu werden (Kaufmann 1995; Roelcke 1999; Sonntag 2001; Schlimme 2005). Die Selbstvergewisserung als prinzipiell tiefenstrukturiert stellt die eigenen tieferen Strukturen – leibliche, unbewusste oder subliminale – in ein komplexes, konstitutives Bedingungsverhältnis mit dem eigenen vernünftigen Verstandesgebrauch, der diese Selbstvergewisserung erst hervorbringt *(Leib-Seele-Problem)*. Dieses Menschenbild zeigt den Menschen als „Scheler'sches“ Zwitterwesen, verspannt zwischen *seinem (autonomen) Ego* und *allem anderen (Tiefenstrukturen, Sozialität)*, wobei jedoch das Ego seine Autonomie allem anderen verdankt – obwohl genauso gilt, dass es über diese im Sinne einer Lebensführung wiederum auf sich selbst zurückwirkt *(Selbstregulation)*.

Die medizinische/psychiatrische Unterscheidung von Normalität und Störung setzt in den *Tiefendimensionen des Menschen* an – auf den verschiedensten Ebenen, die gerade in der Psychiatrie von molekulargenetischen bis hin zu kulturellen Dimensionen reichen – und unterminiert damit das eigene Selbstverständnis des Menschen. In diesem Geschehen des „Unterminierens“ wird auch verständlich, inwiefern sich seit dem Anfang des psychiatrischen Diskurses um 1800 die These findet, dass unsere Kultur der Individualisierung – die den geführten Diskurs ja überhaupt erst ermöglichte – den in der Individualisierung und Verbürgerlichung begriffenen Menschen psychisch krank macht (Roelcke 1999). Zugleich wird verständlich, inwiefern die Selbstvergewisserung der Psychiatrie auch stets den Nachweis geführt hat, dass sie – insbesondere als „totale Institution“ (Goffman 1973) – selbst die Störungen produziert, die sie zu beherrschen vorgibt (Dörner 1999; Sammet 2003). Gerade auch angesichts dieser, dem psychiatrischen Diskurs inhärenten Korrekturen, leistet die Psychiatrie in ihrem Nachweis psychischer Störungen, den sie aus einer bürgerlichen Normalität unternimmt, zugleich eine Überformung der Kultur mit diesem Selbstverständnis.

Innerhalb des psychiatrischen Diskurses kann die Grenze Normalität/Störung sowohl entlang einer *qualitativen oder quantitativen Unterscheidung* (Canguilhem 1974) als auch entlang einer *gewöhnlichen oder idealen Unterscheidung* diskutiert werden (Reznek 1978). Eine qualitative Unterscheidung erkennt in der Störung neuartige, gewissermaßen störungsspezifische Prozesse, wohingegen eine quantitative Unterscheidung die Aktivität der gewissermaßen störungsunspezifischen Prozesse differenziert (Canguilhem 1974). Diese Art der Unterscheidung ist jedoch abhängig von den betrachteten Parametern bzw. Strukturen (Rudnick 2000). Je nachdem, auf welcher „Ebene“ die betrachtete Struktur angesiedelt ist, zeigen sich im Falle der Erkrankung qualitative oder quantitative Unterschiede. Angesichts der Vielfalt an möglichen und sinnvollen Betrachtungsebenen innerhalb des psychiatrischen Diskurses wird verständlich, inwiefern sich eine „Durchmischung“ bei den Krankheitsmodellen findet. Hierbei stehen spezifische („qualitative“) Konzepte (z. B. Traumamodell, molekulargenetische Modelle) neben unspezifischen („quantitativen“) Konzepten (z. B. Modell der Frustrationstoleranz, des Stresses oder der Vulnerabilität) und werden sogar ineinander integriert (Erde 2000; Gaebel 2003). Eine allgemeine Unterscheidung von Normalität und Störung entlang einer ausschließlich qualitativen oder quantitativen Unterscheidung misslingt im Hinblick auf psychiatrische Krankheitsbilder, so dass eine solch allgemeine Diskussion nicht mehr zeitgemäß erscheint.

Von dem Differenzierungsmerkmal Quantität/Qualität unabhängig korreliert das Gewöhnliche oder auch Häufige oder eben ein – eventuell sogar seltener – Idealzustand mit Normalität. Um hier konkrete Aussagen zu treffen, muss das Normale zweifelsfrei festgestellt werden (Reznek 1978; Rudnick 2000). Denn nur wenn Normalität im Hinblick auf das konkret Untersuchte festgesetzt werden kann, kann von hierher eine Störung bestimmt werden – auch wenn diese Bewegung empirisch häufig umgekehrt vorgenommen zu werden scheint. Die Notwendigkeit, Normalität eindeutig festzustellen, führt jedoch zu einer Unsicherheit der Unterscheidung im Allgemeinen, so dass eine solche allgemeine Diskussion ebenfalls wenig hilfreich erscheint (Erde 2000). Im Hinblick auf psychische Störungen wird bei diesem Differenzierungsmerkmal des Gewöhnlichen und Häufigen das jeweils im psychiatrischen und kulturellen vorherrschende Menschenbild grundle-

gend. Eine reine Häufigkeitsanalyse stünde einer konventionell-kollektiven Unterscheidung sehr nahe, womit sich das Problem einer *Eigenständigkeit* der psychiatrischen Unterscheidung von Normalität und Störung stellt.
Allerdings – wie Thomas Schramme zu zeigen versucht – könnte auch angeleitet durch das *naturalistische Krankheits-/Gesundheitsverständnis* von Christopher Boorse der Versuch unternommen werden, das psychisch Normale biologisch-funktional zu definieren: Qualitativ wären dann artspezifische psychische Funktionen zu definieren, die dem biologisch-evolutionären Überleben des Einzelnen und seiner Gattung als höchstes, gewissermaßen „wertneutrales" Funktionsziel dienen müssten – auf diesem allerdings fiktiven Idealtypus der menschlichen Psyche basierend könnten dann normale Effizienzen der Funktionen in statistischer Häufigkeit quantifiziert werden (Schramme 2003). Erschwerend bei diesem Bemühen wäre, dass die „ökologische Nische" des Menschen seine Kultur ist. Unbenommen dieser Schwierigkeit kommt beispielsweise die Säuglingsforschung mit ihrem Modell des „Kernselbst" diesem funktionalen Ansatz recht nahe, wobei das Quantifizieren des „Kernselbstempfindens" nachvollziehbar schwierig wird. So möglich quantitative Festlegungen bei kognitiven Funktionen erscheinen, so erfolgreich entziehen sich affektive Funktionen einer Quantifizierung. Die Frage ist aber berechtigt, ob nicht gerade die affektiven Funktionen quantifiziert werden müssten, um im psychiatrischen Diskurs naturalistische, d. h. wertfreie Unterscheidungen von Normalität und Störung zu gewährleisten? Zweifel an einer wertneutralen Quantifizierung von Emotionen, Affekten und Stimmungen sind berechtigt. Sicherlich versteht sich auch eine solche Festlegung eines „psychischen Speziesdesigns" wiederum als kulturelle *Selbstvergewisserung*. Demnach aber wird deutlich, dass eine solche Selbstvergewisserung keine letzte und einzige Gültigkeit für sich beanspruchen kann, wenn sie sich nicht dem Vorwurf des Positivismus und Reduktionismus aussetzen will. Da sie diese Gültigkeit offenbar nicht beanspruchen kann, können gleichwertige Selbstvergewisserungen parallel bestehen, welche nicht wertneutral sein müssen.

17.6 Die Doppelung des psychiatrischen Diskurses

Unsere Überlegungen haben uns gezeigt, dass der psychiatrische Diskurs eine *Doppelgesichtigkeit* aufweist. Diese Doppelgesichtigkeit ist der Psychiatrie weder neu noch fremd – vielmehr hat sie sich dieser Doppelgesichtigkeit von Beginn an immer wieder versichert. Seit 1800 strebt der psychiatrische Diskurs nach wertfreien Verständnissen der Selbigkeit des Menschen – und weist sich immer wieder nach, dass eine solche Einseitigkeit am Menschen vorbeiginge. Getragen erscheint eine solche Hoffnung eines eindeutigen Verständnisses von einem wissenschaftlich-aufklärerischen Fortschrittsoptimismus – unbenommen äußerster Fragwürdigkeit streng kategorialer Grenzziehungen von Normalität und Störung im psychiatrischen Diskurs angesichts des funktionalen Verständnisses der Psyche. Wir hatten

gezeigt, dass solche Verständnisse – wenn sie denn streng und in sich konsequent verstanden werden – ihren Status als Selbstvergewisserung eben gerade nicht innerhalb ihrer selbst bzw. des Verständnisses selbst als Selbstvergewisserung kenntlich machen können. Vergewissert sich ein Mensch konsequent entsprechend der „psychiatrischen" Modelle der Persönlichkeit, so würde dies tatsächlich eine *Auslieferung seiner selbst an seine Selbigkeit* bedeuten. Letzteres kann aus psychiatrischer Sicht nicht wirklich sinnvoll sein. Nicht nur, weil damit therapeutische Möglichkeiten bei gestörten Persönlichkeiten verloren gingen bzw. konsequent erst gar nicht gegeben wären, sondern auch, weil der persönlichkeitsgestörte Mensch damit ausschließlich reduktiv verstanden werden könnte. Da diese Gefahr des Positivismus letztlich jeder Vereinseitigung des Verständnisses droht – also beispielsweise auch der sog. evidenzbasierten Medizin oder auch dem hier unternommenen Verständnis – wäre zu argumentieren, dass sich psychiatrische Verständnisse vielleicht ausweislicher als andere medizinische Fachdiskurse stets ihres *Status* als Selbstvergewisserung zu vergewissern haben (Jaspers 1973, Fulford 2004).
Aus diesen Überlegungen heraus wäre es beispielsweise wünschenswert, Modelle zu entwickeln, die innerhalb ihres Modells ihren Modellcharakter betonen – oder genauer: die innerhalb dieser Selbstvergewisserung sich selbst als Selbstvergewisserung ausweisen. Nicht zuletzt erscheint dies notwendig, da psychische Störungen stets Störungen des Beabsichtigens und Erlebens beim Betroffenen meinen und insofern Bewertungen – individueller und kultureller Art – schon immer vorliegen (Fulford 1989; Matthews 2003). Dieses Argument wird auch verständlich, wenn wir uns vor Augen führen, dass wertfreie Verständnisse das derart Verstandene wirklich nur wertneutral darzustellen vermögen – worin dem gelebten Leben widersprochen würde, zu dem Wertungen und Werte unabdingbar dazugehören.
Insbesondere der Betroffene wird stets Werte in die Psychiatrie hineintragen. Dies korrigiert den psychiatrischen Diskurs, der an einer in die Innerlichkeit begrenzten Selbigkeit des Menschen ansetzt und insofern von der Selbstheit des Betroffenen zu unterscheiden ist. Hier kehrt auf dem Umweg über die Selbstheit des einzelnen Menschen auch eine qualitativ-kategoriale Unterscheidung in den psychiatrischen Diskurs zurück. Dies scheint dem Erleben des Betroffenen insofern zu entsprechen, als dieser in seiner psychischen Störung qualitativ anders erlebt als zuvor bzw. als normale Menschen. Aus dieser Überlegung heraus wird verständlich, inwiefern idealtypische Unterscheidungen, gerade angesichts ihres fiktiven Charakters, für den psychiatrischen Diskurs nicht verzichtbar sind. Insofern ist es auch nachvollziehbar, dass diese *Doppelung von „funktionalistisch-wertfreien" und „lebensweltlich-werthaltigen" Verständnissen im psychiatrischen Diskurs unstrittig* ist und im Sinne des Jasperschen „Erklärens" und „Verstehens" gewissermaßen zum diskursiven Standard gehört (Fulford et al. 2003; Schramme 2003).
Rückblickend auf die philosophischen Ausführungen eingangs des Textes können wir den Nachweis der unabdingbaren Selbsttäuschung in allen einseitigen oder gar positivistischen Selbstvergewisserungen als Rehabilitation der Selbstheit ansehen. Auch eine Engführung der Selbstheit auf eine immer ausdifferenziertere Selbstre-

gulation kann letztlich ihrem Status als Selbstvergewisserung nicht ausweichen. Offenbar ist es tatsächlich eine Frage der (kulturellen) Selbstvergewisserung, ob wir jeweils der medizinisch-psychiatrischen Unterscheidung von Normalität und Störung folgen. Da aber der medizinisch-psychiatrische Diskurs an der (leiblichen, kulturellen, lebensgeschichtlichen) Selbigkeit orientiert ist, der wir im Leben nicht ausweichen können, können wir wiederum der medizinisch-psychiatrischen Unterscheidung nicht einfach in eine „reine Selbstheit" entfliehen.

17.7 Selbsteinschätzung als Selbstheit psychischer Störungen

Wesentlich am modernen medizinisch-psychiatrischen Diskurs ist, dass er nicht nur Normalität und Störung unterscheidet, sondern zugleich zwischen einer *Behandlungswürdigkeit* und einer *Behandlungsnotwendigkeit* (Ramsey 1970). An letzterer Unterscheidung setzt in besonderem Maße die *Selbsteinschätzung des Betroffenen* an. Entsprechend der Selbstvergewisserung des Menschen, wie sie insbesondere in der Aufklärung bei Kant betrieben wurde (Kant 1978), entscheidet die persönliche Einschätzung des Betroffenen über Normalität und Störung. Individualistisch betrachtet entscheidet dies der einzelne Mensch, kollektivistisch betrachtet entscheidet dies der Betroffene innerhalb seiner Sozialität (Familie, Bekannte) mit dieser gemeinsam oder auch seine Sozialität für den Betroffenen. Ausgehend vom Befinden vergewissert sich der einzelne Mensch im Sinne der Polarität von *Wohlbefinden* versus *Unwohlsein* – innerhalb oder abseits seiner Sozialität, mit oder ohne Hilfe des medizinischen Diskurses –, ob er behandlungsbedürftig ist oder nicht.

Diese Selbsteinschätzung von normal und behandlungsbedürftig hat aber nicht nur die juristisch-ethische Komponente, in welcher über die vernünftige Aufklärung des Betroffenen über medizinisch als behandlungswürdig/-notwendig erachtete Störungen auf die vernunftorientierte Selbsteinschätzung des Betroffenen vertraut wird (*informed consent*; vgl. Beauchamp u. Childress 1989). Allerdings erschöpft sich die Selbstvergewisserung nicht in der Einschätzung darüber, ob man behandlungsbedürftig ist oder nicht. Gerade für die Psychiatrie ist die Selbstvergewisserung in ihrer Gänze unverzichtbar, da sie das Erleben des Einzelnen in den Mittelpunkt stellt. Da aber die Selbstvergewisserung dem Erleben entspricht, diese aber eben gerade erlebensbedingt einer *„Selbsttäuschung"* persönlichen Wohlbefindens unterliegen kann (sog. „fehlendes Krankheitsgefühl" und „fehlende Krankheitseinsicht"), kann sich der psychiatrische Diskurs auch nicht in der Selbstvergewisserung des Betroffenen erschöpfen (Hoff 1996). Das Ablehnen einer medizinisch als sinnvoll erachteten Behandlung ändert zwar nicht notwendig den medizinischen Status, macht aber angesichts der Autonomie des Patienten eine Behandlung unmöglich. Allerdings kann notfalls infolge einer krankheitsbedingten Einschränkung des vernünftigen Verstandesgebrauchs – beispielsweise im Falle der Suizidabsicht – das Kollektiv im Gefolge der medizinischen Feststellung der Störung entscheiden, dass dieser Mensch notwendig behandlungsbedürftig ist.

Betrachten wir die beiden Diskurse von Selbsteinschätzung und psychiatrischer Einschätzung, zeigt sich, dass die beiden Diskurse für sich *selbständig* sind. Keiner von beiden kann auf den anderen reduziert werden. Auch muss, was im einen gilt, nicht im anderen gelten, obwohl dies durchaus so sein kann. Stets bedeutet das Geltende im jeweils anderen Diskurs aber etwas völlig anderes. Beispiel: Entlarvt der eine Diskurs selbstempfundene Normalität als Störung, wird diese Störung durch die Selbstzuschreibung erneut unterfangen – beispielsweise indem eine psychische Störung zur Lebensform erhoben wird. Diese Selbstvergewisserung kann wiederum durch den psychiatrischen Diskurs als „chronisches Kranksein" entlarvt werden, ohne dass damit dem „chronisch Kranken" sein Gefühl des „bedingten" Gesundseins geraubt werden könnte. Da keine der beiden Normalitäten der anderen überlegen ist, auch wenn dies aus der jeweiligen Sicht zunächst so verstanden werden könnte, scheitert jegliche letztgültige Festlegung von Störungen. Sie scheitert, da sie aus dem anderen Diskurs ihrerseits als normal entlarvt werden kann – ebenso wie jegliche letztgültige Normalität als zutiefst gestört entlarvt werden kann.

Beide Diskurse vermeiden darüber hinaus die umfassende Festlegung des ganzen Menschen als gestört. In einer diskursinternen Auftrennung des Menschen in Substrukturen verbleibt in bestimmten Substrukturen stets Normalität. Dies gilt insbesondere im Hinblick auf unser Thema der Persönlichkeit. Zum Beispiel nutzt der sich als ungewöhnlich erlebende Mensch mit psychiatrisch nachgewiesener Persönlichkeitsstörung erfolgreich in seiner Therapie seine gesunden „Anteile", um umfassender gesund zu werden. Die letztgültige Festlegung als gestört wird sinnvollerweise im Interesse einer überhaupt möglichen Heilung aufgehoben. In diesem Sinne kann der psychiatrische Diskurs auch die endgültige Selbsteinschätzung als gestört verhindern. In der medizinischen Kenntnis von Krankheitsverläufen beispielsweise kann ein typisches, gewissermaßen normalerweise dazugehörendes Erleben des Erkrankten aus der diagnostizierten Krankheit abgeleitet werden. Dies gilt insbesondere für chronische Erkrankungen, die einer langfristigen Behandlung bedürfen und zum Menschen gewissermaßen dazugehören. Der psychiatrische Nachweis einer Normalität des Erlebens innerhalb der Krankheit bewahrt das vom Betroffenen als gestört Eingeschätzte vor der Endgültigkeit, als Störung festgelegt zu werden.

Stimmen beide Diskurse miteinander überein, begegnet der an der Selbigkeit orientierte psychiatrische Diskurs wie eine wissenschaftliche Begründung der Einschätzung des Betroffenen. Hierbei bleibt allerdings zu bedenken, dass diese Selbsteinschätzung bereits durch den psychiatrischen Diskurs beeinflusst und präformiert worden ist. Allerdings stimmen beide Diskurse auch darin überein, sich wechselseitig dort Störungen nachzuweisen, wo der jeweils andere Diskurs Normalität zuweisen wird. Dies betrifft auch den inneren Widerspruch der bürgerlichen Selbstvergewisserung, in welchem der psychiatrische Diskurs sogar noch die Selbsteinschätzung und das autonome Ego als stete Selbsttäuschung zu entlarven vermeint – was wiederum aus der Selbsteinschätzung her infolge innerer Evidenz

des Erlebens keineswegs dazu führt, das Erlebte für eine Täuschung zu halten. Besondere Beachtung findet dieses Zueinander der Diskurse aktuell im Hinblick auf neurowissenschaftliche Debatten (Fuchs 2004, 2005). Betreffend der Persönlichkeitsstörungen ist anzumerken, dass sich sogar noch derjenige Mensch mit einer psychiatrisch nachweisbaren Persönlichkeitsstörung als normal erlebt, der sich selbst im psychiatrischen Sinne als gestört versteht. Dies ist unabhängig davon, dass er sich nicht wohl fühlen mag und dass zu seiner Normalität ein erheblicher „Leidensdruck" gehört (Bronisch 2003). Er leidet zudem aus psychiatrischer Sicht nicht an derjenigen Störung, an welcher er sich selbst leiden sieht bzw. sich selbst leidend versteht, sondern vielmehr an einer ihm selbst verborgenen Störung, deren symptomatischer Ausdruck seinen „Leidensdruck" verursacht. Hieran wird deutlich, dass Normalität und Störung im Diskurs der Selbsteinschätzung und im psychiatrischen Diskurs unterschiedlich verstanden werden und unterschiedliche Merkmale aufweisen. Normalität und Störung dieser beiden Diskurse sind nicht zueinander tauschbar. Dies war bereits am medizinisch entlarvbaren Gefühl des Wohlbefindens als Täuschung deutlich geworden.
Worin liegt nun die Konsequenz dieses steten Zu- bzw. Ineinanders der beiden unterschiedlichen Grenzziehungen von Normalität und Störung? Liegt sie nicht gerade im Verlust der Letztgültigkeit, ohne dass das Zuweisen von Normalität und Störung innerhalb des jeweiligen Diskurses seine Gültigkeit verlieren? Der Diskurs der Selbsteinschätzung könnte wie die Selbstheit des psychiatrischen Diskurses verstanden werden. Er weist dem psychiatrischen Diskurs die *Engführung der Selbstheit auf selbstregulative Vermögen* nach und verhindert, dass der psychiatrische Diskurs eine Letztgültigkeit gewinnt, die seinen *Status als Selbstvergewisserung* vergessen lassen würde. Andererseits weist der psychiatrische Diskurs der Selbstheit und damit dem Diskurs der Selbsteinschätzung nach, dass ohne *Selbigkeit keine Selbstheit* gegeben ist.

17.8 Diskussion

Ausgehend von der Verwunderung über das Vermögen, im psychiatrischen Diskurs die Frage nach normaler oder gestörter Persönlichkeit zu stellen, haben wir uns über uns als Mensch und über den psychiatrischen Diskurs selbstvergewissert. Dabei gilt: Auch die hier vollzogene Selbstvergewisserung kann der Doppeltheit von Selbstheit und Selbigkeit nicht ausweichen und ist ihrerseits nur eine Interpretation dessen, wie es ist, ein Mensch zu sein. Ziel des Textes war eine Vergewisserung darüber, welche grundlegenden Vorannahmen eine Selbstvergewisserung bereits im Vorfeld voraussetzen muss, damit überhaupt die Frage nach „normaler und gestörter Persönlichkeit" gestellt werden kann, um hierdurch Anforderungen an eine psychiatrische Unterscheidung von „normaler und gestörter Persönlichkeit" treffen zu können.

Zwei zentrale Anforderungen an die psychiatrische Unterscheidung sind erkennbar geworden. Die Eine verweist darauf, dass wir uns auch als Psychiater konsequent entsprechend unserer „psychiatrischen Modelle" der Persönlichkeit verstehen können sollten. Problematisch wird eine solche modellorientierte Selbstvergewisserung immer dann, wenn sich diese Modelle nicht als Selbstvergewisserungen auszuweisen vermögen, so dass sich der demgemäß vergewissernde Mensch selbst an diese Modelle ausliefern würde. Eine Gefahr, vor der in der Psychiatrie wiederholt eindringlich gewarnt wurde und wird. Die zweite Anforderung fragt danach, wie wir diese Unterscheidung in Absetzung zu kollektiven Häufigkeitseinschätzungen betreiben können, wenn wir einerseits nicht mehr ausschließlich im Aufklärerisch-Bürgerlichen unsere Normalität erkennen, andererseits aber Kinder der Aufklärung geblieben sind und uns damit stets selbst unsere Störungen nachweisen? Angesichts der Prozesshaftigkeit unserer Identität ist das individuelle oder gemeinschaftliche Nachweisen von Störungen an sich selbst eher angemessene Selbstdistanz, die aus steter Selbstkorrektur erwächst und die fundamentale Wandelbarkeit der Persönlichkeit und damit auch die Dimensionalität von Eigenarten nachweist. Erst wenn diese Wandlung fehlgeht, scheint professionelle Hilfe als neuartige Gemeinschaft bei der Selbstkorrektur notwendig. Therapie als neuartige, d. h. ungewohnte Gemeinschaft zu verstehen, meint nicht Rückkehr zu einer milieutheoretisch verstandenen „Therapie-Gemeinschaft", sondern nimmt schlicht die Bedeutung der Bezogenheit ernst. Außerdem erkennt dies an, dass Psychiatrie und Psychotherapie alltägliche Sozialitäten unserer Gesellschaft geworden sind, in denen sich der Mensch seiner selbst vergewissert. Offenbar findet sich auch die psychiatrische Unterscheidung in der Frage nach der Wandlungsfähigkeit des Menschen als Maß der Differenz von normaler und gestörter Persönlichkeit wieder: *Wann geht die Wandlung der Persönlichkeit fehl?*
Angesichts der Vielfalt der möglichen Welten, in denen wir leben können, erscheint eine solche Aufgabe zunehmend schwierig. Damit wird verständlich, inwiefern entsprechend der funktionalen Qualität heutigen Verständnisses von Persönlichkeiten Kurt Schneiders (1887-1967) Definition der Persönlichkeitsstörung am brauchbarsten erscheint, der neben der statistischen Norm insbesondere das Leiden des Betroffenen an sich selbst als auch das Leiden der Anderen an dem Betroffenen als definitorische Merkmale hervorhob (Schneider 1923). Diese gern und gerade auch im psychiatrischen Diskurs viel zitierte Definition Schneiders betont die Selbstheit auch abseits einer Engführung auf die Selbstregulation und spiegelt so das Unbehagen gegenüber sich als umfassend ausgebenden Verständnissen der Selbigkeit wider. Wie aber formuliert sich das Unterscheidungsangebot im Verständnis der *Persönlichkeit als interpretatives Überformen*, wie wir es zu Beginn des Textes ausgeführt hatten?

Hier werden die letztliche Unbestimmbarkeit des Menschen und der genetische Charakter der Selbigkeit zentral. Kein Mensch kann auf seine Persönlichkeit in dem Sinne festgelegt werden – auch wenn sie ihn unausweichlich einzuholen scheint –, dass sie ihn *bis ins Letzte* bestimmt. Andererseits bin ich durch mein Leben selbst aufgefordert, mich in neuen Situationen selbst zu erweisen. Dieses Erweisen meint das interpretative Überformen der Situation als *meine*, worin eine Interpretation meiner selbst erfolgt. Gelingt dieses Interpretieren zugleich *als eine Interpretation meiner selbst*, konturiert und korrigiert sich meine Persönlichkeit. Eine exakte Wiederkehr meiner selbst begegnet hingegen wie eine Determination aus der eigenen Persönlichkeit heraus. Letzteres scheint im Falle von Persönlichkeitsstörungen oftmals zuzutreffen. Dies kann als Nachweis verstanden werden, dass hier das interpretative Überformen misslingt – es misslingt, da die Situation nicht in ihrer Eigenart aufgenommen werden konnte. Die Persönlichkeit erscheint dann wenig sinnvoll, unangemessen und unflexibel. In diesem Sinne können Menschen mit gestörten Persönlichkeiten als *Geiseln ihrer Selbigkeit* verstanden werden, worin die (streng verstandenen) psychiatrischen Modelle der Persönlichkeit eigenartigerweise als Modelle der gestörten Persönlichkeit kenntlich werden. Darin wird deutlich, dass wir uns zeitlebens selbst als stete Aufgabe gegeben sind, uns zeitlebens als dieser Mensch interpretieren und unserer selbst vergewissern müssen.

Literatur

Beauchamp TL, Childress JF. Principles of Biomedical Ethics. New York: Oxford University Press 1989.

Bronisch T. Persönlichkeitsstörungen. In: Möller HJ, Laux G, Kapfhammer HP (Hrsg). Psychiatrie und Psychotherapie. Berlin, Heidelberg, New York: Springer 2003; 1595-631.

Canguilhem G. Das Normale und das Pathologische. München: Hanser 1974.

Dörner K. Bürger und Irre. Zur Sozialgeschichte und Wissenschaftssoziologie der Psychiatrie. Hamburg: Europäische Verlagsanstalt 1999.

Dornes M. Der kompetente Säugling. Die präverbale Entwicklung des Menschen. Frankfurt/Main: Fischer 1993.

Erde EL. On Values, Professionalism and Nosology. J Med Philosophy 2000; 25: 581-603.

Flasch K. Augustin. Einführung in sein Denken. Stuttgart: Reclam 1994.

Foucault M. Die Geburt der Klinik. Frankfurt/Main: Fischer 1991.

Fuchs T. The Challenge of Neuroscience: Psychiatry and Phenomenology Today. In: Schramme T, Thome J (eds). Philosophy and Psychiatry. Heidelberg, New York: Springer 2004: 188-200.

Fuchs T. Ökologie des Gehirns. Eine systemische Sichtweise für Psychiatrie und Psychotherapie. Nervenarzt 2005; 76: 1-10.

Fulford B (KWM). Moral Theory and Medical Practice. Cambridge: Cambridge University Press 1989.

Fulford B (KWM). Ten Principles of Values-Based Medicine (VBM). In: Schramme T, Thome J (eds). Philosophy and Psychiatry. Heidelberg, New York: Springer 2004; 50-80.

Fulford B (KWM), Morris KJ, Sadler JZ, Stanghellini G. Past improbable, future possible: the reanaissance in philosophy and psychiatry. In: Fulford B (KWM), Morris KJ,

Sadler JZ, Stanghellini G (eds). Nature and Narrative. An Introduction to the new Philosophy of Psychiatry. Oxford: Oxford University Press 2003; 1-41.
Fulford KWM, Stanghellini G, Broome M. What can philosophy do for psychiatry. World Psychiatry 2004; 3: 130-5.
Gadamer HG. Über die Verborgenheit der Gesundheit. In: Ders. Über die Verborgenheit der Gesundheit. Frankfurt/Main: Suhrkamp 1993; 133-48.
Gaebel W. Ätiopathogenetische Konzepte und Krankheitsmodelle in der Psychiatrie. In: Möller HJ, Laux G, Kapfhammer HP (Hrsg). Psychiatrie und Psychotherapie. Berlin, Heidelberg, New York: Springer; 26-48.
Goffman E. Asyle. Über die soziale Situation psychiatrischer Patienten und anderer Insassen. Frankfurt/Main: Suhrkamp 1973.
Henrich D. Der Grund im Bewusstsein. Untersuchungen zu Hölderlins Denken (1794-1795). Stuttgart: Klett-Cotta 1992.
Henry M. Radikale Lebensphänomenologie. Freiburg/Breisgau: Alber 1992.
Hoff P. Phänomenologie zwischen Naturalismus und postmoderner Psychiatrie. In: Peters UH, Schifferdecker M, Krahl A (Hrsg). 150 Jahre Psychiatrie. Köln: Martini 1996; 323-8.
Jaspers K. Allgemeine Psychopathologie. 9. unveränderte Aufl. Berlin, Heidelberg: Springer 1973.
Kant I. Anthropologie in pragmatischer Hinsicht. In: Werkausgabe. Band XII. Frankfurt/Main: Suhrkamp 1978: 399-690.
Kaufmann D. Aufklärung, bürgerliche Selbsterfahrung und die „Erfindung" der Psychiatrie in Deutschland 1770-1850. Göttingen: Vandenhoeck & Ruprecht 1995.
Kierkegaard S. Die Krankheit zum Tode. Ges. Werke Abt 24/25. Gütersloh: Gütersloher Verlagshaus Gerd Mohn 1992; 9.
Kohut H. Narzißmus. Eine Theorie der psychoanalytischen Behandlung narzißtischer Persönlichkeitsstörungen. Frankfurt/Main: Suhrkamp 1973.
Kühn R. Das wissenschaftlich-reduzierte Bedürfen. Eine kulturelle Besinnung nach Michel Henry: Die Barbarei. In: Sepp HR (Hrsg). Metamorphose der Phänomenologie. Dreizehn Stadien von Husserl aus. Freiburg/Breisgau: Alber 1999; 261-86.
Livesley WJ, Jang KL, Vernon PA. Phenotypic and Genetic Structure of Traits Delineating Personality Disorder. Arch Gen Psychiatry 1998; 55: 941-8.
Matthews E. How can a mind be sick? In: Fulford B (KWM), Morris KJ, Sadler JZ, Stanghellini G (eds). Nature and Narrative. An Introduction to the new Philosophy of Psychiatry. Oxford: Oxford University Press 2003; 75-92.
Parker G, Hadzi-Pavlovic D, Wilhelm K. Modeling and Measuring the Personality Disorders. J Pers Disord 2000; 14: 189-98.
Raad B de. The Big Five Personality Factors. The Psycholexical Approach to Personality. Seattle, Toronto, Göttingen, Bern: Hogrefe & Huber 2000.
Ramsey P. The Patient as Person. Explorations in Medical Ethics. New Haven, London: Yale University Press 1970.
Reznek L. The Nature of Disease. London: Routledge & Kegan Paul 1987.
Roelcke V. Krankheit und Kulturkritik. Frankfurt/Main: Campus 1999.
Rombach H. Strukturanthrolopologie. „Der menschliche Mensch". Freiburg/Breisgau: Alber 1993.
Rudnick A. The Ends of Medical Intervention and the Demarcation of the Normal from the Pathological. J Med Philosophy 2000; 25: 569-80.

Sammet K. Ökonomie, Wissenschaft, Humanität. Wilhelm Griesinger und das non-restraint-System. In: Engstrom EJ, Roelcke V (Hrsg). Psychiatrie im 19. Jahrhundert. Basel: Schwabe 2003; 95-116.
Scheler M. Die Stellung des Menschen im Kosmos. 14. unveränd. Aufl. Bonn: Bouvier 1998.
Schlimme J. „Wahnsinnig psychiatrisch". Reflexionen über Wahn und Wirklichkeit im „psychiatrischen Blick". In: Pazzini KJ, Schuller M, Wimmer M (Hrsg). Wahn – Wissen – Institution. Undisziplinäre Annäherungen. Bielefeld: transcript 2005: 259-92.
Schlimme J, Emrich HM. Das ursprüngliche Paradigma der Abhängigkeit. Historische und kulturelle Aspekte. Psychiat Prax 2004; 31; 78-82.
Schneider K. Die psychopathischen Persönlichkeiten. Leipzig, Wien: Deuticke 1923.
Schramme T. Psychische Krankheit aus philosophischer Sicht. Gießen: Psychosozial Verlag 2003.
Schramme T, Thome J. The Many Potentials for Philosophy of Psychiatry. In: Schramme T, Thome J (eds). Philosophy and Psychiatry. Heidelberg, New York: Springer 2004; 1-23.
Sonntag M. Vermessung der Seele. Zur Entstehung der Psychologie als Wissenschaft. In: Dülmen R van (Hrsg). Die Entdeckung des Ich. Zur Geschichte der Individualisierung vom Mittelalter bis zur Gegenwart. Köln: Böhlau 2001; 361-84.
Stern D. The Interpersonal World of the Infant. New York: Basic Books 1991.
Theunissen M. Skeptische Betrachtungen über den anthropologischen Personbegriff. In: Rombach H (Hrsg). Die Frage nach dem Menschen. Festschrift für Max Müller. Freiburg/Breisgau: Alber 1966; 461-90.
Theunissen M. Der Begriff Verzweiflung. Korrekturen an Kierkegaard. Frankfurt/Main: Suhrkamp 1993.
Tsouyopoulos N. Andreas Röschlaub und die Romantische Medizin. Die philosophischen Grundlagen der modernen Medizin. Stuttgart: Fischer 1982.
Tsouyopoulos N. German Philosophy and the Rise of Modern Medicine. Theoretical Medicine 1984; 5: 345-57.
Tyrer P, Seyvewright N. Studies of outcome. In: Tyrer P (eds). Personality Disorders. Diagnosis, Management and Course. London: Wright: 119-36.
Welsen P. Das Problem der personalen Identität. In: Liebsch B (Hrsg). Hermeneutik des Selbst – Im Zeichen des Anderen. Zur Philosophie Paul Ricœurs. Freiburg/Breisgau: Alber 1999; 106-29.
Wiesemann C. Die heimliche Krankheit. Eine Geschichte des Suchtbegriffs. Stuttgart, Bad Cannstatt: frommann-holzboog 2000.

Verzeichnis der Herausgeber und Autoren

Herausgeber

Haltenhof, Horst Prof. Dr. med.
Klinik für Psychiatrie, Psychotherapie und Psychosomatik
HELIOS Vogtland-Klinikum Plauen
Röntgenstraße 2
08529 Plauen

Schmid-Ott, Gerhard Prof. Dr. med.
Berolina Klinik
Bültestraße 21
32584 Löhne bei Bad Oeynhausen

Schneider, Udo Prof. Dr. med.
Klinik für Psychiatrie und Psychotherapie
Krankenhaus Lübbecke
Virchowstraße 65
32312 Lübbecke

Autorinnen und Autoren

Bender, Matthias Dr. med.
Klinik für Psychiatrie und Psychotherapie
Zentrum für Soziale Psychiatrie
Rehbergpark gGmbH
Austraße 40
35745 Herborn

Bronisch, Thomas Prof. Dr. med.
Max-Planck-Institut für Psychiatrie
Kraepelin-Straße 2-10
80804 München

Calliess, Iris T. PD Dr. med.
Klinik für Psychiatrie, Sozialpsychiatrie und Psychotherapie
Medizinische Hochschule Hannover
Carl-Neuberg-Straße 1
30625 Hannover

Dörner, Horst Dipl.-Psych.
Klinik für Psychiatrie und Psychotherapie
Zentrum für Soziale Psychiatrie
Rehbergpark gGmbH
Austraße 40
35745 Herborn

Dose, Matthias Prof. Dr. med.
Isar-Amper-Klinikum gemeinnützige GmbH
Klinik Taufkirchen (Vils)
Bräuhausstraße 5
84416 Taufkirchen (Vils)

Eckardt-Henn, Annegret Prof. Dr. med.
Medizinische Klinik 2 – Klinik für Psychosomatische Medizin und Psychotherapie
Bürgerhospital-Klinikum Stuttgart
Tunzhofer Straße 14-16
70191 Stuttgart

Emrich, Hinderk M. Prof. em. Dr. med. Dr. phil.
Klinik für Psychiatrie, Sozialpsychiatrie und Psychotherapie
Medizinische Hochschule Hannover
Carl-Neuberg-Straße 1
30625 Hannover

Frommer, Jörg Prof. Dr. med. M.A.
Psychosomatische Medizin und Psychotherapie
Universitätsklinik für Psychiatrie, Psychotherapie und Psychosomatische Medizin
Otto-von-Guericke-Universität
Leipziger Straße 44
39120 Magdeburg

Hartmann, Uwe Prof. Dr. rer. biol. hum. Dipl.-Psych.
Arbeitsbereich Klinische Psychologie
Klinik für Psychiatrie, Sozialpsychiatrie und Psychotherapie
Medizinische Hochschule Hannover
Carl-Neuberg-Straße 1
30625 Hannover

Hoffmann, Sven Olaf Prof. em. Dr. med. Dipl.-Psych.
Sierichstraße 175
D-22299 Hamburg

Kapfhammer, Hans-Peter Prof. Dr. med. Dr. phil. Dipl.-Psych.
Universitätsklinik für Psychiatrie
Auenbruggerplatz 31
A-8036 Graz,

Lamprecht, Friedhelm Prof. em. Dr. med.
Klingelhüttenweg 42
69118 Heidelberg

Machleidt, Wielant Prof. em. Dr. med.
Klinik für Psychiatrie, Sozialpsychiatrie und Psychotherapie
Medizinische Hochschule Hannover
Carl-Neuberg-Straße 1
30625 Hannover

Mestel, Robert Dr. biol. hum. Dipl.-Psych.
HELIOS Klinik Bad Grönenbach
Akut- und Rehabilitationsklinik für psychosomatische Medizin
Sebastian-Kneipp-Allee 3a/5
87730 Bad Grönenbach

Mundt, Christoph Prof. Dr. med.
Klinik für Allgemeine Psychiatrie
Zentrum für Psychosoziale Medizin
Universitätsklinikum Heidelberg
Voßstr. 2
69115 Heidelberg

Passie, Torsten PD Dr. med.
Klinik für Psychiatrie, Sozialpsychiatrie und Psychotherapie
Medizinische Hochschule Hannover
Carl-Neuberg-Straße 1
30625 Hannover

Sack, Martin PD Dr. med.
Klinik und Poliklinik für Psychosomatische Medizin und Psychotherapie
Klinikum rechts der Isar der Technischen Universität München
Möhlstraße 28
81675 München

Schlimme, Jann E. PD Dr. med. M.A.
Klinik für Psychiatrie, Sozialpsychiatrie und Psychotherapie
Medizinische Hochschule Hannover
Carl-Neuberg-Straße 1
30625 Hannover

Schott, Martin Dr. med.
Niedersächsisches Landeskrankenhaus Moringen
Mannenstraße 29
37186 Moringen

Schweiger, Ulrich Prof. Dr. med.
Klinik für Psychiatrie und Psychotherapie – Lübeck
Universitätsklinikum Schleswig-Holstein
Ratzeburger Allee 160
23538 Lübeck

Sipos, Valerija, Dr. phil. Dipl.-Psych.
Klinik für Psychiatrie und Psychotherapie – Lübeck
Universitätsklinikum Schleswig-Holstein
Ratzeburger Allee 160
23538 Lübeck

Victor, Daniela Dr. phil. Dipl.-Psych.
EOS-Klinik für Psychotherapie Münster
Hammer Straße 18
48153 Münster

Philipp Hammelstein

Das Stimulationsbedürfnis (Sensation Seeking) im klinischen und differentialpsychologischen Kontext

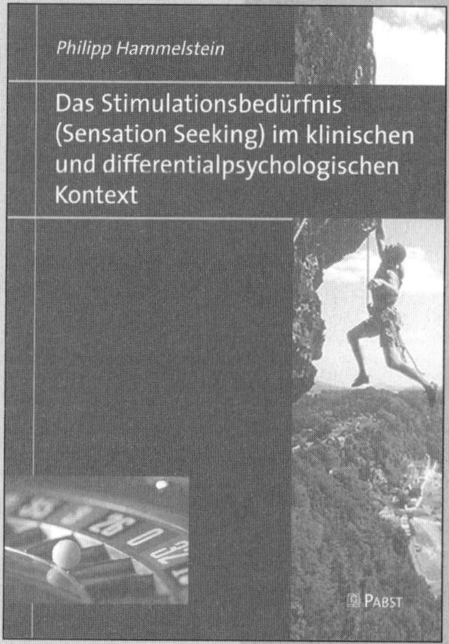

Die Suche nach neuen und aufregenden Erfahrungen, das Gefallen am Nervenkitzel und auch die Tendenz, anregende und manchmal auch riskante Situationen aufzusuchen, ist ein Phänomen, das in der Psychologie seit den 60er Jahren des vorigen Jahrhunderts unter der Bezeichnung "Sensation Seeking" untersucht wird. Der Autor erörtert zunächst das theoretische Konstrukt des Sensation Seeking anhand der empirischen Befunde. Auf der Basis einer kritischen Würdigung erfolgt die Vorstellung einer alternativen Konzeption, welche die Suche nach neuen und aufregenden Erfahrungen als Ausdruck eines Stimulationsbedürfnisses begreift. Durch diese Konzeptionsveränderung ergeben sich neue Fragestellungen und Forschungsansätze.

Philipp Hammelstein präsentiert zunächst Forschungsinstrumente, die darauf zugeschnitten sind, das Bedürfnis nach Stimulation zu erfassen. Diese werden dann sowohl in klinisch als auch differentialpsychologisch relevanten Fragestellungen eingesetzt. Dabei wird u.a. untersucht, inwiefern pathologische Spieler ein erhöhtes, Angstpatienten aber ein erniedrigtes Stimulationsbedürfnis aufweisen oder ob es einen Zusammenhang zwischen sexuellem Risikoverhalten und dem Stimulationsbedürfnis gibt. Der Autor schließt diesen Teil mit einer Gesamtschau der Befunde ab.

PABST SCIENCE PUBLISHERS
Eichengrund 28
D-49525 Lengerich,
Tel. ++ 49 (0) 5484-308,
Fax ++ 49 (0) 5484-550,
pabst.publishers@t-online.de
www.pabst-publishers.de

284 Seiten, ISBN 978-3-89967-481-1
Preis: 25,- Euro